사랑과 성과 문학

엮고 지은이 정진농(jnchung@pusan.ac.kr)
　　　　　　현 부산대학교 영어영문학과 교수
　　　　　　부산대학교 영문과 졸업
　　　　　　경북대학교 대학원에서 문학박사학위 받음.
　　　　　　미국 UCLA와 Duke University에서 연구.

■ 저서 『F. Scott Fitzgerald 연구』(한신문화사, 1985)
　　　 『이카러스의 새로운 비상』(지평, 1993)
　　　 『미국소설의 정체성 탐구』(부산대학교출판부, 1997)
　　　 『영문학이란 무엇인가』(공저, 한신문화사, 1999)
　　　 『오리엔탈리즘의 역사』(살림출판사, 2003)
■ 역서 『버로우즈 소설론』(열음사, 1987), 기타 여러 편의 논문이 있음.

사랑과 성과 문학

초판 3쇄 발행일 • 2018년 8월 20일
엮고 지은이 • 정진농
발행인 • 이성모 / 발행처 • 도서출판 동인 / 등록 • 제1-1599호
주소 • 서울시 종로구 혜화로3길 5 118호
TEL • (02) 765-7145, 55 / FAX • (02) 765-7165 / E-mail • dongin60@chol.com

ISBN 978-89-5506-406-3
정가 15,000원

※ 잘못 만들어진 책은 교환해드립니다.

사랑과 Love
성과 Sexuality
문학 Literature

정진농 엮고 지음

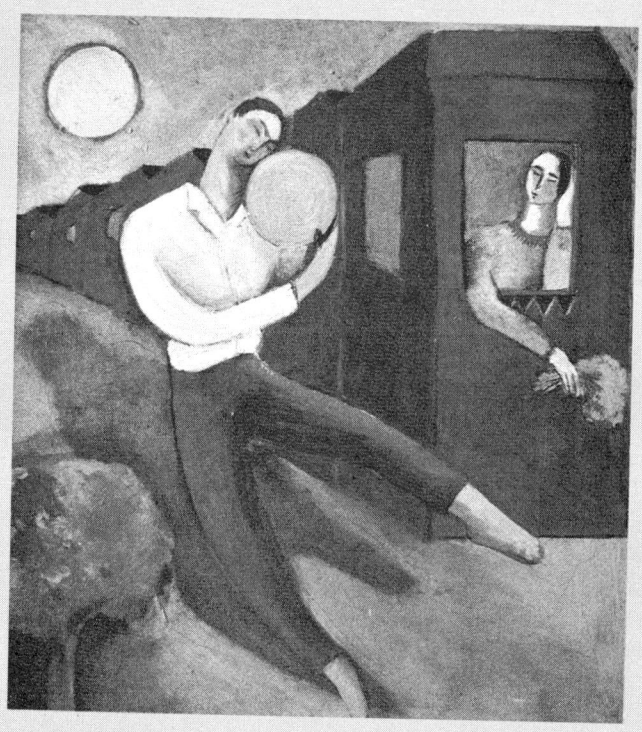

도서출판 동인

머리말

우리는 이미 새로운 21세기에 들어서 있다. 과거의 인류가 새로운 세기를 맞이했을 때에 비해 오늘날의 인류가 맞이한 이 새로운 21세기의 전망은 어떠한가? 현란하게 발전을 거듭하고 있는 첨단과학기술문명은 우리에게 과연 낙관적 미래를 약속해 주고 있는가? 이데올로기의 갈등이 사라지고 난 세계가 현재 지향하고 있는 전 지구적인 금융자본주의와 신자유주의는 과연 바람직한 세계질서인가? 제어할 수 없는 인간 욕망의 확대 재생산에 따른 경제개발과 소비과잉으로 인한 환경 및 생태계의 위기는 극복이 가능할 것인가? 사실 이러한 질문들 중 어느 하나에 대해서도 우리는 지금 낙관적이고 희망적인 대답을 찾기가 어렵다. 그러는 가운데 이 새로운 21세기의 세계질서 하에서 개인간, 집단간, 국가간의 무한경쟁은 갈수록 치열해지고 있고, 인간의 소외와 고독 그리고 인간성 상실의 현상은 더욱 심화되고 있다.

이러한 현상이 몰고 온 한 가지 부산물로서 우리는 과학기술이나 경제발전, 그리고 생산성 증대에 직접적으로 기여하지 않는 학문인 인문학이 경시되고 무력화되는 소위 '인문학의 위기'에 봉착하게 되었다. 그러나 인문학의 위기는 이러한 시대적 현상이라는 외적 요인만이 아니라 인문학 그 자체 속에 내포되어 있는 내적 요인도 함께 검토되어야 할 것이다. 그 내적 요인이란 무엇인가?

인문학(Humanities)은 근본적으로 인간학에 바탕을 두고 있다고 할 수 있다. 사실 인문학의 모든 문제는 인간문제에 귀결된다고 하겠다. 인간문제에 있어서 가장 중요한 문제는 무엇인가? 여기에 대해서는 여러 가지 대답이 있을 수 있겠으나 '사랑과 성과 죽음'의 문제는 그 중에서도 가장 근본적인 문제요, 본질적인 문제로서 인간이라면 누구나 이러한 문제에서 벗어날 수 없다. 그렇다면 사랑과 성과 죽음의 문제는 인문학의 기본 토대가 되어야 한다. 그러나 오늘날 일반적으로 통용되는 인문학의 논의나 담론들은 이 기본 토대에서 많이 비켜나 있는 듯하다. 인문학이 인간의 가장 근본적이요, 본질적인 문제에서 벗어나거나 그것을 회피한 채 지나치게 공허한 담론과 난삽한 이론에 빠져들어서 스스로 일반인의 관심에서 멀어진 결과가 오늘날 인문학의 위기를 자초하는데 일조했다고 한다면 그릇된 진단일까?

일반적으로 죽음의 문제는 주로 노경에 봉착하게 되는 문제인데 반해서, 사랑과 성의 문제는 청춘시절에 봉착하게 되는 문제라고 생각한다. 그러나 생명의 종식이 곧 죽음이라 할 때 생명과 죽음은 따로 떼어서 생각할 문제가 아니라 톱니바퀴처럼 함께 맞물려 있는 문제이다. 생명의 가장 직접적인 표현이라 할 수 있는 사랑과 성의 문제 역시 마찬가지이다. 즉 사랑과 성과 죽음 역시도 톱니바퀴처럼 맞물려 있는 것이다. 그러므로 이 책에서는 죽음의 문제를 별도로 다루지 않고, 사랑과 성과 관련해서만 다루고자 한다.

사랑과 성의 문제는 인문학의 가장 근본적이고 본질적인 문제이며, 또한 실제로 인간이라면 누구나 항상 외면할 수 없는 문제이다. 그러나 우리나라 대학의 인문대학이나 일반교양과정의 교과과정에서 이러한 문제를 제대로 다루고 있는 교과목이 거의 없고, 인문대학 대학원 학생들의 논문 주제로도 거의 채택되는 일이 없다. 그리하여 이 문제는 대중문화, 또는 일반 대중적인 관심과 화젯거리로 내맡겨 버린 것 같다. 우리 사회에서 사랑과 성이라는 문제가 흔히 비속한 것으로 간주되어 학문적 논의의 대상에서 제외되는 것은 이러한 이유 때문이다.

사랑과 성의 문제는 서양에서는 고대 그리스시대부터 철학의 주요 관심사였다. 이에 대한 관심은 서양 뿐 아니라 모든 종교나 철학의 궁극적인 탐구대상이었다고 할 수 있을 것이다. 이 책에서는 사랑과 성이라는 인간의 가장 본질적인 문제에 대해 그동안 주로 서구적 전통과 관점에서 논의되어온 내용을 정리해 보고, 그것과 문학과의 관련을 살핀 후에 주로 영미 문학작품을 통해서 분석해 보고자 한다. 어쩌면 이것은 인문학의 연구를 보다 세속화, 일반화시킴으로써 인문학의 위기를 해소하는 한 가지 실험적 전략이 될 수도 있으리라는 기대를 가져본다.

목차

머리말 … 5

제1부 사랑과 성의 탐색 — 9

■ 철학·인생론적 접근

1. 플라톤의 에로스 … 13
2. 아리스토텔레스의 필리아 … 28
3. 그리스도교의 아가페 … 45
4. 쇼펜하우어의 성애의 형이상학 … 65
5. 톨스토이의 휴머니즘적 사랑 … 84
6. 에리히 프롬의 사랑의 기술 … 105
7. 칼릴 지브란의 자유의 사랑 … 135

■ 역사적 접근

1. 사랑의 역사 … 143
2. 성의 역사 … 186

■ 사회·문화적 접근

1. 사랑과 성과 결혼의 사회학 … 205
2. 성의 사회 문화적 양상 … 218

■ 정신분석학적 접근

1. 지크문트 프로이트 … 259
2. 자크 라캉 … 275
3. 줄리아 크리스테바 … 288

제2부 사랑과 성과 문학 — 297

- **사랑과 성과 문학의 상관성**
    1. 멀고도 가까운 관계 … 301
    2. 문학속의 사랑 … 304
    3. 문학과 사랑과 텍스트 … 319

- **문학에 나타난 사랑과 성**
    1. 『트리스탄과 이즈』:
       죽음을 통한 사랑의 승리 … 325
    2. 『로미오와 줄리엣』:
       사랑의 열정과 죽음의 열매 … 341
    3. 브라우닝 부부의 사랑:
       사랑과 삶과 시의 승리 … 354
    4. 로렌스의『아들과 연인』:
       모성의 굴레에서 자아의 해방으로 … 373
    5. 크로닌의『천국의 열쇠』:
       사랑의 삼각 구도 … 389
    6. 나보코프의『롤리타』:
       도착적 에로스의 정화와 승화 … 405

제1부
사랑과 성의 탐색

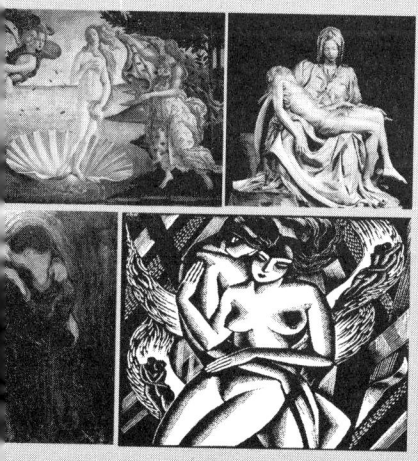

■ 철학·인생론적 접근

> 모든 문제들을 합리성에 의존해서 생각하는 철학자들에게 성이나 사랑 같이 합리성과 무관한 문제에 대해 어떤 말을 할 수 있을지 물어보는 일은 합당해 보인다. 예를 들어 우리가 성적인 욕구를 표현할 때 자주 쓰는 '말초적 자극'과 같은 원초적인 것에 대한 철학적인 체계를 어떻게 세울 수 있을 것인가? 또 우리는 열정에서부터 애정에 이르기까지 아주 다양한 것들로부터 사랑이 생긴다는 것을 알 경우, 어떻게 사랑의 철학적 본질에 대해서 알기를 바랄 수 있겠는가?
>
> ● 러셀 바노이(Russell Vannoy)

'철학'(哲學)이라는 말은 본래 그리스어 '필로소피아'(philosophia)에서 연원한다. 그런데 이 말은 '사랑'을 뜻하는 '필로'(philo)와 '지혜'를 뜻하는 '소피아'(sophia)가 합성된 말이다. 그러므로 서양철학은 그 명칭에서부터 '사랑'이라는 의미를 내포하고 있고, 서양 철학자들은 일찍부터 이 '사랑'이라는 문제에 대해서 깊은 관심을 가지고 그것을 성찰해 왔다.

현존하는 서양 철학서의 가장 오래된 고전 가운데 하나인 플라톤의 『향연』(饗宴)이 바로 소크라테스를 비롯한 당대의 아테네 주요 지식인들이 사랑을 주제로 펼친 철학적 담론을 정리한 책이다. 이 책에서 플라톤은 소위 '이상적 사랑'(Platonic love)의 본질을 논하고 있다. 그리하여 사랑이라는 이 주제는 서양철학에 있어서는 고대 그리스 시대의 철인들로부터 중세 아우구스티누스를 비롯한 스콜라 철학자들을 거쳐 근·현대의 주요 철학자나 사상가들에 이르기까지 그들의 주요 관심사가 되었던 것이다. 본장에서는 고대에서부터 현대에 이르기까지 사랑에 대해서 논의한 서양의 대표적인 몇몇 철학자와 사상가들의 논의들을 살펴 보고자 한다.

1. 플라톤의 에로스

플라톤(Platon)은 BC 428년경 아테네의 귀족 가문에서 태어났다. 그는 어린 시절부터 소크라테스를 알게 되었고, 소크라테스로부터 가장 많은 영향을 받았다. 소크라테스는 그가 진리의 길로 나아가는 데 있어서 길잡이가 되었다. 그러나 BC 399년 당시 아테네의 위정자들이 소크라테스를 사형에 처하자 플라톤을 비롯한 소크라테스의 제자들은 아테네에 등을 돌리고 방랑길에 들어 섰는데, 그가 처음 찾아간 곳이

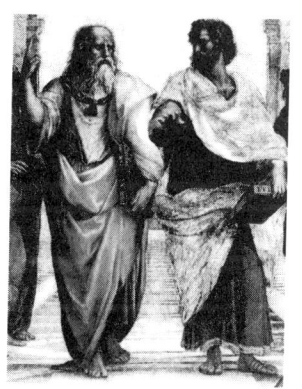

플라톤 (428?~343?B.C)

메가라(Megara)였고, 그뒤 10여 년동안 그리스의 다른 여러 지역과 이집트, 이탈리아 등지를 여행했던 것으로 전해진다. 그리고 그는 소크라테스의 재판과 죽음이 갖는 의미를 되새겨본 뒤 일생을 철학에 바치기로 결심했으며, 철학에 있어서 소크라테스의 합리적 방법과 윤리적 관심을 이어받았다.

플라톤의 사상은 4부작 36편으로 구성된 그의 <대화편> 속에 수록되어 있다. 그의 <대화편>은 소크라테스의 철학방식에 따라 그의 사상을 저술한 것이며, 그 중에서도 그의 사상을 집약하고 있고, 후세에 많은 영향을 미친 작품으로는 『향연』(*Symposion*), 『파이드로스』(*Phaidros*), 『파이돈』

(Phaedon), 『국가』(Politeia) 등을 들 수 있는데, 특히 『향연』과 『파이드로스』는 미학적 주제를 논한 저술로서 에로스에 대해서 주로 언급하고 있다.

플라톤은 일찍이 BC 387년경 철학과 과학의 교육·연구를 위한 기관으로 아테네 교외에 아카데미아(Academia)라는 이름의 학교를 창설했는데, 이 아카데미아의 경내에 사랑의 신 에로스의 상을 모시고 그 신을 위한 제단까지 설치했다고 한다. 이는 플라톤이 일찍부터 이 신에 대해서 깊은 관심을 가졌으며, 이 신의 속성인 사랑을 제자들을 교육하는 지도정신으로 삼고자 했다고 볼 수 있다. 사실 플라톤은 그의 저서 『향연』과 『파이드로스』에서 이 에로스의 본질에 대해서 논의하고 있다. 『향연』은 기원전 416년 아가톤(Agathon)의 집에서 당시 소크라테스를 비롯한 아테네의 주요 지식인들이 모여 음식을 들면서 에로스를 주제로 나누는 담화를 대화형식으로 기술한 것이다. 그러나 여기에서 단지 변죽을 울리는데 그친 주제가 『파이드로스』에서 보다 계발되고 발전되어 완전에 이르게 된다. 이 두 저서에서 대화형식을 빌어 표현한 에로스에 대한 플라톤의 사상을 풀어서 소개한다.

1. 에로스의 기원과 속성

사랑과 관련된 용어 가운데 먼저 '에로스'(Eros)라는 단어를 빼놓을 수 없다. 그러나 그것은 여러 가지 오해와 혼선을 불러일으키며 사용되고 있는 것 같다. 그것이 그럴 수밖에 없는 것은 그 단어 자체가 이미 여러 가지 복합적인 의미를 내포하고 있기 때문일 것이다. 먼저 그것은 고대 그리스의 사랑의 신을 지칭한다. 그러기 때문에 그것은 또한 사랑을 의미하기도 하는데, 그럴 경우 그것은 흔히 정신적인 사랑을 뜻하는 아가페와 대립적인 개념으로 육체적인 사랑이나 그것에 수반하는 성적 욕망을 뜻한다. 프로이트는 이를 정신분석의 용어로서 사용하여 생명체가 생명을 보존하고 추진시키는 일종의 생명 에너지와 같은 뜻으로 보았다.

사랑의 신 에로스는 기원전 8세기에 그리스의 시인 헤시오도스

(Hesiodus)에 의해 처음으로 묘사되었다. 헤시오도스의 『신통기』에 따르면 에로스는 카오스에서 나타난 최초의 신들 중 하나로서 삶의 근본적인 원칙, 즉 모든 것이 섞이기를 원하는 욕망이었고, 불사(不死)의 신들 중 가장 아름다운 신이었다. 그리스인들에게 에로스는 사랑의 관능성과 쾌락보다는 사랑의 힘과 열정을 나타내었다. 그후 에로스는 사랑에 빠지는 그 전격적인 과정과 더 많이 연결되어 사랑의 원인을 제공하는 이미지가 되어 저항할 수 없는 욕망의 활과 화살을 갖고 로마 신화의 큐피드(Cupid)로 이행한다. 로마 신화에서 큐피드는 미와 사랑의 여신으로 알려져 있는 비너스(Venus)의 아들이었고, 늘 그녀를 따라 다니는 장난기 많은 소년으로 나타난다. 그는 또 자신이 상처를 입히는 사람들의 감정을 생각하지도 않고 정신 없이 사랑에 빠지게 만드는 활과 화살을 쏘아대는데, 누구든 그의 황금화살을 맞은 자는 열렬한 사랑의 감정을 일으키게 되고, 반대로 납으로 만든 화살을 맞으면 사랑을 싫어하고 상대를 미워하는 마음을 갖게 된다고 한다. 이와 같이 제멋대로 사랑의 장난질을 일삼는 큐피드는 분별력의 결여로 악명이 높았는데, 그의 이런 특성은 사랑에 빠지는 것을 흔히 분별을 상실하는 것과 같은 의미로 보는 견해를 반영한다.

　에로스의 출생과 속성에 대해서는 그 외에도 여러가지 설이 있는데, 플라톤의 『향연』에서는 위와는 또 다른 설을 말하고 있다. 즉 미와 사랑의 여신 아프로디테가 출생했을 때 신들이 잔치를 베풀었는데, 그 자리에서 지혜의 신 메티스(Metis)의 아들로서 풍요의 신인 포로스(Poros)가 술이 취해서 구걸하러 온 결핍, 즉 페니아(Penia)와 동침하여 자식을 낳게 되는데, 이 자식이 곧 에로스라는 것이다.

　에로스의 이러한 기원 때문에 그는 세 가지 속성을 부여받았는데, 첫째는 그가 미의 여신 아프로디테의 생일잔치 끝에 출생하게 되었으므로 항상 아프로디테를 따라 다니는 동반자이자 시종이 되었고, 그러기에 항상 미에 대한 추구자이기도 하다. 둘째로 에로스는 그의 어머니가 페니아임으로 항상 가난하며 결핍상태에 있다. 셋째로 에로스는 그의 할아버지가 지혜의 신이며, 아버지가 풍요의 신이기 때문에 지혜와 무지, 풍요와 결핍의 중간에 위치하면서 항상 지혜와 풍요를 지향한다는 것이다.

플라톤에 의하면 에로스는 그 속성상 일종의 이중성을 지닌다. 즉 그것은 순전히 신적인 것도 아니고, 그렇다고 인간적인 것도 아니고, 그 사이에 있는 중간자로서, 일종의 '데몬'(daemon)[1]이라는 것이다. 그것은 사멸자(死滅者)와 불멸자(不滅者), 아름다움과 추함, 선함과 악함, 지혜와 무지, 풍요와 결핍의 중간에 위치한다. 그렇다고 그는 중립적이진 않다. 왜냐하면 그는 항상 한 방향에서 다른 방향으로 지향하기 때문이다. 즉 에로스의 대표적인 속성은 그것이 바로 미와 선을 지향한다는 점이다.

그러나 에로스가 지향하는 방향이 항상 상향적인 것만은 아니다. 경우에 따라서 그것은 그 반대 방향으로 지향할 수도 있다. 그 예를 우리는 『향연』의 예비 담화 가운데 파우사니아스(Pausanias)가 제시하는 두 가지 유형의 에로스에서 찾아볼 수 있다. 파우사니아스에 따르면, 에로스는 '비속한 에로스'와 '천상적 에로스'로 구별되는데, 비속한 에로스는 육체적 미와 함께 주로 육체적, 감각적 쾌락을 지향함으로서 주로 자신의 육체적 욕망을 만족시키는데 목적을 두고 있다. 이에 비해 천상적 에로스는 육체보다 영혼의 미와 선을 지향함으로서 상대방에 대한 자발적인 봉사를 통해 지혜와 덕행으로 나아간다.

---

1) 데몬(daemon) 또는 다이몬(daimon)으로 표기되는데, 이는 그리스에서 인간보다 더 높으며, 신(theos)과 동의어로 사용되기도 하지만, 그러나 신보다는 낮은, 그러니까 신과 인간의 중간적 존재를 가리킨다. 신은 인간과 직접 접촉하거나 소통하기보다는 이러한 중간자, 즉 데몬을 통한다. 그러므로 신의 영역과 인간의 영역은 이 데몬을 통해서 중재되고 소통되는 데, 에로스는 이러한 데몬들 중의 하나이다.

2. 에로스 개념의 내용

앞에서 본 에로스의 기원과 그 속성은 플라톤의 저서 『향연』과 『파이드로스』에 기반한 것으로서 본질적으로 헬레니즘의 사랑 개념을 반영한다고 볼 수 있다. 그러므로 이는 신약성경에 나타나 있는 기독교적 사랑개념인 아가페와는 여러 가지 면에서 대조를 이룬다. 안더스 니그렌(Anders Nygren)은 서구인들이 사랑에 대해서 생각한 가장 대표적인 개념인 이 아가페와 에로스를 비교 대조해서 분석한 『아가페와 에로스』(Agape and Eros)란 유명한 책[2]을 발표했는데, 여기서는 에로스 개념이 보다 더 일목요연하게 정리되어 있다. 앞에서 본 플라톤의 에로스 개념이 대체로 신화적 성격을 띤 것이라면, 니그렌은 그 밑에 깔려 있는 합리적 개념을 식별하려고 한 의도가 엿보인다. 그는 에로스의 개념을 다음 3 가지로 구분하여 설명하고 있다.

(1) 에로스는 획득적(accuisitive) 사랑이다.

플라톤은 에로스를 좀더 세밀하게 정의하면서 그것이 풍요와 결핍의 중간에 있다고 말한다. 그러므로 에로스의 가장 두드러진 특징은 그것이 욕망과 동경과 노력이라는 점이다. 사람은 보통 자기에게 없어서 필요하다고 느끼는 것들만을 원하고 동경한다. 또한 자기가 가치 있다고 느끼는 것들만을 얻으려고 노력한다. 따라서 플라톤이 사랑의 두 가지 주요한 특징이라고 보는 것은 바로 현재적 필요에 대한 의식과 그 필요에 대한 만족을 더 고상하고 행복한 상태에서 얻으려는 노력이다. 필요 의식(sense of need)은 에로스의

---

[2] 안더스 니그렌(Anders Nygren; 1890-1978)은 스웨덴 교회의 신학적 발전에 크게 공헌한 소위 룬트(Lund) 학파에 속하는 인물이며, 여기서는 그의 책을 필립 왓슨(Philip S. Watson)이 영어로 번역한 Agape and Eros: The Christian Idea of Love(Chicago: The University of Chicago Press, 1951)를 고구경이 다시 한국어로 번역한 『아가페와 에로스』(크리스찬 다이제스트, 1998)를 참고하였다. 이 부분 「에로스 개념의 내용」은 주로 이 책 177-82 쪽에 기반하고 있다.

본질적 요소이다. 왜냐하면, 필요 의식이 없으면 획득적 사랑이 결코 생겨날 수 없기 때문이다. 에로스가 풍요로워서 자신이 원하는 바 모든 것을 소유하고 있다고 하는 것은 용어상 모순된다. 마찬가지로 에로스가 무엇이건 거저 얻는다는 것도 근본적으로 모순적인 말이다.

그러므로 에로스는 일종의 소유의지(will-to-possess)이다. 그러기 때문에 그것은 소유와 무소유 사이의 중간 상태일 수 있다. 왜냐하면 논리적인 귀결로써 대상의 소유를 이미 확보한 사랑은 불가피하게 사라질 것이기 때문이다. 에로스는 비록 주고자 하는 욕망처럼 보이는 경우에도 결국 그것은 여전히 '소유의지'에 기반하고 있다.

플라톤은 에로스를 일종의 획득적 사랑으로 분류함으로써 에로스의 추구 범위를 한정했다. 모든 획득적 사랑과 같이 에로스도 필연적으로 가치가 있다고 인정되는 대상에게 향한다. 여기서 사랑과 가치는 하나이며, 한쪽은 다른 쪽을 암시한다. 가치가 있다고 인정되는 것만이 욕망과 사랑의 대상이 될 수 있다. 따라서 플라톤에겐 다른 어떤 자발적·비동기적 사랑을 위한 여지가 없다는 점 분명하다. 왜냐하면 획득적 사랑은 그 대상의 가치에 의해서 동기부여가 되기 때문이다.

하지만 에로스를 단순히 획득적 사랑으로만 정의하는 것은 부적절하다. 획득적 사랑에는 영혼을 아래로 끌어내려서 세속계에 더욱 굳게 결박하기 때문이다. 이것이 바로 관능적 사랑이다. 이것과 반대로 에로스는 '위를 향하는'(directed upwards) 성격도 가지고 있다. 즉 에로스는 천상계, 곧 이데아계를 향한 영혼의 상향적인 동경과 추구의 성격도 가지고 있는 것이다.

아래를 향하는 욕망과 위를 향하는 욕망은 서로 같은 욕망이라고 할 수 없다. 하지만 그 방향이 서로 다르고 차이점이 아무리 크다할지라도, 그들 모두가 획득적 사랑이라는 점은 마찬가지이다.

(2) 에로스는 인간이 신적인 것으로 가는 길이다.

니그렌은 플라톤이 에로스를 중간자로 규정한 것에 종교적인 의미를 두고 있다. 즉 에로스는 신적인 생명과 인간적인 생명의 중개자이다. 불완전한 것을 완전 상태로, 필멸자(必滅者)를 불멸상태로 끌어올리는 것이 에로스이다. 이러한 연관성에서 플라톤은 사랑이 신적인 것이라고 말할 수 있다. 물론 그는 단지 사랑이 인간을 신들에게 결합시킨다는 의미에서 그렇게 말한 것이지, 신들이 사랑을 느낀다는 의미에서 그렇게 말한 것은 아니다. 신들은 아무것도 원하지 않으면서 자신들의 행복한 삶을 살고 있다. 그들은 사랑을 할 필요가 없다. 플라톤은 "인간은 필요로 하지만 소유하지 못한 것들만을 사랑하며 원한다"라고 말했다. 이미 가지고 있는 것을 원할 사람이 세상에 어디 있겠는가? 신들은 모든 것을 가지고 있어서 아무 것도 필요로 하지 않으므로, 그들이 사랑을 느낀다는 것은 있을 수 없는 일이다. 그들이 사랑과 맺을 수 있는 관계는 오직 그들 자신이 사랑의 대상이 되는 것이다.

플라톤은 어떤 신도 인간과 교제하지 않지만, 이 에로스란 중개자(중간자)에 의해서 신들과 인간들 사이의 모든 교제와 대화가 이루어진다고 말한다. 활동하고 운동하는 사랑은 오직 사람 편에만 속한다. 왜냐하면 사랑은 항상 낮은 것이 높은 것을, 불완전자가 완전자를 원하는 욕망이기 때문이다. 에로스는 인간이 신적인 것을 향하여 올라가는 길이요, 신적인 것이 사람을 향해서 구부려 내려오는 길이 아니다. 이것은 에로스의 이중적인 전제, 즉 사랑받는 대상의 가치에 대한 인식과 그 가치의 필요성에 대한 의식의 단순한 귀결이다.

(3) 에로스는 자기중심적(egocentric) 사랑이다.

플라톤적 에로스는 전체적으로 자기중심적 구조를 가지고 있다고 니그렌은 말한다. 에로스가 획득적 사랑이라는 사실이 곧 에로스의 자기중심적 성격을 말해준다. 모든 욕망이나 욕구 그리고 동경은 자기중심적이며, 그 정도만 다를 뿐이다.

그러나 에로스의 자기중심적 본성을 가장 분명하게 입증하는 것은 그것과 행복과의 밀접한 연관성이다. 인간이 가치롭다고 여기고, 자신에게 필요하다고 느끼는 것을 획득하는 것이 사랑의 목적이다. 플라톤은 "행복한 자들이 행복하게 되는 것은 좋은 것들을 얻기 때문이다"라고 말한다. 사람들은 모두 행복을 원하므로, 모든 사람들은 선을 사랑한다고 말함으로써 동일한 논지가 이루어질 수 있다. 자신에게 유익한 것을 얻으려고 노력하지 않을 사람이 어디에 있겠는가? 그러므로 선을 사랑하는 것은 선한 것을 소유하되 영구히 소유하기를 원하는 것과 동일하다. 그러므로 사랑은 언제나 불멸성에 대한 욕망이다. 그러나 이 욕망 안에서도 자기중심적인 의지가 분명하다.

에로스의 자기중심성을 반드시 저급한 이기주의에 결부시킬 필요는 없다. 위대한 인물이 자기를 희생하는 일도 그러한 희생을 통해서 불멸의 명성과 찬란한 영예를 얻기 위한 것일 수 있다. 즉 그들은 스스로의 불멸성을 사랑하기 때문이다. 에로스는 어떠한 경우에라도, 심지어 신적인 것을 사모하는 그 최고의 형태에서도 결코 자기중심적 경향을 벗어버리지 않는다. 니그렌은 이 "자기중심적"(egocentric)이란 단어가 결코 경멸적인 의미로 사용되지 않는다는 점을 밝히면서, "그것은 긍정이나 부정을 나타내는 것이 아니고, 단순히 에로스가 귀속하는 사랑의 종류를 형용하는 것"(182)이라고 말한다.

3. 에로스: 감각-본능적 사랑

에로스의 특성을 논한 책 가운데 또 하나 빼놓을 수 없는 것이 요한네스 로쯔(Johannes B. Lotz)의 『사랑의 세 단계 – 에로스, 필리아, 아가페 – 』(*Die Drei Stufen der Liebe – Eros, Philia, Agape –*)[3]이다. 로쯔는 이 책에

---

[3] 여기서는 Johannes B. Lotz, *Die Drei Stufen der Liebe: Eros, Philia, Agape* (Josef Knecht Verlag, Frankfurt am Main, 1971)을 심상태가 한국어로 번역한 『사랑의 세 단계 – 에로스, 필리아, 아가페 – 』(서광사, 1984)를 부분적으로 참고했음을 밝힌다.

서 에로스를 "감각-본능적 사랑"으로 규정한다. 그러나 그것은 에로스가 원천적인 기점에서 그렇다는 것이고, 실제로 에로스는 이 원천적인 기점에서 얼마든지 변화할 수 있는 성격을 갖고 있다고 보아야할 것이다.

에로스는 우선 아름다움(美)에 이끌린다. 그런데 바로 이 아름다움이 에로스를 감각-본능적 영역을 뛰어 넘어 상승의 변증법에로 이끌어 간다. 에로스는 육체적인 것의 아름다움, 특히 인간 육신의 아름다움으로부터 정신과 영혼의 아름다움, 그리고 그 안에서 발산되는 지식과 덕의 아름다움, 더 나아가 고귀함과 성스러움으로까지 자신을 고양시키며, 마침내는 미(美) 자체 또는 영원한 원초미에까지 상승한다. 영원한 원초미는 자신 안에 모든 아름다움을 수렴시키고 있으며, 아름다운 모든 것의 원초적 근거가 된다. 그런데 원초미는 미와 선이 서로 환치되는 것으로 보는 그리스적 입장에 따라 원초선과 접합하게 된다.

에로스는 감각적 인식과 같은 단계에 속하여 감각기관을 매개로 하여 성취되며, 따라서 본질적으로 육신이 참여하는 생명의 단계에 속한다는 점에서 감각적 사랑이다. 그 때문에 에로스는 감각적 인식에 의해 지배된다. 결과적으로 에로스는 감각적 인식으로 도달 가능한 대상 영역, 즉 육신적-감각적인 실재에 편입되어 있다. 그리고 에로스는 자연적 본능의 필요성에 의해 발생하므로 그런 면에서 본능적 사랑이기도 하다. 이처럼 에로스의 고유한 생명력은 정신 생명처럼 자유의지로 조종 가능한 것이 아니고, 자연 본능적이다.

에로스가 사로 잡히게 되는 육신적-감각적인 성격을 추구해 보면, 우리는 아름다움에 접하게 된다. 화려한 색채와 찬란한 광휘 그리고 조화를 이루며 전개되는 아름다운 형체..., 이런 것들이 있을 때 에로스는 그들과 접하게 된다. 이들은 에로스를 불가항력적으로 매료시키고 이를 통해서 인간에게 깊은 행복감을 맛보게 한다. 이것은 우리가 일상생활에서 늘상 체험하고 있는 바와 같다.

하지만 그리스인들은 미가 선과 내밀하게 일치된다는 점을 이미 올바르게 인식하였다. 미를 통해서 선이 더욱 빛을 발하게 되며, 압도하는 미의 광채 속에서 마침내는 선이 에로스와 상관하게 된다. 에로스는 바로 선을 지향하여 충만 속에서 이를 향유하고 자신의 소유로 이끌어가며, 여기서 만족을 추구한다.

에로스가 지향하는 감각적 미의 대상은 우선 자연미가 될 수 있다. 우리는 에로스의 힘으로 거대한 사막의 장엄함과 대양의 광대무변함, 그리고 찬란한 성좌의 광채에 대해서 매력을 느끼고 압도된다. 아름답게 피어나는 꽃들의 빛깔이, 또는 하늘을 찌를 듯이 우뚝 솟은 거대한 나무의 모습이 우리를 매혹한다. 우리는 또 곤충의 다양한 형태와 한 마리 새의 유연한 비상(飛翔)과, 그리고 한 마리 말의 우아한 자태를 보고도 감동하게 된다.

하지만 에로스는 이런 모든 자연물을 넘어서 다른 인간과의 만남을 통해서 비로소 본연의 충만에 이르게 된다. 즉 에로스가 추구하는 감각적이고 가시적인 미가 인간 속에서 비로소 최고의 완성에 이르게 된다. 인간의 육체 속에는 모든 시대의 가장 위대한 예술가들도 결코 고갈시킬 수 없는 매력이 있고, 깨달은 눈을 가진 사람들에게도 항상 새로운 찬탄을 제공하는 아름다움이 빛난다. 그 근거는 인간의 육신이 단지 동물적인 것에 그치지 않고, 정신적 생명력을 내포하고 있기 때문이다. 인간의 육신으로부터 정신적 풍요와 깊이가 빛난다. 인간의 육신은 정신적 생명력을 반사하는 반사체이다. 따라서 인간의 육신은 다른 어떤 가시적인 것 속에서도 발견되지 않는 아름다움을 지니고 있다 그러므로 다른 어떤 것보다 에로스를 매료하고 압도하고 행복하게 하는 것은 바로 인간이다.

여기서는 성(性; Sex)의 차이가 반드시 문제가 되지 않는다. 즉 인간의 아름다움에는 성이 반드시 결정적인 역할을 하지 않는다. 그래서 인간들 상호간의 감각적-본능적 사랑으로서의 에로스가 반드시 이성(異性) 간의 성 또는 이성 간의 사랑과 부합되는 것은 아니다. 그 때문에 모든 인간은 에로스를 자신의 삶 속에서 계발하고 성숙시켜야할 과제가 부과되어 있다. 한 인간 안에서 에로스가 침묵하거나 위축되었을 때에는, 그 인간의 중요한 한 가지 기본 능력이 마비된 것과 다름 없다고 해야할 것이다.

4. 에로스와 성

에로스와 성이 반드시 부합되지는 않는다고 하더라도 이들이 분명 내적으로 서로 연관되어 있는 것은 사실이다. 이 점은 '에로틱'(erotic)이나 '에로티즘'(erotism) 같은 단어가 '에로스'(Eros)로부터 파생되기는 하였지만, 에로스의 전체 영역을 포괄하기보다는 성적인 영역에 국한되어 사용되고 있는 점을 보아도 알 수 있다. 성 또는 성애는 성의 구별이나, 남성과 여성의 고유성으로부터 나오는 특수한 에로스의 형태라고 볼 수 있다. 여기서 남성은 여성의 특별한 아름다움에 의해, 여성은 남성의 특별한 아름다움에 의해 이끌리고 매혹된다.

플라톤은 이 이성간의 매력을 하나의 신화를 통해서 암시하고 있다. 그것에 따르면 남녀는 처음에 양쪽이 합쳐진 채로 하나의 인간이었는데, 후에 남성과 여성이라는 두 부분으로 분리되었기 때문에, 분리된 반쪽을 다시 하나로 합치기 위한 원초적인 결합의 욕구에 의해 서로를 찾게 된다는 것이다. 확실히 남성과 여성 안에는 인간 존재의 전체가 각기 다르게 강조되어 나타나고 있다. 이러한 관점에서 현대 심리학은 '아니무스'(animus)와 '아니마'(anima)[4]에 대해서 말하고 있다. 그런데 여기서도 남성의 아니무스 속에 아니마가, 여성의 아니마 속에 아니무스가 내포되어 있는 한 인간의 전체성이 강조되어 있는 셈이다. 이로 말미암아 남성에게는 자신의 남성적인 것 안으로 여성적인 것을 수용하거나 통합해서 자신을 나름대로 전인(全人)으로 완성시켜야 할 과제가 부과되어 있고, 여성 또한 이에 상응하는 과제를 자기 나름대로 수행해야만 한다.

---

[4] 칼 융(Carl Jung)의 심리학에 따르면 인간은 보통 자기의 내면 속에 반대 성의 이미지를 감추고 있다고 하는데, 남성의 마음 속에 잠복해 있는 여성 이미지가 아니마, 여성의 마음 속에 잠복해 있는 남성의 이미지가 아니무스이다.

이렇게 그들에게 고유한 구조의 능력에 힘입어 남성과 여성은 서로에게 개방되어 있기도 하고, 의지되어 있기도 하다. 또한 그들은 서로를 지향하기도 하고, 갈망하기도 한다. 따라서 사랑하는 사람들 사이의 일치는 완전을 지향하는 것으로, 이것은 육신의 합일이라는 무엇과도 비견될 수 없는 내면성 안에서 표현되고 있다. 그래서 불가항력적인 에로스의 열정적인 형태는 성 안에서 최고의 절정에 이르고, 가장 깊은 행복에 도달하게 된다. 여기서 다시 한번 미와 선의 내적인 연관성이 드러난다. 남성과 여성의 만남 속에서 아름다움과 아름다움이 만나게 되는 가운데, 양 편에 충만한 생명의 선이 부여되어 마침내는 새로운 인간에게 생명을 선사하는 일이 실현되는 것이다. 이러한 연관성으로부터 대부분의 인간들은 에로스를 성의 형태로서 완성시키고, 이 에로스를 많은 경우에 자신의 자녀에 대한 사랑으로 계속 존속해 가려고 한다. 이 가능성을 이용하지 않는 사람은 다른 형태의 에로스 안에서 그리고 다른 단계의 사랑 속에서 자신의 완성을 발견하려고 한다.

5. 에로스의 위험

에로스는 긍정적인 면도 있는 반면에 부정적인 면도 아울러 갖고 있다. 부정적인 면으로서 에로스의 위험은 첫째, 에로스의 폭력성이다. 즉 에로스는 흔히 폭력적인 힘으로 인간에게 다가와 인간을 무력하게 하고, 꼼짝 못하게 사로잡는 것을 흔히 보게 된다. 에로스는 또 사랑하는 사람을 아끼고 배려하는 대신 마구 대할 뿐만 아니라 상대를 폭력적으로 사로잡아 파멸의 길로 몰아가는 악마의 모습으로 나타나기도 한다. 우리는 이러한 모습을 문학작품에서 흔히 볼 수 있는 데, 셰익스피어의 연극 『로미오와 줄리엣』(*Romeo and Juliet*)이나, 에밀리 브론테(Emily Bronte)의 소설 『폭풍의 언덕』(*Wuthering Heights*)은 그 좋은 실례를 제공한다. 『로미오와 줄리엣』의 두 남녀 주인공 로미오와 줄리엣이나, 『폭풍의 언덕』의 두 남녀 주인공 히스클

리프(Heathcliff)와 캐서린(Catherine)은 모두 제어할 수 없는 에로스의 불가항력적인 힘에 사로잡혀 그들의 운명이 파멸로 치닫게 된다. 그들의 사랑은 서로를 엄청난 힘으로 이끌어 자신을 제어할 수 없는 상태로 몰아간다. 그러한 상태에서는 인간의 인격적이고 이성적인 능력은 억압되고, 광폭한 에로스의 포로가 됨으로써 파멸로 치닫게 된다.

에로스의 두 번째 위험은 무절제의 위험이다. 에로스로 인한 인간의 감각-본능적 사랑은 동물처럼 자연 본능적으로 정해진 어느 척도에 종속되어 있지 않기 때문에 척도를 무시한 무절제 속으로 빠져들려는 경향을 지닌다. 이런 예로서 우리는 에로스의 가장 강력한 형태로서의 성이 자연으로부터 주어진 척도들을 무시하고 무절제한 쾌락에 탐익하는 것을 흔히 보게된다. 그럴 경우 인간은 대개 감각적이고 가시적인 미에만 도취되어 정신적으로나 인격적으로 체험할 수 있는 미와 선의 가치는 망각하거나 상실하게 된다. 이렇게 감각적인 면에만 현혹되어 무절제의 위험에 빠지게 될 경우 그러한 사랑은 미와 선의 조화로운 상태가 아닌 조화와 균형을 상실한 상태를 야기시킨다. 그러므로 동물이 본능에 따라서 자연적으로 주어진 척도를 벗어나지 않는 것과 마찬가지로 인간은 자기자신의 이성을 통해서 스스로의 규범과 척도를 준수해야 할 것이다.

에로스의 세 번째 위험은 고대 그리스인들이 미성년자에 대해 행하였던 변칙적인 사랑에서 나타난다. 고대 그리스에서 흔히 나이 든 남성과 미성년 소년 사이에 맺어졌던 특별한 유대의 관계는 원래는 성적이 아닌 에로스의 한 형태였는데, 나중에는 그것이 성애로 빠져들어가 미성년자가 성숙한 남자의 성적 파트너가 되기에 이르렀다. 이와 비슷한 변칙적인 사랑의 형태는 그후 같은 남성들 사이에서나 여성들 사이에서 흔히 동성애란 형태로 자행되었고, 동성애가 아니라도 성적인 관계가 되어서는 안될 관계가 자칫 성적으로 빠져드는 변칙적인 성관계로 발전하는 경우가 생겨났다.

이러한 경우들에서는 자칫 에로스가 성 없이는 실현되지 않는다거나, 필연적으로 성적 성격을 지닌다거나, 마침내는 성과 결합한다는 견해에로 빠져들기 쉽다. 그럴 경우 성을 초월하는 에로스의 가능성이 흐려지거나 간과되기 쉽다. 이러한 사실로부터 사람들은 성과 함께 에로스를 포기하거나, 또는 에로스와 함께 성을 감수하는 것으로 사실을 단순화하는 경향이 있다. 에로스와 성이 가까이 위치한다는 것은 사실이다. 그러나 성숙한 에로스는 성에 쉽사리 빠져들지 않는다. 그러므로 자신의 독자적인 인격의 계발을 통해서 비로소 온전히 행복의 경지에 도달할 수 있는 저 성숙한 에로스에 도달하기 위해 항상 노력을 되풀이 하지 않으면 안될 것이다.

에로스 안에서 미가 선으로부터 분리됨으로써 흔히 문제가 발생한다. 사람들은 순전히 외적 형상의 미와 색채와 향기와 자태에 사로잡히기만 하고, 비록 구체적인 외형으로 표현되지는 않지만 내면에서 빛나고 있는 선을 주목하지는 않는다. 이렇게 외형적으로 매력적인 미를 더욱 상승시키는 내면적 선을 인식하지 못하는 에로스는 그 자체의 맹목성으로 인해서 결국 쓰디쓴 실망과 환멸을 동반하기 마련이다. 이러한 에로스는 미와 선의 조화와 결합에서 오는 진정한 정신적 행복 대신에 단지 감각적 쾌락 만을 추구하게 된다. 그리하여 쾌락의 획득이 가능할 때에는 수단과 방법을 가리지 않고 쾌락에 대한 사냥행위가 자행된다. 사랑하는 사람에 대한 이러한 자세는 자칫 상대방에 대한 인격적 모독이 되기 쉽다. 그리하여 진정한 사랑은 죽게 되고, 사랑은 흔히 증오로 바뀌게 된다.

앞에서 플라톤의 『향연』에 소개되는 에로스의 출생신화에서 보듯, 에로스는 근원적으로 '결핍'의 특징을 드러내고 있다. 사실상 에로스에게는 가시적인 미와 선을 통해서도 채워지지 않는 갈증, 즉 불만족성이 항상 잠복해 있다. 때문에 에로스는 자기 만족을 위해서 필요로 하는 것을 어떤 수단을 동원해서라도 손에 넣으려고 한다. 그 때문에 인간은 에로스를 통해서 쉽사리 나르시시즘(narcissism), 즉 자기도취적 사랑으로 빠지게 된다. 이 때 인간은 다른 모든 사물이나 사람들을 오직 자신을 위해서만 필요로 하고, 자신의 만족을 위해서 타인을 원하게 된다. 극단적으로 에로스는 다른 인간들 속에 있는 미와 선을 자기 자신의 만족이라는 목표를 위한 수단으로 이용한다. 자신과 자신의 쾌락을 위해 다른 사람을 지배하고 종속시키려는 경향은 결혼생활에서도 나타나지만, 그러나 대부분은 결혼생활 밖의 성관계에서 가장 심하게 나타나는 경향이 있다. 바로 여기서 에로스와 성은 필리아에 편입될 필요가 있음이 명백하게 드러난다. 그때에야 비로소 에로스와 성이 참된 의미에서의 사랑으로부터 이탈하지 않는다. 참된 의미의 사랑은 다른 사람이 바로 자신의 고유성 안에서 완성에 이르도록 기여하는 데에서 존재한다. 그리고 이러한 전제 하에서만 사랑받는 사람도 사랑하는 사람에게 참으로 무엇인가를 기여할 수 있게 되는 것이다.

2. 아리스토텔레스의 필리아

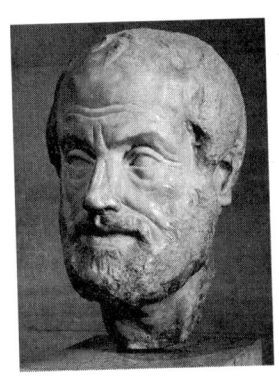
아리스토텔레스 (384~322B.C)

아리스토텔레스(Aristoteles; B.C 384~322)는 아테네 출신이 아니고, 이오니아인이 건설한 마케도니아의 남쪽 칼기디키(Khalkidhiki) 반도에 있는 작은 도시 스타게이로스(Stageiros)에서 의사인 니코마코스(Nikomachos)의 아들로 태어났다. 그는 플라톤과 함께 고대 그리스 철학을 대표하는 인물임은 이미 잘 알려진 바와 같다. 플라톤이 소크라테스의 제자라면, 아리스토텔레스는 근 20년 동안이나 플라톤의 아카데미아에서 수학한 플라톤의 제자였다. 그러기 때문에 그는 누구보다도 플라톤의 학설을 깊이 터득하였다. 그럼에도 불구하고 그의 학문은 스승인 플라톤의 학문에 머물지만 않고 그것을 오히려 넘어서면서 어떤 면에서는 그것과 대극을 이루었다. 그런 면에서 그는 소위 말하는 청출어람(靑出於藍)의 본보기라 할만하다. 플라톤이 서양철학에서 관념론 내지 이상주의 철학의 근원으로 간주되는 데 반하여, 아리스토텔레스는 실재론 내지 현실주의 철학의 조종(祖宗)으로 여겨지고 있는 것이다.

플라톤이 아테네에 아카데미아를 세우고 제자들을 가르친데 반해서 아리스토텔레스 역시 아테네에 리케이온(Lykeion)이라는 이름의 자신의 학교를 세우고 제자들을 가르쳤다. 플라톤의 아카데미아보다 50년 늦게 설립된 이 학교는 그리스 말기의 대표적인 학문기관이었다. 여기서 아리스토텔레스는 제자들과 함께 숲속을 산책하면서 학문을 토론하고 전수했기 때문에 그들을 특히 소요학파(逍遙學派, Peripateticism)라 한다. 아리스토텔레스는 여기서 12년간 학교를 이끌면서 제자들을 양성하고 저술에 전념하였다.

그는 또한 마케도니아의 젊은 왕자 알렉산더의 스승으로서도 널리 알려져 있다. 그러나 그 때문에 B. C. 323년에 알렉산더가 죽고 아테네 사람들이 마케도니아의 침략에 대해서 공공연하게 반기를 들게되자, 아리스토텔레스는 마케도니아의 동조자라는 혐의를 받게되어 칼키스(Chalcis)로 도피하였다가 다음해 그곳에서 세상을 떠났다.

그는 당대 학문의 모든 분야에 걸쳐 100여 권에 걸친 방대한 저술을 남겼다고 알려져 있지만, 후세까지 전해지는 것은 그리 많지 않다. 그러나 그가 서양 학문의 토대를 마련하고, 여러 분야 학문의 술어를 정하고, 또 학문적 체계를 세우는 등의 여러 가지 업적에서 그 누구보다 탁월하다 하겠다. 그는 사랑에 대해서도 스승인 플라톤의 이론에 머무르지 않고, 그의 독자적인 술어를 창안하고 독자적인 논리를 전개하였다. 그것이 이른바 그의 필리아(Philia)론인데, 이것은 플라톤의 에로스론과 함께 그리스 시대 사랑에 대한 두 갈래의 정의이며, 철학적 담론이었다. 아리스토텔레스의 필리아론은 그의 저서 『니코마코스의 윤리학』(Nicomachean Ethics) 제 8권과 9권에서 다루어진다. 다음은 이에 대해서 그 개념을 알기 쉽게 요약 소개한 글이다.[1]

---

[1] 아리스토텔레스의 필리아론은 앨런 소블이 편찬한 책(Alan Soble, ed. *Eros, Agape, and Philia: Readings in the Philosophy of Love*(New York: Paragon House, 1989)) 속에 영어로 번역되어 「완전한 우정」("Perfect Friendship")이란 제목으로 수록된 『니코마코스 윤리학』(*Nicomachean Ethics*) 8권, 9권을 주로 참고하였다.

1. 필리아의 기본 개념

아리스토텔레스가 그의 『니코마코스 윤리학』에서 사용한 '필리아'(philia)란 단어는 '사랑'으로 번역되기도 하고, '우정'으로 번역되기도 한다. 그것이 '필로스'(philos), 즉 친구와 관련된다는 점에서 우정에 가깝긴 하나 그것이 적용되는 범위를 보면 친구 관계뿐만 아니라 부모-자식 관계, 형제 관계, 부부관계, 나아가 국가-시민 관계에까지 포괄적으로 적용되는 것이기 때문에 단순히 우정으로만 국한하기는 어렵다. 그리하여 그것을 인간 관계에서 보다 포괄적으로 적용될 수 있는 또 한 가지 사랑의 형태로 이해하는 것이 좋을 듯하다.

사람 사이에 왜 사랑이 필요한가? 아리스토텔레스에 따르면, 본래 정치적인 동물인 인간은 그 본성상 남과 더불어 사는 존재이다. 혼자 고독하게 사는 사람은 행복할 수 없다. 사람이 행복하려면 덕이 있는 친구를 가져야 한다. 사람이 불행을 당했을 때 위로하는 친구가 있어야 하고, 젊은이에게는 과오를 범하지 않도록 훈육하는 사람이 있어야 하며, 연로한 노인들에게는 그들의 신변을 보살펴주는 사람이 있어야 하고, 한창 일할 장년기에는 일을 잘 하도록 도와주는 사람이 있어야 한다. 인간 상호간에 작용하는 이러한 선의의 마음과 태도를 무엇이라 할 것인가? 아리스토텔레스는 이를 '필리아'라고 했는데, 넓은 의미에서 보면 그것을 '사랑'이라 할 수도 있을 것이다. 그리고 이러한 사랑은 인간들 사이에서만 성립될 수 있고, 인간 상호간의 선의(善意)에 바탕을 두고 있다.

아리스토텔레스에 의하면, 사랑스러운(lovable) 것에는 3 가지가 있는 데, 그것은 즉 선한(good) 것, 즐거운(pleasant) 것, 유용한(useful) 것이 그것이다. 그러나 즐거움과 유용성 때문에 상대방을 사랑하는 것은 엄밀한 의미에서 사랑이라 할 수 없고, 사랑, 즉 필리아는 선이 그 기반이 되어야 한다. 상대방을 즐거움이나 유용성 때문에 사랑하는 것은 그 사람 자신을 사랑한 것이 아니고, 그에게서 얻어지는 이익을 위해서 사랑하는 것으로 그러한 사랑은 오래 지속될 수 없을 뿐만 아니라 본질적인 사랑이라고 할 수도 없다.

선을 사랑하는 사람은 선 그 자체와 함께 부수적으로 즐거움과 유용성을 얻기도 한다. 그러나 즐거움과 유용성 때문에 서로 사랑하게 된 사람들은 즐거움과 유용성이 사라지면 서로 헤어지고 만다. 그들은 진정한 의미에서 서로 사랑한 것이 아니고, 즐거움이나 유용성을 사랑한 것이기 때문이다. 선한 사람들은 상대방 자신 때문에 친구가 되지만, 나쁜 사람들은 즐거움이나 유용성 때문에 친구가 된다. 따라서 가장 완전한 우정은 선에 기반을 둔 선한 사람들 간의 우정이라고 할 수 있다.

2. 필리아-정신적 인격적 사랑

고대 그리스 시대의 철학자 아리스토텔레스가 고대 헬레니즘의 문화적 기반 위에서 설파한 필리아론을 오늘날의 독자들이 이해하고 수용하는 데는 여러 가지 한계가 따른다. 이러한 한계를 넘어서서 그것을 현대적 기준과 관점에서 필리아를 해설한 매우 드물면서도 가장 탁월한 저서는 앞에서도 본적이 있는 요한네스 로쯔의 『사랑의 세 단계 - 에로스, 필리아, 아가페 - 』일 것이다. 이하의 내용들은 로쯔의 이 책을 주로 참고했음을 밝힌다.

로쯔는 필리아를 '정신적-인격적 사랑'으로 규정하고 이를 에로스의 보다 정화된 형태로 본다. 그는 필리아를 좁은 의미에서의 우정을 넘어서서 보다 넓은 의미에서의 우정으로 간주할 수 있는 정신적-인격적 사랑으로 이해하려고 한다. 필리아는 인간의 정신을 강조하는 가운데 감각 만으로는 감지할 수 없고, 오로지 정신만이 파악할 수 있는 가치를 지향하고 있기 때문에 정신적 사랑이라고 할 수 있다. 필리아는 또 인격체로서의 인간 안에 근거를 두고 있고, 인간 만의 고유한 사랑으로서 짐승에게는 있을 수 없는 사랑이기 때문에, 그리고 자신을 인격에 상응하는 인격적 양식으로만 계발할 수 있기 때문에 인격적 사랑이라고 할 수 있다. 사랑이 본능의 자연적인 요구로부터가 아니라 자유로부터 발해질 때 자신을 인격적으로 실현할 수 있다. 이처럼 자유 속에서 인격적 사랑이 발해질 수 있다는 통찰이 이미 이루어지고 있다. 이에 비해서 본능은 단순히 매력에 이끌릴 뿐, 더 깊은 통찰에 의해서 조명되거나 그 근거가 밝혀지지 않기 때문에 맹목적이라고 표현할 수 있는 것이다.

정신적인 것과 인격적인 것의 소인들은 불가분리적으로 함께 주어져 있다. 정신적인 것이 인격적인 것을 수반하듯이 인격적인 것 안에 이미 정신적인 것이 내포되어 있다. 정신적-인격적 사랑으로서의 필리아는 자의식과 자유의 심층에서 발해지기 때문에 자연의 필요성에 종속되지 않는다. 이와 달리 감각적-본능적 사랑으로서의 에로스는 이 마지막 심층에까지 미치지 못한다. 그 때문에 에로스는 자기 자신의 자각에 도달하기가 어려우며, 자유로부터 배제되어서 자연의 필요성에 사로잡혀 있을 뿐이다. 따라서 에로스는 상응하는 조건 하에서 항시 맹렬하게 파고 드는데 비해서 필리아는 자기 자신에게 다소간에 허용할 수 있는 자유를 수반하고 있다. 에로스는 자신을 수동적으로 드러낸다. 인간이 에로스로 말미암아 이끌리고 압도되기 때문이다. 그러나 필리아는 자신을 능동적으로 인도한다. 필리아 안에서는 인간이 스스로 주체가 되어 자발적으로 상대방에게 자기를 내어주기 때문이다. 이렇게 해서 필리아 안에서도 인간의 가장 내면적인 자아가 열리게 된다. 이 인간의 가장 내면적인 자아는 본시 자아 없는 에로스로서는 도달되지 않는 대상이다. 하지만 에로스와 필리아의 이 근본적인 상반성을 구체적 삶 속에서 지나치게 강조해서는 안될 것이다. 인간의 체험 속에서 에로스와 필리아는 항상 서로 함께 융합하며, 서로에게 작용하기 때문이다.

3. 에로스와 필리아

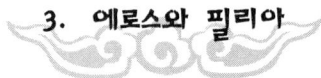

앞에서 본 감각적-본능적 사랑으로서의 에로스가 인간을 깊은 불행의 심연으로 몰아가는 대신 끝없는 행복의 원천이 되기 위해서는 그것이 정화된 형태에 도달해야만 한다. 이것은 진정한 사랑은 에로스에 머무르는 것이 아니

라 에로스를 넘어서서 정신적-인격적 사랑인 필리아 안에서 보다 충만한 완성에 이르게 된다는 것을 전제로 한다. 이와 함께 주어지는 에로스와 필리아의 상호 삼투(滲透)는 바로 에로스의 본질에 따라 에로스를 완성에로 이끌어 간다.

그러므로 에로스가 필리아와 합쳐지면 에로스가 억압된다는 견해는 오해이다. 따라서 에로스가 필리아와의 일치에 저항하거나 억압을 감수해야 한다는 견해 역시 오해이다. 사실은 에로스를 필리아와 일치시키도록 해야 하고, 무조건 에로스를 억압해서는 안된다. 에로스를 억압할 경우 실질적으로는 에로스가 억압되는 것이 아니라 오히려 무의식 속에서 계속 작용하고 더욱 무성하게 되어 왜곡된 형태로 다시 표출할 뿐이다. 심층심리학에 따르면 무의식의 이러한 이상상태는 에로스가 명시적으로 용인됨으로써 극복될 수 있을 뿐이다. 물론 이 때의 에로스는 정화된 형태로서만 용인되어야 할 것이다. 정화되지 않은 에로스는 또다시 파괴적인 작용을 할 것이기 때문이다. 그런데 에로스의 정화는 오로지 필리아와의 일치나 융합에서만 이루어진다. 필리아는 선의를 토대로 하고 있기 때문에 에로스는 이 선의의 토대 위에 자신을 세워야 한다.

필리아 역시 에로스와 마찬가지로 아름다움을 지향한다. 그러나 필리아는 감각적으로 느낄 수 있는 외적인 아름다움에 머물지 만은 않는다. 필리아는 이 외적 현상을 통해서 그 외적 현상의 근저에 위치하고, 그 외적 현상을 규정하는 내면적인 것에로 침투한다. 필리아는 외면적으로 나타나는 것 안에서 항상 이미 존재하고 있는 내면적인 것에 도달한다. 그래서 필리아는 감각적으로 아름다운 외적인 것을 도구로 해서 그 안에 감추어져 있는 내적인 아름다움, 즉 감각적으로만 감지될 수 없는 내적인 아름다움을 지향하고 있다. 플라톤은 그 사례로서 지식과 덕행의 아름다움, 또는 완성된 도덕적 덕의 아름다움을 들고 있다. 필리아는 아름다움 속에 내재하고, 그 안에서 반짝이는 선을 더 많이 지향한다. 에로스가 주로 외양의 미에 사로잡히고, 미의 외양 안에 내재하는 선에는 직접적으로 지향하지 못하는데 반해서, 필리아는 선을 직접적으로 지향하고 이를 둘러싸고 있는 미에 대해서도 관심을 보인다. 예컨대 아름다움과 선함 중에서 에로스는 아름다움을, 필리아는 선함을 향해 더 많이 지향한다고 할 수 있다. 그래서 필리아는 에로스보다 더 깊히 침투하며, 더 넓게 확산한다. 필리아는 감각적으로 파악할 수 없는 것과도 관련을 맺기 때문이다.

결과적으로 정신적-인격적 사랑은 감각적-본능적 사랑과 분리되는 것이 아니라 함께 일치하여 시작한 바를 완성한다. 여기서 비로소 사랑은 온전히 인격적인 면모를 띠고 완전한 사랑이 되며, 이 완전한 사랑의 모습으로서 인격적 자유에 입각하여 하나의 도덕적 힘이 된다. 이와 함께 사랑의 완전한 형태로부터 까마득히 멀리 떨어져 있는 인간적 에로스가 이 도덕적 능력에 참여하게 된다. 그러므로 에로스와 필리아의 관계는 서로 상보적 관계이다. 그 둘은 서로 분리되어 각기 따로 지향하기보다 함께 융합되고 일치됨으로써 보다 완전한 사랑을 향해 지향해 갈 수가 있다.

4. 사랑의 두 가지 양식

이제 우리는 에로스와 필리아의 대비적(對比的) 관계를 보다 명확히 이해하기 위하여 사랑의 두 가지 양식을 대비해 볼 필요가 있다. 먼저 사랑은 자아에 사로잡힌 사랑과 자아로부터 벗어난 사랑으로 구별된다. 자아에 사로잡힌 사랑을 우리는 에로스에서 만날 수 있다. 그런데 이러한 사랑을 필리아의 영역 속에서도 만날 수 있다. 이 경우에 사랑하는 사람은 사랑받는 상대편의 행복을 바라는 대신 자기자신의 행복을 위해 상대방과 관계를 맺는다. 이런 사람은 상대방으로부터 받는 것에만 유의한다. 즉 상대방이 자기 자신을 풍요롭게 하고 완성시켜줄 수 있는 것에 관해서만 주목한다. 극단적인 경우 이런 사람은 자신을 위해 상대방을 이용하며, 상대방이 자기에게 줄 수 있는 것만을 사랑하며, 그들의 관계에서는 그것만이 관건이 된다. 상대방이 어떠한 인격체인가는 그리 크게 상관할 바가 없으며, 상대방이 어떻게 살고 있으며, 어떻게 성장하는지도 관심거리가 되지 않는다. 여기서는 '너' 또는 '당신'은 퇴색되거나 사라지는데, 이는 '너' 또는 '당신'으로서의 상대방의 인격적 자아가 거의 간과되기 때문이다. 그리고 인격적인 '그'가 목적을 위한 수단으로만 의미를 지닐 때에는 비인격적인 '그것'으로 전락하게 된다[2].

이와는 반대로 자아로부터 벗어난 사랑 속에서 진실로 사랑하는 사람은 상대방에게 자신을 준다. 그는 자기 자신의 이익은 뒤로 미루어 놓거나, 희생하면서 상대방의 행복을 먼저 생각하고 상대방의 행복을 위해 모든 것을 행한다. 여기서 사랑하는 사람은 전적으로 자신이 상대방에게 줄 수 있는 쪽으로 지향하며, 상대방을 풍요롭게 하고, 상대방을 완성시킬 수 있는 데에 관심을 둔다. 그는 상대방을 위해서는 아무 것도 아끼지 않고, 모든 것을 그와 나누려 하며, 그와 함께 소유하려 한다. 사랑하는 사람은 자신을 상대방을 위해 바친다. 그렇게 상대방을 몰아적으로 사랑하는 사람은 상대방의 고유한 자아를 존중하고, 상대방을 '너' 또는 '당신'으로, 또는 적어도 '그'로 대하면서 상대방을 자기 행동의 목적으로 삼는다.

요컨대 사랑의 첫째 양식은 자기 자신에 매여 있거나, 자기 자신으로부터 벗어나지 못하는 것이다. 이 사랑은 자기 자신만을 생각하고, 자신의 이익만을 추구한다. 그 때문에 이러한 자기중심적 사랑은 상대방의 인격성을 바르게 대하지 않으며, 그래서 진정한 의미에서 사랑이 아니라 조야하고 이기적인 자기추구에 불과하다.

사랑의 둘째 양식은 그와는 반대로 자기 자신으로부터 벗어나서 자기 자신을 넘어선다. 그 때문에 이러한 사랑은 자기 자신 대신에 상대방의 자

---

[2] 마르틴 부버(Martin Buber)의 유명한 책 『나와 너』(Ich und Du)에서 인간의 관계를 3가지로 구분했는데, 즉 '나와 너'(Ich und Du)의 관계는 결코 대치될 수 없는 상호 인간적인 또는 인격적인 유일한 관계이고, '나와 그'(Ich und Er)의 관계는 대치될 수 있는 일반인의 관계이고, '나와 그것'(Ich und Es)의 관계는 상대를 비인격화하고 사물화하는 관계라고 규정했는데, 여기서도 인간을 '그' 대신 '그것'으로 사물화하려는 에로스의 위험에 대해서 언급하고 있다.

아를 포용하고 그의 행복에 기여할 수가 있다. 이러한 사랑은 또한 상대방의 인격을 존중하며, 그를 독자적이고 고유한 가치를 지닌 인격체로 대하게 된다. 여기서부터 비로소 본래의 사랑이며, 온전한 의미에서의 사랑인 필리아가 생겨난다.

그런데 이 두 가지 양식의 사랑이 자발적이고 균형 있게 계발될 때에는 서로 긍정적인 영향을 미칠 수가 있다. 여기서 자아에 매여 있는 사랑을 자아로부터 벗어난 사랑으로 이끄는 길을 마련할 수 있다. 그런데 자아로부터 벗어난 사랑은 자아에 매여 있는 사랑과 공동 활동 속에서만 그것을 위한 바탕과 척도가 될 수 있다. 자아에 사로잡혀 있는 사랑이 진정으로 사랑인 한에서, 그리고 자신의 고유한 내면적 약동성을 통해서 모든 이기주의적 자기중심성을 벗어나 자신으로부터 해방된 사랑으로 인도될 수 있으며, 또한 그 사랑을 항상 자체 안에 내포할 수 있다.

이와 함께 사랑의 정화(淨化)가 이루어진다. 이 정화의 힘에 의거해서 자신으로부터 해방된 사랑이 우위를 차지하게 되고, 자신에 사로잡힌 사랑이 정화된 사랑과의 일치를 저해하는 모든 것을 떨쳐버리게 된다. 결과적으로 사랑하는 상대방과의 관계 속에서 사랑하는 나에게도 목적이 주어진다. 그래서 '너', '당신'의 행복을 추구하는 속에서 나의 행복도 함께 추구하는 결과가 된다. 주는 것과 함께 받는 것도 발생한다. 그리하여 자아로부터 해방된 사랑 속에서도 정당한 자아에 매여 있는 사랑이 함께 자란다. 그래서 사랑하는 사람은 사랑받는 상대방과의 관계를 통해서 무엇인가가 자신 속에서 성장하고 있음을 발견하고 기뻐하게 된다.

자아로부터 해방된 사랑은 또한 상대방으로 하여금 자기자신을 계발할 수 있도록 상대방의 영역을 보장해 준다. 자아에 매여 있는 사랑은 자신의 견해에 따라 상대방의 자아를 조종하거나 억압하려는데 비해서, 자아로부터 해방된 사랑은 상대방을 자기자신의 존재 안에 그대로 머물도록 하며, 그를 진지하게 받아들이려고 한다. 이렇게 하기 위해서는 상대방의 인격을 존중하고, 그것을 인정하고 보호하며, 가꾸어줄 필요가 있다. 이렇게 함으로써만 사랑하는 사람은 사랑하는 상대방의 본래의 자아를 만나게 된다.

사랑하는 사람에게 관건이 되는 것은 사랑하는 상대방을 자신의 모습 그대로 존재하게 두는 것이다. 이것은 상대방을 있는 그대로 방치해 두거나 또는 그를 돌보지 않은 채 내버려 두는 무관심한 태도를 의미하는 것은 아니다. 그렇게 한다면 그것은 사랑이 아닌 사랑의 결핍이거나 사랑의 부재(不在)와 같은 것이다. 진정한 사랑은 사랑하는 상대방으로 하여금 그가 되어야할 존재로 성장할 수 있도록 도와주는 것, 즉 그를 적극적으로 존재하게 해주는 것을 의미한다. 이러한 도움 없이는 상대방 안에 자리하고 있는 잠재력이 충분히 계발되지 못할 것이다.

이것은 사랑하는 사람이 자신이 사랑하는 상대방에게 제공하는 가장 깊은 호의이다. 여기서 사랑하는 사람은 상대방으로 하여금 바로 그 자신이 되게 하며, 그의 고유한 자아를 실현할 수 있는 가능성을 열어준다. 이러한 호의야 말로 사랑하는 상대방에 대한 가장 중요한 선물이므로, 이에 비하면 다른 모든 선물들은 부차적인 것에 지나지 않는다. 그리고 나서야 비로소 사랑하는 자신과 상대방과의 온전한 일치가 이루어진다고 말할 수 있다. 이러한 일치는 결코 강요된 것이 아니라 전적으로 자발적으로 성립되는 것이다. 사랑하는 사람의 이러한 호의를 체험한 상대방은 그에게 내밀하게 일치하려 할 것이며, 자신의 자아 역시 보다 정화된 형태로 상대방의 자아와 융합될 것이기 때문이다.

사랑하는 사람의 자아가 이렇게 상호 일치와 융합을 이루는 결실로서 얻어지는 것이 상호 신뢰심이다. 사랑하는 사람이 자신의 자아와 함께 사랑하는 상대방을 그의 본연의 자아의 모습으로 만나게 되는 즉시 상대방 역시 사랑하는 사람을 실망시키지 않으며, 어떤 억압에 의해서가 아니라 자발적으로 사랑하는 사람의 기대에 부응하게 된다. 그렇게 해서 쌍방 간에는 서로의 인격을 믿는 자명한 신뢰심이 자라게 된다. 이러한 신뢰는 사랑하는 두 사람의 일치가 강하면 강할수록 더욱 성장하게 되고, 그들을 일치시킨 존재의 근거 안으로 성장하면 할수록 더욱 자명하게 된다.

5. 필리아의 여러 형태

(1) 그와 너

지금까지 언급한 내용과 관련해서 필리아의 형태를 좀 더 추적하는 것이 필요하겠다. 여기서 먼저 '그'(Er)와 '너'(Du)의 차이를 살펴보는 것이 필요할 것 같다. 일반적으로 나와 다른 사람들의 관계는 '그'의 단계를 넘어서지 않는다. 여기서 '그'란 다른 사람들로 얼마든지 대치될 수 있는 대상으로서 우연적으로 또 잠정적으로 '나'와 길에서 마주칠 수 있는 사람이다. 이러한 예는 강도들에게 약탈당하고 상처를 입어 길에 쓰러진 사람을 도와준 성서 속의 착한 사마리아인3)을 들 수 있겠다. 이 비유가 보여주듯이 이러한 만남 역시 대수롭지 않거나 의미가 없다는 것은 결코 아니다. 이 경우에도 사랑은 희생이 따르는 행동적인 도움을 필요로 한다. 그렇지 않으면 한 인간으로서의 '그' 안에 있는 인격의 존엄성이 간과되고 무시되기 때문이다.

여기서 강도를 당해 곤경에 처해 있는 사람은 '그'로서 사마리아인에게는 이웃 사람이다. 이 사람은 사마리아인이 가는 길가에 쓰러져 누워 있었다는 사실만으로도 사마리아인의 도움을 필요로 한다. 또 사마리아인은 곤경에 처한 그 사람에게 가장 가까운 이웃이다. 그는 강도에게 습격을 당하고 약탈을 당해 곤경에 처해 있는 그 사람을 그의 여정에서 만나게 됨으로써 도움을 베풀도록 요구받고 있기 때문이다. 결과적으로 '그'는 누구에게든 가장 가까운 이웃이 될 수 있는 관계이다.

---

3) 누가복음 10장 30~37절에 나오는 일화로서, 즉 어떤 유대인이 예루살렘에서 여리고로 가던 중 강도를 만나 옷과 물건을 빼앗기고 구타까지 당해 거의 초주검이 되어 있는 현장을 같은 동족의 제사장과 레위인은 보고도 못 본척 지나 갔지만, 유대인과 적대관계에 있는 한 사마리아인이 발견하고 그를 정성껏 치료하고 돌봐준 일화를 들어 예수께서는 참된 이웃의 의미를 가르쳤다.

사랑이 위축되어 있지 않은 사람에게는 다른 사람들과의 관계가 형성되기 마련인데, 여기서 다른 사람 '그'는 '너'로 바뀔 수 있다. 여기서 말하는 '너'는 이제 특정한 인간으로서의 다른 사람을 뜻한다. '너'로서의 다른 사람은 나에게 다른 어느 누구와도 대치될 수 없으며, 지속적이고도 깊이 있는 유대관계를 맺고 있는 존재이다. 따라서 '나'와 '너'는 서로의 가장 내면적인 자아에까지 이를 수 있으며, 서로 내밀한 교환을 가능하게 한다.

(2) 나-너 관계

위에서 언급한 '나'와 '그'의 관계는 내가 그를 이웃으로서 돕는 일방적인 지향으로 이미 달성된다. 따라서 상호 교환적인 관계의 본질에 속하지는 않는다. 이에 반해서 '나'(Ich)와 '너'(Du)의 관계는 본질적으로 '너'에 대한 '나'의 자기 개방 뿐 아니라, '나'에 대한 '너'의 자기 개방도 아울러 포함한다. 필리아는 '나'의 자아로부터 출발해서 '너'의 자아 안으로 들어가 이로 말미암아 '너'의 자아가 움직이게 되고 발현되는 것이기 때문이다. 그러므로 나-너 관계는 상호 교환관계 속에서 비로소 충만하게 된다. 그러므로 교환적인 관계가 결핍된다면 이 관계는 온전히 발전하지 못한다. '너'는 '나'를 자신의 '너'로 만들 때에만 '나'를 위해서 온전히 '너'이기 때문이다. 바꿔 말하면 사랑하는 두 사람들 중 각자가 상대편을 통해서 중재될 때 비로소 자기 자신이 된다. 그리고 '너'에 대한 '나'의 헌신은 '나'에 대한 '너'의 헌신 속에서 비로소 완성된다. 여기서 후자는 자유로운 자발성으로 전자에 응답하는 것이지, 전자의 목적에 따른 수단으로서 이끌려 들어가는 것은 아니다.

여기서 잠시 '우리'(Wir)에게로 시선을 돌리기로 하자. '우리' 안에서는 다수의 인간들이 자신들을 공동으로 발견한다. 여기서 우리는 이 '우리'를 그 안에서 사랑이 작용하는 한에서 '우리'로 바라본다. '우리'에게는 본질적으로 그 지체들 상호간의 교환적인 사랑이 속한다. 지체들 상호간의 사랑은 가정에서처럼 나-너의 양식으로 형성될 수 있거나, 국가와 같은 보다 큰 집단 속에서처럼 그의 양식으로 실현될 수 있다. 대 집단에서는 때로 공동목표의 추구가 전면에 나서고, 구성원 상호간의 사랑은 뒷 배경으로 머물게 되며, 목표를 추구하는 가운데에서 비로소 상호간의 사랑이 생겨나게 된다. 그렇기는 하지만 사랑이 결코 있어도 좋고 없어도 좋은 것이 될 수는 없을 것이다. 그렇게 되면 집단이 와해되고 공동목표의 추구가 손실을 입기 때문이다.

(3) 부부관계

교환적인 나-너 관계를 필리아의 완성형태로 부각시킨 뒤에 이제 그 중에서 두 가지 형태, 즉 부부관계와 친구관계의 우정에 대해서 좀 더 자세히 살펴보고자 한다.

부부는 그 뿌리를 에로스의 최고의 절정 속에 두고 있다. 이 에로스의 최고 절정을 우리는 성(性)이라고 부르며, 이 성은 성애(性愛) 속에서 결코 억압될 것이 아니라 계발되어야 하는 것이다. 그러나 성애는 성보다 더 포괄적이며 성을 능가하고 두루 형성하는 에로스이다. 부부애가 교환적인 나-너 관계로서의 필리아를 내포하는 한에서 그러하다. 부부관계에게서는 유일무이하게 제3자에 대한 배타성과 부부 사이의 내밀성이 이루어진다. 남편과 아내는 어떤 제3자라도 동일한 차원에서 결코 개입될 수 없을 정도로 서로 밀접하게 속해 있다. 그런데 다음에 설명하게될 우정은 제3자를 배제하지 않는다. 남편과 아내가 서로 발견하게 되는 내밀성은 그들의 합일이 인간을 구성하는 모든 요소 내지 계층을 포괄하는 데에서부터 성장한다. 특히 부부합일 속에서 육체적인 것과 정신적-인격적인 것의 완전한 삼투작용이 실현된다.

육체적인 헌신은 정신적인 헌신의 표현으로서 인격적 존엄성을 갖게 되며, 이와 함께 이 헌신 본연의 인간적 면모를 지니게 된다. 반대로 정신적-인격적 헌신은 육체적 헌신의 약동적 힘에 참여한다. 여기서 육신적 헌신이 그 내밀성에 있어서 정신적 헌신을 능가하고 있다고 하는 널리 퍼져 있는 편견을 반박해야 하겠다. 현실 도피적이고 격렬한 사랑의 체험이 아닌, 깊이 생활화되고 있는 사랑의 체험이 정신적 헌신이 육신적 헌신보다 더 내밀하다는 사실을 제시하고 있다. 앞서 언급한 바에 따르면, 에로스와 성은 필리아가 도달하는 저 가장 내면적인 인격적 자아에 도달하지 못하기 때문에, 에로스와 성이 보장하는 합일 역시 그 최종적 내밀성을 얻기 위해서는 필리아를 통한 심화(深化)의 능력에 힘 입어야 한다. 이렇게 해서만 가장 내밀한 자아 속에서의 상호 만남에 이를 수 있기 때문이다. 물론 이것은 즉발적으로 용솟음치는 격렬한 성이 성숙할 뿐 아니라 생생한 생명력을 지니고 성장하는 필리아와 광범하게 유대된다는 것을 전제한다.

이렇게 성숙할 뿐 아니라 생명력을 지니고 성장하는 필리아는 시간이 지난 후, 특히 성 능력이 감소한 후에도 자신을 보존하고 지탱하게 될 것이다. 그렇게 되면 아름다움은 서서히 사라지고 선의 매력이 점점 더 강화되며, 그것이 성애를 위해서도 결정적이 된다. 그리하여 청소년기의 흘러 넘치는 행복이 보다 더 성숙한 행복에로 바뀌게 된다. 이와 달리 필리아가 결핍되거나 또는 충분하게 연마되지 않고 강화되지 않은 데에서는 성과 에로스의 환상의 자리에 내밀한 공동의 소속성이 부재하게 되고, 마침내는 부부관계를 파탄으로 이끄는 환멸과 실망이 대신 들어서게 된다.

부부관계에서 사랑의 중점이 성과 에로스로부터 필리아에로 이전하지 않는 한 이러한 비극은 피할 수 없다. 부부간의 유대를 강화해 주는 것은 성과 에로스가 아니라 신뢰와 충실이다. 신뢰와 충실은 성과 에로스보다는 오히려 그 뿌리를 필리아에 두고 있다. 그리고 이 필리아는 사랑하는 사람의 인격적 자아 속으로 깊이 파고들어가 서로의 자아를 떨어지지 않는 신뢰의 끈으로 묶는다.

(4) 친구관계-우정

필리아의 완성된 형태로서 교환적인 나-너 관계의 또 다른 한 가지 형태가 친구간의 우정(friendship)이다. 이 우정 속에서는 육신적인 요소들이 후퇴한다. 우정은 에로스의 가장 강도 높은 양식으로서의 성과 별로 상관하지 않기 때문에 육체적으로 가까이 다가가고싶어 하지만, 부부처럼 육체적인 합일을 지향하지는 않는다. 또한 우정이 에로스를 통해서 더욱 활발해지기는 하지만, 부부에게서보다 우정에서 더 예리하게 부각되는 것은 필리아이다. 우정에서는 정신적-인격적 사랑이 육체적인 면보다 우위를 차지하고 있기 때문에 아름다움보다는 선함이 더욱 우위를 차지한다. 우정이 육체적인 것과 아름다움을 지나치게 강조하다 보면, 그것은 곧 성애로 이탈하여 변질될 위험이 크다.

우정의 내밀성 역시 그 자신의 고유한 성격을 갖게 되며, 영혼의 친화성이 전면에 나타나게 된다. 물론 이 영혼의 친화성은 에로스에 그 뿌리를 두고 있다. 그리고 우정의 배타성도 자신의 고유한 성격을 갖게 된다. 우정이 여러 인간들에게로 폭을 넓힐 수 있지만, 결코 만인을 다 포용할 수 있는 것은 아닌 점에서 그러하다. 만인의 친구는 어느 누구의 친구도 아니라고 이미 아리스토텔레스가 말한 바 있다. 여기서 서로 간에 선한 친구들은 자기 자신에게도 선하다는 것이 전제되어 있다. 즉 친구들이 진지하게 선을 겨루며, 특히 자신들의 이익 추구를 극복하기 위해 노력하는 가운데 자기 자신에게 선하다는 것이 전제된다. 그렇지 않으면 친구라 하더라도 진지한 우정이 요청하는 헌신을 행할 능력이 없기 때문이다. 아리스토텔레스는 악인들 사이에는 우정이 존재할 수 없다고 거듭 언명한다.

우정은 앞에서 언급한 단순한 친구관계를 넘어서 보다 넓은 의미에서의 인류애로 나아갈 수도 있다. 인류애는 오늘날 세계를 풍미하는 말이다. 인류애에서 일차적으로 관건이 되는 것은 가난한 자들과 불행한 자들과 병자들과 배척받는 자들과 약자들과 노인들을 불쌍히 여기는 행동적인 필리아이다. 이러한 사람들을 사랑의 대상으로부터 제외시키거나 또한 이들에 대해 무관심하다면 무관심한 그 정도만큼 비인간성은 확산되기 마련이다. 필리아는 모든 인간 속에서 인격적 존엄성의 선(善)을 포착한다. 이 인격적 존엄성의 선이 타락이나 사악성으로 말미암아 훼손되었다 하더라도 인간을 포기해서는 안된다. 필리아는 모든 사람 속에서 인간적인 것을 계발시키고 완성시키기 위해서 말과 느낌으로 뿐만 아니라 행동으로 자신을 투신한다.

6. 필리아의 위험

필리아가 높은 정도의 인간적 완성을 지향하고 있기는 하지만, 에로스와 마찬가지로 위험과 한계로부터 전적으로 벗어나 있는 것은 아니다. 필리아가 빠지기 쉬운 위험으로서는 우선 그것이 상대방에 대한 특유의 헌신과는 반대로 자칫 교묘한 양식의 자기 추구가 스스로의 폐쇄성을 초래할 위험성이 있다. 즉 부부간의 사랑과 친구간의 우정이 비록 상대방에게는 헌신적이라 할지라도 이러한 소 집단이 자기들 집단 만을 한정시켜 외부와는 담을 쌓고 자기 만족 속에 안주하며, 다른 사람들을 위해서는 열린 마음과 도움의 손길을 내밀지 않는 경우가 그러하다. 또한 그러한 몰아적 헌신을 모범적으로 실천하는 사람이라 할지라도 다른 사람과 일을 진행하는 가운데 결국은 자기 자신에게로 지향하게 되고, 자기 자신을 추구하는 일이 발생하게 되는데, 그럴 경우 다른 사람에 대한 헌신이 결국은 자기 추구를 위한 목적의 수단으로 전락될 뿐이다. 그러한 사람은 철두철미하게 자신의 자아에 사로잡혀 있을 뿐이다. 그는 다른 사람을 위해 자기 자신을 헌신하는 사람으로 착각하고 있지만, 사실은 자기 자신을 향유하는 자애적(自愛的) 인간에 불과하며, 이러한 나르시즘적인 태도는 자칫 자기 우상화에로까지 나아갈 수 있다.

진지하고 참된 필리아라면 모든 자기 향유적 나르시점을 넘어서야 한다. 또한 소 집단 안의 폐쇄적 자기 만족을 넘어서서 만인을 인격체로 받아들일 수 있는 개방성을 지향해야 한다.

필리아의 또 한 가지 위험은 지나친 자기 헌신이다. 사랑하는 사람의 자기 헌신은 사랑하는 상대방에게 자기 자신뿐 아니라 자기 자신이 소유한 모든 것을 내맡긴다. 그 때문에 그는 상대방에게 모든 것을, 즉 자신의 육체적-정신적인 소유물 뿐 아니라 자신의 가장 깊은 내면적 자아에 이르기까지 자기 자신을 가급적이면 아낌없이 다 건네주려고 한다. 극단적인 경우에는 자기 자신을 상대방에게 통째로 건네주고, 심지어 자기 자신의 생명마저 사랑하는 상대방의 행복을 위한 수단으로 희생하는 수도 있다.

그는 사랑하는 사람과 함께 융합되고자 하며, 그 사람 안에서 사라지고자 하며, 자기 자신을 소멸시키려고 한다. 그러다가 끝내는 사랑하는 사람을 자신의 우상으로 만들기까지 한다. 그리고 나서는 하느님보다 오히려 자신의 우상에게 더 많은 봉사를 한다. 그때 이 봉사는 제3자를 용납하지 않는 배타성으로 나타난다. 그는 자신의 우상을 위해서는 망설임 없이 모든 것을, 때로는 가공할 일마저 수행할 태세를 갖추고 있다. 또한 그는 자신의 우상과 하나가 되기 위해서는 자신의 생명마저 포기하면서까지 자신의 우상 속에서 그의 전 지복(至福)을 찾으려고 한다.

참으로 사랑하는 사람이라면 상대방 속에서 자신이 용해될 것이 아니라, 반대로 자신의 자아를 보존하고 완성해야만 사랑하는 상대방에게 최상으로 봉사할 수 있는 것임을 알아야 할 것이다. 또한 가장 내밀한 합일은 결코 물질적-외형적 융합 속에서가 아니라 오직 참다운 인격적인 만남 속에서만 이루어지는 것임을 인식함으로써 쓸데 없는 환상에서 벗어나야할 것이다. 합일의 심도는 자신을 일치시키는 사람들의 삶의 성취에 의해 좌우되기 때문이다.

3. 그리스도교의 아가페

> 사랑은 오래 참고, 사랑은 온유하며, 사랑은 시기하지 아니하며, 사랑은 과시하지 아니하느니라. 사랑은 교만하거나 무례하지 아니하며, 사랑은 또한 자기 이익을 구하거나 조급하지 아니하며, 악한 것을 생각지 아니하며, 불의를 기뻐하지 아니하며, 진리와 함께 기뻐하느니라. 사랑은 침묵 속에서 모든 것을 참으며, 모든 것을 믿으며, 모든 것을 바라며, 모든 것을 인내하느니라.
>
> • 고린도 전서 13, 4-7

에로스, 필리아와 마찬가지로 아가페 (Agapé) 역시 사랑을 의미하는 여러 개의 고대 그리스어 단어들 중의 하나였다. 그러나 앞의 두 단어에 비해서 이 아가페란 단어는 고대 그리스에서는 별로 대접을 받지 못하다가, 그것이 나름대로의 독자적인 의미를 띠고 확실한 자기 자리를 잡게 된 것은 기독교와 접합하면서 부터였다. 그러므로

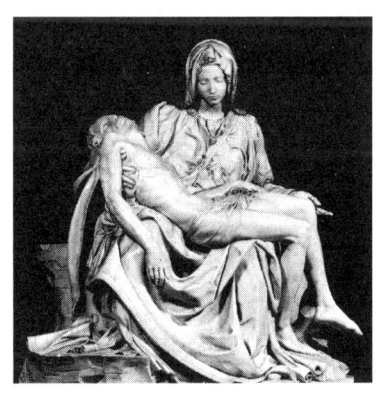

미켈란젤로의 〈피에타〉

앞에서 말한 에로스와 필리아가 고대 그리스를 중심으로 한 이른바 헬레니즘 문명권에서 출현한 사랑에 대한 용어라면, 아가페는 기독교를 핵으로 한 헤

브라이즘 문명권에서 출현한 사랑을 나타내는 용어이다. 따라서 그들 개념은 헬레니즘과 헤브라이즘의 차이처럼 분명한 차이를 가지고 있지만, 또한 사랑이라는 공통적인 기반 위에서 동질성도 함께 공유하고 있다고 하겠다.

아가페는 기독교적 사랑 또는 자비(charity)를 가리키는 단어로서 후기의 기독교 작가들에 의해서 널리 사용되었다. 신약성서는 아가페에 대한 많은 정의와 실례를 제공하고 있는데, 일반적으로 그것은 가족애와 형제애, 이웃 사랑 그리고 모든 인간에 대한 하느님의 사랑을 가리키는 뜻으로 사용되었다. 이에 대해서는 많은 기독교 신학자들의 연구가 이루어져 왔지만, 특히 앞에서 본 안더스 니그렌의 『아가페와 에로스』는 그 중에서도 대표적인 저작이다. 니그렌은 "아가페가 기독교의 중심이며, 특히 기독교적인 근본동기이며, 종교문제와 윤리문제에 대한 대답"이라고 하면서 "아가페는 기독교의 새로운 창조물이다. 그것은 기독교 내의 모든 것에 그 특색을 준다. 아가페가 없으면 기독교적인 어떤 것도 결코 기독교적일 수 없다. 아가페는 기독교의 고유한 독창적인 개념이다."(49)라고 단언한다.

여기서 아가페 개념에 대한 정의와 해석의 상당 부분에서 니그렌의 책을 참고했음을 밝힌다.

1. 아가페 개념의 출발점

아가페 개념이 기독교의 독창적 특색이란 것은 오래 전부터 인정되었다. 그러나 정확히 말해서 그 독창성과 특색은 무엇인가? 종종 사랑의 계명(Commandment of Love)이 그 질문의 해답으로 언급되곤 했다.

"네 마음을 다하여 주 너의 하느님을 사랑하라."

"네 이웃을 네 몸과 같이 사랑하라."

위의 두 가지 계명이 기독교의 사랑 개념의 의미를 해석하는 자연스런 출발점으로 인정되곤 했다. 하지만 이 계명을 실제 출발점으로 삼으면 우리가 아가페 개념을 제대로 이해할 길을 막아버린다. 왜냐하면 계명이 출발점이 된다면 아가페가 명령이 되기 때문이다. 또한 단순히 계명의 안내 만을 따른다면 결코 기독교적 의미의 사랑인 아가페의 본성을 발견할 수 없을 것이다. 아가페 개념을 설명해 주는 것은 그 계명이 아니다. 오히려 기독교적 아가페 개념에 대한 통찰력이 그 계명의 기독교적 의미를 파악할 수 있게 만든다고 하겠다. 그러므로 우리는 다른 출발점을 찾아야 한다.

기독교의 사랑 개념이 과거의 구약이나 유대교의 그것과 근본적으로 다른 점은 그 사랑이 배타성을 넘어선 보편성을 획득하고 있다는 점이다. 유대교에선 이웃 사랑이라고 했을 때 그 이웃은 극히 제한된 대상으로서 글자 그대로의 이웃을 의미한다. 그것은 또한 하느님의 선민인 "특별한 백성"을 의미하기도 했다. 기독교적 사랑은 이런 한계들을 모두 뛰어넘는 보편적이며 포괄적인 사랑이다. 그리고 그것이 과거의 사랑과 다른 근본적인 차이는 "너의 원수를 사랑하라"는 가르침에서 나온다. 기독교인이 원수를 사랑하라는 명령을 받는 것은 적대자가 원수를 미워하라고 가르치기 때문이 아니다. 그것은 하느님이 친히 악인들을 사랑한다는 구체적이면서 적극적인 사실 안에 그러한 사랑의 근거와 동기가 있기 때문이다.

"하느님은 그 해를 악인과 선인에게 비춰게 하신다."

"너희 원수를 사랑하라…이같이 한즉 하늘에 계신 너희 아버지의 아들이 되리라."(마 5:44-45)

여기서 우리가 기독교적 사랑과 하느님에 대한 기독교적인 관계 사이, 즉 아가페와 하느님과의 교제 사이에서 긴밀한 연결을 발견하는 것은 우연한 일이 아니다. 새로운 신적 교제의 방법에 대한 표현들 중에서 가장 명쾌한 것은 하느님이 죄인들을 사랑하신다는 것이다. 바로 그 죄인들에 대한 하느님의 사랑을 종전의 율법주의적 종교관계의 특례로 보는 것은 기독교적 사랑 개념과 기독교적인 하느님과의 교제의 생명력을 잃어버리는 것이다. 기독교적인 하느님과의 교제는 오직 하느님의 아가페에만 의존한다. 바로 이 사실에 의해서 기독교적인 하느님과의 교제는 다른 모든 종류들과 구별된다. 그러므로 우리는 더 이상 신적인 사랑의 대상이 더 가치 있느냐, 덜 가치 있느냐 하는 문제를 제기할 이유가 없다. 하느님은 왜 사랑하는가? 이 질문에 대한 올바른 대답은 오직 한 가지이다. 즉 사랑하는 것이 하느님의 본성이기 때문이다.

2. 아가페 개념의 내용

헤브라이즘이 헬레니즘과 다른 것과 마찬가지로 그리스적 사랑 개념과 기독교적 사랑 개념은 다르다. 즉 그리스적 사랑 개념으로서의 에로스와 필리아는 기독교적 사랑 개념인 아가페와는 확연히 다를 수밖에 없다. 만일 아가페가 에로스처럼 "획득적 사랑"이라면 하느님이 사랑의 욕망을 만족시키는 수단이 될 것이다. 또 신 중심적인 하느님과 인간의 관계에서 "우정의 사랑"이 성립할 수는 없는 것이다. 만약 그렇다면 하느님과 인간의 관계가 평등의 관계가 될 것이다. 신과 인간의 관계에서 그러한 평등성은 있을 수 없다. 니그렌은 앞에서 에로스의 개념을 4가지로 정리했듯이, 아가페의 개념 역시 다음과 같이 4가지로 정리하고 있다.

(1) 아가페는 자발적이며 비동기적이다.

하느님의 사랑에는 아무런 "근거가 없다"(groundless). 이것은 하느님의 사랑에 아무런 이유가 없다든가, 그것이 자의적(恣意的)이며, 우연적인 것이라는 뜻이 아니다. 그와 반대로 하느님의 사랑을 "근거없다"고 하는 데는 그것이 외부로부터 기인하는 근거가 없다는 것을 역설하려는 것이 그 목적이다. 그 사랑의 유일한 근거는 하느님 자신 안에서 찾아야 한다. 하느님의 사랑은 전적으로 자발적이다(spontaneous). 하느님의 사랑은 그 어떤 동기도 인간 안에서 구하지 않는다. 즉 인간과의 관계에서 하느님의 사랑에는 전혀 "동기가 없다"(unmotivated). 하느님이 인간을 사랑하신다는 말은 인간이 어떤 존재인가에 대한 판단에서가 아니라 하느님이 어떤 존재인가에 대한 판단에서이다.

하느님의 이 자발적·비동기적 사랑은 그 자체 밖에서, 즉 인간의 개인적 가치 안에서 아무런 동기를 갖지 않는다. 하느님과의 교제가 하나의 율법적인 관계로 파악된다면, 하느님의 사랑은 결국 그 대상의 가치에 의존해야만 한다. 하지만 그리스도 안에서 계시된 하느님의 사랑은 모든 한계들을 넘어서서 대상의 가치에 의해서 좌우되기를 거부하며, 그 고유한 내적 본성에 의해서만 결정된다. 기독교에 의하면, "동기부여된" 사랑은 인간적인 것이다. 자발적이며, 비동기적인 사랑이야 말로 신적인 것이다. 그리고 이 신적인 사랑이 곧 아가페이다.

만일 하느님의 사랑이 의인(義人)들에게만 제한된다면, 그 사랑은 그 대상에 의해서 일깨워지는 비자발적인 것이 될 것이다. 그러나 하느님의 사랑은 사랑을 받을 가치도 없고, 요구할 수도 없는 죄인들을 찾아간다. 바로 이 사실에 의해서 하느님의 사랑은 자발적이며 비동기적 본성을 가장 분명히 나타낸다.

(2) 아가페는 가치에 치우치지 않는다.

이것은 앞의 진술의 연장으로서 하느님의 사랑은 어떠한 유의 가치평가(valuation)와도 상관이 없다는 의미이다. 즉 하느님의 사랑이 죄인에게 향해진다면, 죄인의 죄 때문에 그를 사랑하는 것이 아니라 그에게 죄가 있음에도 불구하고 그를 사랑하는 것이다. 마찬가지로 하느님이 의롭고 경건한 자를 사랑하신다면, 하느님이 그의 의와 경건 때문에 사랑하시는 것이 아니라 사랑이 하느님의 본성이기 때문에 사랑하시는 것이다.

"하느님이 그 해를 악인과 선인에게 비취게 하시며, 비를 의로운 자와 불의한 자에게 내리우심이니라"(마 5: 45).

그러므로 하느님의 사랑은 악인과 선인, 의인과 죄인을 구별하지 아니하고 고루 미치는 것이다. 사람의 인격이나 행위가 하느님의 사랑을 제약할 수 없다. 자격 있는 사람과 자격 없는 사람, 의인과 죄인 사이의 차이가 하느님의 사랑을 제한하지 못한다. 즉 아가페는 가치에 치우치지 않기 때문이다.

(3) 아가페는 창조적이다.

아가페는 신적인 사랑으로서 그것의 가장 중요한 특징은 하느님의 생명의 특징인 창조성에 참여한다는 점이다. 바로 이 점이 아가페의 궁극적으로 중요한 점이다. 아가페는 창조적인 사랑이다. 이미 사랑받을 가치가 있는 대상이 하느님의 사랑을 받는 것이 아니라 아무런 자격이 없는 것이 하느님의 사랑의 대상이 됨으로써 가치를 얻는다. 그 대상에서 반드시 가치 있는 미덕을 인식해야 하는 종류의 사랑은 아가페와는 무관하다. 아가페는 가치를 인식하는 것이 아니고, 오히려 그것을 창조한다. 아가페는 사랑하며 사랑함으로써 가치를 나누어 준다. 하느님의 사랑을 받는 사람은 그 자신 안에 아무런 가치도 가진 것이 없다. 즉 하느님의 사랑을 받는다는 사실 만이 그에게 가치를 제공할 뿐이다. 아가페는 가치를 창조하는 원칙이다.

(4) 아가페는 하나님과의 친교를 일으킨다.

아가페는 기독교적인 하느님과의 교제의 본질적이고 특징적인 내용을 결정한다. 그뿐만 아니라 아가페는 그 창조적 본성에 힘입어 하느님과의 교제를 주도한다는 면에서도 중요하다. 하느님과 인간 사이의 관계에서 교제를 수립하는 주도권은 신적 아가페에 놓여 있다. 만약 우리가 아가페 개념의 함축적 의미를 숙고한다면, 하느님과의 교제로 들어가려고 하는 다른 모든 인간적 길들은 헛된 것임이 분명해질 것이다. 이것은 무엇보다도 의인의 공로적인 행위의 길에 적용된다. 하지만 그것은 죄인의 회개와 개심(amendment)의 길에도 마찬가지로 적용된다. 회개와 개심은 하느님을 사랑하도록 만들 수 없다. 그것은 의로움이 하느님을 사랑하도록 만들 수 없는 것과 마찬가지이다.

여태까지 항상 하느님과의 친교의 문제는 인간이 하느님께 갈 수 있는 길에 대한 문제로 이해되었다. 하지만 그 어떠한 길도 인간 편으로부터 하느님께 이르는 길은 전혀 없다는 결론이 나온다. 그럼에도 불구하고 신과 인간 사이의 교제와 같은 것이 존재한다면, 이것은 단지 하느님 자신의 행위에 기인할 수밖에 없다. 그러므로 인간이 하느님께 다가가는 길은 없으며, 오직 하느님이 인간에게 다가오는 길만이 있을 뿐이다. 그것은 바로 신적인 용서의 길, 즉 하느님의 사랑이다. 아가페는 바로 하느님이 인간을 향하시는 길이다.

3. 아가페: 신적-은총적 사랑

한편 요한네스 로쯔는 아가페를 앞의 에로스와 필리아와 구별하여 신적-은총적 사랑으로 규정한다[1]. 아가페는 깊은 내면에서부터 하느님으로부터 인간에게로 내려오는 점에서 신적 사랑이다. 이에 비해서 에로스와 필리아는 인간으로부터 상승하여 하느님께 도달한다 하더라도 먼 거리에서 맴돌 뿐이다. 아가페는 인간이 이를 통해서 하느님의 사랑에 참여하기 때문에 신적 사랑이기도 한다. 동시에 아가페는 인간 본성의 사랑의 능력으로 주어지는 것이 아니라, 하느님으로부터 직접 인간 마음 안으로 주입되어 오로지 하느님의 은총 작용을 통해서만 존재하고, 계발되는 선물로 주어지기 때문에 은총적 사랑으로 드러난다.

이렇게 인간을 신적 생명에 참여케 하는 은총이 신적 생명에 부응하는 생명력, 즉 신앙과 희망과 사랑을 함께 가져온다. 아가페가 우리에게 오는 길을 살펴보면, 우선 하느님 안에서 생활하고, 하느님 자체인 사랑이 그리스도와 함께 세상에 불붙게 되고, 성령을 통해 보전되고 확산되고 완성된다. 이 모든 것이 요한의 엄청난 말 속에서 농도 짙게 나타난다. "하느님은 사

---

1) 요한네스 로쯔, 앞의 책, 87~88쪽 참조.

랑이다"(요한 4, 8). 오직 이 원천으로부터 인간 속에서 아가페가 무엇인가 하는 이해가 풀리게 된다.

　아가페는 그리스도교적 현존의 가장 커다란 주제이자 가장 내면적인 신비이다. 이를 통해서 그리스도교가 본질적으로 새로운 사랑의 영역으로 접어들게 된다. 이와 함께 인간 속에 마련되어 있으며, 이미 그리스도 출현 이전의 고대 세계에서도 계발된 바 있는 에로스와 필리아를 넘어서 본질적으로 새로운 사랑의 가능성이 열리게 된다. 이에 상응해서 새로운 내용의 사랑도 드러나게 된다. 에로스와 필리아가 미와 선과 상관하고 있는데 비해서, 아가페는 성스러움, 즉 성스러운 하느님과 성화된 인간을 향하고 있다. 그러나 미가 항시 이미 선에 의해 활성화되고, 선이 미의 광채 속에서 빛나는 것과 같이 성스러움 역시 미와 선과 통하고 있다. 여기서 미-선은 성스러움을 통해서 하느님 안에서의 끝없는 심화에 이르게 된다. 이에 비해서 성스러움은 미-선을 통해서 인간적 형태로 변모되고, 하나가 되기에 이른다.

　하느님의 은총이 인간 본성을 전제하고 완성한다는 일반적 기본 명제는 사랑의 영역에도 해당된다. 이를테면 아가페는 에로스와 필리아를 전제로 하며, 이들 없이는 뿌리를 내리고 성장할 수 있는 적합한 지반을 발견하지 못할 것이다. 동시에 아가페는 인간적 사랑을 신적 사랑에 참여토록 하는 가운데 에로스와 필리아로 하여금 그들 고유한 가능성을 넘어서게 하면서 이들을 완성시킨다.

4. 아가페의 기본 구조

　신적 사랑의 고유성을 보다 가까이 살피기 위해서는 특히 이 사랑의 기본 구조에 유의해야 한다. 이 기본 구조에 의거하여 아가페는 에로스와 필리아의 추구 방향과는 반대로 자신을 계발하게 된다. 요한 1서에는 다음과 같이 나타나 있다. "내가 말하는 사랑은 하느님에게 대한 우리의 사랑이 아니라 우리에게 대한 하느님의 사랑이다"(4, 10). 그렇다. 에로스와 필리아에서처럼 이는 인간으로부터 올라가는 사랑과는 반대로 아가페는 하느님으로부터 내려오는 사랑으로 드러난다. 이 사랑으로써 하느님이 인간을 사랑하고, 인간이 이에 대응적 사랑을 하도록 각성된다. 그 때문에 하느님의 사랑은 언제나 인간적 사랑을 선행한다. 이에 따르면 하느님의 사랑은 그에게 마주 오는 사랑을 통해서 불붙은 대응-사랑(Gegen-liebe)이 아니라, 다른 여하한 사랑도 전제하지 않으며, 앞서 요청하지도 않고, 그 특유한 자발성과 자유로부터 발해지는 절대적 원초-사랑(Ur-liebe)이다.

그러므로 인간에 대한 하느님의 사랑은 전적으로 자유로운 경향으로서 최고의 의미에서 인격적이다. 사랑받는 인간과 사랑받고 있음을 체험한 인간은 이 사랑을 만나게 된다. 그는 이 사랑에 사로잡혀서 고백하게 된다. "우리는 하느님께서 우리에게 베푸시는 사랑을 알고, 또 믿습니다"(요한 1서 4, 16). 그것은 체험을 통해서 확인된다. 즉 그것은 우리 인간을 향한 하느님의 사랑의 인식이며, 이 사랑을 의심 없이 신뢰하는 신앙이다. 하느님의 사랑은 신뢰할 가치가 있는 것으로 제시되었기 때문이다.

바로 이 체험은 하느님의 구원역사(救援役事), 특히 하나의 충격적인 구원행위 안에 근거를 두고 있다. 이 충격적인 하느님의 구원행위는 하느님의 전체 구원역사의 중심에 자리잡고 있는데, 요한 1서에서 "하느님께서 당신의 외아들을 이 세상에 보내주셔서 우리는 그 분을 통해서 생명을 얻게 되었습니다"(4, 9)라는 구절에 명시되어 있다. 이와 똑같은 메시지를 요한복음은 보다 더 절박하게 선언하고 있다. "하느님은 이 세상을 극진히 사랑하셔서 외아들을 보내주시어 그를 믿는 사람은 누구든지 멸망하지 않고 영원한 생명을 얻게해 주셨다"(요한 3, 16). 더 나아가 요한복음은 "우리는 아버지께서 당신의 아들을 세상의 구세주로 보내신 것을 보았고, 또 증언하고 있습니다"(4, 14; 5, 20)라고 기록하고 있다. 그리고 그 하느님의 아들에게 적용해서는 "그리스도께서 우리를 위해서 당신의 목숨을 내놓으셨습니다. 이것으로 우리가 사랑이 무엇인지를 알게 되었습니다"(3, 16)라고 말하고 있다.

위에 인용한 말들을 올바로 이해하기 위해서 아가페의 심층을 먼저 살펴보아야 하겠다. 아가페는 원천적으로 영원한 아버지와 역시 영원한 아들 사이에서 오간다. 그러므로 하늘로부터 소리가 들리면서 인간이 된 아들을 "내 사랑하는 아들, 내 마음에 드는 아들이다"(마태 3, 17; 17, 5)라고 증언한다. 그 때문에 그리스도 스스로 아버지가 그를 사랑하며, 그는 아버지를 사랑한다고 말한다(요한 15, 9; 14, 31). 아버지가 인간이 된 아들을 사랑하는 가운데 아버지의 사랑은 이미 세계를 포괄한다. 이 사랑의 규모는 이 사랑이 선사하는 선물로 미루어 보아 파악할 수 있다. 즉 이 사랑의 규모는 아버지가 당신과 본질이 같은 아들을 세상으로 보내셨다는 데에서 읽을 수 있다.

이 선물은 다른 어떤 선물로서도 도저히 능가할 수 없는 선물이다. 아버지가 당신의 사랑하는 아들을 단지 외적으로나 잠정적으로 세상에 보내셨을 뿐만 아니라, 그가 인간으로서 세상에 내적이며 영속적으로 구성원이 되게 하심으로써 이 사랑은 보다 더 확신적이 된다. 하느님의 사랑은 신인(神人)으로서의 그리스도 속에서 발생하여 세계를 향한 신적 생명의 전달에 이르며, 세계를 이 신인의 영광 안으로 이끌어 들인다.

아가페가 무엇을 이룩할 수 있는가는 이 사랑이 지향하고 있는 세계의 구체적 구성상태를 주목하면 비로소 선명하게 드러난다. 그것은 앞에서 묘사한 바와 같이 무질서에 처해 있거나 죄로 말미암아 하느님과 적대관계에 놓여 있는 세상이다. 바울로는 이러한 배경으로부터 말하고 있다. "그리스도께서는 우리들 죄 많은 인간을 위해서 죽으셨습니다. 이리하여 하느님께서는 우리들에게 당신의 사랑을 확실히 보여주셨습니다"(로마 5, 8). "우리가 하느님의 원수였던 때에도 그 아들의 죽음으로 하느님과 화해하게 되었습니다"(로마 5, 10). 결과적으로 하느님의 사랑은 자발적으로 흘러넘치는 사랑으로 드러난다. 이 사랑은 친구 뿐만 아니라 원수들마저 포괄한다. 하느님의 사랑은 하느님을 전혀 사랑하지 않을 뿐만 아니라 사랑과는 반대에 사로잡혀 하느님을 증오하고 경원시하는 사람들마저도 포용한다.

이러한 하느님으로부터 적대적으로 분리된다는 것은 인간에게는 죽음을 의미한다. 이 죽음 안에 궁극적인 멸망의 위험이 내포되어 있다. 그러나 사랑은 인간을 적대적 분리로부터 이끌어 내어 화해에로, 죽음으로부터 생명에로 되돌려 놓는다. 이와 함께 영원한 생명에로의 통로가 열리게 된다. 이것은 하느님이 우리에게 인간이 된 당신 아들을 구원자로 보내심으로써 이루어진다. 그리고 이것은 우리 인간을 하느님의 생명에 참여토록 하기 위해서 우리 인간의 죽음을 대신 걸머진 하느님 아들의 희생과 헌신을 뜻한다. 그가 자신의 친구들을 위해서뿐만 아니라 자신의 원수들을 위해서까지 헌신적으로 투신함으로써 그는 자신의 사랑이 극도의 완성에까지 이르고, 그보다 더 이상 큰 사랑이 있을 수 없음을 제시하였다(요한 15, 13; 13, 1). 이 모든 것을 바울로는 다음과 같이 요약한다. "지금 내가 살고 있는 것은 나를 사랑하시고, 또 나를 위해서 당신의 몸을 내어주신 하느님의 아들을 믿음으로써 사는 것입니다"(갈라 2, 20). 이에 따르면 구원행위 속에서 하느님 아버지의 사랑과 아들의 사랑이 함께 증거되고 계시된다.

5. 밑으로부터 위로 오르는 사랑

　이와 같이 아가페는 위로부터 인간을 향해 내려오는 하느님의 사랑이다. 그런데 이 위로부터의 하느님 사랑에 힘입어 밑으로부터 하느님을 향해서 위로 오르는 인간의 사랑이 꽃피게 된다. 아가페가 진실로 완성된 사랑이 될 수 있는 것은 이 두 가지 운동들을 포괄하기 때문이다. 즉 하느님을 향한 인간의 사랑은 인간을 향한 하느님 사랑 없이 존재할 수 없으며, 하느님의 사랑은 인간의 사랑 없이는 미완성의 작품으로 머물게 된다. 요한도 이와 같은 의미를 "하느님께서 이렇게까지 우리를 사랑해 주셨으니, 우리도 서로 사랑해야 합니다"(4, 9)라는 말로 표현하고 있다.

　하느님께 대한 인간의 사랑은 인간에 대한 하느님 사랑의 본질과 부합하는 결과로서 발전한다. 그 때문에 하느님께 대한 인간의 사랑은 결코 원초적인 사랑으로서가 아니라 항시 대응적 사랑으로서 드러날 뿐이다. 즉 이 사랑은 이미 항상 선사 받은 사랑에 대한 사랑의 응답으로 자신을 드러낸다. 이 응답은 확실히 인간의 고유한 인격적 행위이며, 따라서 전적으로 인간적이다. 하지만 이 사랑이 동시에 성취되기 위해서는 인간의 고유 능력만으로는 충분하지 않기 때문에 신적 역사(役事)이기도 하다. 이 사랑이 성취되기 위해서는 하느님으로부터의 제3자적 실재, 즉 성부와 성자 사이의 사랑으로서 오가며, 성부와 성자를 긴밀히 안으로 연결하는 성령이 조력자로 등장해야 한다. 바울로는 이와 관련해서 "우리가 받은 성령께서 우리의 마음 속에 하느님의 사랑을 부어주셨기 때문입니다"(로마 5, 5; I 요한 3, 24; 4, 13)라고 적고 있다.

지금까지 언급한 바에 따르면, 우리 인간적 사랑의 원천지인 우리 존재의 가장 깊은 심층이 성령에 의해 충만하게 되고 활성화되며 형성되고 변천된다. 이를 통해서 하느님의 사랑이 우리에게 밀어 닥치게 되어 우리 자신도 하느님의 고유한 사랑으로써 사랑하게 되며, 우리의 인간적 사랑이 우리에게 전달된 하느님의 사랑과 함께 하나가 되기에 이른다. 마침내 우리는 성령 안에서 사랑하게 되며, 성령은 우리와 함께 그리고 우리 안에서 또한 우리를 통해서 사랑하게 된다. 비로소 이러한 신적 사랑에 힘입어 우리는 하느님을 참으로 사랑할 수 있게 된다. 이 모든 것이 성령의 능력 안에서 발생하는 한에서 아가페와 성스러움 사이의 내적 연관성이 다시 한번 드러난다.

6. 동료 인간에 대한 사랑

인간에 대한 하느님 사랑으로서의 아가페는 또한 동료 인간에 대한 사랑 역시 본질적인 귀결로서 내포하고 있다. 이러한 연관성은 요한 1서에서 "하느님께서 이렇게까지 우리를 사랑해 주셨으니, 우리도 서로 사랑해야 합니다"(4, 11)라는 말에서 확인된다. 하느님은 인간을 그리스도를 통해서 구원하시고, 그리스도와 함께 인간을 당신의 자녀로 들어올리시는 정도로 인간을 사랑하셨다. 그러므로 하느님을 사랑하는 인간은 동료 인간이 하느님으로부터 출생되었거나 또는 적어도 하느님으로부터 출생되도록 규정되어 있기 때문에 동료 인간을 사랑해야 한다. 하느님께 대한 인간의 사랑으로서의 아가페 안에 동료 인간에게 대한 사랑이 함께 뿌리를 내리고 있다. 이는 "하느님을 사랑하는 사람은 자기의 형제도 사랑해야 합니다"(4, 21)라고 한 요한 1서에 이미 규정되어 있다. 즉 하느님이 당신의 사랑을 건네주는 모든 사람들을 사랑하는 사람만이 하느님을 진실로 사랑하기 때문이다.

이는 "여러분이 처음부터 들어온 계명의 말씀은 우리가 서로 사랑해야 한다는 것입니다"(요한 1서 3, 11)라고 한 말 속에 요약되어 있다. 이 메시지는 위탁이면서 동시에 계명으로서 자신을 드러낸다. "우리가 명령 받은대로 하느님의 아들 예수 그리스도의 이름을 믿고 서로 사랑하는 것이 하느님의 계명입니다"(요한 1서 3, 23). 계명은 먼저 성부로부터 나와서 그리스도께로 이끈다. 그리스도는 성부의 계명을 자기 자신의 계명으로서 우리에게 전수한다. 사랑하는 사람은 하느님의 계명들을 충실히 이행할 때에 그는 사랑의 계명을 성취하는 것이다. 사랑의 계명이야말로 기본 계명이자 주된 계명이기 때문이다.

하느님께 대한 사랑과 동료 인간에 대한 사랑 사이의 연관성을 좀 더 확실하게 살펴보기로 하자. 요한은 이 연관성을 "자기의 형제를 사랑하는 사람은 빛 속에서 살고 있습니다"(2, 10)라는 말 속에 확실하게 제시하고 있다. 또한 그는 "우리는 우리의 형제들을 사랑하기 때문에 이미 죽음을 벗어나서 생명의 나라에 들어와 있는 것이 분명합니다"(3, 14)라고 하기도 하고, "우리는 서로 사랑합시다. 사랑은 하느님께로부터 오는 것입니다. 사랑하는 사람은 누구나 하느님께로부터 났으며, 하느님을 압니다"(4, 7)라고도 말한다.

이와 같이 언급한 모든 내용에 따르면 하느님께 대한 사랑과 인간에 대한 사랑이 분리되어 있는 것이 아니라 내적으로 서로 긴밀하게 연관되어 있음을 알 수 있다. 그러므로 동료 인간에 대한 그의 사랑을 통해서 하느님께 대한 그의 사랑을 미루어 알 수 있게 된다. 그래서 자신의 인간 형제를 진정으로 사랑하는 사람은 그 사랑을 오직 하느님으로부터 오는 사랑에 의거해서 할 수 있으며, 그렇게 해서 진실로 그는 하느님을 사랑하게 된다. 결과적으로 그는 죽음으로부터, 또는 사랑 없이 하느님으로부터 분리된 암흑의 상태로부터 나와 생명에로, 또는 하느님과 일치하는 광명에로 나아가게 된다.

요한 서한은 지금까지 언급한 내용에 대한 부정적 표현을 통해서 그 의미를 한층 더 강화시킨다. "옳은 일을 하지 않거나 자기 형제를 사랑하지 않는 자는 하느님께로부터 난 자가 아닙니다. 이와 같이 하느님의 자녀와 악마의 자식은 분명히 구별됩니다"(3, 10). "사랑하지 않는 사람은 죽음 속에 그대로 머물러 있는 것입니다"(3, 14). "사랑하지 않는 사람은 하느님을 알지 못합니다"(4, 8). "자기 형제를 미워하는 자는 어둠 속에 있으며, 어둠 속에서 살아가기 때문에 그 눈이 어둠에 가리워져서 자기가 어디로 가는지 알지 못합니다"(2, 11). "하느님을 사랑한다고 하면서 자기의 형제를 미워하는 사람은 거짓말쟁이입니다"(4, 20).

그가 거짓말쟁이라고 하는 이유는 "눈에 보이는 형제를 사랑하지 않는 자는 보이지 않는 하느님을 사랑할 수 없습니다"(4, 20)라는 말에서 명쾌히 제시된다. 이러한 사람들은 하느님으로부터 오지 않고, 따라서 하느님으로부터 새롭게 탄생된 사람이 아니라, 아직도 여전히 죽음이나 암흑 속에서 헤매고 있으며, 그들의 그러한 맹목성 때문에 하느님을 결코 인식하지 못하는 자들이다. 그런데 바로 이러한 사람들은 또한 그들의 형제를 사랑하지 않는 자들이다. 이와 같이 인간에 대한 사랑과 하느님에 대한 사랑은 서로 연관되어 있어서 인간 사랑을 실천하지 않고 하느님을 사랑한다고 주장하는 자는 거짓말쟁이인 것이다.

요한에 따르면 늘 우리 눈 앞에서 대하고 있는 형제를 사랑하는 것이 우리 눈 앞에 나타나지 않고, 실재로서 보이지 않는 하느님을 사랑하는 것보다 필경 훨씬 더 쉽다는 것이다. 순조로운 경우에 사랑을 이행하지 않는 자는 시련의 경우에 참된 사랑에 이를 수가 없다. 형제에 대한 사랑이 생활화되지 않은 데에서는 하느님에 대한 사랑 역시 죽어 있으며, 하느님을 제대로 인식조차 하지 못한다. 요한이 적절히 말하듯이, 하느님은 사랑이시기에 사랑에 대해서 전혀 아는 바가 없는 사람은 하느님을 발견할 수 없기 때문이다.

지금까지 서술한 내용을 요약·심화하는 표현으로서 "아직까지 하느님을 본 사람은 없습니다. 그러나 우리가 서로 사랑한다면 하느님께서는 우리 안에 계시고, 또 하느님의 사랑이 우리 안에 이미 완성되어 있는 것입니다"(요한 1서 4, 12)라고 한 요한의 표현보다 더 적절한 말을 찾기는 어렵다. 우리가 서로 사랑하는 정도로 하느님께 대한 사랑도 우리 안에서 성장하며, 이 사랑이 증가하는 정도로 우리 안의 하느님에게 더 가까워지게 된다. 이와 함께 인간이 된 하느님의 아들 외에는 아무도 본 사람이 없는 하느님이 은폐된 가운데 점진적으로 빛나게 된다. 이렇게 하느님께 대한 사랑은 인간들에 대한 사랑 속에서 작용하고 구현됨으로써 완성에 이르게 된다. 말하자면 인간들에 대한 사랑은 하느님께 대한 사랑에 속하기 마련이다. 이 사랑은 인간에 대한 사랑 없이는 진정한 사랑일 수 없는 것이다.

7. 사랑의 실천

인간에 대한 사랑은 하느님의 사랑이 완성되기 위해 도달해야할 길이며, 그것은 또한 그 실천을 통해서 진실성이 확인된다. 이는 요한 1서에서 "우리가 말과 혀로써 사랑하지 말고, 행동과 진실로써 사랑합시다"(3, 18)라고 한 표현에서 드러난다. 그리고 역시 같은 복음서에서 "누구든지 세상의 재물을 가지고 자기 형제의 궁핍함을 보고도 마음의 문을 닫으면, 어떻게 그에게 하느님의 사랑이 있다고 하겠는가?"(3, 17)라고한 표현에서 그 구체적인 실천방향을 제시한다. 그렇다면 그 실천은 어디까지인가? 형제를 위해서 자기 재물을 내어놓으면 그만인가? 이에 대한 대답은 그리스도가 우리를 위해서 자신의 생명을 내어놓은 실천을 통해서 주어지며, 또한 그것으로써 그의 사랑의 진실성을 확인시켜 주고 있는 것이다. 그러므로 "그가 우리를 위하여 그의 목숨을 버리셨으니, 우리도 형제들을 위해서 우리의 생명을 내어놓는" (3, 16) 것이 마땅한 일인 것이다.

진실한 사랑은 순전히 말과 정감에만 머물지 않으며, 인간이 말과 정감에만 머물 때 그는 자기자신을 기만하며 진리로부터 멀어진다는 것은 분명한 사실이다. 그러므로 진실한 사랑은 말보다 행동으로 실천된다. 그리고 말과 정감도 행동을 매개로 할 때만이 비로소 그 진실성이 드러난다. 도움을 필요로 하는 사람에 대한 동정은 공허하고 결실 없는 유감의 표명으로 끝나서는 안되며, 자신의 희생을 감내하면서까지 자신의 것을 필요로 하는 사람에게 건네주며, 자신의 몸과 마음과 시간을 바쳐 돌보며, 극한상황에서는 남을 위해 자신의 생명마저 헌신할 수 있는 실천적 행동으로 나아가야하는 것이다.

여기서 그리스도가 행한 바가 그리스도인들을 그의 무조건적 요청에로, 그의 몰아적 사랑에의 길로 불러낸다. 여기서 동정 내지 연민이 아가페에 속하기는 하지만, 그것이 결코 완전히 아가페와 부합하지는 않음을 언급하지 않으면 안된다. 아가페는 본질적으로 동정 내지 연민을 능가한다. 그리고 아가페는 결코 다른 인간들을 곤경과 비참 속에 놓아두지 않고 모든 수단을 동원해서 그들을 곤경과 비참으로부터 이끌어 내려고 노력한다.

8. 사랑의 완성

이제 우리는 어떻게 하면 사랑의 완성에 도달할 수 있겠는가? 하느님은 완전하시지만 인간은 항상 불완전한 존재이다. 따라서 하느님의 사랑은 완전한 사랑이지만 인간의 사랑은 불완전한 사랑일 수밖에 없다. 하느님은 우리가 완전한 자가 아니라 사랑 속에서 노력하는 자로서 여전히 완전을 향한 도상에 있다는 것을 충분히 이해한다. 그의 사랑은 우리의 사랑보다 끝없이 더 위대하며, 그 때문에 우리의 아직 불충분한 사랑이 그로부터 배척당하지 않고, 오히려 수락되고 수용되며 격려되고 완성되기를 바란다.

우리가 사랑에 맞게 생활하고, 사랑이 요청하는 바를 행동으로 옮기는 정도에 따라 우리는 보다 성숙한 사랑에 이르게 된다. 사랑이 요청하는 바는 계명의 준수나 하느님의 뜻에 맞는 행동의 구현과 같은 의미를 지닌다. 이러한 인간은 자신의 사랑이 무한히 위대한 하느님의 사랑으로부터 수락되고 수용된다는 확신을 가지게 된다. 그리하여 인간적 사랑이 신적 사랑과의 일치에로 성장하는 한에서 인간은 자신의 사랑에 상응하는 바를 청할 수 있고, 또한 자신의 청이 청허(聽許)될 것을 확신할 수 있다.

이에 대해서 요한 1서는 "이 세상에서 우리도 그리스도처럼 살게 되었으니, 사랑이 우리 안에서 완성되나라. 이제 우리는 자신을 가지고 심판의 날을 맞을 수 있게 되었도다."(4, 17)라고 표명한다. 즉 사랑은 두 가지 차원, 즉 하느님 지향의 차원과 인간 지향의 차원으로 계발될 때에만 완성에 이른다. 우리가 이 완성에로 들어서면 들어서는 그만큼 우리가 하느님에게로 가까이 다가간다. 하느님은 죄악으로 점철된 세계에다 자신의 아들을 희생시키면서 사랑을 보여주신 분이다. 그래서 사랑 안에서 하느님과 일치가 된 사람은 하느님 편에 서 있거나, 이미 하느님으로부터 수용되어 있다. 때문에 그는 하느님의 심판을 두려워할 필요가 없으며, 가벼운 마음으로 이 심판을 기다려도 된다.

그러므로 "사랑에는 두려움이 없나니, 완전한 사랑은 두려움을 몰아내나니, 두려움은 징벌에 관련되어 있나니, 그러므로 두려워하는 자는 아직 사랑을 완성하지 못하였느니라"(요한 1서 4, 18)라는 표명이 바로 이에 해당된다. 여기서 말하는 두려움은 사랑의 결핍이나 불완전의 귀결로 나타난다. 즉 이 두려움은 사랑을 조금밖에 가지고 있지 않거나, 전혀 가지지 못한 사람을 괴롭힌다. 그 때문에 하느님과 분리된 속에서 생활하거나 또는 하느님을 반대해서 생활함으로서 결과적으로 과오를 저지르며 사랑으로부터 이탈한

데 대한 징벌의 심판을 두려워해야 하는 것이다.

　이와 달리 사랑의 완성을 향해 나아가는 사람은 하느님과 하나가 되어서 동요하지 않고, 확신을 가지고 다가오는 심판을 마주 대하게 된다. 진정한 사랑은 두려움을 떨쳐버린다. 두려움은 결코 사랑하는 사람의 마음 속에 발 붙이지 못한다.

▪ 에로스와 아가페의 핵심적 대조표

지금까지 사랑에 대한 고전적 관념을 대표하는 에로스와 필리아 그리고 아가페에 대해서 살펴보았는데, 이는 주로 안더스 니그렌의 『아가페와 에로스』 그리고 요한네스 로쯔의 『사랑의 세 단계』에 기초하고 있는 것임을 밝힌다. 니그렌은 아가페와 에로스의 개념을 논의하고 나서 이 두 가지 개념의 핵심적인 대조점들을 일람표로 만들어 보여주고 있는데, 그 표의 내용은 아래와 같다.

에로스	아가페
(1) 에로스는 획득적인 욕망과 동경이다	(1) 아가페는 희생적으로 베푼다.
(2) 에로스는 올라가는 운동이다.	(2) 아가페는 내려온다.
(3) 에로스는 하느님께 가는 사람의 길이다.	(3) 아가페는 하느님이 사람에게 오시는 길이다.
(4) 에로스는 사람의 노력이다. 에로스는 인간 구원이 자기의 일이라고 생각한다.	(4) 아가페는 하느님의 은혜이다. 구원은 하느님의 사랑이 하는 일이다.
(5) 에로스는 자기중심적 사랑이며, 가장 높고 고상하고 숭고한 형태의 자기주장이다.	(5) 아가페는 이타적인 사랑이며, "자기의 유익을 구하지 아니하며" 자신을 내어준다.
(6) 에로스는 자기의 생명, 즉 신적인 영원 불멸의 생명을 얻으려고 한다.	(6) 아가페는 하느님의 생명을 살기 때문에 감히 "그것을 상실한다."
(7) 에로스는 결핍과 필요에 의존하는 획득과 소유의 의지이다.	(7) 아가페는 풍부하기 때문에 베푸는 자유이다.
(8) 에로스는 주로 인간의 사랑이다. 하느님은 에로스의 대상이다. 에로스가 하느님에게 돌려질 때에도, 에로스는 인간적 사랑을 본받은 것이다.	(8) 아가페는 주로 하느님의 사랑이다. 하느님은 아가페이시다. 아가페가 사람에게 돌려질 때에도, 아가페는 신적인 사랑을 본받은 것이다.
(9) 에로스는 그 대상의 속성과 미와 가치에 의해서 결정된다. 그것은 비자발적이며, "환기되며" "동기를 갖고 있다."	(9) 아가페는 대상과의 관계에서 주권적이며, "악인과 선인"을 다 사랑한다. 그것은 자발적이며 "넘쳐나며" "동기를 갖지 않는다."
(10) 에로스는 그 대상 안의 가치를 인식하고 그것을 사랑한다.	(10) 아가페는 사랑하며, 그 대상 안에 가치를 창조한다.

■ 사랑의 삼각

지금까지 서구 사상에서 논의되어온 사랑의 세 단계, 즉 에로스, 필리아, 아가페에 대해서 살펴보았는데, 로쯔는 결론적으로 에로스든, 필리아든, 아가페든 각 단계의 사랑이 그 자체로서는 스스로의 한계성 때문에 완전한 사랑이 될 수 없음을 밝히면서, 완전한 사랑이 되기 위해서는 그 세 가지 속성의 사랑이 서로 삼투하고, 서로 보완함으로써만 완전한 사랑이 될 수 있다고 말한다. 그러면서 그는 사랑의 이 세 가지 속성을 하나의 상징으로 요약하는 '사랑의 삼각'(Dreieck der Liebe)의 도식을 그려 보여주고 있다.[2]

하나의 사랑이 에로스, 필리아 그리고 아가페의 세 가지 양식으로 자신을 드러내고, 이렇게 해서만 오로지 사랑의 본질이 포용하고 있는 모든 가능성이 충만에 이르게 된다. 이것은 아래 표시된 도식에서 중심부로부터 외각으로 향하는 세 화살표를 통해서 시사된다. 반대로 에로스, 필리아 그리고 아가페의 세 양식들은 하나의 사랑 안으로 삼투한다. 이 삼투를 통해서 사랑이 비로소 완전하게 계발된 전체로서 드러나고, 이 전체 속에서 사랑은 완전한 사랑이 된다. 이것은 아래 도식에서 외각으로부터 중심부를 지향하는 세 화살표로 표시된다.

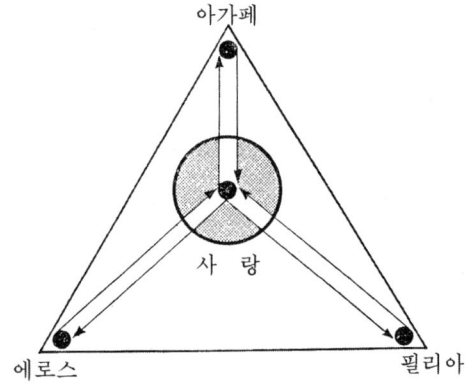

---

2) 로쯔, 132 쪽.

4. 쇼펜하우어의 성애의 형이상학

기독교가 지배한 신 중심의 시대를 지나고 인간 해방의 르네상스 시기에 접어들면 문학을 통해서 사랑을 표현한 유명 문인들이 적지 않게 배출되었다. 단테, 페트라르카, 셰익스피어 등이 그 대표적인 문인들이었다. 그러나 철학에서 사랑이라는 문제를 성찰한 철학자는 19세기 초에 이르러서야 나타나게 되었다. 아마도 이성 중심의 합리성을 중시했던 17~8세기 계몽주의 철학은 감성적인 영

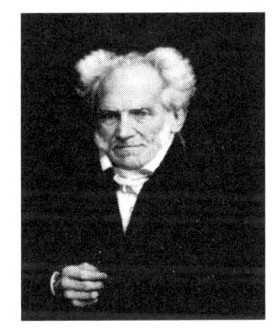

쇼펜하우어 (1788~1860)

역에 속하는 사랑을 경시했던 게 아닌가 싶다. 계몽주의 철학의 뒤를 이은 독일의 관념주의 철학을 대표하는 칸트나 헤겔도 사랑이라는 문제에 대해서 별로 큰 관심을 표명하지 않았다. 아마도 그것을 그들 철학의 형이상학적 화두로 삼기엔 너무 세속적이고 감성적인 것으로서 문학에서나 다루어질 주제라고 생각했는지 모른다. 사랑의 문제를 철학적 성찰의 대상으로 삼은 근대 철학자는 19세기 초 독일 관념주의 철학의 이단아 아르투어 쇼펜하우어 (Arthur Schopenhauer; 1788~1860)였다.

쇼펜하우어를 독일 관념주의 철학의 이단아라고 하는 것은 그가 그것을 대표하는 칸트와 헤겔을 비롯 당대 철학계의 주류를 형성하고 있던 피히테,

셸링 등을 정면으로 비판하면서 그들에 도전한 철학자였기 때문이다. 그 결과 그는 당대 철학계에서 외면 당하며 고독과 소외 속에서 살다간 인물이다. 쇼펜하우어가 흔히 염세주의 철학자라고 일컬어지는 것은 프랑스 혁명의 실패로 인한 좌절감과 환멸감이 전 유럽을 풍미했던 당대의 시대적 분위기 뿐만 아니라 고독과 소외 속에서 살다간 그의 그러한 삶 자체와도 결코 무관하다고 할 수 없을 것이다.

독창적 천재는 대개 뒤늦게 대중의 갈채를 받기 마련이다. 당대의 주류 철학자들을 비판하고 그들에 도전하면서 그의 독창적 사상을 설파했던 쇼펜하우어는 그의 만년인 1850년대에 이르러서야 사람들의 주목을 받기 시작하였다. 그리하여 그가 1860년 세상을 떠나기까지 10년동안 그의 저서들은 독서계의 주목을 받으며 열렬한 추종자와 신봉자들이 나타났고, 대학이나 학계에서도 그를 인정하기에 이르렀으며, 프랑크푸르트시는 그의 체류를 자랑스러워 했고, 베를린 왕립 학사원에서도 그를 회원으로서 받아들이려 했지만, 그 자신이 이를 거절해 버렸다 한다.

쇼펜하우어의 사상이 집대성된 그의 주저는 그가 30세에 집필을 완료하여 31세 되던 1819년에 출판한 『의지와 표상으로서의 세계』(*Die welt als wille und verstellung*)이다. 그는 이 책에 대해서 큰 기대감을 가졌지만 돌아온 것은 실망감 뿐이었다. 이 저서에 대한 학계의 비평은 진부하고 맥빠진 것이었으며, 일반 독서계로 부터도 철저히 무시되고 외면 당해 나중에는 휴지로 취급되기에 이르렀다. 그러나 이 책의 출판으로 베를린 대학에서 강사 자리를 얻어 그는 강의를 통해서 그의 철학사상을 보급시키겠다는 의욕으로 1820년에 강의를 시작하였다. 당시 베를린 대학에는 유명한 헤겔이 교수로 봉직하고 있었는데, 불과 32세의 이 신출내기 강사가 일부러 자신의 강의 시간을 헤겔의 과목과 같은 시간대에 편성하여 감히 헤겔의 권위에 도전하였다. 그러나 그의 사상은 당시의 주조적인 시대정신과는 너무도 거리가 멀었을뿐 아니라 헤겔의 권위도 그렇게 쉽게 무너뜨릴 수 있는 것이 아니었으므로, 결국 그는 강의에서도 참담한 실패를 겪은 끝에 베를린 대학을 떠나 다시는 대학강단에 서지 않았다 한다.

초판이 나온지 무려 25년이나 지난 1844년 그는 초판에다 50여 장을 보충하여 『의지와 표상으로서의 세계』 제 2판을 출판하였다. 인간의 사랑에 대한 그의 독창적인 철학은 그의 이 제 2판 44장 「성애의 형이상학」 (Metaphysik der Geschlechtsliebe)에 수록되어 있으며, 여기서는 이를 요약 소개한다.[1]

1. 성애의 본질

문인들은 흔히 그들의 문학작품에서 남녀간의 성애를 묘사한다. 특히 수세기에 걸쳐 유럽의 모든 문명국에서는 남녀간의 이러한 사랑의 정열을 각양각색의 문학작품으로 엮어냈다. 예를 들면 『로미오와 줄리엣』, 『신 엘로이즈』[2], 『젊은 벨텔의 슬픔』 등은 이로 인해 불후의 명성을 얻은 작품들이다.

문학작품에 나타나는 이러한 정열적인 사랑은 일상적인 경험 가운데서도 흔히 접할 수 있다. 즉 보통은 일반적인 감정으로 나타나는 것일지라도 사랑의 경우에는 억누를 수 없는 격정으로 나타나며, 그 때문에 이성을 잃어버리고, 믿기 어려울 정도의 힘과 인내로 모든 장애를 극복하며, 심지어는 목숨을 걸뿐만 아니라 자살을 시도하는 경우까지 생기게 된다. 이런 격정 때문에 정신병원으로 가게 되는 사람의 수는 더 많다.

이러한 여러 가지 사실들을 볼 때 남녀간의 사랑이 중요한 사건임은 의심할 여지 없이 명백하다. 따라서 수많은 시인들이 끊임없이 다루어 온 이 주제를 철학자가 또다시 주제로 삼는다 해서 의아하게 생각할 필요는 없다. 사람들이 사는 도처에서 이렇게도 중요한 의미를 갖는 이 문제를 두고 종래

---

[1] 이에 대한 우리말 번역으로는 조규열 편역의 『쇼펜 하우어 성애론』(문예출판사, 1999)이 있어, 이를 참고하였음을 밝힌다.

[2] 『신 엘로이즈』(*La Nouvelle Héloise*)는 장 자크 루소가 낭만적 사랑을 주제로 쓴 유명한 연애소설이다.

의 철학자들이 거의 무시하고 성찰의 대상에서 제외해 왔다는 사실이 오히려 놀라운 일이다. 철학자 중에서 이에 대하여 가장 많은 관심을 가졌던 사람은 플라톤이다. 그의 『향연』과 『파이드로스』가 이를 입증하고 있다. 그러나 그의 설명은 신화나 우화의 범주를 넘어서지 못하고, 또 대부분은 그리스에서의 동성애를 주로 다루고 있다. 루소가 『인간 불평등 기원론』에서 이에 대해 짧은 기술을 하고 있지만, 그것 역시 오류와 불충분에 빠져 있다. 칸트는 그의 논문 「미와 숭고의 감정에 관하여」의 제 3장에서 이 문제와 관련된 언급을 하고 있지만, 그 내용은 지극히 피상적이고, 사실과 동떨어져 있으며, 또한 부분적으로 부정확하기도 하다.

사정이 이렇다 보니 나로서는 선배 철학자들이 남긴 업적에서 인용할 부분이 없을 뿐 아니라 그에 대해 반박할 가치도 느끼지 못한다. 이 문제는 객관적으로 나에게 맡겨진 것이고, 스스로 내 세계관의 연관 속으로 들어온 것이다. 이에 대한 나의 견해는 근본적으로 형이상학적이고 절대적임에도 불구하고 사람들은 이를 형이하학적이고 물질적인 것으로 볼런지 모른다.

모든 연애는 아무리 숭고한 형태로 위장을 한다하더라도 실은 오직 성적인 충동에 기인하는 것일 따름이다. 즉 그것은 성적인 충동이 철저하게 한정되고 특수화되고 개별화된 것에 불과하다. 이러한 사실을 유의하면서 연극이나 소설에 한정되지 않고 일상생활에서도 연출되고 있는 연애의 중요한 의미를 고찰해 보기로 한다.

일상생활에서도 성적 충동은 자기 보존의 본능에 버금갈 정도로 강하게 작용하며, 모든 행동의 동기 중에서 가장 격렬하게 기능한다. 이로 인해 젊은이는 정력과 마음을 빼앗기며, 다른 가장 중요한 사항에 부정적인 영향을 미치기도 하며, 가장 진지한 일을 언제라도 중단시키고, 때로는 가장 훌륭한 두뇌를 일시적으로 혼란시키기도 한다. 게다가 복잡하고 번거로운 사건을 자꾸만 조장하고, 가장 소중한 관계나 튼튼한 동반자 간의 맹세를 단절시키기도 하며, 때로는 생명이나 건강을, 부나 지위나 행복 등을 희생시키기조차 한다. 이와 같이 성애라고 하는 이 수상한 놈은 대체로 모든 것을 전복시키고, 혼란스럽게 하며, 파멸로 이끄는 악의에 찬 마귀처럼 보인다. 그렇다면 도대체 왜 이런 소란을 피우고, 무엇 때문에 이런 짐을 짊어진단 말인가? 왜 이토록 시시한 일이 당사자들에게는 그렇게도 중요하며, 왜 질서 잡힌 일상에서 벗어나 그러한 혼란과 위험 속에 자신을 몰아넣는단 말인가? 이러한 물음에 대해서 진지한 탐구를 하는 사람에게는 진리의 핵심이 서서히 그 해답을 밝혀줄 것이다.

모든 연애의 궁극 목적은 그것이 희극이든 비극이든 인생의 다른 어떠한 목적보다도 실로 중요하기 때문에 그것을 진지하게 추구해 볼만한 가치가 충분히 있다고 하겠다. 왜냐하면 이 연애를 통해서 다음 세대의 구성이 결정되기 때문이다. 우리들이 퇴장한 후 우리들을 대신해서 무대 위에 등장할 배우들은 이렇게 시시하고 장난스럽게 보이는 연애에 의하여 그 존재와 성격이 결정되기 때문이다. 이 미래의 등장인물들은 전반적인 성적 충동을 기반으로 그 존재가 결정되는 반면, 그들의 성격적인 특질은 이 성적 충동을 만족시키기 전의 개체적인 선택, 다시 말해서 성애에 돌입할 때 선택하게 되는 상대방에 의하여 절대적인 제약을 받게된다. 그렇기 때문에 후세에 대한 모든 것은 변경이 불가능할 정도로 미리 결정되는 것이다.

그러므로 현대인의 연애사건은 인류가 다음 세대의 구성을 성실하게 설계하는 일에 다름 아니다. 또 그 이후의 수많은 후손에 대해서도 설계하여 대비하는 것이며, 장래의 무수한 세대가 또한 그 구성에 의해 좌우되는 것이다. 연애사건에서는 여타 다른 사건들처럼 개인의 행복이나 불행이 문제가 되는 것이 아니라 장래의 인류 생존과 같은 특정한 사항이 문제가 된다. 그래서 개인의 의지는 강력한 권능을 부여받고 종족의 의지로서 나타난다. 바로 여기에 연애의 극히 중요한 의의가 있으며, 이 중요성이 그것의 격렬함과 숭고함, 환희와 고통 등에 초월적인 성격이 존재하는 이유이다. 수 천 년 동안 시인이 무수한 예를 들어 이를 표현해온 것은 이보다 더 중요한 주제가 있을 수 없기 때문이다.

개인의 의식 속에서 성적 충동이 드러날 때는 보통 개별적인 특정 이성에게만 생기는 것은 아니다. 성적 충동을 그 자체로서 고려해 본다면, 그것은 현상의 외부에 존재하는 절대적인 생존의지 자체이다. 그리고 모든 연애에서 성적 충동이 목표로 하는 것은 역시 특정한 성격을 가진 개인을 탄생시키는 것 뿐이다. 이 사실은 우선 다음과 같은 사항들로 입증될 수 있다. 중요한 것은 사랑에 응하는 것 따위가 아니라 상대방을 자기 소유로 만드는 것, 즉 육체관계라는 점이다. 당사자들이 미처 깨닫지 못하고 있겠지만, 특정한 어린아이를 출생시키는 것이 연애의 참된 목적이고, 이 목적이 어떤 방법으로 달성되는가는 중요한 것이 아니다. 지상의 목적 중에서 이것보다 더 중요하고 위대한 목적이 존재할 수 있겠는가? 연애의 격정은 마음속 깊이 사람을 움직이고, 이것이 나타날 때는 굉장히 진지해지며, 이 격정의 동기나 격정이 유발하는 갖가지의 일들조차 매우 중요하게 여겨지는 것 또한 이러한 목적이 있기 때문이다.

이와 같이 격렬한 힘으로 이성의 두 개체가 다른 것에는 눈길도 주지 않은 채 서로 이끌려 결합되는 것은 모든 종족 속에 구현되어 있는 생존하려고 하는 의지 때문이다. 이 의지는 두 남녀 사이에서 태어날 개체 속에 자신의 목적을 부합시키려 하며, 이를 통해 자신의 본질적인 객관화를 예상하고 있는 것이다. 새로 탄생되는 개체는 아버지로부터 의지, 즉 성격을 물려받고, 어머니로 부터는 지성을 물려받으며, 양친에게서 공히 체질을 이어받게 된다. 그러나 대개 얼굴 모습은 아버지를, 몸가짐은 어머니를 닮는다.

남녀 간에 성적인 관계를 갖기 이전의 새로운 개체는 어떤 의미에서는 플라톤의 이데아이다. 그런데 모든 이데아가 매우 강한 기세로 현상계에 드러나려고 발버둥치며, 그 때문에 인과율이 이들 이데아의 모든 것에 배분하는 물질을 탐욕스럽게 움켜쥐는 것과도 같이, 인간의 개체라고 하는 이 특수한 이데아 또는 현상계에 자신을 실현시키기 위해 맹렬한 힘과 탐욕으로 발버둥치는 것이다. 이 탐욕과 격렬함이 다름 아닌 미래에 부모가 될 사람 사이의 정열인 것이다.

연애에 대해 집착하는 마음은 우선 건강과 힘과 아름다움에 쏠리게 된다. 따라서 그런 조건을 갖추고 있는 젊은이들에게 마음이 가게 되는 것이다. 이것은 주로 생존하려는 의지가 모든 개체의 근본인 인류의 종족적 성격을 가능한 한 잘 감당하는 개체를 요구하기 때문이다. 평범한 사랑은 이 이상의 범위를 넘지 못한다.

연애로 인한 열정 중에서 가장 격심한 것은 두 개체가 대체로 조화되고, 그 때문에 아버지의 의지, 즉 성격과 어머니의 지성이 결합되어 의지가 동경하는 개체를 완성시킬 수 있는 경우에 생기는 것이다. 이렇게 탄생된 개체는 전 종족 속에 구현되어 있는 생존하려고 하는 의지가 종족의 규범에 부합되도록 갖추어낸 것이다. 남성들은 자신이 가지고 있는 특질에 가장 잘 부합되는 여성을 찾으려 한다. 어떠한 경우라도 애인을 구할 때는 앞으로 태어날 자식의 특질을 은연중 항상 염두에 두고 있는 것이다. 하지만 이런 면에서 서로 완벽하게 부합되는 연인은 거의 존재하지 않기 때문에 참으로 열정적인 연애를 접하기는 매우 어렵다. 그렇더라도 이러한 연애의 가능성은 누구에게나 존재하기 때문에 시인들의 작품에 등장하는 연애 묘사를 사람들은 능히 이해하는 것이다.

연애에서 남성은 선천적으로 마음이 변하기 쉽지만, 여성은 쉽사리 마음이 변하지 않는다. 남성의 애정은 소원을 이룬 순간부터 현저하게 감퇴한다. 그는 이미 자기의 것으로 만든 여성보다는 다른 여성에게 더 매력을 느끼게 된다. 그렇기 때문에 남성은 언제나 자신의 상대 여성을 바꾸고자 열망한다. 그러나 여성의 애정은 바로 그 순간부터 고조된다. 이것은 종족을 유지하고 가능한 한 이것을 증가시키고자 하는, 자연이 추구하는 목적의 결과인 것이다. 다시 말해서 남성은 여건만 허락한다면 일년에 백명이 넘는 아이도 태연하게 출산시킬 수 있다. 그러나 여성은 아무리 많은 남성이 주어진다 하더라도 일년에 한 명의 아이밖에 출산할 수 없다. 그러므로 남성은 항상 또 다른 여성을 찾아 나선다. 이와 반대로 여성은 그저 한 사람에게 집착한다. 따라서 부부간의 지속적인 유대는 남성으로서는 노력으로 유지되는 것이고, 여성으로서는 자연스러운 것이다.

2. 성애의 일반적 조건

사람들이 이성에 대한 선택이나 기호에서 가장 중요하게 고려하는 사항은 연령이다. 대체로 성적 대상이 되는 시기는 월경이 시작되는 때부터 끝날 때까지라고 생각하면 무방할 것이다. 그러나 18세부터 28세까지가 우선이다. 여성이 이 연령을 벗어나면 사람들의 매력을 끌지 못한다. 늙어서 폐경기에 이른 여성은 혐오감을 불러 일으킬 따름이다. 젊을 때는 아름답지 않더라도 매력이 있지만, 비록 아름답다 할지라도 젊음이 없으면 매력도 없다. 이 경우 우리를 무의식적으로 인도하는 것은 생식 일반의 가능성이다. 즉 어떤 개체라도 생식이나 수태 가능한 시기를 벗어나면 이성에 대한 매력을 상실하게 된다.

두 번째의 고려 사항은 건강이다. 급성 질병은 일시적인 방해에 불과하지만, 만성 질병이나 병약함에 두려움을 느끼는 것은 이것이 자식에게 유전되는 치명적인 성질 때문이다.

세 번째로 고려하는 것은 골격이다. 이는 골격이 종족 전형의 기초가 되기 때문이다. 늙음과 질병에 이어 기형만큼 우리들에게 혐오감을 주는 것은 없다. 비록 얼굴 생김새가 아름답다고 해도 이 결함을 메꾸기는 힘들 것이다.

네 번째로 고려하는 것은 어느 정도의 풍만함이다. 이는 발육기능, 즉 성형력(成形力)이 우세함을 의미하며, 아울러 태아에게 풍부한 영양공급을 약속한다. 여성의 풍만한 가슴이 남성에게 이상한 매력이 있는 것은, 이것이 여성의 생식기능과 직접 관계가 있는 데다가 신생아에게 풍부한 영양을 약속하기 때문이다.

마지막으로 고려하는 사항은 얼굴 생김새의 아름다움이다. 여기서도 특히 문제가 되는 것은 골상이다. 그 때문에 아름다운 코는 주목을 받지만, 뭉툭한 코는 얼굴 전체를 망쳐 버리는 것이다. 아름다운 눈과 이마도 중요하다. 이것은 정신상의 특질, 특히 어머니로부터 유전되는 지적인 특질과 관계가 있기 때문이다.

그렇다면 여성이 남성에 대해 무의식적으로 갖게 되는 고려 사항은 무엇인가? 여성은 남성의 아름다움이 청년기에 가장 잘 드러남에도 불구하고 주로 30세에서 35세까지의 남성을 좋아한다. 그 이유는 여성을 끌어 당기는 것은 어떤 취미가 아니라 이 연령을 생식력의 전성기로 보는 본능 때문이다.

일반적으로 여성은 남성의 아름다움에 대해서, 특히 얼굴 생김새의 아름다움에 대해서는 주목하지 않는다. 자식에게 아름다움을 물려주는 일은 자기네들 몫이라고 생각하기 때문이다. 여성의 마음을 사로잡는 것은 주로 남성의 힘이고, 이 힘에서 생겨나는 용기이다. 왜냐 하면 힘과 용기가 강건한 자식과 동시에 자식의 보호를 약속하기 때문이다. 못생긴 남성이 여성의 사랑을 받는 일은 종종 있지만, 남자답지 못한 남자는 결코 사랑을 받지 못하는 이유가 바로 여기에 있다.

성애의 근저에 있는 또 다른 특질은 정신적인 것이다. 여기서 우리가 발견할 수 있는 것은, 여성은 예외없이 남성의 마음이나 성격의 특질에 끌린다는 사실이다. 그 이유는 이들 특질이 아버지로부터 유전되기 때문이다. 여성을 유혹하는 것은 흔들리지 않는 의지, 단호하게 일을 결행하는 용기, 그리고 성실성과 친절함이다. 그러나 지적인 장점은 여성에 대해서 직접적이거나 본능적인 영향력을 갖지 않는다. 왜냐하면 지적인 장점은 아버지로부터 유전되는 것이 아니기 때문이다. 여성의 경우에 상대방의 무지는 문제가 되지 않는다. 탁월한 정신력의 소유자나 천재라고 하면 오히려 비정상적이라는 인상을 준다. 보기 흉하고 어리석으며 야성적인 남자가 교양과 재치를 겸비한 반듯한 남자를 제치고 여성의 사랑을 받는 것은 그 때문이다. 결혼의 목적은 부부가 재치 있는 담화를 즐기려는 것이 아니라 아이를 낳으려는 것이다.

여성의 지적 특질은 성격과는 달리 선택에 영향을 준다. 지성은 어머니로부터 유전되기 때문이다. 하지만 지적인 특질보다 더욱 영향을 미치는 것은 육체의 아름다움이다. 근본적으로 육체의 아름다움이 한층 더 단적으로 작용하기 때문이다.

이와 같이 연애를 싹 틔우는 궁극적인 매력은 극히 직접적이고 본능적인 매력이다. 총명하고 교양이 있는 여성이 남성의 지성이나 정신을 존중하거나, 남성이 이성적으로 사려하여 신부의 성격을 참작하는 일이 있긴 하지만, 이는 여기서 문제 삼고 있는 것과는 다르다. 이와 같은 것은 결혼을 하는 경우에 있어서 이성적인 선택의 기초가 될 따름이고, 여기서 주제로 삼는 격정적인 연애의 기초는 되지 못한다.

3. 성애의 상대적 조건

지금까지는 성애에 대해서 절대적인, 다시 말하면 누구에게나 적용되는 일반적인 사항만을 고찰해 왔다. 이제부터는 상대적인 사항을 다루려고 하는데, 이것은 개인적인 사항들과 연결된다. 왜냐하면 이 상대적인 사항의 목적은 이미 드러난 종족의 결함과 개인이 몸에 지닌 결함을 메꾸고, 이를 통해 종족의 순수한 전형으로 복귀시키는 것이기 때문이다. 상대적인 고려 사항에 의한 선택은 개인적인 상황에서 발생한다. 개인적인 상황이 참고되기 때문에 절대적인 사항을 고려한 선택보다 훨씬 명확하고, 결정적이며, 배타적이다. 그러므로 열정적인 연애의 근원은 보통 상대적인 고려 사항 속에 있으며, 비교적 약한 애정 만이 일반적인 조건에 기인한다.

따라서 위대한 열정에 불을 붙이는 것은 단정하고 완전무결한 아름다움만이 아니다. 열정적인 애정이 생기는 데는 모종의 것이 필요한데, 이것은 다음과 같은 화학적 비유로 표현할 수 있을 것이다. 즉, 산성과 염기성이 결합하여 중성이 되는 것처럼, 두 사람은 서로 결함을 메꾸며 중화되어야 한다. 이를 위해서는 남자다움이나 여자다움이라고 하는 성적 특질이 모두 편향적이라는 사실을 염두에 둘 필요가 있다. 이 편향성의 일면은 사람에 따라 다른 누구보다도 결정적으로, 보다 강하게 드러날 수 있다. 그래서 각각의 개인에게 돌출되는 이러한 편향적인 일면들은 여러 이성 중에서도 서로의 편향성을 메꿀 수 있는 이성과 결합되어야 더 한층 잘 중화된다. 이것은 모두 개인이 새로 탄생될 후손의 모든 성질을 내부적으로 가지고 있기 때문이며, 이 후손이 지닐 종족의 전형을 보완하기 위해서는 자신의 편향적인 일면과는 반대되는 것이 필요하기 때문이다.

생리학자들이 더 잘 알고 있겠지만, 남자다움과 여자다움에는 무수한 정도의 차이가 있다. 그 때문에 전자의 극단에서는 남성 못지 않은 지나치게 활동적인 여성이 나타나고, 후자의 극단에서는 여성 같거나 중성적인 성격의 남성이 나타난다. 또한 이 양극단에서 반음양이라고 하는 특이한 신체를 가진 사람도 나타난다. 이러한 신체 모양을 갖춘 개체는 양성의 중간에 자리잡고 있기 때문에 어느 쪽에도 속하지 않으며, 또한 생식능력도 없다.

지금 말한 양성의 상호적인 중화라는 것은 남자 쪽의 남성의 정도와 여자 쪽의 여성의 정도가 정확하게 대응하고, 이에 따라 서로의 편향성이 교정된다는 사실 때문에 필요한 것이다. 그러므로 가장 남성다운 남자는 가장 여성다운 여자를 구하고, 여성다운 여자일수록 남성다운 남자를 구하는 것이다. 이런 식으로 각각의 개인은 남녀성의 정도에서 자신에게 상응하는 상대를 구하게 된다. 이 경우 두 사람 사이에 어느 정도의 필요한 상관성이 존재할 수 있는가는 그 쌍방에 의하여 본능적으로 감지된다. 이렇게 감지된 것은 그 밖의 상대적인 요구사항과 아울러 연애감정의 밑바닥에서 작용하며, 감정을 더 높은 단계로 끌어 올린다. 그러므로 연인 끼리는 영혼의 조화라는 등의 감상적인 주장을 하지만, 대개의 경우 그들 정사의 핵심은 양성의 상호적 대응, 즉 태어날 후손과 그 완전성에 관련된 쌍방의 성적 합치에 지나지 않는다. 이 점은 그들이 말하는 영혼의 조화보다도 월등한 가치를 갖고 있음이 분명하다. 사람들은 영혼의 조화를 운운 하지만, 결혼을 하고 얼마 지나지 않아 쉽사리 깨져 버리고 심한 부조화가 생기는 일이 종종 있다.

아무튼 여기서 설명하려는 것은 성애의 상대적인 고려사항들이다. 이것들은 자신의 약점이나 결점 등, 전형에 부족한 점들이 앞으로 태어날 다음 세대 속에 영구화되거나 변태가 되어버리지 않도록 상대방을 통하여 해소하려는 노력에 기인하는 것이다.

근력이나 신장이나 체구, 머리카락, 피부색 등, 외형적인 신체 요소들 뿐만 아니라, 내적 기질 역시 마찬가지이다. 사람은 누구나 자신과 반대되는 기질을 좋아하는데, 그 좋아하는 정도는 기질상 치우친 정도에 비례한다.

한 개체가 전혀 지니지 않은 특질을 다른 개체가 유일하게 온전히 지닌 경우, 그 특질을 결여한 개체는 가능한 한 종족의 전형을 회복해야 하기 때문에 그것을 지닌 개체만을 열망한다. 두 개체의 여러 신체적인 사항들이 이와 같은 면들을 은연중 알려줌으로써 남녀가 이러한 특질들을 파악함과 동시에 연애의 정도가 깊어진다. 이 경우 생기는 엄청난 열정은 자신의 특질과 부합하는 이 유일한 상대에게만 향하여진다. 이런 열정이 종족의 위탁을 받아서 나타난다고 하는 바로 그 사실 때문에 그것은 더한층 고귀하고 숭고한 정취가 있는 것이다.

그래서 연애가 개체의 특질에 부합되고 동시에 그 정도가 심화되는 상황에서는 이들의 욕망이 충족되지 못할 때 이 세상의 온갖 보물, 심지어 생명까지도 그 가치를 잃게 되는 경우가 있다. 이런 식의 연애라고 하는 욕망은 다른 여하한 욕망이 미치지 못할 정도로 격렬한 것이기 때문에 어떠한 희생도 불사하며, 이것이 언제고 이루어질 가망이 없게되면 미쳐버리거나 자살에까지 이르게 된다.

이와 같은 극단적인 격정의 근저에는 위에 말한 것 외에도 눈에 보이지 않는 것들이 더 있음에 틀림없다. 그래서 이러한 경우에는 본질 뿐만 아니라 남성의 의지와 여성의 지성이 특히 서로 적응되어 있어서 그 덕분에 종족의 혼이 의도하는 어떤 특정한 개체가 자신들에 의해서만 탄생될 수 있다는 것을 무의식적으로 감지하게 되지만, 그 진정한 이유는 물자체에 속하기 때문에 사람들이 알 수 없는 것이라고 해야 하겠다. 단적으로 말하면, 생존하려고 하는 의지가 이 아버지와 이 어머니에게서만 탄생될 수 있는 어떤 특정한 개체 속에서 객관화될 것을 요구하고 있는 것이다. 의지 자체의 형이상학적 요구는 당장은 미래에 양친이 될 사람의 마음 이외에 다른 여러 존재자는 그 활동무대로 삼지 않는다. 그 때문에 그들의 마음이 충동에 사로잡혀 그 목적이 현재로서는 순수하게 형이상학적이고 모든 현실 속의 사물과는 다른 차원에 있음에도 마치 그들 자신을 위한 것처럼 망상을 하는 것이다. 그러므로 여기서 가능해지는, 미래의 개체가 탄생하려고 하는 충동은 만물의 근원적인 차원에서 생기는 것이라 할 수 있다. 그렇지만 현실 속에서는 이 충동이야말로 미래의 부모가 서로 상대방을 향하여 품고 있는, 그 자신 이외의 모든 것은 안중에 두지 않는 격정적인 마음으로 나타나는데, 이것이 정말 비할 곳 없는 망상인 셈이다.

호메로스 이래로 수많은 시인들이 온갖 방법으로 사랑에 대한 동경을 묘사하려고 노력했지만, 아무리 표현해도 끝이 없는 데다가 어느 누구도 만족할만한 묘사는 이루지 못하였다. 어떤 특정한 여성을 나의 것으로 만들면 말로 표현할 수 없는 행복이 깃들 것이라고 생각하게 만들고, 또 성취할 수 없게 되면 감당할 수 없을 정도의 고통 속으로 밀어넣는 것도 이 사랑의 동경이다. 덧없는 개체의 욕구에서 사랑의 동경이나 고통의 씨앗을 찾는 것은 불가능하다. 이것은 개체 차원이 아니라 종족의 혼이 짓는 탄식이기 때문이다. 종족혼의 차원에서는 그 여성을 얻느냐 얻지 못하느냐 하는 성취 여부야 말로 자신의 목적을 실현하기 위한 하나뿐인 수단을 얻느냐 또는 잃느냐 하는 절박한 상황에 관계되기 때문에 깊은 탄식을 하는 것이다. 그러므로 가슴이 찢어지는듯이 생각되기도 하고, 무한한 희열 혹은 무한한 탄식의 예감이 가슴에 충만되는 것 같기도 한 심정을 무어라 표현해야 좋을지 알지 못하는 것도 그리 의아하게 생각할 일은 아니다. 하지만 이 예감이 바로 온갖 탁월한 연애시에 제재를 부여하는 동기이고, 이들의 시가 지상의 일체의 것을 뛰어넘어 초연한 비유로 고조되는 이유인 것이다. 이것이 페트라르카의 주제이고, 베아트리체나 로미오와 줄리엣, 베르테르를 탄생시킨 주제인 것이다.

사실상 종족의 혼은 도처에서 개인의 수호신과 싸움을 전개하고 있으며, 자신의 목적을 관철하기 위해서 그 훼방꾼이자 적대자인 개인의 행복을 가차없이 파괴할 각오를 언제든지 하고 있다. 그 뿐만 아니라 국민 전체의 행복도 때로는 종족의 혼에 희생되는 일이 있다. 셰익스피어는 우리들에게 이러한 예를 『헨리 6세』의 3부, 3막 2장 및 3장에서 제시하고 있다. 이들 모두는 종족이 인간의 본질적인 근저이고, 개체보다도 더 이전에 더 한층 직접적으로 인간들에 대해서 권리를 가지고 있다는데 근거를 두고 있다. 그러기 때문에 종족의 과업이 개체보다 우선하는 것이다. 고대의 사람들도 이것을 알고 있었고, 그 때문에 종족의 혼을 의인화한 큐피드를 탄생시켰던 것이다. 큐피드는 보기엔 천진난만하지만, 인간을 적으로 삼아 싸우기를 좋아하고 잔인하여 사람들이 싫어하는 신이다. 그 신은 변덕스럽고 독재적인 신의 우두머리이면서 여러 신과 인간의 지배자이기도 하다.

여러 신들과 인간의 폭군인 너 에로스여!
— 에우리피데스, 『안드로메다』

4. 연애결혼과 중매결혼

연애결혼은 종족의 이해를 바탕으로 이루어지는 것이지, 개인의 이해를 위한 것이 아니다. 정작 당사자들은 자신들의 행복을 추구하기 위한 것으로 생각하고 있지만, 그 참다운 목적은 그들 자신과는 별반 관계가 없는 것이다. 왜냐하면 이 참다운 목적이란 개인적인 행복을 이루는 것 따위가 아니라 그들에 의해서만 탄생될 수 있는 개체를 실현시키는데 있기 때문이다. 연인들이 이 목적으로 맺어진 이상 앞으로도 가능한 한 서로 협조하여 나가도록 노력하지 않으면 안된다. 그러나 연애감정의 본질을 이루는 그 본능적인 망상으로 맺어진 두 사람은 그 밖의 점에서는 극단적으로 특징을 달리하는 성향의 소유자들인 경우가 많다. 이 사실은 망상이 필연적으로 소멸함과 동시에 곧 바로 분명해진다. 따라서 연애로 맺어진 결혼이 불행한 결과로 끝나는 것은 대개 상례이다. 그 이유는 분명하다. 연애결혼은 미래의 세대를 위하여 현재의 세대를 희생시키면서 이루어지는 것이기 때문이다. 스페인의 격언에 이런 말이 있다.

연애에 의하여 결혼하는 자는 고통스럽게 살아가야 한다.

이와 반대로 중매결혼은 대부분 양친의 선택에 의한 것인데, 이것이 주로 고려하는 것은 현재 있는 사람들의 행복이기 때문에 미래의 후손에게는 불이익이 될 수도 있다. 이 경우 금전을 목표로 하는 사람은 종족의 생존보다도 개체의 생존에 중점을 두게된다. 이것은 진리를 정면으로 역행하는 것이기 때문에 반자연적인 것으로 간주되는데, 이는 스스로 모종의 경멸을 야기하고 만다. 양친의 충고를 듣지 않고 온갖 편의상의 고려를 모두 무시한 채 부유한 남자의 구혼을 거절하고, 오로지 자기 자신의 개인적인 선호에 따라서 상대방을 선택하는 처녀는 종족을 위하여 자기 자신의 행복을 희생시키는 것이다. 그녀는 보다 중요한 것을 선택한 것이고, 자연의, 더 엄밀하게 말하면, 종족의 뜻을 따라 행동한 것이다. 이에 비하면 양친의 충고는 이기주의에 그 바탕이 있는 것이다.

이렇게 보면 결혼을 할 때, 개인의 행복이냐, 그렇지 않으면 종족의 이해냐 하는 두 가지 갈래에서 어느 한쪽은 손해를 보지 않을 수 없다. 왜냐하면 생활상의 편의와 열렬한 연애가 양립한다는 것은 극히 드문 행운이기 때문이다. 그러므로 행복한 결혼생활은 많은 사람들이 알고 있는 것과는 달리 아주 드문 일이다. 본질적으로 결혼의 주된 목적은 현재의 세대가 아니라 미래의 세대에 있기 때문이다.

그러나 사랑을 하고 있는 다정다감한 사람들을 위로하기 위하여 덧붙이자면, 때로는 열렬한 성애와는 전혀 별개의 기원을 갖는 감정, 다시 말해 심정의 일치에 기인하는 참다운 우정이 더해질 수 있다는 사실이다. 이 우정은 대체로 본래의 성애가 만족되어 소멸된 때에 비로소 나타나게 된다. 이 경우의 우정은 두 사람의 육체적인 소질과 도덕적인 소질, 여기에다 지성적인 소질이 서로 보완되어 조화를 이루는 것이다.

5. 동성연애에 대하여

동성연애는 그 자체만으로 본다면, 단지 자연을 거스른다는 점에서 반감을 불러일으키는데 그치지 않고, 대단히 경멸스러우며, 기이한 현상이다. 이와 같은 행위는 인간의 성질이 도착되고, 뒤틀어지며, 변질이라도 되지 않는 한 발생할 수 없는 것이라 생각된다. 또한 기껏해야 극히 특수한 경우에 한해서 발생하는 일일 것이다. 그러나 실제 상황으로는 반드시 그렇지도 않은 것 같다. 악덕으로 보이고, 어느 모로 보나 혐오스럽지만, 동서고금을 막론하고 이러한 행위가 빈번히 성행해 왔음을 부인할 수 없다.

널리 알려진 것처럼, 이 악덕은 고대 그리스인과 로마인 사이에 일반적으로 널리 퍼져 있었고, 부끄러움이나 두려움 없이 공공연하게 용인되고 있었다. 이 점은 고대의 저술가들이 대부분 충실하게 증언하고 있으며, 특히 시인은 빠짐없이 이것을 기록으로 남겼는데, 정결한 베르길리우스조차도 예외가 아니다. 그의 『전원시』 제 2권에 의하면, 전설상의 시인 오르페우스와 타미리스도 마찬가지였으며, 여러 신들 사이에서도 이런 악행이 있었다고 전해진다. 철학자들도 마찬가지여서 여색보다 동성연애에 관하여 이야기하는 이들이 더 많다. 특히 플라톤은 동성연애 외에는 거의 몰랐던 것 같으며, 스토아 철학자들도 같은 생각에서 그것이 현자에게 더 어울리는 일이라고 기술하였다. 아리스토텔레스도 『정치학』 제2권 9쪽에서 동성연애를 비난하기는커녕 그저 일반적인 일로만 이야기하고 있다.

이것은 고대인들 사이에 공공연한 것이었고, 미개 민족, 특히 갈리아인 사이에서도 이 악행은 매우 성행하였다. 아시아로 눈을 돌리면, 이 지역의 모든 나라들도 상황이 마찬가지라는 것을 알수 있다. 인도나 중국은 물론 이슬람 국가의 시인들이 표현한 것을 보더라도 여색보다는 동성연애를 다룬 것이 훨씬 더 많다. 구약성서나 신약성서에서도 이를 처벌해야 하는 것으로 기술하고 있고, 유럽에서도 이것을 방지하기 위해 종교나 법률, 여론이 전력을 다해 노력해야만 했다. 중세에는 도처에서 동성연애자에 대해 사형이 선고되었고, 프랑스에서는 16세기까지도 화형이 실시되었으며, 영국에서는 금세기 초반 30년 동안은 사형이 가차없이 실시되었지만, 현재는 종신 추방령을 내린다.

이러한 행위가 도처에서 예외없이 나타나고, 아무리 제재를 가해도 근절할 수 없다는 사실은 이것이 무엇인가 인간의 천성에서 비롯되는 것임을 말해준다. "천성은 창을 들고 내쫓는다 해도 곧 바로 되돌아 온다"(호라티우스, 『서간』 제1권 10의 24)라는 말이 이를 예증해 준다. 그러므로 사실을 은폐시키지 않고 문제를 해명할 생각이라면, 이와 같은 귀결을 피할 수 없다. 일반적으로 알려진 사실을 무시한 채 단순히 비난하고 매도하는 것으로 매듭짓는 것은 물론 쉬운 일이겠지만, 문제를 제대로 이해하는 슬기로운 방법이라고 할 수는 없다. 대신 나는 이 문제에서도 항상 진리를 추구하고, 문제의 근저에 도달하려는 내 사명을 충실히 수행할 것이다.

동성연애처럼 근본적으로 반자연적일 뿐 아니라 자연의 가장 중요하면서도 절실한 목적에 정면으로 대립되는 일이 자연 그 자체에서 일어난다고 하는 것은 정말 설명하기 어려운 역설이 아닐 수 없다. 이에 대한 검증은 참으로 곤란한 문제라고 생각된다. 그러나 나는 이 역설의 근저에 감추어진 자연의 비밀을 드러냄으로써 이 문제를 풀어 보려고 한다.

아리스토텔레스의 『정치학』 제7권 16에 있는 글 하나를 우선 논의의 출발점으로 삼겠다. 그는 여기서 너무 젊은 사람에게서 태어나는 어린아이는 여러 모로 부족한 점이 많아 허약하고 완전한 성장을 하지 못한다고 설명하고, 너무 늙은 사람에게서 태어난 어린아이 역시 마찬가지라고 하였다. 그는 54세에 이른 사람은 건강이나 그 외의 이유에서 동침은 해도 좋지만, 더 이상 어린아이를 낳아서는 안된다고 말한다. 이런 일을 무난히 해결하기 위해서 어떻게 해야 하는가는 언급하지 않았지만, 너무 젊거나 늙은 나이에 생긴 어린아이는 낙태를 해야 한다는 것이 그의 의견이라고 짐작된다. 이것은 같은 책의 몇 줄 앞에서 낙태를 장려하고 있는 사실로 볼 때 분명하다.

아리스토텔레스가 암시한 바와 같이, 자연은 근본적으로 사람이 결정하고 행하는 데에 어떤 강제적인 수단을 동원할 수 없다. 또한 사람이 경험상 생식이 지나치게 빠르거나 늦는 것은 좋지 않음을 깨달아서 이성적으로 숙고하여 자신의 정욕을 억제해 줄 것을 기대할 수도 없다. 자연은 두 가지 해악 중 보다 덜 부정적인 쪽을 선택할 여지 밖에 가지고 있지 않다. 그런데 이 목적을 달성하기 위해 자연은 여기서도 자신의 능숙한 도구인 본능을 이용하지 않을 수 없다. 이 본능은 생식이라고 하는 중요한 임무를 도처에서 드러내며, 극히 변태적인 망상을 만들어 내는 것이다. 자연의 유일한 목적은 개체, 특히 종족을 가능한 한 완전하게 유지하는 것이다. 그런데 동성연애는 이에 몰입한 사람들에게 해로운 것이 확실하지만, 생각보다 그렇게 심한 것은 아니고, 두 개의 해악 중에서는 가벼운 것이라고 할 수 있다. 그래서 자연은 훨씬 큰 해악인 종족의 퇴화를 사전에 예방하고 불행이 지속되거나 증가하는 것을 방지하기 위하여 상대적으로 피해가 가벼운 쪽을 선택하는 것이다.

자연이 조심스럽게 선택하는 이러한 결과로, 아리스토텔레스가 말한 54세에 가까워지면 동성연애에 대한 기호가 서서히 생기는 것이다. 이 기호는 강하고 건강한 어린아이를 출산시킬 능력이 감퇴함에 따라 점점 더 현저해진다. 자연이 꾸미는 계략은 이처럼 주도면밀하다.

이런 기호는 저절로 여자에 대해 싫증을 느끼게 하고, 극단적으로는 증오에까지 이르게 한다. 이로써 자연은 본디 지니고 있던 목적을 달성하게 되는 것이다. 남성 생식능력의 감퇴에는 그 반대급부로서 반자연적인 경향이 수반되는데, 자연은 그 정도만큼 더 확실하게 본래의 목적을 달성하는 것이다. 그래서 동성연애는 우리들이 익히 알고 있는 것처럼 대부분 노인들의 전유물이 되어 있다. 남성적 매력을 지닌 장년의 남자에게 동성연애란 무관한 것일뿐 아니라 상상조차 할 수 없는 것이다. 플루타르크의 『연모자의 서』 5장의 다음 말은 이와 관련하여 특히 주목할 만하다.

> 동성연애는 인생의 전성기가 지난 뒤늦은 때에 불순하고 침울한 사랑으로서 나타나며, 순수한 본래의 사랑을 몰아낸다.

어쨌든 이러한 악행은 자연의 목적을 정면으로 위반하고, 더욱이 가장 중요하고 절실한 점 - 종족의 유지와 같은 - 에서는 자연이 마련해 놓은 길에서 완전히 벗어나 있다고 생각된다. 하지만 실제로는 더 큰 해를 예방하는 수단으로서 다름 아닌 이 목적에 봉사하고 있다는 사실이다. 다시 말해서 이 악행은 생식력의 노쇠나 미숙이 종족을 위협하기 때문에 생기는 현상이다. 아무튼 도덕적인 이유에서라도 당연히 근절시켜야 하는 것이긴 하지만, 사실상 완전한 근절을 기대하기는 어렵다. 자연은 도덕적인 면은 전혀 고려하지 않기 때문이다. 자연은 경우에 따라 나쁜 짓을 하지만, 그것은 더 나쁜 짓을 피하기 위한 어쩔 수 없는 수단이기 때문에 그런 것이다. 자연은 성적 충동의 가장 유해한 결과를 방지하기 위하여 성적 충동을 그 곁길로 인도하는 것이다.

5. 톨스토이의 휴머니즘적 사랑

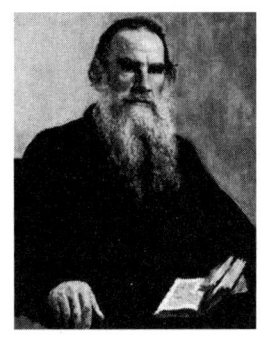

톨스토이 (1828~1910)

레프 니꼴라예비치 톨스토이(Lev Nikolaevich Tolstoi; 1828~1910)는 러시아가 낳은 대 문호요, 사상가요, 사회 운동가일 뿐만 아니라, 또한 구도자요, 성인(聖人)으로까지 추앙을 받는 인물이다. 그는 『전쟁과 평화』(1867), 『안나 카레니나』(1877), 『부활』(1899) 등과 같은 불후의 명작을 쓴 작가이며, 동시에 『참회록』(1882), 『신앙론』(1884), 『인생론』(1887), 『예술론』(1896) 등의 저서를 통하여 사상가로서도 널리 알려져 있다. 82년에 걸친 긴 생애 동안에 그는 위에 든 것 외에도 여러 분야에 걸쳐 수많은 저술을 남겼으며, 그의 당대 러시아 뿐 아니라 시대와 장소를 초월하여 전 세계 인류의 양심을 향해 끊임없이 그의 사상적 복음을 전파했다.

그의 생애는 크게 두 부분으로 나뉘어진다. 하나는 그가 행복한 결혼생활과 창작에 몰두하면서 자기 자신의 개인적 성공에 급급하며 이기주의적인 삶을 살았던 시기로서 1860년대와 70년대까지이다. 다른 하나는 그가 이러한 자기 자신의 이기적 생활에 대해서 회의를 품고 인생에 있어서 무엇인가 더 이상의 의미와 사명을 찾기 위하여 고민하면서 자신의 『참회록』을 쓰기 시작한 1879년 경부터 시작하여 그 이후 그의 나머지 생애이다. 앞의 시기가 소설을 비롯하여 주로 문학작품을 쓰면서 그의 개인적 성공에 급급했던 시기라면, 뒤의 시기는 그가 전 인류를 위해서 자신을 헌신 봉사하면서 자신의 사상적 복음을 설파하기 위하여 주로 철학적, 사상적, 교화적 글을 썼던 시기이다.

그렇게 하여 쓰여진 글 가운데 한 편이 그의 『인생론』이며, 여기에는 인생에 대한 구도자로서의 톨스토이의 사상이 집약되어 있다고 하겠다. 톨스토이는 인생이란 선(善)에 대한 희구라고 본다. 인생의 의의는 선의 실현을 위한 노력 속에 있다는 것이다. 선의 실현이 인생의 목적이며, 사람은 누구나 이 목적을 향해서 나아가야 한다. 그런데 이 목적을 달성하려면 사랑이 필요하다. 인간은 각자가 자기 내면에 간직하고 있는 이성, 곧 신(神)의 활동인 사랑을 통하여 선이라는 목적을 향하여 나아가는 노력, 이것을 톨스토이는 인생이라고 보았고, 이러한 목적에서 벗어난 그 어떠한 그럴싸한 사상이나, 교의(教義)도 거부하며, 인생의 의의를 그릇되게 해석하는 허위의 과학이나 사이비 종교를 비판한다.

그의 이러한 태도 때문에 러시아 정교회에서 파문을 당했을 때, 그는 자신의 신념을 다음과 같이 천명했다 한다.

> 나는 정신으로서, 사랑으로서, 만물의 근원으로서 이해되는 신(神)을 믿는다. 나는 신이 내 속에 있으며, 또 내가 신 속에 있음을 믿는다. 나는 신의 의지가 인간 예수의 가르침 속에 알기 쉽게 명백히 표현되고 있다고 믿는 것일 뿐, 예수를 신으로 생각하고 그에게 기도를 드리는 것을 가장 큰 모독이라고 생각한다. 나는 또 인간의 참된 행복은 신의 의지를 표현하는 것에 있으며, 신의 의지라는 것은 인간이 서로 사랑하고, 남을 자기처럼 사랑해야 한다는 것을 믿는다.

그는 인간은 자기 자신만을 위해서 살아서는 안되며, 남을 위해서, 인류 전체의 행복을 생각하면서 살아가야 한다고 생각한다. 인간이 자기 행복만 생각하고 살면 그 희망은 서로 충돌하기 때문에 도저히 행복해질 수 없다. 그러므로 이성의 활동인 사랑을 가지고 일반 선을 지향해서 살아나가는 것이 인생 최고의 목적이며, 그 가운데 참다운 행복이 있다는 것이다. 이러한 사상이 톨스토이 사상의 요체로서 소위 '톨스토이즘'(Tolstoism)에 해당하는 것이며, 그것은 가장 고양된 휴머니즘에 속한다고 하겠다. 그의 문학 작품 가운데서 이러한 톨스토이즘을 구현하고 있는 전범적(典範的)인 인물이 곧 그의 만년의 대작 『부활』의 주인공 네프류도프이며, 그는 곧 톨스토이 자신의 자화상이다.

사랑에 대한 톨스토이의 사상은 그의 『인생론』 22장에서 25장에 걸쳐 표현되고 있는데, 다음은 그것을 1, 2, 3, 4의 순서로 고쳐 우리 말로 옮긴 것이다.[1]

1. 사랑의 감정은 이성의 통제를 받는 본성(본능)[2]적인 현상이다

이성적인 존재라면 본성이 지시하는대로 살아서는 안 된다. (그렇게 사는 것은) 불가능하다. 본성을 충족시키는 길로 나아가는 것이 (사회적으로) 금지되어 있기 때문이다. 인간의 동물적 본성에서 유발되는 욕구들을 모두 다 만족시킬 수 없다는 것은 명확하다. (반면) 이성은 이와 다른 삶의 목표를 제시하는데, 이는 충분히 도달할 수 있는 목표일 뿐만 아니라 인간의 이성을 완전히 만족시킨다. 하지만, 처음에는 세상에서 받게 되는 잘못된 가르침 때문에 사람들은 이와 같은 목표가 자신의 본성에 위배된다고 생각하곤 한

---

1) 이 부분 번역은 국내에 제대로 된 번역서를 구할 수가 없어 부산대학교 인문대학 노어노문학과의 양민종 교수와 그의 제자들인 강수경, 김은경, 윤효진 박사가 각각 한 장씩을 맡아서 번역한 것을 옮긴 것이다.
2) 괄호 안은 텍스트의 바른 이해를 위해 첨가한 '역자의 말'이다. 톨스토이의 간결하고 함축적인 철학적 표현이 직역으로 전해지기 어렵거나 오해의 소지가 있는 경우에 한하여 역자의 설명을 덧붙였다.

다.

　개인의 욕정을 조장하고 증폭시키는 이 세상에서 양육된 사람은 '이성적인 나'에서 자신을 발견하려 하면 할수록, 이 '이성적인 나'에서는 '동물적인 나'에서 느끼는 것과 같은 삶에 대한 열정을 느낄 수 없다. '이성적인 나'는 삶을 관조하는 듯하고, 스스로 생기를 가지거나 삶에 대한 열정으로 이어지지 않는다. '이성적인 나'는 삶에 대한 열정을 느끼지 않고, '동물적인 나'는 고통을 겪는다. 그래서 자살이 유일한 출구로 남는다.
　스스로 자살을 하지 않고 살아 있으면서도 삶을 부정하는 우리 시대의 염세적인 철학자들(쇼펜하우어, 하트만)은 이 문제를 비양심적으로 해결하는 자들이다. 오직 자살자들만이 삶을 사악한 존재로 받아들이고 자살을 감행함으로써 양심적으로 문제를 해결할 뿐이다.
　우리 시대에 비이성적인 인생에서 탈출하는 유일한 비상구가 자살로 여겨지기 때문이다.
　염세 철학자와 스스로 자살을 하는 평범한 자살자들의 논리는 다음과 같다. 삶의 매력을 느끼는 '동물적인 나'가 존재한다. 이 동물적인 나의 욕구는 충족될 수 없다. 다른 나, 즉 '이성적인 나'는 삶의 매력을 느끼지 못한다. '이성적인 나'는 '동물적인 나'의 고통과 거짓스러운 삶의 즐거움을 관조할 뿐이며, 결국 모두를 부정한다.
　'첫 번째 나'에게 자신을 맡기면, 나는 스스로 더 깊은 비극의 수렁으로 빠져 들어가는 것을 본다. 두 번째 나인 '이성적인 나'에 자신을 맡기면, 나에게는 더 이상 삶에 대한 열망이 없다. 살고 싶은대로, 개인적인 행복만을 추구하며 사는 것이 어리석을 뿐더러 불가능한 일임을 ('이성적인 나'는) 알고 있기 때문이다. 이성을 위해 산다면 살 수도 있다. 하지만 그 또한 의미가 없고, 그렇게 하고 싶지도 않다. 나의 존재가 비롯된 근원인 신에게 봉사할 수도 있다. 하지만 왜 그래야 하는가? 만일 신이 존재한다면, 나 이외에도 신도들은 많다. 내가 신에게 봉사할 까닭은 없다. 삶의 유희에 싫증이 나지 않는 한 지켜보다가 싫증이 날 때 떠나면 그만이다. 자살을 하는 것이다. 나도 그렇게 살고 있다.

　바로 이와 같은 것이 솔로몬이나 석가모니가 오기 전에 인류가 겪었던 모순적인 인생관이다. 우리 시대의 거짓 스승들은 인간들을 그와 같은 모순적인 인생관의 상태로 되돌리길 원한다.

　본성의 욕구는 비이성의 극한까지 진행된다. 정신을 차린 이성은 이와 같은 비이성을 부정한다. 하지만, 본성의 욕구가 너무 크게 자라났고, 인간의 의식을 거의 다 잠식해버려서, 이성이 (본성의 욕구를 부정할 때에는) 삶 전체를 부정하게 된다. 자신의 의식 속에서 이성이 부정하는 것들을 골라서 죄다 버리고 나면 아무 것도 남지 않는다는 생각에 빠지게 된다. 과연 그럴까. 그래도 남는 것은 남는다. (이성적인 인간에게는) 하찮을 수도 있겠지만, 남아있는 것 속에도 삶이 존재한다.

　빛이 어둠에 있으나, 어둠은 빛을 알지 못한다.

　진리의 가르침은 이 딜레마(비이성적인 생존을 택할 것인가 혹은 죽음을 택할 것인가)를 알고 있고, 해결책을 제시한다.

　행복에 대한 가르침으로 불려온 진리의 가르침은 사람들이 동물적 본성을 위해 추구하는 거짓된 행복이 아닌 진정한 행복을 누릴 수 있음을 보여준다. 진정한 행복은 특별히 정해놓은 시간과 장소에서만 구할 수 있는 것이 아니다. 언제나, 그리고 지금, 이곳에서도 누구에게나 접근을 허용한다.

　이와 같은 행복은 이성에 의해서만 주어지는 것이 아니다. 특정한 장소에서만 찾을 수 있는 것이 아니며, 특별한 시간에 특별한 곳에서 주어질 것이라고 약속된 것도 아니다. 이와 같은 행복은 방탕한 영혼들도 관심을 가지는 인간에게 가장 익숙한 어떤 것이다.

　사람들은 아주 어렸을 때부터 알고 있다. 동물적 본성 말고도 더 훌륭한 인생의 행복이 있다는 것을. 이는 동물적 본성에서 비롯된 정욕의 만족과 무관하다. 아니, 오히려, 동물적인 본성이 주는 행복에서 멀리하면 할수록 더 증대된다.

　인생의 온갖 모순들을 해결하고 인간에게 가장 큰 행복을 주는 이 감정을 사람이라면 누구라도 알고 있다. 바로 사랑의 감정이다.

삶은 이성의 통제 하에서 동물적 본성이 펼쳐지는 활동이다. 인간의 동물적인 속성이 스스로의 만족을 구하기 위해서라도 복종을 해야 하는 것이 바로 이성이다. 사랑은 인간에게 유일한 이성적 활동이다.

동물적 본성은 행복을 원한다. 이성은 인간에게 본성에 따른 행복의 눈속임을 보여주고 하나의 길을 제시한다. 이 길에는 사랑이 있다.

인간의 동물적 본성은 행복을 원한다. 이성적인 의식은 서로 간에 다툼을 벌이는 모든 존재들을 보여주고, 동물적 본성을 충족하는 행복조차 불가능함을 지적한다. 그런 상황에서는 다른 존재들과 다툼이 없고, 행복의 부정이나 행복의 과잉 상태가 아니며, 죽음의 환영과 공포가 없었으면 하고 바라는 것이 유일한 행복임을 보여준다.

이러한 문제를 해결하는 열쇠인 감정을 인간은 영혼 속에서 발견한다. 그 감정은 인간에게 최고의 행복을 선사하는데, 이는 이성이 인간에게 유일한 가능성이라고 가르쳐 주었던 바로 그것이다. 이 감정은 이전과 같은 삶의 부조리를 해결할 뿐만 아니라 이 부조리 속에서 그와 같은 감정을 나타내는 가능성을 발견한다.

동물적 속성은 자신의 만족을 위해서 인간의 본성을 이용하려 든다. 반면, 사랑의 감정은 인간으로 하여금 다른 존재들을 위해서 자신을 버리도록 한다.

동물적 본성은 고통을 받는다. 그리고, 동물적 속성의 고통과 해소가 사랑의 가장 주요한 영역이다. 행복을 추구하는 동물적 본성은 숨을 쉴 때마다 가장 큰 악인 죽음으로 향하고, 죽음에 대한 환영은 그와 같은 본성이 행복을 느낄 수 없도록 한다. 하지만, 사랑의 감정은 이와 같은 공포를 사라지게 할 뿐 아니라, 다른 사람들을 위해서 자신의 육체적인 욕망을 희생하도록 한다.

2. 자기 삶의 의미를 이해하지 못하는 사람들에게 사랑이라는 감정의 발현은 불가능하다.

누구나 다 사랑의 감정에 삶의 모든 모순을 해결하고, 삶이 갈망하는 완전한 행복을 가져다 줄 수 있는 뭔가 특별한 것이 있다는 것을 안다. "그러나 이 감정은 극히 드물게만 오는 것이고, 오래 지속되지 못하며, 후에 더 심한 고통을 낳지 않는가" 라고 삶을 이해하지 못하는 사람들은 말한다.

이런 사람들에게 사랑이란 이성적으로 사고하는 사람들이 생각하는 것처럼 삶의 유일무이한 법칙이 아니라 삶속에서 일어나는 무수한 우연들 중의 하나일 뿐이다. 이들은 사랑을 인간이 살면서 겪게 되는 수많은 다양한 기분들 중의 하나라고 여긴다. 즉, 사람이 멋스런 옷으로 치장하기도 하고, 학문이나 예술에 몰두하기도 하고, 일, 공명심, 이욕에 빠지기도 하는 것처럼 또 누군가를 사랑할 때도 있다는 것이다. 삶을 이해하지 못하는 사람들에게 사랑의 기분은 인간 삶의 본질이 아니라 사람이 살면서 경험하는 다른 모든 기분과 마찬가지로 인간의 의지와 무관하게 일어나는 우연적인 기분이다. 심지어 자주 사랑이라는 것이 삶의 올바른 흐름을 파괴하는 어떤 옳지 못한 고통스런 기분이라는 견해를 접하기도 한다. 태양이 떠오를 때 올빼미가 느낄 법한 기분과 유사한 그런 것 말이다.

사실 이 사람들도 사랑의 상태에는 여타 다른 기분들과는 다른, 이보다 더 중요한 뭔가 특별한 것이 있다는 것을 느낀다. 그러나 이들은 삶을 이해하지 못하기에 사랑도 이해하지 못하며, 사랑의 상태가 다른 모든 상태와 마찬가지로 위험하고 믿을만한 것이 못된다고 생각한다.

사랑한다고?.. 그러나 누구를 말인가?
잠깐이라면 힘들일 가치가 없고,
그렇다고 영원히 사랑한다는 것은 불가능하다...

이 싯구는 사람들이 사랑에는 삶의 불행으로부터의 구원이나, 참된 행복과 같은 유일한 그 무엇이 있다는 것을 막연히 인식하고 있다는 것을 잘 나타내 준다. 그리고 이와 함께 삶을 이해하지 못하는 사람들에게 사랑은 구원의 닻이 될 수 없다는 고백을 동시에 정확하게 표현하고 있다. 사랑할만한 사람이 없으며, 모든 것이 헛되고, 사랑은 사라져 버린다. 그러므로 사랑이 행복을 가져오는 것은 사랑할만한 상대가 있을 때, 영원히 사랑할 수 있는 누군가가 있을 때이다. 그렇지 않으면 사랑 안에 구원은 없고, 다른 모든 것과 마찬가지로 사랑 역시 속임수이며, 고통에 지나지 않는 것이다.

삶이란 동물적인 생존에 지나지 않는다고 가르치고 있는 사람들이나, 또 스스로 그러한 가르침을 받고 있는 사람들은 사랑을 이와 같이 이해하고 있으며, 달리 어떻게 이해하지 못한다.

이런 사람들이 생각하는 사랑은 우리가 보통 무의식적으로 이 단어를 두고 떠올리는 사랑의 개념과는 다르다. 이들에게 사랑은 사랑하는 사람과 사랑 받는 사람에게 행복을 가져다주는 선한 활동이 아니다. 동물적인 본성에 충실한 삶을 살고자 하는 사람들이 생각하는 사랑은 한 어미가 자기 아이를 위해 다른 배고픈 아기에게서 그 어미의 젖을 빼앗아 자기 아이에게 먹임으로써 괴로워하는 바로 그 감정이며, 또 어떤 아비가 자기 아이들을 위해서 굶주린 사람들에게서 괴로워하면서도 한 조각의 빵을 빼앗는 감정이다. 이것은 또 어떤 여자를 사랑하는 자가 이 사랑으로 자기도 괴로워하면서 이 여자를 유혹하여 그녀를 괴롭히거나 혹은 질투로 자기 자신과 그 여인을 함께 파멸로 몰아넣거나, 심지어 그 여인을 강제로 범하려고 하는 그런 감정이다. 이것은 또 자기 파의 이익을 위해 다른 사람들에게 해를 입힐 수도 있는 그런 감정이며, 또 이것은 자기가 좋아하는 일 때문에 자기자신은 물론 주위 사람들에게까지 고통과 슬픔을 안겨다 주기도 하는 그런 감정이다. 이것은 자기가 사랑하는 조국에 대한 모욕을 참지 못하여 적과 아군의 부상자와 전사자로써 전장을 뒤덮게 하는 그런 감정이다.

뿐만 아니라 동물적인 개인의 행복을 추구하는 것이 인생이라고 생각하는 사람들은 사랑에 의해 움직이는 법이 없다. 그들에게는 사랑의 발현 자체가 고통스러울 뿐 아니라 때때로 그것은 불가능한 것이 되어 버린다. 그들은 흔히 이렇게 말한다.

"사랑에 대해서 이러니 저러니 하고 떠들 필요가 없다. 마음이 더 쏠리는 쪽으로, 자신이 느끼는 애착이나 선호의 감정에 그대로 따르면 되는 것이다. 이것이 바로 참된 사랑이다."

사랑에 대해서 이러니 저러니 떠들 필요는 없다. 사랑에 대한 온갖 논의들이 사랑을 파괴한다는 이들의 말은 옳다. 그러나 중요한 것은 인생의 의미를 이해하는데 이성을 사용하고, 동물적인 개인의 행복을 거부해버린 사람들만이 사랑이 논의할 성질의 것이 아님을 안다. 아직 인생을 이해하지 못하고 동물적인 본성의 만족을 위해서 살아가는 사람들은 그것을 논의하지 않을 수가 없는 것이다. 그들이 사랑이라 부르는 그 감정에 그들 자신을 내맡기기 위해서는 논의의 과정을 거치지 않을 수가 없는 것이다. 이들에게 (사랑에 대한) 논의 없이, 풀리지 않는 문제들을 풀지 않은 채로 이 감정이 어떤 식으로든 나타나는 것은 불가능하다.

실제로, 사람들은 남의 자식이나, 남의 아내나, 남의 친구나, 남의 나라보다는 자기 자식과 아내와 친구와 나라를 더욱 소중히 생각하며, 이러한 감정을 사랑이라고 부른다.

사랑한다는 것은 보통 선행을 하고싶어하는 심정의 발로이다. 우리는 사랑을 이렇게 이해하고 있으며, 달리 어떻게 이해할 수 없다. 예컨대 나는 내 자식이나, 내 아내나, 내 조국을 사랑한다. 즉 내 자식이나, 내 아내나, 내 조국이 다른 사람의 자식이나, 아내나, 조국보다 더 행복하기를 바란다. 그러나 내가 내 자식만을, 내 아내만을 사랑하고, 다른 이를 사랑하지 않거나, 혹은 내 조국만을 사랑하고, 다른 나라를 사랑하지 않는 경우란 결코 있을 수 없는 일이다. 사람이라면 누구나 자기 자식과 자기 아내와 자기 조국을 사랑하는 동시에 다른 사람과 다른 나라도 사랑한다. 그런데 인간이 사랑이라는 이름 하에 여러 대상들에게 바라는 행복을 위한 조건들은 서로 서로 연관되어 있어서 하나의 사랑하는 대상을 위한 그의 사랑의 활동이 다른 대상을 위한 그의 사랑의 활동을 방해할 뿐 아니라 다른 대상에게 피해를 입히기도 한다.

여기서 문제가 생겨나는 것이다. 어느 사랑을 위해 어떻게 행동해야 할 것인가? 어떤 사랑을 위해 다른 사랑을 희생해야할 것인가?, 누구를 더 사랑하고, 누구를 더 아껴야할 것인가?, 아내인가? 자식인가? 조국인가? 친구인가? 아내와 자식과 친구에 대한 사랑을 파괴하지 않고 조국을 사랑하려면 어떻게 해야 할 것인가? 그리고 타인에게 봉사하기 위해서는 나의 개인적인 행복을 어느 정도까지 희생시켜야 할 것인가? 다른 사람을 사랑하고 그들에게 봉사할 수 있기 위해서 얼마만큼 내가 자기 자신을 돌볼 수 있는가? 이러한 모든 질문들은 그들이 사랑이라고 부르는 감정에 결론을 내려 보려고 시도해 보지 않았던 사람들에게는 아주 단순한 것처럼 여겨진다. 그러나 이 질문들은 그렇게 단순하지도 않을뿐 아니라 해결하기가 매우 어려운 문제인 것이다.

어떤 율법학자가 그리스도에게 "이웃이란 누구를 가리킵니까?"(누가 10: 29)하고 질문한 것은 당연한 일이었다. 인간 삶의 참된 조건을 잊고 있는 사람들에게만 이 질문에 대답하는 것이 쉽게 여겨질 것이다.

사람들이 우리가 상상하는 것과 같은 신일 경우에만, 사람들은 어떤 특정의 선택된 자만을 사랑할 수 있을 것이다. 즉 그때라야만 어떤 자를 다른 자보다 좋게 생각하는 감정이 진정한 사랑일 수 있을 것이다. 그러나 인간은 신이 아니며, 모든 살아 있는 존재들은 직접적인 의미에서나 비유적인 의미에서나 언제나 한 쪽이 다른 쪽을 먹어치우며, 한 쪽이 다른 쪽을 수단으로 삼아야 하는 그런 생존의 조건에 처해 있는 것이다. 인간도 이성적 존재로서 당연히 이러한 현실을 보고 알아야 한다. 한 존재의 모든 물질적 행복은 다른 존재에게 피해를 입힘으로써만 얻어질 수 있다는 것을 깨닫지 않으면 안된다.

모든 사람에게 부족함이 없이 살 수 있는 미래의 황금시대에 대한 미신을 종교나 과학이 아무리 사람들에게 믿게 하려해도, 이성적인 인간은 그의 시간적, 공간적 존재 법칙이 바로 만인의 개인에 대한 싸움, 개인의 개인에 대한 싸움, 개인의 만인에 대한 싸움이라는 것을 보고 또 알게 마련이다.

세상은 바로 이 동물적인 이해관계들의 싸움이며, 이 싸움 속에서는, 삶을 이해하지 못하는 사람들이 상상하는 것처럼 인간이 어떤 선택된 자들을 사랑한다는 것은 불가능하다. 만약 인간이 비록 어떤 선택된 자들만을 사랑한다고 해도 그는 결코 단 한 사람만을 사랑하지는 않는다. 모든 인간들은 다 어머니도, 아내도, 자식도, 친구도, 조국도 사랑하며, 심지어 나아가 만인을 사랑한다. 그리고 사랑은 (모두가 이에 동의하듯) 단지 말이 아니라 다른 사람들의 행복을 위한 행동이다. 그리고 이 행동은 어떤 특정한 순서에 따라, 그러니까 처음에 가장 강한 사랑의 요구가 주어지고, 그 다음에 덜 강한 사랑의 요구가 주어지는 식으로 이루어지는 것이 아니다. 사랑의 요구들은 어떤 순서도 없이, 연속적으로 모두 함께 나타난다. 가령 여기에 어떤 굶주린 노인이 찾아왔다고 하자. 나는 그에게 조금밖에는 사랑을 느끼지 못한다. 그런데 그 노인은 내가 사랑하는 아이들의 저녁식사로 아껴두었던 음식을 달라고 요구한다. 이때 나는 그다지 강하지 않은 이 사랑의 요구와 훨씬 더 강한 미래의 사랑의 요구를 과연 어떻게 저울질해 볼 수 있겠는가?

율법학자가 그리스도에게 "이웃이란 누구를 가리킵니까?"하고 물은 것은 바로 이 때문이었다. 사실 누구에게 얼마만큼 봉사해야 하는가를 어떻게 결정해야 할까? 사람들에게, 아니면 조국에게? 조국에게, 아니면 자기 친구에게? 자기 친구에게, 아니면 자기 아내에게? 자기 아내에게, 아니면 자기 아버지에게? 자기 아버지에게, 아니면 자기 아이들에게? 자기 아이들에게, 아니면 자기 자신에게?

이 모든 것은 다 사랑의 요구이며, 하나의 요구를 만족시키는 것은 다른 요구를 만족시킬 수 없을 정도로 서로서로 얽혀 있지 않은가. 예컨대 어떤 한 가지 요구를 만족시키는 것이 다른 요구를 만족시킬 가능성을 위해서 필요하다는 이유로 얼어 죽어가는 남의 아이가 벌거벗은 것을 그대로 내버려 둘 수 있다면, 이와 마찬가지 이유로 장차 태어날 아이들을 위한다는 핑계로 다른 사랑의 요구에 응하지 않을 수도 있는 것이다.

이것은 조국이나, 선택된 직업이나, 그리고 만인에 대한 사랑의 경우도 마찬가지이다. 가령 어떤 사람이 장래의 더 큰 사랑의 요구를 위해 현재의 조그마한 사랑의 요구를 거부할 수 있다면, 이런 사람은 장래의 사랑의 요구를 위해 현재의 사랑의 요구를 어느 정도까지 거부할 수 있는가에 대하여 아무리 머리를 짜낸다고 하더라도 절대로 분명한 결론을 내릴 수 없을 것이다. 그리하여 그는 이 문제를 해결하지 못한 채, 언제나 자기를 즐겁게 해 주는 사랑의 요구만을 앞세우게 될 것이다. 다시 말하면, 그는 사랑을 위해서가 아니라 자신의 동물적인 본성을 위해 행동할 것이다. 만일 그가 다른 보다 더 큰 미래의 사랑의 요구를 위해 극히 작은 현재의 사랑의 요구를 거절하기로 결정한다면, 이 사람은 자기 자신이나 다른 사람을 기만하는 것이며, 자기 이외의 어느 누구도 사랑하지 않는 것이다.

미래의 사랑이란 있을 수 없다. 사랑이란 오직 현재의 행위이다. 현재의 사랑을 나타낼 줄 모르는 사람은 결국 사랑을 가지고 있지 않은 것이다.

참된 삶에 눈뜨지 못하고 있는 사람들은 인생이 아닌 것을 인생이라고 생각하는 것처럼, 사랑이 아닌 것을 사랑이라고 생각한다. 만약 인간이 이성을 가지지 않았다면, 인간은 다만 동물로서 생존할 뿐이며, 인생에 대해서는 생각하지 않을 것이다. 그렇다면 그들의 동물적 생존은 정당하고 행복한 것일 터이다. 사랑에 있어서도 마찬가지이다. 즉 인간이 이성이 없는 동물(예를 들어 늑대와 같은)이라면, 그는 자기의 비위에 맞는 것 — 즉 자기의 새끼 늑대와 자기와 같은 무리만을 사랑할 것이다. 그리고 자기가 그러한 것들을 사랑하는 줄도 모르고, 또 다른 늑대들도 각자 자기의 새끼 늑대와 자기 무리만을 사랑한다는 것도 모르고 있을 것이다. 즉 그들의 사랑은 자신들의 의식 수준에 맞는 그런 사랑이자 그런 삶이었을 것이다.

그러나 인간은 이성적인 존재이다. 그는 다른 존재들도 자신의 것들에 대하여 자기와 마찬가지로 사랑을 하고 있으며, 따라서 이 사랑의 감정이 서로 충돌을 일으켜, 사랑의 개념과는 동떨어진 감정을 일으키게 한다는 것을 인정하지 않을 수가 없다.

만약 사람들이 사랑이라고 부르고 있는 이 동물적인 유해한 감정을 터무니없이 확대시켜 그것을 정당화하고 강화하는 데에 자신의 이성을 사용한다면, 이러한 감정은 이득을 가져오지 못할뿐만 아니라, 인간을 가장 흉악하고 끔찍한 동물로 만들어버릴 것이다(이것은 옛날부터 모든 사람에게 알려져 있는 진리이다). 그리고 복음서에 있는 바와 같이 "너희들 내부의 빛이 사라지면, 어두움이 얼마나 크겠느뇨"(마태 6: 23)라는 현상이 일어나게 될 것이다. 만약 사람 속에 자기 자신과 자기 자식에 대한 사랑 외에 아무 것도 없다고 하면, 현재 사람들 가운데 존재하는 죄악은 99%까지 그 모습을 감추고 말 것이다. 현재 사람들 가운데에 있는 죄악의 99%는 거짓된 감정으로부터 온다. 사람들은 이 거짓된 감정을 사랑이라 부르며, 그것에 대해 좋게 말하는데, 그것은 동물의 삶이 인간의 삶과 닮은 정도로, 사랑과 닮아 있다.

참된 삶을 이해하지 못하는 사람들이 사랑이라 부르는 그것은 자기의 동물적인 행복의 한 조건을 다른 조건보다 중요시하는 것을 의미한다. 그가 자기 아내나 아이나 친구를 사랑한다고 말하는 것은, 그의 삶에서 자기 아내나 아이나 친구의 존재가 그 자신의 삶을 더 행복하게 한다는 것을 말하고 있을 뿐이다.

이러한 선호의 감정은 참된 사랑이 아니다. 이것은 동물적인 생존이 인간의 참된 삶이 아닌 것과 마찬가지이다. 참된 삶을 이해하지 못하는 사람들은 동물적인 생존을 삶이라고 하는 것처럼, 동물적인 생존의 한 조건을 다른 조건보다 중요시하는 감정을 사랑이라고 부르고 있다.

예컨대 자기 자식이나 또는 특정한 직업, 과학, 예술과 같은 특정한 것을 중요시하거나 좋아한다는 이런 감정을 사람들은 사랑이라고 부르고 있는 것이다. 그러나 무한히 변화하는 이러한 감정은 눈에 볼 수 있고, 만질 수도 있는 동물적인 인간의 생활을 다채롭게 하지만, 그것을 사랑이라 말할 수는 없다. 왜냐하면 그것에는 목적이자 목표로서 선을 추구하는 활동인 사랑의 결정적인 징표가 없기 때문이다.

이런 애착을 집착적으로 나타내는 것은 존재의 동물적인 기운만을 드러낼 뿐이다. 사랑이라는 잘못된 미명 하에 어떤 사람에 대해 다른 사람보다 더 집착적으로 애착하는 것은 길들여지지 않은 야생목일 뿐이다. 참된 사랑의 접목을 받아야만 비로소 열매를 맺을 수 있는 야생목에 지나지 않는다.

야생목은 사과나무와 달라서 열매도 맺지 않으며, 열매를 맺는다 하더라도 단 열매가 아닌 쓴 열매이다. 이와 마찬가지로 어떤 특정한 인간을 편애하는 것도 사랑일 수 없고, 사람에게 선을 끼치기는 커녕 도리어 악을 더 키울 뿐이다. 그러므로 학문이나 예술이나 조국에 대한 사랑은 말할 것도 없고, 자기 아내나 자식이나 친구에 대한 사랑도 동물적인 삶의 어떤 특정한 조건을 다른 조건보다 일시적으로 선호하는 감정에 불과하며, 경우에 따라서는 오히려 세상에 정말 큰 해악을 끼치는 요소가 될 수도 있다.

3. 참된 사랑은 개인의 행복을 부인함으로써 오는 결과이다.

참된 사랑은 동물적인 본성의 만족을 부인할 때에야 비로소 가능해진다.

참된 사랑의 가능성은 사람에게 동물적인 본성의 만족이 존재하지 않음을 깨달을 때에만 시작된다. 바로 이 때에야 비로소 동물적 본성이라는 야생의 나무에 참된 사랑의 접목을 받아 참된 생명의 진액이 흐르게 되는 것이다. 그리스도 자신이 말씀한 바와 같이 그리스도의 가르침이야 말로 이러한 사랑의 접목이다. 그리스도는 말씀하셨다. "나의 사랑은 열매를 맺을 수 있는 포도나무이다. 열매를 맺지 않는 가지는 찍어버릴 것이다"(요한 15:1-2)라고.

"자기의 목숨을 얻으려는 자는 잃을 것이요, 나를 위해 자기 목숨을 잃은 자는 얻게 되리라"(마태 10:39)라고 한 말을 이해할 뿐만 아니라, 이것을 자기 생명과 같이 느끼는 자만이, 즉 자기의 생명을 아끼는 자는 그것을 잃고, 현세의 자기 생명을 미워하는 자는 영원한 생명을 얻게 되리라는 진리를 깨닫는 자만이 참된 사랑을 이해할 수 있는 것이다.

"나보다 자기 아비나 어미를 더 사랑하는 자는 내게 합당하지 아니하고, 나보다 더 자기 아들이나 딸을 사랑하는 자도 내게 합당하지 아니하다"(마태 10:37). "너희가 만일 너희를 사랑하는 자를 사랑한다면, 이것은 사랑이 아니다. 너희는 원수를 사랑하고, 너희를 미워하는 자를 사랑하라"(누가 6: 27-35).

사람들이 일반적으로 생각하듯이 자기 아버지나 어머니, 자식이나 친구나 아내, 그밖의 선하고 자비로운 사람들에 대한 사랑이 곧 자기를 부인하는 것은 아니다. 자기 존재가 헛되고 자신의 행복을 바라는 것이 부질없음을 인식할 때, 그래서 개인의 삶을 부인할 때에야 비로소 사람은 참된 사랑을 깨닫게 되고, 또한 그 때에야 자기 양친이나 아내나 자식이나 친구도 진정으로 사랑할 수 있게 된다.

사랑이란 자신(자신의 동물적인 본성)보다 다른 존재들을 중히 여기는 감정이다.

자신의 동물적인 행복을 버린 결과에서 비롯되지 않는 사이비 사랑으로 말미암아 사람들은 흔히 앞으로 발생할 보다 더 큰 자기의 이익을 위해 현재의 눈앞에 닥친 이익을 버리는 경우가 있지만, 이것은 자기의 동물적인 개인의 행복을 위해 어떤 특정한 것을 다른 것보다 우위에 두는 것에 불과하다. 참된 사랑은 실제적인 감정으로 표출되기 전에 진실한 내면의 발로여야만 한다. 사랑의 근원은 흔히 생각되는 바와 같이, 이성을 흐리게 하는 감정의 발현이 아니라 가장 이성적이고 명확한, 그래서 평안하고 기쁜 마음이다. 이런 마음은 아이들이나 이성적으로 삶을 이해하는 사람들에게 특징적이다.

이러한 마음은 모든 사람들에 대한 선의이다. 아이들은 그것을 태어나면서부터 지니고 있지만, 어른에게서는 단지 자신의 개인적 행복을 부인할 때에만 나타나고, 이 부인의 정도에 따라 더 강화된다.

"나는 정말 아무래도 좋아. 난 아무것도 필요하지 않아"라는 말을 우리는 종종 듣는다. 그리고 이 말과 함께 타인에 대한 악의적인 태도를 목격하게 된다. 그러나 누구든 타인에게 악의를 갖는 순간 "나는 정말 아무래도 좋아. 난 아무것도 필요하지 않아"라고 진심으로 말해 보라. 그리고 잠시만이라도 좋으니, 자신을 위해서는 아무것도 원하지 말아보라. 그러면 누구나 이 단순한 내적 경험으로부터 그 순간 얼마나 진실로 그 자신을 부인했는지에 따라 모든 악의의 감정이 누그러지고, 지금까지 가슴 속에 잠자고 있던 모든 사람들에 대한 선의가 마음 속에서 솟아오르는 것을 깨닫게 될 것이다.

참으로 사랑은 자신보다 다른 사람들을 우위에 두는 마음이다. 사실 우리 모두는 그렇게 알고 있고, 또 그밖에는 달리 사랑을 이해할 수 없다. 사랑의 크기는 분수의 크기와도 같다. 분자는 내 힘으로 될 수 없는 다른 이들에 대한 애정과 호감이고, 분모는 나 자신에 대한 나의 사랑이다. 그래서 사랑은 내가 나 자신의 동물적인 본성에 부여하는 의미에 따라 끊임없이 커지기도 하고 작아지기도 한다. 그러나 오늘날 사랑에 대한, 사랑의 단계에 대한 판단은 이 분모는 고려하지 않은 채 분자만으로 분수의 크기를 평가한다.

참된 사랑은 개인의 행복을 부인함으로써 발현되는, 모든 사람들에 대한 선의를 근본으로 한다. 단지 이러한 선의를 토대로 할 때에만 나의 육친이든 타인이든 간에 어떤 일정한 사람들에 대한 참된 사랑을 키워나갈 수 있다. 그리고 그런 사랑만이 인생의 참된 행복을 가져올 수 있고, 동물적 의식과 이성적인 의식 사이에 개재하는 모순을 해결할 수 있다.

자기를 부인하지 않음으로 인해서 모든 사람들에 대한 선의를 그 근저에 갖지 않는 사랑은 동물적인 삶일 뿐이며, 이러한 거짓된 사랑이 없는 삶보다 더 큰 불행, 더 큰 어리석음에 처하게 된다. 사랑이라고 불리우는 열정의 감정은 사람들간의 싸움을 제거하지 못하고, 쾌락을 추구하는 것으로부터 벗어나지 못하게 하며, 죽음으로부터도 구원하지 못할 뿐만 아니라, 삶을 더 어둡게 하고, 싸움을 더 끔찍하게 하며, 자신과 다른 이를 위한 쾌락에 대한 욕망을 더 강하게 하고, 자신과 다른 사람의 죽음 앞에 끔찍함을 더하게 한다.

자신의 삶의 근원을 동물적인 삶을 영위하는 데에 둔 사람은 사랑할 수 없다. 왜냐하면 사랑은 그에게 있어 그의 삶에 직접적으로 모순되는 행위로 간주되기 때문이다. 그런 사람의 삶은 단지 동물적인 본성의 만족에만 있다. 그러나 사랑은 무엇보다도 이 만족의 희생을 요구한다. 심지어 삶을 이해하지 못하는 사람이 진실로 사랑의 행위에 헌신하고자 한다해도 그가 삶을 깨닫지 못하고, 삶에 대한 그의 태도를 바꾸지 않는 한 그는 사랑할 수 없다. 자신의 삶을 동물적인 본성의 만족에 두는 사람은 온 생애 동안 자신의 동물적인 만족의 수단을 증대시키는 데에만 몰두한다. 부를 획득하고 축적하면서 다른 이들로 하여금 그의 동물적인 만족을 위해 헌신하게 하고, 이 부를 그의 개인적인 행복을 위해 필요한 사람들과 함께 나눈다. 삶이 그 자신이 아닌 다른 사람들에 의해 유지될 때 어떻게 자신의 삶을 내어줄 수 있겠는가? 축적된 부를 그가 좋아하는 사람들 중 누구에게 전할 것인지, 누구를 위해 봉사할 것인지 선택하는 것은 더 어려운 일이다.

자신의 삶을 내어주기 위해서는 무엇보다도 먼저 자신의 행복을 위해 다른 사람들로부터 필요 이상 가져온 것을 돌려주어야만 한다. 그리고 나서 불가능한 것을 또 해야만 한다. 즉 누구를 위해 자신의 삶을 내어주어 봉사할 것인가를 결정하는 일이다. 사랑할 수 있기 전에, 자신을 희생함으로써, 선을 행하기 전에, 먼저 미워하는 마음을 버려야 한다. 다시 말하면, 악을 행하지 않고 자신의 개인적인 행복을 위해 누구를 누구보다 더 우위에 두는 것을 중지해야 한다.

개인의 삶에 행복이 있다고 생각하지 않는, 그래서 이 거짓된 행복을 추구하지 않는, 이를 통해 본디 사람에게 고유한 모든 사람들에 대한 선의로 충만한 사람만이 그와 다른 이들을 항상 만족시키는 사랑의 행위를 할 수 있다. 그러한 사람의 삶의 행복은 식물의 행복이 빛에 있듯이 사랑에 있다. 무엇으로도 가려져 있지 않은 식물은 어느 방향으로 뻗어나갈지, 햇빛은 자기에게 유리한지, 다른 더 좋은 빛을 기다려야 하는 것은 아닌지 묻지도 않거니와 또한 물어볼 수도 없다. 대신에 세상에 있는 그 유일한 빛을 의지하여 그곳으로 뻗어나가려고 할 뿐이다.

마찬가지로 동물적인 개인의 행복을 부인하는 사람은 다른 사람들로부터 얻은 것 중에서 무엇을 어떤 사랑하는 사람에게 주어야할지, 또 현재 요구하는 그 사랑보다 더 나은 사랑은 없는지를 따지지 않는다. 대신에 그는 지금 그의 앞에 있는 사랑에 자신을 헌신한다. 단지 이런 사랑만이 인간의 이성적 본성에 완전한 만족을 준다.

4. 사랑은 참된 삶의 유일하고도 완전한 활동이다.

친구를 위해 자신을 희생하는 것보다 더한 사랑은 없다.

사랑은 그것이 스스로를 희생하는 것일 때만 사랑이다. 사람이 사랑하는 대상을 위해 자신의 시간과 능력 뿐만 아니라, 자신의 몸과 생명을 내어놓을 때만, 우리는 그것을 사랑이라 하고, 그런 사랑 안에서만 우리는 행복과 그 사랑에 대한 보상을 찾을 수 있다. 사람들 안에 그런 사랑이 있기 때문에 세상이 지탱되는 것이다.

아기를 젖먹이는 어머니는 바로 자기 자신을, 자신의 몸을 아이에게 음식으로 제공한다. 이 음식 없이 아이는 살 수가 없다. 이것이 바로 사랑이다. 일터에서 몸이 닳도록, 목숨이 다하도록 일하는 사람들도 바로 그렇게 다른 사람의 행복을 위해 자신을, 자신의 몸을 다른 이에게 음식으로 제공하고 있는 것이다. 그런 사랑은 자신을 희생하는 것과 자신이 사랑하는 존재 사이에서, 희생하는 것에 대해 어떤 장벽도 느끼지 않는 사람에게만 가능하다. 아기를 유모에게 맡기는 어머니는 아기를 사랑할 줄 모르고, 돈을 벌어 움켜쥐고 있는 사람도 남을 사랑할 줄 모르는 사람이다.

"빛 가운데 있다고 말하면서 그 형제를 미워하는 자는 아직 어둠 속에 있는 자이다. 형제를 사랑하는 자는 빛 가운데 있으며, 그의 안에 유혹이 없다. 자신의 형제를 미워하는 자는 어둠 속에 있고, 그 속에서 자기가 어디로 가는지도 모르는 자이다. 왜냐하면 어두움이 그의 눈을 멀게 했기 때문이다."(요한 1서 2: 9-2)

"우리는 말과 혀로만 사랑하는 것이 아니라 행동과 진실로써 사랑해야 한다. 이로써 우리가 진리에 속한 줄을 알고, 마음이 평안케 된다."(요한 1서 3: 18-19)

"사랑이 우리 안에서 완전하여질 때, 우리는 심판 날에 담대함을 얻을 수 있다. 이것은 우리가 세상에서 예수께서 행하신 것처럼 행하기 때문이다."(요한 1서 4: 17-18)

이러한 사랑만이 사람들에게 참된 생명을 가져다 준다.

"네 마음과 네 목숨과 네 뜻을 다하여 주 너의 하나님을 사랑하라. 이는 크고 첫째 가는 계명이다. 둘째 계명도 이와 같으니, 네 이웃을 네 몸과 같이 사랑하라."(마태 22: 37-39)

율법학자가 이 율법의 가르침을 그리스도에게 진술했을 때, 그리스도께서 말씀하셨다. "너의 대답이 옳다. 그렇게 행하라. 그러면 생명을 얻을 것이다"(누가 10: 27). 즉 그리스도는 "하느님과 이웃을 사랑하라. 그리하면 영원한 생명을 얻을 것이다"라고 말씀하셨던 것이다.

참된 사랑은 생명 그 자체이다. "우리는 형제를 사랑한다. 그러므로 죽음에서 생명으로 옮겨간 것을 알고 있다. 사랑하지 않는 자는 죽음 속에 머물러 있다"(요한 1서 #: 14)라고 그리스도의 제자 요한은 말하고 있다. 다만 사랑하는 사람만이 참된 삶을 영위하고 있는 것이다.

그리스도의 가르침에 따르면, 사랑은 생명 그 자체이다. 불합리와 고통에 가득차 멸망해 가는 생명이 아니라, 행복에 가득찬 영원의 생명이다. 이것은 우리 모두가 알고 있는 바이다. 사랑은 이성적 추론에서 비롯되는 것이 아니고, 또 특정한 활동의 결과도 아니다. 그것은 환희에 넘치는 생명의 활동 자체이다. 우리는 이 생명의 활동에 둘러싸여 있는 것이다. 우리는 누구나 현대의 그릇된 가르침이 우리의 영혼 속에 있는 이 생명의 활동을 짓밟아, 이 생명의 활동을 느낄 수 있는 힘을 우리에게서 빼앗아버리기까지는 이 생명의 활동이 자기 안에 있는 것을 어려서부터 알고 있다.

참된 사랑은 선택된 사람들이나 또는 어떤 특정한 대상에 대한 사랑과 같이 개체로서의 인간이나, 어떤 세속적인 행복을 좇는 것이 아니라, 자기의 동물적인 욕망을 포기한 후에 자기 안에 남는 남의 행복에 대한 욕구이다.

살아있는 사람이라면 이 행복의 충만한 감정을 맛보지 않은 사람이 어디 있겠는가. 그러나 그것은 보통은 우리 영혼이 삶을 눈가리우는 거짓에 아직 물들지 않은 때인 어린 시절에만 경험하는 것이다. 즉 그것은 모든 것을, 이웃이나, 부모나, 형제나, 악인이나, 원수나, 개, 말, 초목까지도 사랑하고 싶어하는 감정이다. 또한 그것은 오직 모든 것이 행복하기를 바라는 마음에서 모든 것을 행복하게 해주고 싶은, 자기의 생명을 바쳐서라도 모든 것을 행복하게 해주고 싶은 감정이요, 행복에 충만한 감동적인 감정이다. 이 감정이, 오직 이 감정만이 인간의 생명이 담긴 참된 사랑이다. 그리고 인간의 참된 생명은 이 사랑 속에 있는 것이다.

이런 사랑에만 참된 생명이 있다. 사람의 마음에서 생겨나는 이 사랑은, 인간의 갖가지 욕망이 흔히 사랑으로 오해되는 것처럼, 비슷하게 생긴 억센 잡초들 속에서 겨우 알아볼 수 있는 연약한 싹과 같다. 후에 큰 나무가 되어 새들이 둥지를 칠 이 싹이 처음에는 다른 잡초의 싹들과 같아 보인다. 심지어 처음에는 사람들이 더 빨리 자라는 잡초의 싹을 더 좋아하기도 해서 유일한 생명의 싹은 시들거나 말라죽기도 한다. 그런데 더욱 고약한 사실은 사람들이 이 싹들 가운데 사랑이라고 하는 생명의 진짜 싹이 있다는 것을 듣고서도 그 싹을 짓밟아버리고, 그 대신 다른 잡초의 싹을 사랑으로 알고 키우는 일이 허다하다는 것이다. 그러나 더더욱 고약한 사실은 사람들이 그 진짜 싹을 거친 손으로 움켜 잡고는 "바로 이것이다. 우리가 이것을 찾았다. 이제 우리가 이것이 무엇인지 알았으니, 이것을 기르도록 하자. 사랑이다! 사랑이다! 고귀한 감정이 바로 여기에 있다!"고 외치고서는, 그것을 옮겨 심기도 하고, 그것이 바로 자라도록 손보기 시작한다는 것이다. 그러면서 그것을 움켜잡기도 하고, 찌부러뜨리기도 해서 싹은 꽃도 피우지 못한채 죽고 만다. 그러면 그 사람들은 또 이렇게 말하는 것이다. "이 모든 게 쓸데없는 짓이야, 헛된 짓이고, 감상적인 짓이었어!"라고.

사랑의 싹은 그것이 싹틀 때에는 살짝 손대는 것도 견디지 못할 만큼 연약하지만, 일단 자라면 강해지기 마련이다. 사람들이 그 싹에 손질을 가하면, 그것이 무엇이든지 간에 나쁜 결과를 가져온다. 이 싹에 필요한 것은 다만 이 싹이 자라는데 없어서는 안되는 이성이라는 태양이 가려지지 않고 이 싹에 제대로 빛을 던지도록 하는 것이다. 그렇다. 이성만이 이 싹을 성장시킬 수 있는 것이다.

6. 에리히 프롬의 사랑의 기술

에리히 프롬(Erich Fromm; 1900~ 1980)은 20세기가 시작하는 1900년에 태어나 1980년에 세상을 떠났으니, 20세기의 대부분을 살다간 인물이다. 그는 미국의 신 프로이트 학파 정신분석학자로 알려져 있을 뿐만 아니라 철학, 문학, 사회학, 역사학, 정치학

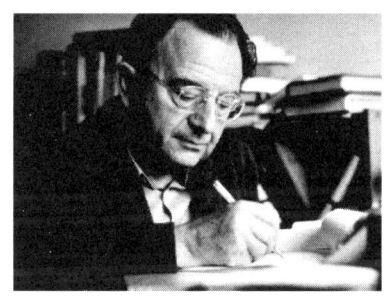

에리히 프롬 (1900~1980)

등 광범위한 분야에 걸쳐 해박한 지식을 포괄하는 사회철학자로서 위기에 처한 20세기 인류 문명을 진단하고 그 구제책을 제시한 인물로서도 유명하다.

그는 독일 프랑크푸르트에서 정통 유태인 부모로부터 태어나 독일에서 교육을 받고 연구생활을 시작했으나, 나치의 폭정을 피해서 1934년 미국으로 건너가 귀화하게 되었고, 그후 미국과 멕시코를 오가며 여러 대학과 연구소에서 활동했으며, 출판과 대중적 언론매체 등을 통해서도 정력적으로 그의 사상을 설파해 왔다는 점에서 20세기의 대표적인 세계 시민이며, 지식인이라고 할만 하다.

그는 하이델베르크 대학에서 사회학, 심리학, 철학을 공부하고, 1922년

에 이 대학에서 정신분석학에 관한 논문으로 철학박사 학위를 받았다. 그후 베를린 정신분석연구소에서 정신분석을 연구하던 그는 1931년 프랑크푸르트 학파의 활동 근거지였던 프랑크푸르트 사회조사연구소에 참여하면서 프랑크푸르트 학파의 일원이 되었다. 프랑크푸르트 학파(Frankfurt School)는 1930년대에 프랑크푸르트 사회조사연구소에 소속되었거나 관련되었던 일련의 좌파 지식인들 그룹을 일컫는 말이다. 유명한 막스 호르크하이머, 테오도르 아드르노, 허버트 마르쿠제, 발터 벤야민 등이 주축이 되었던 이 그룹에 프롬이 합류하게된 것이다.

프롬은 프로이트와 마르크스로부터 가장 큰 영향을 받았고, 그 두 가지 사상을 종합하려고 하였다. 그리하여 그의 학문과 저술은 정신분석학적 통찰과 사회학적 이론이 융합되어 인간과 사회에 대한 탁월한 분석을 제공한다. 미국으로 귀화하고 난 뒤 한동안 프랑크푸르트 학파와 교류를 계속했으나, 1939년 프로이트 해석과 평가에 관한 의견 차이로 그 학파와 결별했고, 그 후 정통 프로이트주의와도 멀어졌다. 서구의 자본주의도 소비에트식 공산주의도 대안이 될 수 없다고 믿었던 프롬은 이때부터 인간적이고 민주적인 사회주의 이론을 발전시키기 시작했다.

그가 41세가 되던 1941년에 그의 첫 저서이면서 또한 대표적 역저 가운데 하나인 『자유로부터의 도피』(*Escape from Freedom*)가 출판되었고, 그 후로도 여러 역저들이 이어졌다. 그 중에서 일반적으로 많이 알려진 대표적인 몇 권만을 들어보면 『정신분석과 종교』(*Psychoanalysis and Religion*; 1950) 『건전한 사회』(*The Sane Society*; 1955), 『사랑의 기술』(*The Art of Loving*; 1956), 『선불교와 정신분석』(*Zen Buddhism and Psychoanalysis*; 1960), 『소유냐 존재냐』(*To Have or To Be*; 1976) 등이 있다.

이 중에서 특히 『사랑의 기술』은 현대의 사상가요, 지식인으로서 프롬이 사랑의 문제를 현대라는 시대와 사회와의 관련을 통해서 독특하게 분석한 명저이다. 그의 다른 저서와는 달리 이 책은 방대한 분량과 전문적인 학술용어, 난해하고 복잡한 서술방식에서 벗어나 일반인들이 쉽게 읽고 공감

할 수 있도록 쓰여진 책이다. 정신분석학자답게 그는 사랑의 작동원리로부터 사랑을 분석하며, 또한 사회심리학자답게 그 분석이 자본주의가 첨단으로 치닫는 20세기라는 시대와 문명에 대한 진단및 비판과 맥을 같이 하고 있다. 여기서는 그의 이 책에서 필요한 부분만을 발췌 번역하였다.[1]

1. 사랑은 기술인가?

사랑은 기술인가? 그렇다면 그것은 지식과 노력을 필요로 한다. 혹은 사랑은 즐거운 감각에 불과하며, 사랑을 경험하는 것은 우연한 기회이고, 운이 좋으면 그속에 "빠지게 되는" 어떤 것인가? 이 책은 전자의 견해에 서 있으나, 오늘날 다수의 사람들은 후자의 의견을 신봉하고 있음에 틀림 없다.

그러한 사람들도 사랑을 중요하게 여기지 않는 것은 아니다. 그들도 사랑을 갈구하고 있다. 행복한 사랑과 불행한 사랑 이야기를 엮은 수많은 영화를 보거나, 사랑을 노래하는 수백 가지 시시한 노래에 귀를 기울이기도 한다. 그러나 사랑에 대하여 배워야할 무엇이 있다고는 아무도 생각하지 않는다.

이러한 특수한 태도는 그것을 뒷받침하는 몇 가지 전제에 기초해 있다. 대부분의 사람들은 사랑의 문제를 '사랑을 하는'(loving), 즉 사랑하는 사람의 능력의 문제로서 보기보다는 주로 '사랑을 받는'(being loved) 문제로 보고 있다. 그래서 그러한 사람들에게는 사랑을 받고, 사랑스럽게 되는 방법이 문제가 된다. 그들이 이 목적을 찾아 나아가는 데는 여러 가지 길이 있다. 특히 남자들에 있어서 그것은 성공하는 길이며, 권력과 부를 누리는 길이다. 여성들이 주로 사용하는 방법은 자기를 매력 있게 보이기 위해서 몸매와 의복 따위를 꾸미는 것이다. 남녀 양쪽이 다 자기를 매력 있게 보이기 위해서 사용하는 방법은 호감을 주는 매너와 흥미 있는 대화를 익히는 것이며, 도

---

[1] 원서는 Erich Fromm, *The Art of Loving*(NewYork: Harper Perennial Modern Classics, 2000)을 대본으로 하였다.

움을 주고, 겸손하고, 눈에 거슬리지 않는 행동을 하는 것이다.

사랑에 대하여 배워야할 것이 없다고 생각하는 태도의 이면에 있는 두 번째 전제는 사랑의 문제는 '대상'의 문제이지, '능력'의 문제가 아니라는 가정이다. 사람들은 '사랑하는 것'은 단순한 일이며, 다만 사랑할만한, 혹은 사랑을 받을만한 올바른 대상을 발견하는 것이 어렵다고 생각한다. . . . .

이러한 요인에 밀접히 관련되어 있는 것으로서 현대 문화의 또 한 가지 두드러진 특징이 있다. 우리의 전 문화는 구매욕, 즉 상호 유리한 교환 관념에 입각해 있다. 현대인의 행복은 상점 유리창을 바라보는 흥미와 현금이 든 월부든 자기가 살수 있는 무슨 물건이든지 사는 데에 있다. 남자나 여자나 사람을 보는 방식이 유사하다. 남자에게 매력적인 여자나, 여자에게 매력적인 남자나 바로 그들이 구하는 상품인 셈이다. '매력적'이라는 것은 보통 개성의 시장에서 인기가 있고, 수요가 있는 양질의 상품 꾸러미를 의미한다. 무엇이 인간을 특히 매력적으로 만드는가 하는 것은 육체적으로 만이 아니라 정신적으로도 그 시대의 유행에 좌우되는 것이다. . . . 이처럼 두 사람은 자신들의 교환가치의 한계를 고려해서 시장에서 구매할 수 있는 가장 좋은 대상을 발견했다고 느낄 때에 사랑에 빠지게 된다. . . .

사랑에 관하여 배울 것이 아무 것도 없다고 하는 가정으로 인도하는 세 번째 잘못은 사랑에 "빠진다"(falling)는 처음의 경험과 사랑하고 있는 지속적인 상태를 혼동한다는 점이다. 만약 지금까지 서로 몰랐던 두 사람이 갑자기 그들 사이의 벽을 무너뜨리고 서로 친밀감을 느끼며, 일체감을 느낀다면, 이러한 일체감은 인생에 있어서 가장 유쾌하고도 가장 흥분된 경험이 될 것이다. 그것은 사랑 없이 소외되고 고립되었던 사람에게는 더욱 놀랍고도 기적적인 경험이 될 것이다. 갑자기 친밀해진다는 이러한 기적은 흔히 성적 매력이나 성적 접촉과 결부되거나, 발단이 된다. 그러나 이러한 유형의 사랑은 그 본질상 지속성이 없다. 두 사람이 잘 알만큼 익숙하게 되면, 그들의 친밀감은 점점 더 그 기적적인 성격을 잃게 되고, 마침내는 그들의 적대감과 실망과 상호 권태가 남아 있던 최초의 환희마저도 사라지게 한다.

사랑하기보다 더 쉬운 것이 없다고 하는 태도는 이에 상반되는 압도적인 증거가 있음에도 불구하고 사랑에 대한 일반화된 관념으로 지속되어 왔다. 사랑만큼 엄청난 희망과 기대를 갖고 시작했다가, 의례히 실패하고 마는 활동이나 사업은 없다. 만약 이것이 어떤 다른 활동의 경우라면, 사람들은 그 실패의 원인을 알려고 애쓰며, 어떻게 하면 더 잘 할 수 있을까를 배우려고 하거나, 아니면 포기하고 말 것이다. 그러나 사랑의 경우 포기가 불가능하기 때문에 사랑의 실패를 극복하는 데는 단 한 가지 적절한 방법이 있는 듯 하다. 즉 그것은 실패의 이유를 조사하고, 나아가 사랑의 의미를 배우는 것이다.

일차적으로 해야 할 것은 산다는 것이 기술인 것과 마찬가지로 '사랑도 기술'이라는 사실을 인식하는 것이다. 만약 우리가 사랑하는 법을 배우려고 한다면, 우리가 다른 기술, 즉 음악이나 미술이나 목공일 또는 의학이나 공학 기술을 배우는 것과 같은 방식으로 그것을 배우지 않으면 안될 것이다.

어떤 기술을 배우는 데 있어서 필요한 단계는 무엇인가? 기술을 배우는 과정은 편의상 두 부분으로 나눌 수 있는데, 하나는 이론을 숙지하는 것이며, 다른 하나는 실행의 숙달이다. . . . 그러나 이론과 실행의 숙달 이외에 어떤 기술에 있어서나 대가가 되기 위해서는 제 3의 요소가 수반되어야 하는데, 즉 그것은 기술의 완전 숙달이 궁극적 목표가 되어야 한다. 이 세상에서 기술보다 더 중요한 것은 아무 것도 없다. 이것은 음악이나 의술이나 목공일과 마찬가지로 사랑에도 적용된다.

2. 사랑의 이론

(1) 사랑, 인간 실존의 문제에 대한 해답

사랑에 관한 어떤 이론도 인간의 이론, 즉 인간 실존의 이론과 함께 시작되어야 한다. 동물에게서도 우리는 사랑과 비슷한 것을 발견할 수가 있다. 그러나 동물의 애착심은 대개 그들의 본능의 일부에 지나지 않는다. 인간에 있어서는 이 본능의 잔재만이 작용하고 있음을 엿볼 수 있다. 인간 실존에 있어서 본질적인 것은 인간이 동물 세계, 즉 본능이 적용하는 세계로부터 벗어났다는 사실이며, 자연을 초월했다는 사실이다. 비록 인간이 자연을 떠나지는 않았다 하더라도 인간은 자연의 일부이다. 그렇지만 일단 자연에서 떨어져 나오면 인간은 자연으로 되돌아 갈 수가 없다.

인간은 이성을 부여받았다. 인간은 '자기 자신을 인식하고 있는 생명체'이다. 인간은 자기 자신과 자기 동료와 자기의 과거와 자기 미래의 가능성을 인식하고 있다. 인간은 자신이 분리된 실체라는 것을 알고 있으며, 자신의 생명이 짧다는 것을 알고 있으며, 자기 의지와는 관계없이 태어나서 자기 의지와는 반대로 죽어야 한다는 사실을 알며, 자기가 사랑하는 사람에 앞서, 또는 사랑하는 사람이 자기에 앞서 죽을 것이라는 사실도 알고 있다. 그가 고독하며 분리되어 있다는 것도 알며, 자연이나 사회의 힘 앞에 무력하다는 것도 알고 있으며, 이러한 모든 것들이 인간의 고립되고 분리된 실존을 견디기 어려운 감옥으로 만든다.

분리의 체험은 불안을 야기한다. 실로 그것은 모든 불안의 근원이다. 분리되어 있다는 것은 나의 인간적 능력을 사용할 힘을 상실토록 차단 당함을 의미한다. 그러므로 분리되는 것은 무력함을 의미하며, 사물과 인간의 세계를 능동적으로 파악할 수 없음을 의미한다. 또 그것은 내가 세계에 대하여 반응할 수 있는 능력을 넘어 세계가 나를 침범할 수 있음을 의미한다. 그리하여 분리는 심한 불안의 근원인 것이다.

그래서 인간의 가장 깊은 욕구는 그 분리를 극복하여 그의 고독의 감옥에서 벗어나는 것이다. 이 목적을 달성하는데 전적으로 실패한다는 것은 정신이상을 의미한다. 왜냐하면 완전한 고립이라는 공포는 외부 세계로부터 완전히 물러나서 분리의 감정이 사라져야만 극복될 수 있기 때문이다.

시대와 문화권을 불문하고 인간은 같은 한 가지 문제에 대한 해결, 즉 인간은 어떻게 분리를 극복하고 합일을 성취하는가, 어떻게 자기 자신의 개인적 삶을 넘어서서 하나됨을 발견하는가 하는 문제에 대한 해결에 직면하게 된다. 이 문제는 동굴 속에 사는 원시인에게도, 가축떼를 돌보는 유목민에게도, 이집트의 농부에게도, 로마 군인들에게도, 중세의 수도사들에게도, 일본의 사무라이에게도, 현대의 사무원과 공장 노동자들에게도 마찬가지이다. 그것은 같은 토대, 즉 같은 인간 실존의 상황과 조건에서 생기는 것이기 때문에 같은 것이다. 대답은 여러 가지일 수 있다. 동물숭배와 인간의 희생, 군대의 정복, 사치에의 탐익, 금욕적인 단념, 강박적인 작업, 예술의 창조, 신의 사랑과 인간의 사랑 등등의 대답이 나올 수 있다.

생산적인 작업에서 이루어지는 합일은 인간 상호간의 것이 아니다. 시끌벅적한 술자리의 융합에서 이루어지는 합일은 덧없는 것이다. 획일성에 의한 합일은 거짓 합일이다. 그리하여 그것들은 실존의 문제에 대한 부분적인 해답에 불과하다. 완전한 해답은 인간 상호간의 합일을 이루는 것으로서 '사랑'으로 다른 사람과 융합을 달성하는 것이다.

인간 상호간의 이 융합의 욕망은 인간의 가장 강력한 욕망이다. 그것은 가장 근본적인 열정이며, 인류를 하나로 유지하며, 가문과 가족과 사회를 유지하는 힘이다. 이것을 달성하지 못하게 되면 정신이상이나 파멸, 즉 자기파멸이나 다른 사람의 파멸을 의미한다. 사랑이 없이는 인간은 하루도 존재할 수 없다.

그러나 만약 우리가 인간 상호간의 합일의 달성을 "사랑"이라고 부른다면 상당한 곤란에 빠지게 된다. 융합은 여러 가지 방법으로 이루어질 수 있다. 이런 것들을 모두 사랑이라고 불러야 할 것인가? 의미상의 어려움이 많아서 대답은 임의적인 것이 될 수밖에 없다. 문제가 되는 것은 우리가 사랑에 대해서 말할 때 우리가 어떤 종류의 합일에 대해서 말하고 있는가를 아는 것이다. 사랑을 실존의 문제에 대한 성숙한 해답으로 볼 것인가, 혹은 '공생적 합일'(symbiotic union)이라 할 수 있는 미성숙한 형식의 사랑으로 볼 것인가? 다음에서 나는 전자만을 사랑으로 부를 것이다. 그러나 후자의 "사랑"에 대한 논의부터 시작하기로 한다.

'공생적 합일'은 임신한 어머니와 태아 사이에서처럼 생물학적 관계 형태를 갖는다. 그들은 둘이면서 하나이다. 그들은 "함께" 살며, 서로를 필요로 한다. 태아는 어머니의 일부이며, 어머니로부터 필요한 모든 것을 받는다. 어머니는 태아의 세계이며, 어머니는 태아를 양육하며, 보호한다. 그러나 어머니 자신의 생명도 태아로 인해서 향상된다. 정신적(psychic) 공생적 합일에서는 두 몸은 독립적이지만, 그러나 심리적으로는 같은 종류의 애착이 존재한다.

공생적 합일의 '피동적' 형식은 복종이며, 임상적 용어를 쓰면 '매저키즘'(masochism)이다. 매저키즘적인 사람은 자기를 이끌어주고, 지도해 주고, 보호해 주는 어떤 사람, 말하자면 자기의 생명이 되며, 산소가 되는 어떤 사람의 일부가 됨으로써 고립과 분리라는 견딜 수 없는 감정으로부터 벗어난다.

공생적 합일의 '능동적' 형식은 지배이다. 즉 매저키즘에 대응하는 심리학적 용어를 쓴다면 '새디즘'(sadism)이다. 새디즘적인 사람은 다른 사람을 자기 자신의 일부로 만듦으로써 자기의 고독과 감금상태의 감각으로부터 벗어나고자 한다. 그는 자기를 숭배하는 다른 사람을 끌어들임으로써 자기를 만족시키고 고양시킨다[2].

공생적 합일에 비해서 성숙한 사랑은 자기 자신의 존엄성과 개성을 유지하는 상태 하에서의 합일이다. 사랑은 인간 속에 있는 능동적 힘이다. 인간을 자기 동료로부터 분리하는 벽을 파괴하여 다른 사람과 합일시키는 힘이다. 사랑은 고립과 분리의 감각을 극복시키면서도 자기 자신이 되게 하고, 자기의 존엄성을 유지하게 한다. 사랑 속에서는 두 존재가 하나가 되면서도 둘로 남아 있다는 역설이 일어난다.

사랑은 피동적인 감정이 아니라 하나의 활동이다. 사랑은 "빠지는"

---

[2] 매저키즘과 새디즘에 대한 보다 상세한 내용은 프롬의 『사랑의 기술』(*The Art of Loving*. New York: Harper Perennial Modern Classics, 2000), pp. 18~19; 이규호 역. 『자유로부터의 도피』(*Escape from Freedom*)(삼성출판사, 1977), pp. 107~132를 참조할 것.

(falling for) 것이 아니라 "서 있는"(standing in) 것이다. 가장 일반적인 방법으로 사랑의 능동적 성격을 설명하면, 사랑은 무엇보다도 '주는'(giving) 것이지, '받는'(receiving) 것이 아니라고 말할 수 있다.

주는 것이란 무엇인가? 이 질문에 대한 대답은 단순한 것 같지만, 실은 애매하고 복합적이다. 가장 널리 퍼져 있는 오해는 주는 것이 어떤 것을 "포기하는"(giving up) 것이며, 빼앗기는 것, 희생하는 것으로 여기는 것이다. 준다는 행위를 이런 식으로 경험하는 것은 성격이 수용적(受容的)이고, 착취적이며, 저장적 태도 이상의 단계로 발전하지 못한 사람이다. 판매형의 성격은 기꺼이 주려고는 하지만, 받기 위한 교환조건으로서 준다. 받지 않고 준다는 것은 그에게는 일종의 사기를 당하는 일이다. 성격이 주로 비생산적인 사람은 주는 것을 손해로 여긴다. 그러므로 이런 유형의 사람들은 주기를 거부한다. 어떤 사람들은 주는 것을 희생으로 보고 미덕으로 여긴다. 그들은 주는 것이 고통스럽다는 바로 그 이유 때문에 주어야 한다고 느끼며, 그들에게 준다는 미덕은 희생을 감수한다는 바로 그 행위에 있는 것이다. 그들에게 받는 것보다 주는 것이 좋다는 규범은 기쁨을 경험하기보다 손실을 당하는 것이 더 좋다는 것을 의미한다.

생산적 사람에게는 주는 것은 전혀 다른 의미를 가지고 있다. 주는 것은 잠재력의 최고의 표현이다. 준다는 바로 그 행위에서 나의 힘과 부와 역량을 경험한다. 이 고양된 활력과 잠재력의 경험은 나를 기쁨으로 충만케 한다. 내 자신이 활력이 넘쳐나서 소비하며, 살고 있고, 그래서 기쁨을 경험하는 것이다. 주는 것은 빼앗기기 때문이 아니라 주는 행위 속에서 나의 활력이 표현되기 때문에 받는 것보다 더욱 기쁜 것이다.

주는 것 말고도 사랑의 능동적 성격은 항상 모든 형식의 사랑에 공통적인 어떤 기본적 요소를 내포하고 있다는 사실에서 명백해진다. 이들 요소들은 '배려와 책임, 존중과 앎'이다.

사랑이 '배려'(care)를 내포하는 것은 아기에 대한 어머니의 사랑에서 가장 뚜렷이 나타난다. 만약 어머니가 아기에 대한 배려가 부족할 때, 또 아기에게 젖을 먹이고, 목욕시키고, 편하게 해주는 일을 소홀히 하고 있을 경우, 우리는 어머니의 사랑의 확실성을 진정으로 인정할 수 없을 것이며, 이와 반대로 아이에 대한 어머니의 진실한 배려를 보게되면 그 어머니의 사랑에 깊은 인상을 받게 된다. 이것은 동물이나 꽃들에 대한 사랑에서도 다르지 않다. 만약 어떤 여자가 꽃을 사랑한다고 말하더라도 그 꽃에 물주기를 잊고 있다면, 우리는 그 여자가 꽃을 사랑한다는 것을 믿지 못할 것이다. '사랑은 우리가 사랑하는 것의 생명과 성장에 대한 적극적인 관심이다.' 이 적극적인 관심이 결여되어 있는 곳에서는 어떤 사랑도 있을 수 없다.

배려와 관심은 사랑의 또 다른 측면, 즉 '책임'(responsibility)의 측면도 내포한다. 오늘날 책임은 종종 의무(duty), 즉 어떤 사람에게 외부로부터 부과되는 어떤 것을 의미한다. 그러나 참된 의미에 있어서 책임은 전적으로 자발적인 행동이다. 그것은 표현하든, 표현하지 않든, 어떤 다른 사람의 요구에 대한 반응이다. "책임을 진다"(responsible)는 것은 "반응"(respond)할 수 있고, 할 준비가 되어 있음을 의미한다.

만약 사랑의 제 3 요소가 '존중'(respect)이 아니라면, 책임은 지배 또는 소유로 쉽게 타락할 수 있을 것이다. 존중은 두려움도 경외(敬畏)도 아니다. 존중은 단어의 어원(respicere = 바라보다)에 따르면, 사람을 있는 그대로 보며, 그의 특이한 개성에 유의하는 능력을 가리킨다. 존중이란 상대방이 그 자신 그대로 성장하고 발전해야 한다는 관심을 의미한다. 그리하여 존중은 착취가 없음을 뜻한다. 나는 사랑하는 사람이 나에게 봉사하기 위해서가 아니라, 그 자신을 위해서, 그 자신의 방식으로 성장하고 발전하기를 바란다. 만일 내가 다른 사람을 사랑한다면, 나는 그와 혹은 그녀와 하나가 됨을 느끼지만, 내가 사용할 대상으로서 필요로 하는 대로가 아니라, 있는 그대로의 그와 하나가 되는 것이다. 존중이란 오직 독립을 성취했을 때에만, 즉 다른 사람의 부축을 받지 않고, 다른 사람을 지배하거나 착취하지 않고 내 발로 서서 걸어다닐 수 있을 때에만 가능하다는 것은 명백한 사실이다. 존중은 자유의 토대 위에서만 존재한다. 옛 프랑스의 노래가 "사랑은 자유의 소산"이라고 하듯이, 사랑은 자유의 아이이지, 결코 지배의 아이는 아니다.

어떤 사람을 존중하는 것은 그 사람을 알지 않고는 불가능하다. 배려와 책임이 앎(knowledge)에 의하여 유도되지 않는다면, 맹목적인 것이 되고말 것이다. 앎이 관심에 의하여 동기유발이 되지 못한다면, 공허한 것이 되고말 것이다. 앎에는 여러 층위가 있다. 사랑의 한 양상이 되는 앎은 주변에 머무는 일이 없이 바로 핵심으로 파고드는 것이다. 그것은 내가 내 자신에 대한 관심을 초월하여 타인을 그 자신의 가치로 볼 수 있을 때에만 가능하다.

"비밀"을 아는 다른 방법은 사랑이다. 사랑은 다른 사람에 대한 적극적인 침투인데, 거기서 나의 알고싶은 욕망은 합일(union)에 의하여 이룩된다. 단순한 융합(fusion)의 행위에서는 내가 당신을 알며, 내 자신을 알며, 모든 사람을 알지만, 동시에 나는 아무 것도 모른다. 내가 아는 것은 살아 있는 것에 관한 지식은 인간에게는 합일의 경험에 의해서만 가능하지만, 사고가 제공할 수 있는 지식으로서는 불가능하다는 사실이다. 새디즘은 비밀을 알고싶어하는 동기에서 발생하지만, 그런데도 여전히 모르는 상태에 있다. 다른 사람의 사지를 갈기갈기 찢어 보아도 내가 한 일은 그를 파괴하는 것뿐이다. 사랑이야 말로 앎의 유일한 방법이며, 그것은 합일이라는 행위로서 나의 질문에 대답한다. 사랑의 행위, 곧 내 자신을 주는 행위, 다른 사람을 파고드는 행위에서만 나는 내 자신을 발견하며, 우리 둘을 함께 발견하며, 인간을 발견한다.

배려, 책임, 존중 및 앎은 서로 의존하고 있다. 그것들은 성숙한 사람, 즉 자기 자신의 능력을 생산적으로 발전시키는 사람, 자기가 일한 것만큼 갖기를 바라는 사람, 전지전능의 나르시즘적인 꿈을 포기한 사람, 순수한 생산적 활동만이 줄 수 있는 내적인 힘에 입각한 겸손을 체득한 사람에게서 발견될 수 있는 태도의 징후이다.

나는 지금까지 인간의 분리를 극복하는 것으로서, 또 합일에의 열망을 달성하는 것으로서 사랑에 대해서 말해 왔다. 그러나 보편적이며, 실존적인 합일에의 요구를 넘어서 보다 특수하고, 생물학적인 요구가 있는데, 그것은 즉 남성과 여성이라는 양극 사이의 합일을 위한 욕망이다. 이 양극 사상은 신화에 가장 뚜렷이 표현되어 있는 바, 즉 본래 남자와 여자는 하나인데, 그것이 반으로 쪼개짐으로써 그 때부터 그들은 각기 자기 자신의 잃어버린 반쪽을 찾아 하나로 결합하려고 한다는 것이다. (최초에 양성이 일체였다고 하는 이와 같은 사상은 아담의 갈비뼈로부터 이브가 만들어졌다는 성경 이야기에도 들어 있다. 하지만 이 이야기에는 가부장주의 정신으로 여자가 남자에 비해서 이차적인 존재로 여겨지고 있다.) 신화가 의미하는 바는 실로 명백하다. 성적인 양극성은 인간을 이성과의 합일이라는 특수한 방식으로 합일을 구하도록 유도한다. 남성적 원리와 여성적 원리 사이의 이 양극성은 개개의 남녀 내부에서도 또한 존재한다. 생리적으로 남녀가 각각 자기 반대성의 호르몬을 가지고 있듯이, 심리학적 의미에서도 또한 양성적(bisexual)이다. 정신과 물질의 양면에서 그들은 수용(receiving)과 침투(penetrating)의 원리를 그들 자신 안에서 실행한다. 남자도, 여자도 자기의 여성적 또는 남성적 양극의 합일에서만 자기 자신 내부의 합일을 발견한다. 이와 같은 양극성은 모든 창조의 기본이다.

남녀 양극성은 또한 인간 상호간의 창조의 기본이기도 하다. 이는 생물학적으로 정자와 난자의 결합이 아이의 출생의 기본이라는 사실에서도 명백하다. 그러나 순수하게 정신적(psychic) 영역에서도 마찬가지이다. 남녀 사이의 사랑에서 그들 각자가 재생하게 된다. (동성애적인 일탈은 이 양극의 합일을 달성하는데 실패하기 때문에 동성애자는 해결이 불가능한 분리, 즉 실패의 고통을 겪는다. 하지만 사랑할 수 없는 보통의 이성애자도 마찬가지이다.)

(2) 부모와 자식 간의 사랑

사랑의 대상의 발달은 사랑의 능력의 발달과 밀접히 관련되어 있다. 아이가 출생 후 처음 몇 달 또는 몇 년 간은 아이의 가장 가까운 애착 대상은 어머니이다. 이 애착은 어머니와 아이가 둘이지만 아직 하나 때인 출생의 순간 전에 시작한다. 출생은 어떤 점에서는 사태를 변화시키지만, 그러나 현저한 정도는 아니다. 아이는 이제 비록 자궁 밖에서 살고 있다 하더라도, 아직 어머니에게 전적으로 의지하고 있다. 그러나 날이 갈수록 점점 더 독립적으로 된다. 아이는 걷고, 말하고, 독자적으로 세계를 탐구하기를 배운다. 어머니에 대한 관계는 다소 중요성을 잃고, 대신에 아버지에 대한 관계가 점점 중요성을 더해 간다.

어머니로부터 아버지로의 이러한 변화를 이해하기 위하여, 우리는 모성애와 부성애 간의 특질에 있어서 본질적인 차이를 고찰해 보아야 한다. 모성애는 본질상 무조건적이다. 어머니는 새로 태어난 아기를 사랑하는 것은, 그 아기가 어떤 특별한 조건을 채워주었거나, 또는 어떤 특별한 기대에 맞게 행동해서가 아니라, 그 아이가 자기 아기이기 때문이다. . . .

아버지에 대한 관계는 이와는 전혀 다르다. 어머니는 우리가 태어난 집이다. 어머니는 자연이며, 땅이며, 대양이다. 아버지는 그러한 자연적인 집을 나타내지 않는다. 아버지는 아이가 출생 후 첫 몇 년간은 아이와 별반 관계가 없으며, 유아기의 아이에 대한 아버지의 중요성은 어머니의 그것과 비교할 수 없다. 그러나 아버지가 자연적인 세계를 표방하지 않는 대신, 인간 존재의 다른 극을 나타낸다. 그것은 즉 사상과 인공물들, 법률과 질서, 훈육과 여행과 모험의 세계이다. 아버지는 아이를 가르치는 사람이며, 아이에게 세계로 진출하는 길을 열어주는 사람이다.

이 기능과 밀접히 관련되는 것은 사회-경제적 발전과 관련되는 기능이다. 사유 재산이 생기고, 이 사유 재산이 아들 중의 하나에게 물려 줄 수 있을 때, 아버지는 자기 재산을 물려줄 수 있는 아들을 선택하기 시작한다. 당연히, 그 선택은 아버지가 자기의 후계자가 되기에 가장 적합하다고 생각하는 아들로서, 그는 아버지와 가장 닮았고, 결과적으로 아버지가 가장 좋아하는 아들이다. 부성애는 조건부의 사랑이다. 그 원칙은 "내가 너를 사랑하는 것은 너가 나의 기대를 충족시키기 때문이며, 너가 너의 의무를 다하기 때문이며, 너가 나와 닮았기 때문"이다. 이 조건부의 부성애도, 무조건적인 모성애와 마찬가지로 부정적인 면과 긍정적인 면을 볼 수 있다. 부정적인 면이란 부성애는 보상을 요구하며, 만약 기대하는 바를 수행하지 못하면 사랑을 잃는다는 바로 그 사실이다. 부성애의 본질은 순종이 주요 미덕이 되고, 불순종은 주요한 죄가 되며, 그 처벌은 부성애의 철회라는 사실이다. 긍정적인 면도 마찬가지로 중요하다. 즉 아버지의 사랑이 조건부이므로 그것을 얻기 위해서 나는 무엇인가를 할 수 있다. 나는 그것을 위해서 일할 수 있다. 즉 부성애는 모성애처럼 내가 조정할 수 없는 것이 아니다.

결국 성숙한 사람은 자기가 자기 자신의 어머니이며, 자기 자신의 아버지인 위치에 도달해야 한다. 말하자면 자기가 어머니의 양심과 아버지의 양심을 체득하는 것이다. 어머니의 양심은 "어떤 그릇된 행동도, 범죄도 너의 생명과 행복을 위한 나의 사랑과 나의 소망을 박탈할 수 없다"고 말한다. 아버지의 양심은 "만일 그릇된 행동을 하면, 너는 너의 잘못의 결과를 받아들이는 것을 피할 수 없다. 만약 내가 너를 좋아하도록 할려면, 무엇보다도 너는 너의 방식을 바꾸어야 한다"고 말한다. 성숙한 사람은 외면적인 어머니, 아버지 상(像)에서 벗어나 그 상을 자기 내면에 쌓아야 한다. 그러나 프로이트의 초자아(super-ego)의 개념과는 대조적으로, 어머니와 아버지를 통합하는 게 아니고, 자기 자신의 사랑하는 능력 위에 모성적 양심을, 자기의 이성과 판단력 위에 부성적 양심을 구축함으로써 그것들을 내면화해야 한다. 더 나아가 성숙한 사람의 어머니의 양심과 아버지의 양심이 서로 모순되는듯이 보임에도 불구하고 그 양쪽을 함께 사랑한다. 만약 아버지의 양심만을 보유하려고 한다면, 그는 거칠고 비인간적이 될 것이며, 만약 어머니의 양심만을 보유하려고 하면, 그는 판단력을 잃기 쉽고, 자기 자신이나 다른 사람의 발전에 방해가 되기 쉬울 것이다. 어머니 중심의 애착으로부터 아버지 중심의 애착으로의 이러한 발전과 궁극적으로 그 둘을 종합하는 데에 정신 건강과 성숙을 이룩하는 토대가 마련된다. 이러한 발전이 실패하는 곳에 노이로제의 근본 원인이 있는 것이다.

(3) 사랑의 대상

a. 형제애(Brotherly Love)

모든 유형의 사랑의 기초가 되는 가장 근본적인 종류의 사랑은 '형제애'(brotherly love)이다. 이것은 다른 인간에 대한 책임과 배려와 존중과 앎을 뜻할 뿐만 아니라, 나아가 그 사람의 생명을 더욱 북돋우고자 하는 소망을 뜻한다. 이것은 성경에서 "네 이웃을 네 자신 같이 사랑하라"고 하는 그러한 종류의 사랑이다. 형제애는 모든 인간에 대한 사랑이다. 그것은 배타성이 없다는 데에 그 특징이 있다. 만약 내가 사랑하는 능력을 발전시켰다면, 나는 나의 형제를 사랑하지 않을 수 없다. 형제애 속에는 모든 사람과의 결합, 인간적 결속, 인간적 일치의 경험이 있다. 형제애는 우리 모두가 하나라는 경험에 토대를 두고 있다. 재능이나 지능, 지식의 차이는 모든 인간에 공통적인 인간적 핵심의 동일성에 비하면 무시해도 좋은 것이다. 이 동일성을 경험하기 위해서는 주변에서부터 핵심으로 침투하는 것이 필요하다. 내가 타인을 주로 피상적으로 지각할 뿐이라면, 나는 우리를 분리하는 차이를 지각할 뿐이다. 만약 내가 핵심으로 침투한다면, 그 때 나는 우리의 동일성, 즉 우리가 형제라는 사실을 지각한다. 이 중심과 중심과의 관련성은 주변과 주변의 관련성 대신에 "중심적 관련성"이다.

형제애는 동배 사이의 사랑이다. 그러나 실제로 우리가 동배라고 하더라도 항상 "평등"하지는 않다. 우리가 인간인 한, 모두가 도움을 필요로 한다. 오늘은 내가, 내일은 당신이 도움을 필요로 한다. 그러나 이러한 도움이 필요하다고 해서 한쪽이 무력하며, 다른 한쪽이 능력이 있다는 것을 의미하지는 않는다. 무력한 것은 일시적인 조건이며, 자기 자신의 발로 서고 걷는 능력이 영구적이며, 공통적인 것이다.

b. 모성애(Motherly Love)

우리는 이미 앞장에서 모성애와 부성애 사이의 차이를 다루었을 때, 모성애의 본질을 다루었다. 거기서 말한 바와 같이 모성애는 아이의 생명과 그의 요구에 대한 무조건적 긍정이다. 그러나 여기에 덧붙여 한 가지 중요한 점이 첨가되어야 한다. 아이의 생명을 긍정하는 데는 두 가지 양상이 있다. 하나는 아이의 생명의 유지와 성장을 위하여 절대적으로 필요한 배려와 책임이다. 다른 하나는 단순한 생명의 유지를 넘어선다. 그것은 생에 대한 사랑을 아이에게 주입시키는 태도로서 아이가 어린 아들과 딸로 이 지상에 살아 있다는 것은 좋은 것이라는 점을 느끼게 해주는 것이다. 모성애의 이들 두 양상은 성서의 천지창조 이야기 속에 간결하게 표현되어 있다. 하느님은 세계와 인간을 창조한다. 이것은 존재에 대한 단순한 배려와 긍정에 해당한다. 그러나 하느님은 이 최소한의 요구를 넘어선다. 하느님은 자연과 인간을 창조하시고 나서 하루하루마다 "좋구나"하고 말씀 하신다.

제2단계에서 모성애는 아이가 태어난 것이 좋다는 것을 느끼게 한다. 모성애는 아이에게 살아 있고싶은 소망 뿐만 아니라 생에 대한 사랑을 주입시킨다. 그와 같은 사상은 성서 속에 또 하나의 상징으로 표현되어 있다. 즉 약속의 땅(땅은 항상 어머니의 상징이다)은 "젖과 꿀로 넘친다"고 기술되어 있다. 젖은 사랑의 제1의 양상을 상징하는 것이며, 배려와 긍정을 상징하는 것이다. 꿀은 인생의 감미, 인생에 대한 사랑, 살아 있음의 행복을 상징한다. 대다수의 어머니들은 "젖"을 줄 수는 있지만, "꿀"도 줄 수 있는 어머니는 많지 않다. 꿀을 줄 수 있기 위해서는 어머니가 "좋은 어머니"가 되어야 할 뿐만 아니라 행복한 사람이 되어야 하는데, 이 목표를 달성한 사람은 많지 않다. 아이에 대한 어머니의 영향은 엄청나다. 생명에 대한 어머니의 사랑은 불안과 마찬가지로 전염성이 있다. 그 두 가지 태도는 아이의 전 인격에 깊은 영향을 미친다. 우리는 실제로 아이들 ─ 어른도 포함해서 ─ 중에서 "젖"만을 받은 아이와 "젖과 꿀"을 함께 받은 아이의 차이를 구별할 수가 있다.

c. 에로틱한 사랑(Erotic Love)

형제애는 동배들 간의 사랑이며, 모성애는 무력한 자에 대한 사랑이다. 이들 사랑은 서로 다르지만, 그 본질상 한 사람에게 국한되지 않는다는 공통점을 가지고 있다. 만약 내가 나의 한 형제를 사랑한다면 나는 나의 모든 형제를 사랑하는 것이며, 만약 내가 나의 한 아이를 사랑한다면 나의 모든 아이를 사랑하는 것이다. 아니 그 이상으로 나는 모든 아이들을, 나의 도움을 필요로 하는 모든 아이들을 사랑한다. 에로틱한 사랑은 이들 두 가지 유형의 사랑과는 대조적이다. 그것은 완전한 융합에 대한 갈망, 한 인간이 다른 한 인간과의 합일에 대한 갈망이다. 그것은 바로 그 본질에 있어서 배타적이며, 보편적이 아니다. 그것은 또한 아마도 사람을 가장 현혹시키는 사랑의 형태일 것이다.

무엇보다도 먼저 그것은 사랑에 "빠진다"(falling)는, 즉 그 순간까지 낯선 타인이었던 두 사람 사이에 존재했던 장벽이 갑자기 무너지는듯한 폭발적인 경험과 종종 혼동된다. 그러나 앞에서 지적한 바와 같이, 갑자기 친밀해지는 이러한 경험은 바로 그 본질상 단명할 수밖에 없다. 낯선 타인이 친밀하게 아는 사람이 된 후에는 극복해야할 더 이상의 장벽도 없으며, 더 이상 가까워져야할 거리도 없다. "사랑하는" 그 사람을 자기 자신과 마찬가지로 잘 알게된다. 또는 아마도 잘 몰랐다고 할 수도 있으리라. 만약 다른 사람을 경험하는데 더욱 깊이가 있었다든가, 만약 자기 인간성의 무한성을 경험할 수 있었던 사람이라면, 다른 사람과 그렇게 쉽게 친밀해지지 않았을 것이다. 그리고 장벽을 극복하는 기적도 매일 새롭게 일어날 것이다. 그러나 대부분의 사람들의 경우, 다른 사람뿐 아니라 자기 자신마저도 너무 빨리 탐색이 끝나버리고 만다. 그들에게 있어서 친밀성은 우

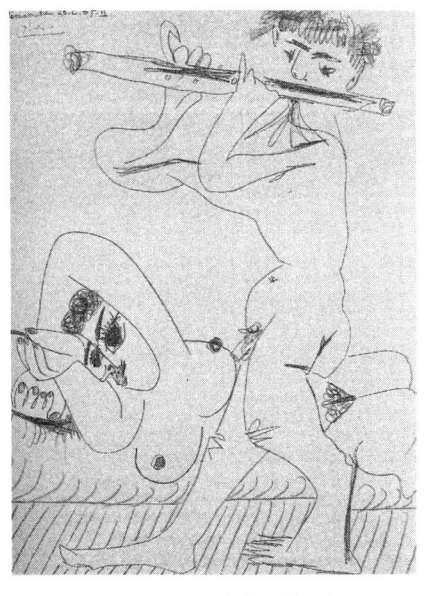

파블로 피카소 〈피리를 부는 판〉

선적으로 성적 접촉을 통하여 확립된다. 그들은 다른 사람과의 분리를 먼저 육체적 분리로서 경험했기 때문에 육체적 합일이 곧 분리의 극복을 의미한다.

성적 욕망은 융합을 목표로 한다. 그것은 결코 육체적 욕망, 즉 고통스러운 긴장의 해소만이 아니다. 그러나 성적 욕망은 사랑에 의하여 자극될 수 있는 바와 마찬가지로 고독의 불안이나, 정복하고 정복당하고싶은 욕망, 허영이나, 심지어 가해하거나, 파괴하고 싶은 욕망에 의하여도 자극될 수 있다. 성적 욕망은 사랑은 하나뿐이라는 강렬한 정서와도 쉽게 융합되어 자극을 받는 것 같다. 성적 욕망은 대다수의 사람들의 마음 속에서 사랑의 관념과 결합되어 있으므로, 그들은 육체적으로 서로를 원할 때 서로를 사랑하고 있다는 그릇된 결론으로 쉽게 이끌리게 된다. 사랑은 성적 합일에 대한 욕망을 일으킬 수 있다. 그러나 이 경우의 육체적 관계는 탐욕이나 정복 또는 피정복의 욕망이 없는 대신에 부드러움(tenderness)과 섞이게 된다. 만약 육체적 합일에 대한 욕망이 사랑에 의하여 자극받지 않는다면, 만약 에로틱한 사랑이 또한 형제애가 되지 않는다면, 그것은 방탕적이고, 일시적인 기분 이상의 합일에 결코 이를 수가 없을 것이다. 성적 매력은 순간적으로 합일의 환상을 일으키지만, 사랑이 없으면 이러한 "합일"(union)은 이전과 마찬가지의 서로 멀리 떨어져 있는 타인으로 남겨 놓는다. 때때로 그 합일은 서로를 부끄럽게 만들며, 혹은 또 서로를 증오하게 한다. 왜냐하면 환상이 사라졌을 때, 그들은 이전보다도 더 소원함을 느끼기 때문이다. 부드러움은 프로이트가 믿었던 것처럼 결코 성적 본능의 승화가 아니고, 형제애의 직접적 결과이며, 육체적 형태의 사랑 뿐만 아니라 비육체적 형태의 사랑에도 존재한다.

d. 자기애(Self-Love)

사랑의 개념을 여러 대상에 대하여 적용하는 데는 이의를 제기하지 않으면서도 다른 사람을 사랑하는 것은 미덕이고, 자기 자신을 사랑하는 것은 죄악이라는 신념이 널리 퍼져 있다. 내가 내 자신을 사랑하는 정도로 다른 사람을 사랑하지 않으며, 자기애는 이기심과 마찬가지라고 여겨지고 있다. 이러한 견해는 서구 사상에서는 멀리까지 소급된다. 칼빈(Calvin)은 자기애를 "페스트"라고 칭한다. 프로이트는 자기애를 정신병의 술어로 말하고 있지만, 그럼에도 불구하고 그의 가치 판단은 칼빈의 그것과 마찬가지이다. 그에게 있어서 자기애는 나르시시즘(narcissism)과 같은 것으로서 리비도가 자기 자신으로 향하는 것이다. 나르시시즘은 인간의 발전단계에서 가장 초기 단계이며, 후기 단계에서 이 나르시시즘의 단계로 되돌아 가는 사람은 사랑을 할 수 없는 사람이다. 극단적인 경우, 그런 사람은 정신이상이다. 프로이트는 사랑이 리비도의 표출이며, 리비도가 다른 사람에게 향하면 사랑(love)이 되고, 자기 자신에게로 향하면 자기애(self-love)라고 생각한다. 사랑과 자기애는 이리하여 한쪽이 많으면 많을수록, 다른 쪽이 적어진다는 의미에서 상호 배타적이다. 만약 자기애가 나쁘다면, 비이기적인 것이 미덕이라고 할 수 있을 것이다.

이러한 의문이 생기게 된다. 즉 자기 자신에 대한 사랑과 타인에 대한 사랑이 기본적으로 서로 모순된다고 하는 명제를 심리학적 관찰이 지지할 수 있는가? 자기 자신에 대한 사랑은 이기심과 같은 현상인가? 혹은 그 반대인가? 더 나아가 현대인의 이기심이라는 것은 실제로 모든 지적, 정서적, 관능적 잠재력을 가진 개인으로서 자기 자신에 대한 정상적인 관심은 아닌가? "그"는 그의 사회-경제적 역할의 한 부속물이 되지는 않았는가? 그의 이기심은 자기애와 동일한 것인가? 아니면 바로 그 자기애의 결핍에 의하여 이기심이 일어나는 것은 아닌가?

이기심과 자기애의 심리적 양상에 대한 논의에 들어가기 전에 타인에 대한 사랑과 자기에 대한 사랑이 서로 배타적이라는 견해 속에 있는 논리적 오류를 지적해야 한다. 만약 나의 이웃을 한 인간으로서 사랑하는 것이 미덕이라면, 나 역시 한 인간이므로 내 자신을 사랑하는 것이 미덕이며, 악덕일 수 없다. 내 자신이 그 속에 내포되지 않는 인간의 개념은 있을 수 없다. 그러한 배타성을 주장하는 원리는 그 자체가 본질적으로 모순된 것임이 틀림 없다. "네 이웃을 네 자신 같이 사랑하라!"라고 표현한 성서의 말씀은 자기 자신에 대한 존엄성과 특이성에 대한 존중이며, 자기 자신에 대한 사랑과 이해는 다른 사람에 대한 존중과 사랑과 이해와 분리될 수 없음을 내포하고 있다.

이제 우리는 우리의 주장에 대하여 결론을 내리는 기본적인 심리학적 전제에 이르렀다. 일반적으로 이 전제들은 다음과 같다. 즉 타인 뿐만이 아니라 우리 자신도 우리의 감정과 태도의 "대상"이다. 타인에 대한 태도와 우리 자신에 대한 태도는 기본적으로 연결되어 있으며, 모순된다는 주장과는 거리가 멀다. 이는 타인에 대한 사랑과 우리 자신에 대한 사랑이 양자택일이 아님을 뜻한다. 이와 반대로 자기 자신에 대한 사랑의 태도는 타인을 사랑할 수 있는 모든 사람들에게서 발견될 수 있을 것이다. 원칙적으로 **사랑은 "대상"과 자기 자신간의 결합이라는 점에서는 불가분리적인 것이다.** 진정한 사랑은 생산성의 표현이며, 배려와 존중과 책임과 앎을 내포한다. 그것은 어떤 사람에 의해서 호감을 받고 있다는 의미에서 "호감"(affect)이 아니라, 자기 자신의 사랑하는 능력에 근거해서 사랑하는 사람의 성장과 행복에 대한 적극적인 노력이다.

e. 신의 사랑(Love of God)

지금까지 말해 온 것은 사랑을 하고자 하는 우리들 요구의 기본은 분리의 체험과 이것에서 야기되는 분리의 불안을 합일의 체험에 의하여 극복하고자 하는 요구로 귀결된다는 점이다. 신의 사랑이라고 불리우는 종교적 형태의 사랑도 심리학적으로 보면 마찬가지이다. 그것은 분리를 극복하고 합일을 성취하고자 하는 욕구에서 발생한다. 실제로 신의 사랑이라 하더라도 인간의 사랑과 마찬가지로 서로 다른 많은 특질과 양상을 가지고 있으며, 그 차이 역시 적지 않다.

우리는 지금 자기의 부모에 대한 사랑과 신에 대한 사랑이 병치되고 있다는 중요한 사실로 되돌아 간다. 아이는 "모든 존재의 토대"로서의 어머니에 대한 애착에서 출발한다. 아이는 자신이 무력하다고 느끼며, 모든 것을 감싸 안는 어머니의 사랑을 필요로 한다. 그러다 그는 그의 애정의 새로운 중심으로서의 아버지, 사고와 행동의 지도원리인 아버지에게로 향한다. 이 단계에서 그는 아버지의 칭찬을 받고, 아버지의 불쾌를 피하고자 하는 욕구에 의하여 동기를 부여 받는다. 그러나 완전한 성숙의 단계가 되면, 그는 자신을 보호하고, 자신에게 명령하는 힘으로서의 어머니와 아버지로부터 자신을 해방시킨다. 그는 자기 자신 속에 모성과 부성의 원칙을 확립한다. 그는 자기 자신의 아버지와 어머니가 되어버렸다. 즉 그가 아버지이며, 어머니인 것이다. 인류의 역사를 통해서도 우리는 같은 발전을 보며, 또 예측할 수 있다. 그것은 신에 대한 사랑이 어머니 여신에 대한 무력한 애착으로부터 시작하여, 부성적 신에 대한 복종적 애착을 거쳐서, 신이 외부적 힘이기를 중단하는 성숙한 단계에 이르는 발전이다. 거기에서 인간은 사랑과 정의의 원칙을 자기 자신 속에 구현하며, 거기에서 그는 신과 하나가 되며, 궁극적으로는 시적(詩的)이고 상징적인 의미에서만 신에 대해서 언급하는 지점에 이르게 된다.

이러한 고찰로부터 신에 대한 사랑이 부모에 대한 사랑과 분리될 수 없는 것임을 알 것이다. 만약 어떤 사람이 어머니나 친족이나 민족에 대한 근친애적 애착으로부터 벗어나지 못한다면, 그리고 만약 그가 처벌을 하고, 보상을 주는 아버지나 혹은 어떤 다른 권위에 대한 유아적 의존에 머물러 있다면, 그는 신에 대한 사랑을 보다 성숙한 단계로 발전시킬 수 없다. 그 때 그의 종교는 신이 모든 것을 보호해 주는 어머니나 혹은 처벌과 보상을 주는 아버지로서 경험되는 종교의 초기 단계에 불과한 것이다.

현대의 종교에서 우리는 가장 초기의, 가장 원시적인 단계에서부터 가장 높은 단계에 이르기까지 모든 단계가 여전히 존재하고 있음을 발견한다. "신"(God)이라는 단어는 "절대적인 무"와 아울러 부족의 추장까지도 지칭하고 있다. 마찬가지로 각자 개인은 자기 자신 속에, 프로이트가 보여준 바처럼 자기의 무의식 속에, 무력한 유아기에서부터 모든 단계를 보유하고 있다.

문제는 어느 지점까지 그가 성장했는가하는 점이다. 한 가지만은 확실하다. 즉 어떤 사람의 신에 대한 사랑은 그의 인간에 대한 사랑과 본질적으로 다르지 않으며, 나아가 신과 인간에 대한 그의 사랑의 진짜 특질은 종종 그의 사랑이 무엇인가에 대한 보다 더 성숙한 사고에 묻히거나 합리화되어 버림으로써 의식하지 못하는 경향이 있다는 점이다. 더구나 인간에 대한 사랑이 자기 가족과의 관계에 직접적으로 묶여있는 한, 결국 그가 살고 있는 사회의 구조에 의해서 결정된다. 만약 사회 구조가 권위―공공연히 드러난 권위이든, 혹은 시장(市場)과 여론과 같은 익명적 권위이든 간에―에 대한 복종을 요구하는 것이라면, 신에 대한 그의 개념은 유아적인 것으로서, 성숙한 개념과는 거리가 멀다. 성숙한 개념의 씨앗은 일신론적 종교의 역사에서 발견되어온 것이다.

3. 사랑과 현대 서구사회에서 사랑의 붕괴

만약 사랑이 성숙하고, 생산적인 성격의 능력이라면, 어떤 특정한 문화권에서 생활하는 개인 생활에서 사랑하는 능력은 그 문화권이 평균적인 사람의 성격에 미치는 영향에 의존하게 된다. 만약 우리가 현대 서구 문화권에서 사랑에 대해서 말한다면, 서구 문명의 사회적 구조와 거기에서 파생되는 정신이 사랑의 발전에 유용한 것인가, 아닌가 하고 질문해 보는 것은 의미 있는 일이다. 이런 질문을 한다는 것은 그것에 부정적인 대답을 하는 것이다. 우리 서구인의 생활에 대한 객관적인 관찰자라면 그 누구도 사랑―형제애, 모성애, 에로틱한 사랑―이 비교적 희소한 현상이며, 사랑의 자리를 수많은 형태의 사이비 사랑이 차지하고 있다는 것을 의심할 수 없을 것이다. 그 사이비 사랑이라는 것이 실제로는 너무나 많은 형태의 사랑의 붕괴 현상이다.

 자본주의 사회는 한편으로는 정치적인 자유의 원리와, 다른 한편으로는 모든 경제적, 사회적 관계의 조정자로서 시장의 원리에 토대를 두고 있다. 상품시장은 상품이 교환되는 조건을 결정하며, 노동시장은 노동의 획득과 판매를 조정하고 있다. 유용한 물건과 유용한 인력 및 기술은 시장의 조건 하에서 폭력이나 사기를 쓰지 않고 교환되는 상품으로 변형된다. 구두는 유용하고 필요한 물건이겠지만, 만약 시장에서 구두에 대한 수요가 없다면 경제적 가치(교환가치)가 없다. 인간의 에너지와 기술도 만약 현존하는 시장의 조건 하에서 그것에 대한 수요가 없으면 교환가치가 없다. 자본가는 노동력을 살수 있으며, 그 자본에 대한 유익한 투자를 위해서 일을 하도록 요구할 수 있다. 노동자는 굶지 않으려면 현존하는 시장 조건 하에서 노동력을 자본가에게 팔지 않으면 안된다. 이러한 경제구조는 가치의 체계에 반영되어 있다. 자본은 노동을 지배하고, 축적된 물건은 생명이 없는데도 노동과 인력, 기타 살아 있는 것에 비해 더 우월한 가치를 지니고 있다.

현대 자본주의가 필요로 하는 인간은 다수가 원활하게 한데 어울려 협동하는 사람이다. 그리고 점점 더 많이 소비하고 싶어하는 사람이며, 취미가 표준화되고, 쉽게 영향을 받고, 예측할 수 있는 사람이다. 그것은 어떤 권위나 원칙이나 양심에 따르기보다 자유롭고 독립적이라고 느끼고 있으면서도, 기꺼이 명령을 들으며, 자기에게 요구된 바를 행하며, 사회기구에 마찰없이 자기를 맞추는 인간을 필요로 한다. 그는 강요 없이도 관리되고, 지도자 없이도 인도되며, 목표가 없이도 추동될 수 있는 그런 인간이다.

그 결과는 어떠한가? 현대인은 자기 자신으로부터, 자기 동료로부터, 그리고 자연으로부터도 소외되었다. 그는 상품화되었으며, 자기의 생명력을 현존하는 시장조건 하에서 얻을 수 있는 최대한의 이익을 제공하는 투자의 대상으로 경험하게 된다. 인간관계는 본질적으로 소외된 자동기계의 관계가 되고 말았으며, 각자는 자기의 안전을 대중들에게 근접함으로써, 사상이나 감정이나 행동에 있어서 그들과 차이가 없다는 데 근거를 두고 있다. 모두가 다른 사람들과 되도록 가까워질려고 노력하지만, 모두가 극도로 고독에 머물러 있고, 인간의 분리가 극복될 수 없을 때 항상 생기게 마련인 위험과 불안감과 죄악감에 깊이 빠지게 된다. 현대문명은 사람들이 이러한 고독감을 의식적으로 깨닫지 못하도록 하는 많은 완화제를 제공한다.

첫째로는 엄격하게 일상화된 관료적이고 기계적인 일인데, 그러한 일은 사람들이 초월과 합일에 대한 갈망이라는 가장 근본적인 인간적 욕망마저도 인식하지 못하게 한다. 그러나 이것만으로도 부족하여 사람은 일상적인 오락과 함께 그러한 오락산업이 제공하는 소리와 볼거리를 수동적으로 소비하고, 더 나아가 끊임없이 새로운 물건들을 사고, 그리고는 곧 그 물건들을 다른 물건들로 대치하는 만족감에 의해 자기의 무의식적 절망을 극복한다. 현대인은 헉슬리(Huxley)가 그의 소설 『멋진 신세계』(*Brave New World*)에서 묘사하고 있는 인간상과 실제로 아주 유사하다. 즉 잘 먹고, 잘 입고, 성적으로 만족을 누리고, 그런데도 자아가 없고, 그의 동료 인간들과 극히 피상적으로 접촉하는데 불과하고, 그리고 헉슬리가 아주 간결하게 공식화한 다음의 슬로건에 따라 살아간다.

즉 "개인이 (자아를) 느끼면, 공동체가 흔들린다" 혹은 "오늘 누릴 수 있는 즐거움을 내일까지 미루지 말라" 혹은 또 최고의 선언문으로서 "요즘은 모두가 행복하다" 등.

오늘날 인간의 행복은 "즐기는 데"(having fun) 있다. 즐긴다는 건 소비하는 만족에 있고 그리고 상품과 볼거리, 음식, 음료, 담배, 사람들, 강연, 책, 영화 등을 "받아들이는 데"(taking in) 있다. 모든 것을 소비하여 삼켜버린다. 세상은 우리의 식욕, 큰 사과, 큰 접시, 큰 병, 큰 유방을 위한 하나의 거대한 대상이다. 우리는 수유자(受乳者)이며, 영원히 기대하는 자이며, 희망에 넘치는 자이며, 그리고 영원히 실망하는 자이다. 우리의 성격은 교환하고, 수용하고, 물물교환하고, 소비하도록 되어 있다. 모든 것이, 물질적인 대상뿐만 아니라 정신적인 대상도 교환과 소비의 대상이 된다.

사랑에 관한 한 상황은 현대인의 이러한 사회적 성격과 일치한다. 자동인형은 사랑을 할 수가 없다. 그들은 자기들의 "인격이라는 상품 꾸러미"(personality packages)를 교환할 수 있으며, 공정한 거래를 희망한다. 이러한 소외된 구조를 가진 사랑, 특히 결혼의 가장 의미심장한 표현 중의 하나는 "팀"이라는 개념이다. 행복한 결혼의 항목 가운데 이상적인 것은 원활한 기능을 하는 팀의 이상과 마찬가지이다. 이는 원활한 기능을 하는 고용인의 개념과 별로 다르지 않다. 그는 "이성적으로 독립적이고," 협력적이며, 관용성이 있고, 동시에 야심적이고, 공격적이어야 한다. 그리하여 결혼 상담자는 우리에게 이렇게 말한다. 즉 남편은 그의 아내를 "이해하고," 도움을 주어야 한다. 남편은 아내의 새옷이나, 맛있는 요리를 칭찬해야 한다. 아내도 역시 남편이 피로하고, 기분이 상해 집으로 왔을 때, 남편의 사업상의 문제에 대한 이야기를 귀담아 들어주어야 하며, 만약 남편이 아내의 생일을 잊어버려도 화를 내지 말고, 이해를 해야한다라고. 이러한 모든 종류의 관계에서 공통적인 점은 일생을 타인으로 머물면서, 결코 "중심적인 관계"에 도달하지는 않더라도, 서로 예의를 지키면서, 서로 호감을 느낄 수 있게 하려는 두 사람 사이의 원활한 관계이다.

사랑과 결혼의 이러한 개념에 있어서 주된 강조점은 그렇게라도 하지 않으면 견딜 수 없는 고독감으로부터 도피처를 찾지 못한다는 데에 있다. 사람은 결국 "사랑"에서 고독으로부터의 도피처를 발견해 왔다. 그렇게 해서 세상에 대항하는 두 사람의 동맹을 맺는다. 두 사람의 이러한 에고이즘이 사랑과 친밀로 착각되고 있는 것이다.

사랑은 두 사람이 서로 자기들의 존재의 중심에서부터 의사소통이 되고, 그리하여 자기 존재의 중심에서에서부터 자기 자신을 체험할 수 있을 때만이 가능하다. 바로 이 "중심적 체험"(central experience)에서 만이 인간적 실재가 있으며, 오직 여기 만이 생동감이 있으며, 오직 여기 만이 사랑의 근본이 있다. 이렇게 경험한 사랑은 부단한 도전이다. 그것은 휴식처가 아니라, 함께 움직이고, 성장하고, 일하는 장소이다. 조화가 있건, 갈등이 있건, 기쁨이 있건, 슬픔이 있건, 두 사람이 그들 존재의 본질로부터 그들 스스로를 체험하고, 그들 자신으로부터의 도피가 아니라 그들 자신과 하나가 됨으로써 서로가 하나라는 근본적인 사실에 비해서 그러한 것들은 이차적인 것에 지나지 않는다. 사랑의 현존을 위해서는 오직 한 가지 증거가 있을 뿐이다. 그것은 즉 관계의 깊이이며, 관련된 각자의 생동감과 힘이다. 이것이야

말로 사랑을 인정하는 열매인 것이다.

  자동인형은 서로를 사랑할 수 없듯이 신을 사랑할 수도 없다. 신에 대한 사랑의 붕괴도 인간의 사랑의 붕괴와 같은 정도에 이르렀다. 이러한 사실은 오늘날 우리가 종교적 르네상스를 목격하고 있지 않나 하는 생각과 심하게 모순되고 있다. 어떤 것도 진실에서 더 멀어질 수 없다. 우리가 목격하고 있는 것은 (비록 예외가 있을지라도) 신의 우상화 개념으로의 퇴행이며, 신의 사랑을 소외된 성격구조에 맞추려는 관계의 변형이다. 신의 우상화 개념으로의 퇴행은 쉽게 볼 수 있다. 사람들은 원칙이나 신앙이 없이는 불안하며, 앞으로 나아가는 것 말고는 아무런 목표가 없음을 발견한다. 그리하여 그들은 계속해서 어린이로 머물러 있고, 도움이 필요할 때는 아버지나 어머니가 와서 도와주기를 바란다.

4. 사랑의 실행

  지금까지 사랑의 기술에 관한 이론적인 측면을 다루었는데, 이제 우리는 더 한층 어려운 문제, 즉 "사랑의 기술의 실행"의 문제에 마주치게 된다. 한 가지 기술을 실제로 배우고자 하면, 그것을 실행하는 것 말고 더 무엇이 있겠는가?

  어떤 기술을 실행하는 데는 어떤 일반적인 요구사항이 있다. 그것은 목공기술이든, 의료기술이든, 혹은 사랑의 기술이든 마찬가지이다. 우선 첫째로 기술의 실행은 훈련이 필요하다. 만약 그 일을 숙련된 방식으로 하지 않는다면, 그 일을 잘 할 수가 없다. 만약 "내가 단지 마음이 내키어" 어떤 일을 하는 것도 좋고, 또 재미 있는 일이 될지도 모른다. 하지만 그래서는 결코 그 기술의 명수(master)가 될 수는 없을 것이다. 그러나 그 문제는 특별한 기술을 실행하는 데 필요한 훈련 (매일 일정한 시간을 훈련하는) 만이 아니라, 사람의 평생을 통해서 하는 훈련이다.

  집중(concentration)이 기술을 숙달하기 위해서 필요한 요건이라고 하는 것은 구태여 입증할 필요도 없다. 기술을 배우려고 노력해본 사람이라면 누구든 이 점을 안다. 그런데도 우리 문화에 있어 부족한 것은 자기 훈련보다 오히려 이 집중이다. 반대로 우리 문화는 다른 어느 곳의 문화와도 비교할 수 없을 정도로 집중이 이루어지지 않고, 혼란된 양식의 생활로 이끌고 있다. 여러분들은 책을 읽고, 래디오를 듣고, 이야기하고, 담배 피우고, 먹고, 마시고. . . 한꺼번에 여러 가지를 한다. 여러분들은 입을 열고 그림, 술, 지식 등 모든 것을 먹어치우려고 하고, 먹어치울 준비가 되어 있는 소비자이다. 이렇게 집중이 부족하다는 것은 우리 자신이 홀로 있다는 것이 어렵다는 것을 명백히 나타낸다. 이야기를 하거나, 담배를 피우거나, 독서를 하거나, 술을 마시거나, 이와 같은 아무 일도 하지 않고 조용히 앉아 있는 것은 대부분의 사람들에게 불가능하다. 그들은 흥분하고, 침착성이 없이 입과 손으로 무언가를 하지 않으면 안된다.

세 번째 요인은 인내(patience)이다. 다시 한번 말하거니와, 어떤 기술을 숙달하려고 하는 자는 누구든지, 만약 어떤 일을 성취하려면 인내가 필요하다는 것을 안다. 만약 결과를 빨리 얻으려고 하면, 결코 기술을 배우지 못한다. 그러나 현대인은 훈련과 집중과 마찬가지로 인내를 실천하기도 쉽지 않다. 우리의 모든 산업체제는 정확하게 그 반대의 것을 조장한다. 우리의 모든 기계는 신속성을 위해서 설계된다. 자동차와 비행기는 우리를 목적지에 신속하게 데려간다. 더 빠를수록 더 좋다. . . . 현대인은 그가 일을 신속하게 하지 못할 때는 무엇인가 — 시간 — 를 잃는다고 생각한다. 그런데도 그는 자기가 얻은 시간으로 그 시간을 죽이는 것 외에는 무엇을 해야 할지를 알지 못한다.

마지막으로, 어떤 기술을 배우는 요건은 그 기술의 숙달에 대한 최고의 관심(supreme concern)이다. 만약 그 기술이 가장 중요한 그 무엇이 아니라면, 도제는 그것을 배우려고 하지 않을 것이다. 그는 기껏해야 훌륭한 아마츄어에 머물고, 결코 명수가 되지는 못할 것이다. 이러한 요건은 어떤 다른 기술과 마찬가지로 사랑의 기술에도 필요하다. 하지만 명수와 아마츄어 사이의 비율이 다른 기술의 경우보다는 사랑의 기술에 있어서 아마츄어 편에 더 무게를 두는 것 같다.

사랑의 기술의 실행에 대한 이 논의와 관련해서 이것이 의미하는 바는 이러하다. 즉 사랑은 나르시시즘의 상대적 부재에 달려 있고, 또 그것은 겸손과 객관성과 이성의 발전을 요구한다. 자기의 모든 생활이 이 목적에 바쳐지지 않으면 안된다. 겸손과 객관성은 사랑과 마찬가지로 분리될 수 없는 것이다. 만약 내가 타인에 대해서 객관적이 될 수 없다면, 내 가족에 대해서도 진실로 객관적이 될 수 없고, 그 역(逆)도 성립하게 된다. 만약 내가 사랑의 기술을 배우려고 하면, 모든 상황에서 객관성을 갖도록 노력해야 한다. 그리고 내가 객관적이 아닌 상황에 민감해져야 한다. . . . 객관성과 이성을 위한 능력을 갖춘다는 것은 사랑의 기술을 성취하는 길의 중간에 이르렀음을 의미한다. 그러나 그것은 자기가 접촉하는 모든 사람과 관련해서 습득되어야 한다. 만약 어떤 사람이 자기의 객관성을 자기가 사랑하는 사람을 위해서만 비축해 두고자 하여 나머지 세상 사람들과의 관계에서는 그것을 면제할 수 있다고 생각한다면, 그는 곧 양쪽에서 다 실패하고말 것이다.

사랑하는 능력은 나르시시즘에서, 그리고 어머니와 친족에 대한 근친상간적 집착에서 벗어나는 능력에 달려 있다. 즉 그것은 세상과 우리 자신에 대한 우리의 관계에서 생산적인 방향을 성장시키고 발전시키는 우리의 능력 여하에 달려 있다. 이러한 출생과 벗어남과 깨어남의 과정에서 필수적인 요건으로서 한 가지 특질이 요구된다. 그것은 즉 '믿음'(faith)이다. 사랑의 기술을 실행하는데 있어서도 믿음의 실행이 요구된다.

믿음이란 무엇인가? 믿음이란 반드시 신이나 혹은 종교적인 교리에 대한 신앙의 문제인가? 믿음이란 반드시 이성이나 합리적 사고와 대조되거나 구별되는 것인가? 믿음의 문제를 이해하기 위해서는 합리적인 믿음과 비합리적인 믿음을 구별할 필요가 있다. 필자가 이해하기로는 비합리적인 믿음이란 비합리적인 권위에 대한 복종에 토대를 둔 신앙(사람 혹은 사상)을 의미한다. 이와 반대로 합리적인 믿음이란 자기 자신이 경험한 사상이나 감정에 토대를 둔 확신이다. 합리적인 믿음이란 우선적으로 무엇에 대한 신앙이 아니라, 우리의 확신이 지니는 확실성과 견실성의 특질이다. 믿음이란 어떤 특별한 신앙이 아니라 전 인격에 파급되는 어떤 성격상의 특징이다. . . .

사랑이란 믿음의 행위이다. 믿음이 부족한 사람은 사랑도 또한 부족하다. 사랑의 실행에 대하여 더 할 말이 있겠는가? 어떤 사람이 만약 자기가 시인이나 설교자라면 이를 시도해 볼 수 있을지 몰라도, 그러나 그 어느 쪽도 아니기 때문에 믿음의 실행에 대해서 더 이상 말할 수 없다고 생각할지 모른다. 그러나 어린 아이가 걸음마를 배우듯 누구든지 믿음을 갖는 것을 배울 수는 있으리라고 확신한다.

지금까지는 사랑의 기술의 실행에 대해서 단지 함축적으로 언급해 왔었는데, 이제 그것을 위해 필수불가결한 한 가지 태도를 명백히 논의해야 하겠다. 왜냐하면 그것이 사랑의 실행을 위한 기본 토대이기 때문이다. 그것은 바로 활동(activity)이다. 나는 앞에서 활동이란 "무슨 일을 한다"(doing something)는 뜻이 아니라, 자기의 힘을 생산적으로 활용하는 내적 활동이라고 말한 적이 있다. 사랑이란 활동이다. 만약 내가 사랑을 한다면, 나는 내가 사랑하는 사람에 대한 적극적 관심을 지속적으로 가지게 된다. 왜냐하면 만약 내가 게을러서, 촉각을 곤두세우며, 방심하지 않고, 활동적인 상태를 지속하지 않으면, 사랑하는 사람에 적극적으로 관계하는 것이 불가능할 것이기 때문이다. 잠자는 것이야 말로 비활동성의 적절한 상태이다. 깨어나 있는 상태는 게으름이 차지할 자리가 없다. . . . 사랑하는 능력은 강렬함과 의식의 각성과 고양된 활력의 상태를 필요로 하는데, 이러한 상태는 삶의 여러 다른 영역에서도 생산적이고 능동적인 태도의 결과일 수 있다. 다른 영역에서 생산적일 수 없는 사람은 사랑에 있어서도 생산적일 수 없다.

그러나 이렇게 말한다고 해서, 현재의 사회체제가 무한히 지속하기를 기대하거나 동시에 자기의 형제에 대한 사랑의 이상이 실현되기를 바라는 것은 아니다. 현재의 체제 하에서 사랑을 할 수 있는 사람은 예외적인 존재임이 틀림없다. 현대 서구사회에서 사랑은 주변적 현상임이 틀림 없다. 그 이유는 많은 여러 가지 직업들이 그런 게 아니라, 생산 중심의, 상품에 굶주린 사회의 정신이 사랑의 태도를 허용하지 않기 때문에 오직 비준봉자라야지만 그러한 현상에 대항해서 자신을 성공적으로 방어할 수 있기 때문이다. 그러므로 인간 실존의 문제에 대한 합리적인 해답으로서 사랑에 진지한 관심을 갖는 사람은 만약 사랑이 고도로 개인주의적이고, 주변적인 현상이 아닌 사회적인 현상이 되려면 우리의 사회적 구조에 중요하고도 급진적인 변화가 필요하다는 결론에 도달하지 않으면 안된다.

사회는 인간의 사회적 본질과 사랑하는 본질이 자기의 사회적 존재와 분리되지 않고, 그것과 일체가 되도록 하는 그런 방식으로 조직되지 않으면 안된다. 만약 그것이 진실이라면, 그런 사랑 만이 인간 실존의 문제에 대한 건전하고 만족스러운 해답이며, 사랑의 발전을 상대적으로 배제하는 사회는 그 어떤 사회든지 인간성의 기본적 필요성과의 모순 때문에 결국은 멸망하고 말 것임이 틀림 없다. 사실 사랑에 관하여 말한다는 것은 모든 인간 존재의 궁극적이고도 실제적인 요구에 대해서 말하는 것을 의미한다는 단순한 이유 때문에 "설교하는 것"이 아니다. 이러한 요구가 선명하지 않다고 해서 그것이 존재하지 않는다는 의미는 아니다. 사랑의 본질을 분석한다는 것은 오늘날 일반적으로 사랑의 부재를 발견하는 것이고, 이러한 부재에 책임이 있는 사회적 조건을 비판하는 것이다. 예외적이고 개인적인 현상이 아닌, 사회적 현상으로서의 사랑의 가능성에 대한 믿음을 갖는 것은 인간의 본성을 들여다 보는 통찰력에 토대를 둔 합리적인 믿음인 것이다.

7. 칼릴 지브란의 자유의 사랑

칼릴 지브란(Khalil Gibran; 1883~1931)은 아주 특이한 인물이다. 그는 시인이며, 소설가며, 철학자며, 화가며, 신비주의자에다, 이단이며, 혁명가며, 예언자 등으로 불린다. 이렇게 다양한 여러 이름으로 불린다는 것 자체가 역설적으로 그는 그 중 어느 하나도 아니라는 의미이다. 사실 그는 그 어느 한 가지 명칭이나, 속성이나, 범주로 한정될 수 있는 그런 인물이 아니다. 그만큼 그는 그의 내부에 모순과 다양성을 지니면서 구속 없는 자유를 추구한 인물이었다.

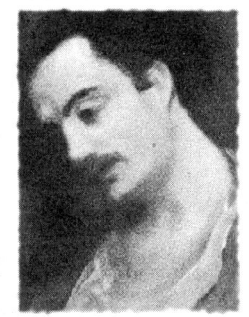

칼릴 지브란 (1883~1931)

그는 지금도 여전히 한 분쟁 지역이 되고 있는 중동 레바논의 베차리(Bechari)에서 태어났다. 그곳은 북부 레바논의 산악지대로서 마론파 기독교도들(Maronite Christians)의 마을이었다. 14세기경부터 350여년동안 터키 제국의 지배를 받아온 레바논은 국민 대부분이 기독교도와 모슬렘 두 파로 나뉘어 오랫동안 서로를 적대시하며 피로 얼룩진 역사를 꾸려 왔다. 그는 그러한 약소국과 분쟁지역에서 태어나 어린 시절을 그곳 베차리 산골 마을의 절벽과 폭포와 녹색 삼나무숲의 자연 속에서 고독하고 명상적인 소년으로 자라났다.

그러나 그의 나이 8살이었던 1895년에 어머니와 네 자녀로 구성된 그의 가족은 그곳 베차리의 척박하고 비참한 생활에서 벗어나 더 나은 생활을 바라고 미국으로 이민을 떠났다. 그의 아버지는 그대로 레바논에 머물렀다고 한다. 그들 가족이 정착한 곳은 보스톤이었다. 지브란의 타고난 호기심과 예술적 재능은 보스톤의 여러 문화 예술적 환경을 접하면서 자극을 받게 되었고, 학교 교사들의 주목을 끌게 되었다. 교사들의 추천으로 그는 한 유력한 후원자를 만나게 되는데, 그가 프레드 홀랜드 데이(Fred Holland Day)였다. 데이는 스스로 예술가이면서 또한 예술가들의 후원자로 자처하는 인물로서 지브란은 그를 통해서 보스톤의 문화 예술계에 입문하게 되고, 그 자신 예술가로서의 길을 개척해 나갔다.

지브란이 만난 또 한 사람의 열렬한 후원자로서 연인이기도 했던 인물이 메어리 해스켈(Mary Haskell)이었다. 그녀는 보스톤의 한 진보적인 여학교 교장으로서 지브란에게서 예술가로서의 천분과 예언자로서의 영적 능력을 발견하고 평생토록 그를 재정적으로 후원했을뿐 아니라 영적, 정신적으로 서로 깊은 교감을 나눈 것으로 유명하다. 그가 1908년 파리에 가서 2년 동안 그림 공부를 할 수 있도록 지원을 해준 인물도 해스켈이었다.

파리에서 돌아와 1912년부터 그는 뉴욕에 정착하여 거기서 문학과 그림에 헌신했고, 아랍 민족문학운동에 참여하기도 했다. 그의 초기 문학작품들은 아랍어로 쓰여졌고, 1918년부터는 주로 영어로 글을 썼다. 이후 평생을 뉴욕의 한 아파트에서 독신으로 살면서 예술을 통해서 그의 독특한 내면 세계를 펼쳐 보였던 지브란은 1931년 10월 31일 불과 48세를 일기로 세상을 떠났다. 그의 시신은 레바논의 그의 고향으로 운송되었고, 그 뒤 그의 무덤 주위에 지브란 박물관이 세워졌다고 한다.

지브란이 영어로 쓴 글 가운데 일반적으로 가장 널리 알려진 작품이 1923년에 발표된 『예언자』(The Prophet)이다. 이 작품은 우리나라를 비롯하여 20여개 국 이상의 여러 나라 언어로 번역되었고, 성서와 니체의 『짜라투스트라는 이렇게 말했다』에 비견되기도 한다. 그것은 또한 1960년대와 1980년대에 미국의 반항적이고 반문화적인 젊은 세대였던 히피 또는 여피들에게 그들의 바이블로 읽혀지기도 했다. 서언과 결언을 포함하여 전체가 28 편의 시적이고 철학적인 에세이들로 구성되어 있는데, 12년동안을 외국의 도시를 떠돌다가 이제 자기 조국으로 돌아가는 배를 타려고 하는 예언자 알무스타파(Almustafa)가 그를 흠모하는 한 떼 남녀들의 간청을 받고 그들에게 인생의 진실을 설파하는 내용이다. 그가 설파하는 사랑은 한 마디로 서로가 사랑하면서도 소유하거나 구속하지 않는 "자유의 사랑"인데, 여기서는 그 중 사랑과 결혼에 대한 2편을 번역소개 한다.1)

1. 사랑에 대하여

그러자 알미트라2)가 말했다. "사랑에 대하여 말씀하여 주소서."
그리고 그는 고개를 들어 사람들을 바라보았고, 그들 위에 정적이 떨어졌다.
이윽고 그는 큰 목소리로 말하기 시작했다.
사랑이 그대를 부르거던, 그를 따르라.
비록 그 길이 험하고 가파를지라도.
사랑의 날개가 그대를 껴안거던, 그에 복종하라.
비록 그 깃털 속에 숨겨진 칼이 상처를 줄지라도, 그리고 사랑이 그대에게 말할 땐 그 말을 믿으라.
비록 북풍이 저 정원을 폐허로 만들듯, 사랑의 목소리가 그대 꿈을 흐트러 놓을지라도.

---

1) 번역은 Kahlil Gibran, *The Prophet*(Surrey, UK: Senate, 2003)을 대본으로 사용했다.
2) 알미트라(Almitra)는 이 책에서 고향으로 떠나가는 배를 타려고 하는 예언자 알무스타파를 작별하러 나온 한 무리 군중들 중에서 그가 떠나기 전에 그들에게 진실을 말해 주기를 청하는 예언녀이다.

왜냐하면, 사랑은 그대에게 영광의 관을 씌우듯이, 또 그대에게 형벌을 가하기도 하나니. 사랑은 그대를 성숙케도 하지만, 또 그대를 아프게도 하나니.

사랑은 그대 꼭대기에 올라가 햇볕 속에 떨고 있는 그대 가녀린 가지들을 쓰다듬기도 하지만,

한편 사랑은 그대 뿌리로 내려가 대지에 달라붙은 그 뿌리들을 흔들어 대기도 하는 것이기에. 곡식단처럼 사랑은 그대를 자기 품속으로 거두어 들인다.

사랑은 그대를 타작하여 알몸으로 만드는 것.

사랑은 그대를 체로 쳐 껍데기를 제거하는 것.

사랑은 그대를 갈아 순백(純白)으로 만드는 것.

사랑은 그대를 반죽하여 유연하게 하는 것.

그런 뒤 신의 성스러운 향연을 위한 성스러운 빵이 되도록 그대를 자기의 성스러운 불꽃 위에 올려놓는 것.

사랑은 이 모든 것을 그대에게 행하여, 그대가 그대 가슴의 비밀을 알고, 그 앎을 통하여 인생의 가슴의 한 조각 파편이 되게 하는 것.

그러나 만약 그대가 두려움으로 오직 사랑의 평화와 사랑의 쾌락 만을 찾으려 한다면,

그 땐 차라리 그대 알몸을 가리고, 사랑의 타작 마당을 나가는 게 좋으리라.

그대 웃는다 해도 실컷 웃지 못하고, 운다 해도 실컷 눈물짓지 못하는 계절이 없는 그 세계로.

사랑은 자신 말고는 아무 것도 주지 않으며, 자신으로부터 말고는 아무 것도 받지 않는 것.

사랑은 소유하지도, 소유 당하지도 않는 것, 사랑은 사랑으로 충분할 뿐. 사랑할 때 그대는 이렇게 말해서는 안되리라, "신이 내 마음 속에 계시다"고, 그보다 오히려 "내가 신의 마음 속에 있다"고 말해야 하리라.

그리고 그대가 사랑의 행로를 지시할 수 있다고 생각지 말라, 그대가 가치 있음을 알게 된다면, 사랑이 그대의 행로를 지시할 것이니까.

사랑은 스스로를 충족시키는 것 말고는 다른 욕망은 없다.

그러나 만약 그대가 사랑하면서도 숱한 욕망들을 품지 않을 수 없다면, 이
러한 것들이 그대 욕망이 되게 하라.
즉, 녹아서 밤을 향하여 노래하는 달리는 시냇물처럼 되기를.
지나친 부드러움의 고통을 알게 되기를.
그대 자신 사랑을 알게 됨으로써 상처받게 되기를.
그리고 기꺼이, 즐겁게 피흘리게 되기를.
날개 달린 마음으로 새벽에 깨어나, 또 하루의 사랑에 대해 감사하게 되기를.
정오에는 쉬며, 사랑의 황홀감을 명상할 수 있기를.
땅거미가 질 때면, 감사하는 마음으로 집으로 돌아오기를.
그리고 나서 그대 가슴 속 사랑하는 이를 위해 기도하고, 그대 입술에 찬양
의 노래 부르며 잠들 수 있기를.

2. 결혼에 대하여

그러자 알미트라는 다시 말했다, "그러면 스승이시여, 결혼은 무엇입니까?"
그는 대답했다.
그대들은 함께 태어났고, 또 영원히 함께 있으리라.
죽음의 흰 날개가 그대들의 날들을 흩어놓을 때도 함께 있을 것이요,
아아, 신의 침묵의 기억 속에서조차 함께 있으리라.
허나 그대들의 함께 있음에 거리를 두라.
그리하여 천상의 바람이 그대들 사이에서 춤추게 하라.
서로 사랑하라, 그러나 사랑의 끈에 속박되진 말라.
차라리 그대들 영혼의 해변가에 출렁이는 바다가 있게 하라.
각자의 잔을 채우되, 어느 한 잔 만을 마시지는 말라.
서로 자기의 빵을 주되, 같은 빵 만을 먹지는 말라.
함께 노래하고 춤추고 즐거워하되, 그대들 각자는 혼자가 되라.
비록 같은 음악을 울릴지라도, 악기의 현들은 혼자이나니.

그대 마음을 주라, 그러나 서로 간직하지는 말라.
오직 인생의 손만이 그대 마음을 간직할 수 있나니.
함께 서라, 허나 너무 가까이 함께 서 있지는 말라.
사원의 기둥들도 서로 떨어져 서 있는 것을,
참나무, 사이프러스 나무도 서로의 그늘 속에서 자랄 수는 없나니.

■ 역사적 접근

> 사랑의 절대적 가치는 삶을 가치 있게 만든다는 것이다. 그리하여 인간의 생소하고도 어려운 처지를 받아드릴 수 있게 한다. 사랑은 삶을 죽음에서 구원할 수는 없다. 그러나 삶의 목적을 충족시킬 수는 있다.
>
> ● 아놀드 토인비(Arnold J. Toynbee)

　사랑과 성에 대해서 역사적인 탐색을 한다는 것은 대단히 어려운 일이다. 왜냐하면 역사란 객관적 사실을 탐구하는 학문임에 반하여, 사랑과 성이란 인생의 가장 강력한 신비와 열정의 산물로서 지극히 사적이고 개인적인 것이기 때문에 그것을 객관적 사실로 규정하여 탐색한다는 것 자체가 모순적일 수밖에 없기 때문이다. 사랑하는 여인을 위해서 왕위를 포기한 왕은 그가 왕위를 포기한 순간부터 공적 역사의 무대에서 사라지고 마는 것이다. 그러므로 지금까지 그 많은 역사서들 중에서 사랑과 성을 탐구 대상으로 삼은 역사서는 거의 찾아보기 어렵다.

　그렇다면 사랑과 성에 대한 역사적 탐색은 불가능하단 말인가? 그러나 오늘날 우리는 많은 학문의 영역에서 '불가능'이 '가능'으로 바뀌고 있는 현상을 본다. 사랑과 성의 문제도 오랫동안 역사의 어두운 구석에 묻혀 있다가 이제 서서히 역사의 무대 위로 나서고 있는 모습을 본다. 그것이 어떤 양상으로, 또 어떤 방식으로 나서느냐는 것은 여기서 단정적으로 말할 수는 없다. 단지 여기서는 저자가 발견한 것 중에서 저자의 의도와 이 책의 목적에 가장 부합한다고 생각되는 볼프강 라트의 『사랑, 그 딜레마의 역사』와 미셸 푸코의 『성의 역사』를 소개하는 것으로 사랑과 성에 대한 역사적 탐색을 대신하고자 한다. 아래에 먼저 볼프강 라트의 위의 책 내용을 요약 발췌 소개한다*(원서는 Wolfgang Rath, *Liebe Die Geschichte eines Dilemmas*(München, Germany: Siedler Verlag, 1998)를 토대로 했으며, 이 책의 번역서로서 장혜경이 옮긴 『사랑, 그 딜레마의 역사』(서울: 끌리오, 1999)를 주로 활용했다).

1. 사랑의 역사

1. 그리스 · 로마 시대: 자기애와 동성애

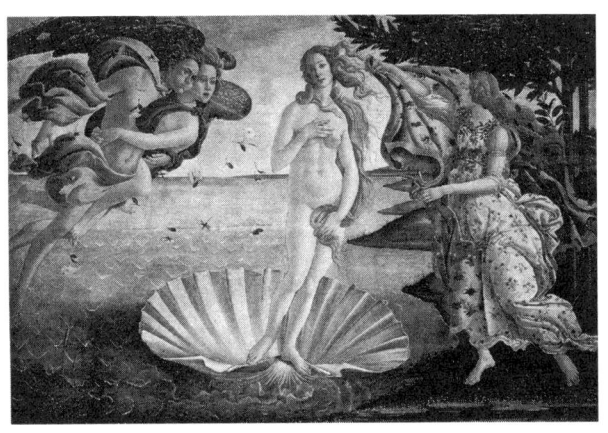

보티첼리 〈비너스의 탄생〉

고대 그리스인들의 사랑은 그들의 신화에서 그 전범을 보여준다. 그리스 신화에서 사랑의 전범을 보여주는 신은 주신 제우스이다. 그의 자유분방한 바람기는 유명하다. 그는 언제, 어디서나 여자를 탐할 준비가 되어 있다. 만족을 모르는 욕정이 바로 그의 특징이다. 그는 자연의 욕망을 상징하는 인물이며, 남성의 원칙과 하나이다. 그는 자연발생적인 생명력의 표상이며, 권능을 가진 지배자이다. 이러한 제우스의 모습에는 당시 그리스 사회상이 그대로 반영되어 있다고 할 것이다.

제우스의 아내 헤라는 결혼과 처녀성, 결혼식과 잉태의 여신이다. 그녀는 잡힐 줄 모르는 남편의 바람기 때문에 꽤나 골머리를 앓는다. 때로는 화를 내며 질투도 해보고, 때로는 반항을 시도해 보기도 하지만, 별 소용이 없다. 그녀는 남편 제우스의 방종한 행동과 제어할 수 없는 그의 강력한 권력에 불만스러운대로 체념과 순응으로 적응하는 방식을 익힐 뿐이다.

그리스 신화에서 사랑의 여신은 아프로디테이다. 제우스는 이 여신을 자기 수하에 있는 다른 신들보다 높은 지위에 앉혔다. 그녀는 무한한 권한을 누리면서 언제나 에게해의 대기를 떠돌아 다녔다. 그녀는 제우스가 함부로 넘보지 못한 유일한 여신이었다. 이 여신을 범하는 것은 금기였다. 교활한 제우스는 지배의 발판을 다지기 위해 자연의 원칙에 불가침 영역을 허용했던 것이다.

이렇게 해서 여성상은 이분화된다. 태초의 여신은 두 종류의 여성으로 분리된다. 주신 제우스의 아내 헤라와 사랑의 여신 아프로디테가 그들이다. 훗날 프로이드(Sigmund Freud)는 이 두 여성상을 보다 세련된 개념으로 설명했다. 어머니와 창녀, 생명을 잉태할 여성과 욕망의 대상이 되는 여성으로 구분한 것이다.

아프로디테에게는 유명한 사랑의 허리띠가 있었다. 그 허리띠는 누구라도 보기만 하면 이내 매혹되고 마는 물건이다. 그리스인들이 생각한 그 허리띠의 모양은 벌거벗은 여자의 엉덩이를 휘감으며 서로를 바라보는 두 마리의 사랑하는 뱀이었다. 그 두 마리의 뱀은 동등한 권리를 지닌 상대와의 결합을 상징한다. 정열이 정열 속에서 자신을 재발견하는 것이다. 이 허리띠는 태초의 여신이 바람으로부터 만들어낸 뱀, 곧 자기애의 마력이다. 아프로디테가 사랑을 받았던 이유는 자기애를 통하여 사랑을 전파하는 여성이기 때문이었다. 사랑한다는 것은 자기성취를 통해 사랑받는 것이다. 나와 너를 연결하는 영원한 사랑의 사슬, 제 꼬리를 문 한 마리 뱀, 그것은 자기애를 통하여 성취되는 것이다.

　제우스는 하필이면 거칠고 우직한 대장장이신 헤파이스토스를 아프로디테의 짝으로 골랐다. 그러나 아프로디테는 정조를 지키는 여신이 아니다. 그녀는 미소년 아도니스와 사랑에 빠지기도 하고, 전쟁의 신 아레스와 바람을 피우기도 하고, 신들의 사자 헤르메스와도 하룻밤을 보낸다. 아프로디테와 헤르메스 사이에서 태어난 아들이 헤르마프로디토스이다. 그는 남성과 여성이 공존하는 신이다. 즉 그는 양성의 특징을 완벽하게 구비함으로써 두 인간의 동경이 합일되어 하나가 된 반쪽들이 조용히 만족하는 상태를 상징한다. 그는 양성의 차이를 합일시키면서 인간의 완전함, 원초적인 통일, 자웅동체를 상징한다.

　이들 신들의 행태가 반영하듯 고대 그리스 시대는 남성의 욕망에 대해서 개방적이었다. 하지만 여성의 욕망에 대해서는 입을 다물었다. 집안에서도 남성의 거주공간이 주로 바깥 쪽에 자리잡았던 반면, 여성의 거주공간은 안쪽이었다. 일반적으로 시민계급의 여성은 남성이 동반하지 않을 경우 집 밖을 나서지 않았다. 예외가 허용되는 경우는 제식이 있을 때였다. 물론 제식은 아주 많았다. 일상생활에서 여성은 남성 앞에 모습을 드러내지 않았다. 사적인 영역과 공적인 영역의 구분이 엄격했다. 다만 스파르타에서는 소녀들도 체력단련에 참여했고, 그곳에서 나체를 과시했다. 여성이 전쟁에 참여하지 않았던 다른 그리스 국가에서는 여성의 영역이 집안으로 국한되었다.

　여성들은 가장 생식력이 높다고 생각했던 열여덟에 주로 결혼을 했다. 남편의 평균연령은 서른이었다. 그리스의 최고 이상인 자유로운 남성이 되기 위해서는 아내가 필수적이었다. 아내가 집안일을 맡아주어야만 남편이 부담 없이 공직과 정치, 폴리스와 전쟁에 몰두할 수 있었기 때문이다. 그리스의 남성들은 아내에게 사랑을 베풀지 않았다. 그들은 아내 이외에 대부분 정부가 있었고, 사랑의 유희를 위해 창녀와도 관계를 맺었으며, 드문 경우지만 노예와도 관계를 가졌다.

이와 같이 고대 그리스 사회는 남성 중심의 사회였다. 여성은 사회활동과 정치 영역에서 배제되었으며, 집안의 관리인이자 자식을 낳는 생산도구였고, 여성의 관심사는 남편의 재산상태로 국한되었다. 이런 역할을 거부할 경우 사회에서 추방당하거나 억압당했다. 여성들에게는 권리가 거의 없었다, 이혼을 할 수는 있지만, 남편의 동의가 있어야 가능했다. 그러므로 사실상 불가능하다고 보아야 한다.

그리스 시대, 특히 아테네 남성들은 동성애, 곧 소년을 사랑하는 관습을 가졌다. 이런 동성애는 사춘기가 시작될 무렵의 소년이 주로 대상이 되었다. 교사의 지도 하에 소년들이 전투를 위해 체력을 단련하는 체조장은 아테네의 성인 남성들이 소년을 만나는 장소가 되었다. 그들은 그곳에서 애인 후보의 나체를 감상하고 부대껴 보는 기회를 가졌다. 이렇듯 소년에 대한 구애는 사회생활의 중심지에서 공공연하게 일어났다. 또한 사회적 신분에 따라 규제되며, 소년의 장래에 결정적인 영향을 미쳤다.

미셸 푸코는 아테네의 이러한 풍습이 소년들을 사회로 편입시켜 국무를 책임지는 '자유로운 남성'과 전사의 역할을 가르치는 일종의 성년식이라고 말했다. 소년은 사랑을 통해 사교법을 배웠고, 성인이 되면 자신도 소년을 사랑함으로써 다시 젊음을 얻었다.

로마시대에 이르러서야 이성간의 사랑이 동성애보다 우위를 점하게 되었고, 그 후 그리스도교로 인해 이성간의 사랑이 도그마로 굳어지게 되었다. 로마인들은 세계를 정복했던 그들의 강대국 전략이 사랑에도 작용했다. 전쟁에서 승리를 거듭하고 약탈물이 늘어남에 따라 로마는 '비너스의 도시'가 되었다. 로마인들은 그리스의 디오니소스 축제를 받아들여 바카스 축제를 열었다. 이 축제는 정해진 날짜를 무시한채 매일 열리다시피 했고, 그들은 거리낌 없는 성 행위와 도를 넘는 방탕한 행동으로 사랑의 순간을 즐겼다. 로마의 원로원이 이 축제를 금지시키자 일탈의 행위들은 다양한 형태로 변모되었다.

마침내 아우구스투스 황제는 로마 초기의 엄격한 도덕을 다시 도입하기에 이르렀고, 그러자 로마의 방탕한 행각은 온천지나 바닷가의 빌라, 바이아와 폼페이로 도피했다. 화산 폭발로 갑작스럽게 죽음을 맞이한 폼페이의 남녀 모습과 그들의 사랑의 장면을 담은 그 곳의 프레스코화들은 당시의 로마 정신을 그대로 보여준다.

아우구스투스 황제 시대 로마는 전성기를 누린다. 하지만 서양의 사랑은 결정적인 전환점을 맞는다. 엄격한 헤브라이즘의 도덕율이 진군을 시작한 것이다. 지금껏 문화의 혜택을 받지 못했던 지중해 동부 연안의 정신, 즉 쾌락을 금지하는 수도자의 철학, 억압의 철학이 대두하게 되었던 것이다.

2. 중세: 아가페와 궁정풍 사랑

고대인의 사랑이 제우스와 헤라, 그리고 아프로디테에 의해 표상되었듯이, 중세의 사랑은 예수와 성모 마리아, 그리고 막달라 마리아로 표상된다. 예수는 하느님의 아들로서 지상에 내려온 인물이다. 그는 한편으로는 하늘 세계의 초월과 숭고함과 성스러움의 화신이지만, 그가 인간의 모습으로 지상에 내려온 존재이기 때문에 지상의 인간적 속성이란 덫에 걸려 있다. 그의 오른쪽에 성모 마리아가 있고, 왼쪽에는 막달라 마리아, 곧 회개하는 창녀, 또 하나의 이브가 자리잡고 있다. 그리스 신화에서의 헤라와 아포로디테의 중세적, 헤브라이적 변형이다. 성모와 창녀, 그들은 중세의 일상적 사랑을 대변하는 존재가 되었다.

고대의 사랑이 에로스로 표상된다면, 중세의 사랑은 아가페로 표상된다. 아가페, 즉 그리스도교적 사랑은 간단히 말해 이웃사랑이다. 그것은 모성애나, 형제애, 또는 부모에 대한 사랑처럼 성이 배제된 사랑이다. 그러기에 그것은 육체적 성적 욕망을 억제하지만, 아름답고 신성한 것에 대한 헌신과 추구에서 얻는 정신적인 희열과 황홀경을 체험한다. 그러한 체험은 중세 귀부인들의 순수하고 깨끗한 용모와 어머니이자 애인인 성모 마리아를 숭배함으로써 얻을 수 있었다.

성모 마리아는 중세 사람의 우상이었다. 고딕양식이 정형화시켜 놓은 마리아는 장미빛 미광을 받은 백합처럼 하얀 피부, 약간 길고 고운 얼굴, 선이 부드러운 코에 얇은 입술, 헌신과 웃음을 머금은 반짝이는 눈동자의 이지적인 모습이다. 마음을 활짝 열어놓은 인물, 그리스도교적 사랑, 아가페는 성모숭배의 매력이었다.

숭고한 여성의 이미지와 아가페의 이름으로 사랑은 순수하고 절대적인 사랑, 최고의 것, 황홀경이어야 한다는 극단적인 요구를 받는다. 그리스도교 신자는 반드시 그런 사랑을 가져야 했고, 더 나아가 보다 힘든 고행도 마다하지 않아야 했다. 누구나 구원을 받을 수 있으니, 나름대로 구도의 길을 걸어야 한다는 것이었다. 중세의 가장 유명한 인물상인 피에타(Pietà), 곧 마리아의 품에 안긴 예수의 시신이 바로 그 대표적인 예이다. 어머니의 품에는 아들이, 희생자가 된 어머니의 피와 살이 누워 있다. 그들은 가장 소중한 것을, 곧 어머니는 아들을, 아들은 생명을 내놓았으므로 구원을 받을 수 있다. 피에타는 바로 그런 의미이며, 그리스도교의 이웃사랑, 아가페, 즉 보다 숭고한 것을 위해 기꺼이 희생하겠다는 각오를 내포한다.

중세의 이러한 아가페적 사랑은 무엇보다도 세속적이고 일상적인 욕망을 억제함을 의미한다. 그들은 육체적인 욕망을 억제했고, 세속적인 안일을 포기하면서 더 높은 것을 향한 믿음과 소망과 사랑을 갈구하는 것이다. 중세에 행해진 이러한 욕망의 억제는 수준 높은 사랑의 문화를 낳았다. 그것의 세속적인 형태가 기사도였다.

그러므로 기사도에서는 고통을 기꺼이 감수하는 절도를 중요시한다. 기사는 자신이 섬기는 영주를 위하여 충성을 다할 뿐만 아니라, 또한 자신이 사랑하고 존중하는 영주의 부인이나 기타 다른 귀부인을 위해서 헌신하고 봉사하는 것을 희열로 느끼는 이른바 궁정풍사랑(courtly love)이라는 독특한 형태의 사랑을 낳았다. 즉 한 젊은 기사가 자신이 사랑하고 헌신할 대상으로서 고귀한 신분의 귀부인을 만나 그리움을 듬뿍 담은 고통의 표정을 지으며 갈망하는 눈길로 그녀의 발치에 무릎을 꿇는다. 그리고 그녀에게 자신의 '굳은 마음'을 털어 놓는다. 머리를 깊이 조아리면서 그가 그녀의 종임을 고백한다. 그러면서 그는 충성과 봉사의 대가로 많은 사례를 받는다. 아름답고 고귀한 신분의 여인이 하는 솔직한 말을 듣는 순간 기사는 고통의 대가로 더욱 고결해지며 더욱 의기양양해진다. 이것이 바로 기사도가 받을 수 있는 대가이다.

이러한 사랑은 자제를 가르쳐 엄청난 효과를 발휘한다. 욕망과 육체의 강제를 극복한 사람은 그 대가로 가벼운 삶을 얻을 수 있다. 욕망을 포기함으로써 성격과 인생관이 아름다워지는 것이다. 이처럼 기사도는 고대 사랑의 교육적 기능을 계승했다. 사랑의 대상이 소년에서 귀부인으로 바뀌었을 뿐이다. 심지어 사랑의 사회적 기능까지 똑 같다. 물론 교육의 수단은 바뀌었다. 소년이 남성 애인을 통해 도시국가 내에서 사회적 위치를 찾아갔듯이, 떠돌이 젊은 기사는 귀부인에게 봉사함으로써 자신의 사회적 위치를 보장받는다. 예를 들면 돈 많은 여자와 결혼을 하거나, 궁정에서 직위를 얻거나, 봉토를 부여받았던 것이다.

하지만 이러한 기사도의 어두운 일면 또한 발전되었다. 교회와 사회를 통해 제도화된 매춘이 그것이었다. 규범적이라고 하는 중세에도 욕망의 형태는 무지막지한 육체적 쾌락에서부터 신에 대한 순결한 사랑에 이르기까지 다양했던 것이다.

중세 중기와 후기에는 이름 없는 촌락에도 유곽이 있었다. 물론 중세 초기에도 유곽은 있었지만, 공식적인 형태는 아니었다. 도시의 행정당국은 시 중심지에다 유곽을 설치했다. 매춘부의 2/3가 그 지방 출신이었고, 유곽을 찾는 일은 결코 불명예가 아닌 공적 사안이었다. 도시에는 그밖에도 각 사회계층에 맞는 온천이 있었으며, 그곳에는 숙박시설과 매춘부가 딸려 있었다. 시민계급 여성들이 운영하는 사설 유곽도 적지 않았으며, 뜨내기 매춘부도 수를 헤아릴 수 없을 정도였다.

이와 같은 중세의 유곽은 정신을 고양하고 손상하지 않기 위하여 육체적 욕망을 해소하는 하나의 방편으로 허용되고 제도화되었던 것이다. 즉 육체적인 사랑의 단념이 중요했던 것이 아니라 육체적인 욕망 속에 숨어 있는 악마가 중요했던 것이다. 그러므로 악을 제어하기 위한 육체적 욕망의 해소는 죄가 아니었다. 그러므로 창녀를 사서 욕정을 해소하는 것은 죄를 방지하는 행위요, 돈으로 산 사랑은 욕망을 잘 배분하도록 가르쳐 주었다. 유곽은 중세의 학교였다.

중세를 대표하는 성자 아우구스티누스는 그의 『고백록』에서 자신의 젊은 시절의 죄악을 이렇게 고백한다. "육신의 쾌락이라는 늪에서 눈을 뜬 남성의 더러운 소용돌이에서 안개가 피어올라 제 심장을 뒤덮고 더럽혔습니다. 그리하여 사랑의 맑은 순수함과 욕정의 어둠을 구분할 수 없게 되었습니다." 그는 또 이렇게도 말했다. "저는 일생동안 간음과 매춘을 저질러 힘을 낭비하고 탕진하며 소진했습니다. 그런데도 당신은 침묵하십니다!"

아우구스티누스의 이 고백은 사랑과 욕정으로 분열된 중세인들의 자아를 대변한다. 중세는 리비도를 원죄의 결과로, 신의 과업을 더럽히는 악의 요소로 보았다. 성적 만족은 금기시되었고, 남녀의 결합은 생식이나 욕망의 조절을 위해서만 허용되었다. 순결의 상실은 살인 다음으로 큰 죄였고, 수도와 고행이 가장 큰 미덕으로 존중되었다. 이러한 규범과 관습에서 벗어나는 경우, 그것은 사회적인 경멸과 추방을 의미했다.

그러므로 욕망의 대상이 될 수 없었던 중세의 여성은 곧 숭배의 대상이 되었다. 성모 마리아의 숭배가 그러했고, 중세의 기사에게 영주의 부인이나 귀부인에 대한 숭배와 헌신은 그 세속적 변형이었다. 숭배받는 여성은 남성에게 새로운 가능성을 열어주었다. 남성은 성모를 숭배하여 정신적인 숭고함을 얻을 수도 있었고, 신분이 높은 귀부인을 숭배함으로써 그녀의 도움으로 돈많은 여자와 결혼해서 사회적인 신분상승을 꾀할 수도 있었다. 여성은 남성의 구원자였고, 기회가 되었다. 따라서 일상에서도 숭배의 대상이 되었다.

이처럼 중세에 와서 여성의 역할은 엄청난 변화를 겪었다. 전통적으로 남성에게 예속되어 있던 여성은 기사도나 성모숭배를 통해서 인류의 교육자라는 지위를 얻었다. 중세 중기의 도시에서는 일반 여성들도 남성과 법적으로 동등한 권리를 누렸고, 수공업에 종사할 수도 있었다. 그러나 근대 초기 도시 인구의 과밀화와 임금의 하락, 인플레이션으로 인한 궁핍화가 진행되자 길드는 여성을 추방했고, 여성의 고난이 시작되었다.

3. 르네상스: 정신적 사랑과 육체적 쾌락

중세를 가리웠던 종교의 장막이 르네상스에 의해 벗겨지자 사람들은 그 장막을 걷고 세계를 새롭게 인식하면서 새로운 발견이 이루어졌다. 마르코 폴로는 동방세계를 발견했고, 컬럼버스는 아메리카를, 바스코 다 가마는 인도를 발견했다. 그러나 시성 단테(Dante)는 인간 내면의 항해를 통해 첫사랑에 이르는 새로운 길을 발견했다. 중세에 사랑에 이르는 길이 욕망의 억제였다면, 단테와 르네상스 이후의 사람들에게는 영혼의 사건이 되었다.

단테 자신은 아직도 중세의 세계상을 변호하면서 시대의 경계선을 넘지 말라고 경고했다. 하지만 그는 신의 인식에 필적할 현세적 인식과 새로운 전망을 열었다. 그의 비전은 지금까지 알려진 것을 파괴했고, 현대적인 사고로 나아가는 길을 열었다. 르네상스의 새 인간이 태어난 것이다. 새 인간은 충동과 욕망을 억제하는 중세 처세술의 결과였다. 그것은 내면 세계의 탐색을 의미했다. 내면 의식을 가진 개인이 태어났다. 마침내 인간이 교회의 중개 없이 신과 개인적으로 관계를 맺게된 것이다.

하지만 단테의 탐색은 여기서 멈추지 않았다. 그는 지옥과 천국에 도전장을 던졌고, 처음으로 내세의 영역을 두루 탐색하게 되었다. 그는 그 자신의 체험을 바탕으로 지옥과 연옥, 천국이라는 당대의 의식세계를 두루 여행했던 것이다. 그의 이런 체험담은 현대 세계로 가는 정신의 문을 열었으며, 새로운 시대 르네상스의 문을 여는 전기가 되었다. 그것은 바로 1307년에서 1321년 사이에 씌어진 그의 『신곡』(*Divina Commedia*)에 기록되어 있다. 『신곡』에 묘사된 지옥과 연옥, 천국은 현대적으로 생각하면 인간 내면의식의 상태로 볼 수 있다. 단테는 내세를 현세로 옮겨 놓았다.

이런 정신적 변혁은 사랑에도 영향을 미쳤다. 중세의 숭고한 사랑은 세속적인 사랑으로 변모되었다. 사랑이 인생의 프로그램이 되었던 것이다. 단테는 대중적이다. 그는 인간이라면 누구나 간직하고 있을 강렬한 사랑의 체험을 기억 저편에서 불러내어 내면의식을 여는 열쇠로 사용했다. 그것은 다름 아닌 첫사랑이다.

그녀를 처음 보았을 때 그는 아홉 살의 소년이었다. 부유한 이웃집 파티에서였다. 붉은 옷을 입은 집주인의 딸 베아트리체(Beatrice)가 눈앞에 나타났을 때 그는 놀라 몸을 떨었다. 스무살이 된 뒤 시인은 그 장면을 이렇게 회상했다. "그 순간 아무도 볼 수 없는 마음의 방에 살고 있던 생명의 정신은 너무도 격렬하게, 작은 맥박 소리에도 놀라 마음을 털어 놓았고, 부들부들 떨었다." 첫사랑에 빠진 사람의 심경을 이보다 더 멋있게 표현할 수는 없을 것이다.

간단히 말하면 베아트리체를 본 순간 어린 단테는 의식과 감각이 녹아들었다. 그는 가장 민감하고 순진한 나이에 첫눈에 사랑에 빠졌던 것이다. 그리고 나서 3년 후 단테는 당시 흔히 그랬듯 그에게 별로 호감을 품지 않은 한 소녀 젬마(Gemma)와 약혼을 했고, 스물이 되던 해 그녀와 결혼을 했다. 젬마는 명망 있는 도나티(Donati) 가문의 딸이었다. 두 사람은 세 아들과 딸 하나를 낳았다. 권세 있는 포르티나리(Portinari) 가문의 딸이었던 베아트리체는 나이 든 은행가 시모네 바르디(Simone Bardi)와 맺어졌다.

일상생활은 시인 단테의 위대한 사랑을 무심히 지나쳐 갔다. 그는 베아트리체를 천사처럼 숭배했지만, 단 한번도 가깝게 사귀어보지 못했다. 너무도 가까이 있는 먼 사랑이었다. 단테는 아내를 사랑하지 않았다. 가장으로서, 명망 있는 정치가로서 그는 자신의 마음을 공개적으로 낯선 여인에게 바쳤다. 하지만 그것은 그 시대의 풍습으로서 아내가 있는 다른 시인들도 마음을 바친 여성이 있었다. 이런 이상화된 여성상은 당시 유행했던 트루바도르(Troubadour)[1] 풍의 서정시를 연상케 한다.

프란체스코 페트라르카(Francesco Petrarca)는 라우라(Laura)에 대한 사랑으로 단테의 뒤를 이었다. 그는 1327년 성 금요일, 신분 높은 여성들이 다니던 생클레어 교회에서 그녀를 처음 보았고, 그 즉석에서 일생동안 그녀를 숭배하고 찬미하리라 선언했다. 라우라에게 바친 그의 소네트는 르네상스 뿐 아니라 후대에 이르기까지 사랑의 우상이 되었으며, 몇 백년 후 독일의 바로크 시인들까지도 페트라르카를 모방했다. 페트라르카는 라우라를 향한 사랑을 공개적으로 고백함으로써 단테의 전철을 밟았다. 그리고 그는 단테의 가르침에 만족하지 않고 한 걸음 더 나아가 단테의 사랑을 강령으로 삼았다. "내 인생의 하늘에 사랑의 별을 달아 그 별이 이끄는 곳으로 따라 가리라"고 그는 고백했다.

르네상스가 배출한 시인 가운데 두 번째로 위대한 이 사랑의 시인은 단테의 깨달음을 일상적인 의미로 체험했다. 그의 정죄의 산은 방토(Ventoux)산이었다. 그곳은 옛날 고대의 지배자들이 자신의 왕국을 굽어보기 위하여 올랐던 산이다. 페트라르카의 왕국은 그 지배자들의 왕국보다 더 큰 왕국, 곧 자신의 내면이었다. 당시 방토산의 정상은 아직 사람의 발길이 미치지 않은 야생의 지역이었고, 바람의 정령이 살고 있는 곳이었다. 그는 이 산을 힘들게 등정했고, 그 산의 가파른 길이 구도의 길이며, 그 산이 구원의 산이라는 사실을 깨달았다. 그는 그 산의 정상에서 역설적으로 그의 눈길을 내면으로 돌렸다. 그는 자기 내면의 가장 진실한 감정을 글로 옮겨 그것을 라우라라는 이름으로 찬미했다.

그러므로 라우라를 향한 페트라르카의 사랑은 영혼과의 대화이다. 따라서 라우라를 찬미한 시가는 문화사에서 최초로 살과 피를 가진 진짜 여성에 대한 찬미이다. 트루바도르의 천사와 단테의 베아트리체가 지상으로 내려와 현실이 되었던 것이다. 라우라는 옷을 벗고 소르가(Sorga) 강속으로 들어가 목욕을 한다. 얼굴표정도 생생하다. 하지만 다가갈 수 없는 라우라는 사랑하

---

1) 11-13세기경 프랑스 남부, 스페인 동부, 이탈리아 북부 지방을 떠돌던 음유시인. 주로 기사들의 연애사건을 프로방스어로 노래를 지어 불렀다.

는 사람에게 타는듯한 고통만을 안겨줄 뿐이다. 그녀는 사랑이 얼마나 덧없고 손에 잡히지 않는 것이며, 결코 채워질 수 없고, 고통으로 가득하다는 사실을 깨닫게 해준다. 하지만 르네상스 시대에는 이런 고통이 환영과 축복을 받았다는 사실을 잊어서는 안된다. 고통은 인간을 각성시키는 자의식의 일부였기에 환희의 고통이었다. 페트라르카가 느낀 사랑의 고통에도 각성과 출발에서 느끼는 행복이 담겨 있었다.

단테와 페트라르카의 정신적인 사랑, 구도의 사랑과는 정반대의 방향에서 르네상스 시대 사랑의 담론을 펼쳤던 또 한 사람의 인물이 피에트로 아레티노(Pietro Aretino)였다. 그는 가난하게 태어나 갖은 고초를 다 겪은 후 마침내 16세기의 가장 유명한 인물이 되어 동전에 그의 얼굴이 새겨질 정도였다. 그는 베네치아에서 살았는데,『토론』(*Ragionamenti*)은 수준 높은 사랑술을 묘사하고 있는 그의 문학작품이다. 아렌티노가 묘사하고 있는 르네상스의 사랑은 단테나 페트라르카의 그것과는 극단적인 대조를 이룬다. 단테와 페트라르카는 사랑의 심오한 정신적 의미를 탐구했다면, 아렌티노가 묘사한 사랑은 세속적이고 육체적인 것이었다.

르네상스는 내면화와 외면화의 상호작용을 활발한 토론의 주제로 삼았다. 이러한 대조와 분리는 당시의 사랑 담론에서도 엿보인다. 한쪽에서는 사랑 속에서 자신의 내면에 이르는 방법이, 그 반대편에서는 육체적 쾌락이라는 공개적인 성욕이 자리했다. 정부(情婦) 제도의 의미가 바로 그 실례이다. 이 시대는 돈만 있으면 모든 것을 다 얻을 수 있었다. 욕망과 사랑의 분리는 정부가 등장함으로써 비록 천박하고 돈으로 살 수 있는 형태이긴 하지만 다시 등장했다.

그리스 창녀의 뒤를 이어 15세기말 경 매춘의 고상한 형태로서 정부(Kurtisanen)가 등장했다. 피에트로 아레티노가 살았던 베네치아만 하더라도 일반 매춘부보다 사회적 지위가 높은 그런 '우아한 귀부인'의 숫자가 11,654명에 달했다고 한다. 그들의 온상지는 정부의 비율이 전 인구의 약 10퍼센트에 달했던 로마였다. 이들은 돈을 받으면서도 존경 받는 귀부인으로 대접 받았으며, 많은 사회적 특권을 누렸다.

피에트로 아레티노의 『토론』에는 나나(Nanna)라는 이름의 정부가 등장해 대모에게 자신의 인생의 역정을 들려준다. 이야기를 시작하게된 계기는 그녀의 딸 피파(Pippa) 때문이었다. 피파는 여자가 택할 수 있는 세 가지 직업, 즉 수녀, 아내, 정부 중에서 무엇을 선택해야 할지 고민 중이었다. 하지만 여자는 어쨌든 모두 매춘부라는 나나의 주장과 경제적인 관점을 고려해서 결정은 어렵지 않게 내려진다. 나나가 딸 피파에게 들려주는 말은 그 시대 정부들이 남자를 사로잡는 비결을 더할 수 없이 순수하고 솔직하게 표현한다. 그녀는 지체 높은 애인들을 낱낱이 해부했고, 고객들의 생각을 완전히 꿰뚫어 보고 있었다.

피에트로 아레티노는 페트라르카가 노래한 사랑의 고통을 그보다 더 순수한 리얼리즘으로 바꿀 줄 아는 인물이었다. 그리하여 그는 페트라르카주의의 정신적 사랑에 반기를 들었다. 그가 사망하자 말자 곧 금서목록에 올랐던 그의 모든 작품은 반페트라르카주의의 최고봉으로 손꼽힌다. 그의 반페트라르카 운동은 여성을 페트라르카가 짐지워 놓은 수동적 역할에서 해방시켰으며, 성욕에 대한 새로운 입장을 형성했다. 정신적 사랑의 발견이 성욕의 재발견을 낳은 셈이었다. 성욕은 정신적인 사랑을 통해 새로운 수준으로 격상됐으며, 그로 인해 정신적 사랑으로부터 독립된 독자적인 가치를 얻을 정도로 사회적으로 주목을 받게 된다.

단테와 페트라르카가 중세의 성모상을 현실적인 이미지로 변모시켰다면, 아레티노는 그들의 현실적인 이미지를 역전시켰다. 그가 추구한 것은 정신이 아니라 육체였으며, 육체의 억압이 아니라 육체의 해방이었다. 그는 육체의 탐험을 통해서 인간의 진실에 다가가고자 했던 것이다.

4. 바로크와 로코코: 예의바른 사랑, 권력의 사랑

르네상스를 지나고 이제 명실공히 근대에 접어든 바로크 시대 사랑은 여성의 허리를 잘록하게 하고, 가슴을 치켜 올려주며, 다리를 탄력 있게 만들고, 엉덩이를 강조하는 하이힐의 발명으로 표상된다. 또한 작은 발에다 엉덩이를 풍성하게 부풀려 주는 넓은 치마, 허리를 가늘게 만들어 주는 코르셋과 피부를 백설처럼 하얗게 물들이는 분이 애호를 받았고, 정교한 주름장식과 가슴이 깊이 파인 드레스와 엄청나게 높은 머리장식에다 다리엔 미용 반창고가 사용되었다.

외양을 화사하게 꾸미는 이와 같은 장식은 남성의 경우에도 마찬가지여서 수염을 대신한 가발이 유행하였다. 가발은 머리를 사자처럼 보이게 하여 남성을 위풍당당한 사교계의 인물로 만들어 주었고, 그들은 그러한 모습으로 엄청난 허세와 권위를 부리며 사교계를 누볐다. 그리하여 이제 바로크와 로코코의 사랑은 절대왕정과 귀족사회의 사교계를 중심으로한 권력과 허세의 표현이 되었다. 지위는 사회적으로 규정되었고, 품위와 기품, 우아와 예의가 넘치는 지위를 개인적인 이익을 위해 이용하였다. 권력은 규칙이 정해져 있어 계산만 잘하면 이길 수 있는 게임이었다. 그리고 이 게임의 으뜸패는 사랑이었다. 사랑은 목표달성을 위한 수단이었고, 권력 확장을 위해서도 요긴하게 이용되었다.

15세기 이후 유럽을 휩쓴 문명의 물결은 16세기의 궁정 귀족계급에게서 새로운 유형의 애정관계를 낳았다. 문명의 갑옷이 만들어졌던 것이다. 그것은 자연적인 열정을 억제하고, 감정을 통제하며, 나아가 행동양식과 생활태도를 규제했다. 인간은 자신과 거리를 두어 자신을 객관적으로 관찰하도록 교육받았다. 그 결과 인간은 주위 세계로 부터도 거리를 두게 되었다. 이런 사랑의 형태는 깍듯한 예의범절, 가장, 장 시간의 탐색을 거친 접근, 육체적 향락을 거부하는 데서 느끼는 기쁨, 잠재우지 못한 욕망의 긴장, 고통의 만끽 등, 너와 나 사이에 벌어지는 가지각색의 권력 쟁탈전이었다. 르네상스가 발견한 정신적 사랑은 역사의 뒷편으로 물러나고, 바로크는 권력의 사랑을 실현했던 것이다.

역사의 진보적인 관점에서 보면 이 시대는 많은 진보가 이룩되고, 근대화가 촉진된 시기였다. 1519년에서 1521년까지 마젤란(Magellan)은 세계일주를 감행했고, 프랜시스 드레이크(Francis Drake)의 두 번째 세계일주(1577-1580)는 아즈텍과 잉카의 대학살을 불러왔다. 유럽문화는 전 세계를 향하여 그 파괴의 손길을 뻗쳐 나갔고, 세계의 유럽화가 진행되었다. 그리하여 절대왕정에 이어 행정체제와 관료제도, 여러 가지 국가기구가 정비되었다. 생활영역이 합리적으로 조직되고 단일화되었다. 사랑 역시 새로운 모습으로 다시 태어났다. 즉 그것은 철저히 계산이 가미된 과시적인 사랑이 되고, 예의바른 권력게임 속에 편입되었다. 사랑을 통제하는 이런 권력은 의지를 통해 이성을 선보였다. 그러므로 바로크의 예의바른 사랑(Galante Liebe)은 의도적으로 통제된 사랑이었다.

이 시대의 이러한 예의바른 사랑의 모델은 유럽 최 부국의 왕궁에서 볼 수 있다. 프랑스는 스페인처럼 식민지로부터 약탈한 엄청난 양의 금을 소유하지는 못했지만, 거의 2000만에 달하는 인구와 비옥한 토지로 인해 유럽 최고의 부를 자랑했던 군주국이었다. 합리적인 행정체계와 재정체계를 통한 군비조달로 스페인을 무찔렀으며, 네델란드나 영국 같은 열강들과 어깨를 나란히했다. 프랑스 왕궁은 유럽의 선도적 강국이 된 프랑스의 국력을 마음껏 축복한 장소였다. 연일 화려하고 호화로운 축제가 벌어졌고, 방탕한 놀이, 독창적인 여흥이 끊이지 않았다. 이런 바로크적 상황은 프랑스 태양왕의 독창적인 통치 기술에 그 연원이 있었다. 그는 기술 좋게 귀족들의 돈을 짜냈고, 효과적으로 반대파들을 관리했다. 축제와 유흥은 그들을 관리하는 통치기술의 하나였다.

태양왕의 열강정책과 통치기술은 궁신들을 가지고 놀았다. 그들은 나태하게 욕망을 좇았고, 즐거운 놀이와 만족으로 시간을 보냈다. 신분에 따른 의복규정과 예의범절을 통해 엄격하게 규제된 궁정사회는 두각을 나타내고 싶은 귀족들의 명예욕을 자극했다. 엄격한 위계질서는 후원과 정실인사를 낳았다. 궁정게임의 보증수표는 사랑이었다. 출세는 침실에서 결정되어 금전으로 거래되었다. 이런 매수와 간계, 음모의 게임을 조종하는 인물은 왕의 총애를 받는 여성이었다. 그녀의 후원은 곧 권력으로 향하는 관문이었다.

왕비와 제후비도 말할 것도 없이 권력자였다. 하지만 궁중생활의 대부분의 결정권은 왕의 정부에게 있었다. 루이 14세의 첫 번째 정부였던 루이제 드 라 발리에르(Louise de La Vallière)에게 왕은 작은 성을 사서 화려하게 꾸며 주었다. 그곳에서 그는 그녀의 친구인 몽테스팡(Montespan)을 알게 되었고, 그녀는 곧 두 번째 정부가 되었다. 그녀는 이미 결혼을 한 몸이었고, 남편인 후작은 왕과의 관계에 대해서 반발했다. 그녀는 남편과 이혼하여 왕궁의 공식적인 퍼스트 레이디가 되겠다는 일념으로 갖가지 독창성을 발휘하여 최고의 자리를 쟁취했다. 유행을 창시했을뿐 아니라 뛰어난 재치와 위트, 직접 구상한 게임 등으로 자신의 두각을 나타냈다. 마침내 법적으로 이혼이 성사되었고, 그녀는 화려한 자기과시의 기회를 갖게 되었다.

몽테스팡은 권력적 사랑이 무엇을 말하는지 보여준 인물이었다. 자신의 매력을 끊임없이 개발했고, 어떤 상황에도 능란하게 대처할 수 있는 기술이 있었다. 14년의 정부생활동안 그녀의 행동기준은 바로 그 기술이었다. 그녀는 왕의 아이들을 낳은 어머니였을뿐 아니라 궁정의 음모를 기술 좋게 이용할 줄도 알았다. 궁정의 온갖 모임과 축제가 그녀에 의해 기획되었다. 뛰어난 화술과 기발한 착상으로 그녀는 베르사이유라는 인형극장의 기계공이 되었다. 이처럼 그녀는 절대왕정시대 프랑스의 이상을 몸으로 구현한 인물이다. 그녀의 비호 아래 권력적 사랑의 꿈이 자라났다. 루이 14세에게는 그외에도 몇 명의 정부가 더 있었다.

바로크의 궁정에서 정부는 하나의 제도였으며, 당시의 권력적 사랑의 표상이었다. 영주는 자신의 정력을 사회적으로 과시했다. 정력이 없다면 군대도, 성도, 정원도, 화려한 홀도, 부인방도 무슨 소용이 있단 말인가? 다이아몬드의 빛이 내부에서 뿜어나오듯 정부는 권력자들의 거실에서 빛을 뿜어냈다. 국왕이건, 영주건, 행정관리이건, 학자이건, 명예를 원하는 인간은 모두가 돈을 주고 정부를 샀다.

바로크 시대의 성에 대한 궁정은 전통으로 자리 잡았다. 과거의 개방적인 표현과 견해가 지속되었고, 음란한 행위도 여전했다. 하지만 바로크는 직접성을 상실했다. 거친 행동은 세련된 정부로 대변되는 우아함에 자리를 내어 주었다. 상스러움은 고상해졌고, 가장되었다. 민중의 직설과 직접성은 고도로 발달된 바로크 문화 속으로 흡수되어 의례라는 인위적 형식으로 변질되었다. 성에 대한 자유로운 표현은 거칠고 대담한 면모를 상실하면서 외설이 되었다. 외설적인 사랑은 무가치하고 무의미한 사랑이며, 허약하고 유한하다. 르네상스에서 바로크로 넘어오는 과정에서 사랑의 가치 또한 역전되었던 것이다. 활력의 자리를 공허가 대신했다. 자연 대신에 인공이 자리를 잡았다. 그러자 사람들은 잃어버린 자연에 대한 향수를 느끼게 되었다.

장 자크 루소가 "자연으로 돌아가라!"고 외쳤던 것은 훨씬 후의 일이지만 그것은 잃어버린 순박함, 즉 자연에 대한 향수의 표현이었다. 사랑 역시 교활하고 타산적이며 궤변적으로 변해버린 이 시대에 사랑에서도 가장 눈에 띄는 현상 중의 하나가 바로 자연적인 순박함을 가장하고 싶어했던 당시 사람들의 소망이 반영되었다. 사람들은 '목동'이 되고싶어 자연과 시골로 달려갔고, 양치기 분장을 한 채 순박함의 축제를 벌였다. 사람들은 자신들이 주인공이 되어 전원생활을 연기했다.

나무 그늘 아래서, 숲속의 빈터나 외딴 섬에서 사랑의 열기를 만끽했다. 고대 신화에 나오는 장면들을 모방했고, 우아한 복장으로 디오니소스를 경배했다. 고대를 꾸밈없는 자연으로 추앙했고, 모두들 에덴동산에라도 온 것처럼 본능적으로 생활하려고 애썼다. 사람들은 인형을 가지고 놀면서 자신의 과거를 되돌아 보는 어린아이처럼 천진난만한 유희를 모방했다. 이런 잃어버린 것을 향한 동경은 예의바른 사랑이 마침내 소박하고 단순하며 온전한 것의 단아함과 건강함을 상실하고 말았다는 사실을 보여 준다.

그 결과 사랑은 촉진제를 필요로 했다. 채찍은 시대를 막론하고 흥분 도구로 사용되어 왔지만, 이제 채찍을 이용한 도착적인 성행위는 누구나 좋아하는 최음제로서 사회적인 현상이 되어버렸다. 유곽에는 도미나(Domina)[2]

---

[2] 매저키스트에게 새디즘 행위를 하는 창녀

와 고문방이 마련되었다. 자제력을 잃게 만들거나 여성의 매력과 남성의 정력을 증강시키는 위험한 독극물을 음식에 섞거나 사탕으로 만들어 흥분제로 사용했다. 정력을 강화시키는 음식에 대한 연구가 장려되었고, 매력을 느끼게 해주는 향수가 폭발적인 인기를 끌었다. 이 향수는 쇠락일로를 걷던 온천문화를 대체했고, 체취를 방지하고 에로틱한 효과를 높혀 주었다.

이런 일련의 현상들은 이 사회의 성욕화를 말해준다. 에로틱한 그림이 그려진 담뱃갑을 좋아했던 백작이건, 결혼조건을 조목조목 구혼광고에 실었던 시민계급이건, 남녀가 만나는 기회가 되었던 민속축제건 모두가 다를 바 없었다. 대도시는 도시계획 때도 이런 남녀의 결합을 고려했다. 새로 선보인 공원은 런던, 파리, 빈 그리고 베를린에 이르기까지 모든 대도시의 구경거리가 되었다. 1550년에서 1650년 사이에 인구가 6만에서 35만 5천으로 6배나 증가한 런던은 이런 면에서 선도적인 도시가 되었다. 1800년까지 런던의 인구는 거의 100만에 육박했다.

공원에서는 연주회와 발레를 공연했고, 매일 수천 명이 이곳을 찾았다. 가장 무도회와 다른 형태의 가장 풍습은 섹스와 매춘에서 중요한 의미를 지닌다. 이러한 공연장을 찾는 사람들은 가면을 썼고, 오페라나 극장에는 커튼이 달린 특별 관람석이 마련되어 있었다. 귀족은 살롱에서 외설적인 대화로 관계를 맺었고, 부인방에서 서로 하나가 되었다. 일반 평민들은 여관에서, 그리고 얼큰히 취한 채 돌아오던 귀가길에서 여자와 거리낌 없이 만났다. 과거의 공개적인 성은 간접적이고 암시적이며 추잡한 행동으로 변모되었으며, 시민계급의 시대를 특징 짓는 이중도덕이 이미 진군을 시작하고 있었다.

5. 18세기: 낭만적 사랑의 탄생

눈물의 결혼식, 신부의 하얀 드레스가 풍기는 마력, '부케를 든 하얀 신부'의 동화, 순결과 순수, 정결과 처녀성에 대한 숭배는 18세기의 작품이다. 우리가 흔히 생각하는 낭만적인 사랑의 전통은 18세기에 이르러서야 탄생했다. 가슴에서 우러나온 사랑, 사랑의 진실로서의 섹스가 탄생했던 것이다.

단테와 르네상스가 전해준 사랑의 복음이 드디어 현실에서 이루어진듯 하다. 첫사랑과 일생동안 계속되는 열정의 행복, 정열로서의 사랑 말이다. 처음 만난 순간 사랑은 신의 계시처럼 영혼을 파고들고, 날이 갈수록 애정과 신뢰가 쌓여 일생의 사랑으로 발전한다.

빌헬름 마이스터(Wilhelm Meister)가 나탈리에(Natalie)[3] 를 알게된 순간처럼 어두운 숲속을 걸어가다 갑자기 숲속 빈터에서 매혹적인 존재를 발견하는 것이다. 괴테(Goethe)는 빌헬름과 나탈리에의 만남을 통해 시민적인 사랑의 탁월한 표본을 제시했다. 빌헬름에게 나탈리에는 대림절에 성령이 예수의 제자들 앞에 나타나듯 그렇게 모습을 나타냈다. 종교적인 감정이, 그리스도교의 유산이 세속화된 것이다. 시민적인 사랑이 탄생한 이후 모든 사람은 결혼을 통해 개인적으로 신의 숨결을 느낄 수 있게 되었다. 마리아는 개인의 소유물, 시민계급의 사유재산이 되었고, 가장은 신의 사자, 곧 천사같이 순결한 아내의 감시를 받게 되었다.

시민적인 사랑의 본질은 스스로 고안한 자기 통제 시스템이다. 방탕과 이중도덕이 날로 기세를 더해 갔다. 왜 그렇지 않겠는가? 시민계급은 개별적으로 신앙을 택했고, 그리스도교적 사상을 내면화했다. 신과 악마, 정신과 육체, 이웃사랑과 이기주의라는 그리스도교의 이원론을 몸으로 구현한 계급인 것이다.

예의바른 사랑, 이웃에 대한 피상적인 관심, 권력에 미친 과시 문화, 거짓된 마음 같은 귀족의 생활방식에 반대해서 시민계급의 사상가들은 정반대되는 가치들을 선전했다. 솔직한 만남, 도덕적 고결함이 그것이었다. 신이 가진 최고의 진리를 내세우며, 시민계급은 오늘날까지 전통으로 남아 있는 가치규범들을 확립했다. '낭만적 사랑'이라는 이름으로 알려진 감상적 사랑

---

[3] 괴테의 소설 『빌헬름 마이스터의 수업시대』(Wihelm meisters lehrjahre)에 나오는 남녀 주인공. 시민계급 출신의 빌헬름은 그의 성장과정을 통해서 여러 여성 인물들을 만나게 되고, 최종적으로 귀족계급 출신의 나탈리에를 만나 결혼하게 된다.

은 계몽주의의 제2단계, 곧 감상주의가 만들어낸 작품이었다.

이처럼 18세기 시민계급의 문화는 감상적이었다. 비록 감상적이라는 개념이 현대의 의미와는 정반대로 사용되었지만(당시 감상은 심리적인 균형, 마음의 안정을 목표로 했다), 18세기에는 서양 역사상 유례 없는 감동과 희열이 물결쳤다. 18세기 사람들은 감정과 헌신, 사랑 앞에서 어쩔 줄 몰라 하다가 눈물의 바다에 빠져 익사했다. 괴테 역시 처녀작『젊은 베르테르의 슬픔』(*Die Leiden des jungen Werther*, 1774)에서 눈물의 강을 흘려 보냈고, 베르테르와 로테(Lotte)는 고통 속에서 헤어졌다. 베르테르는 시골 미인에게 폭풍 같은 사랑을 느꼈지만, 불행하게도 로테는 이미 착실한 시민계급의 남자와 약혼한 상태였다. 베르테르는 체념할 수밖에 없었고, 우울과 고통 때문에 자살하고 만다. 그는 실존의 감옥에 갇혀 혼자 살아야 한다는 사실을 견딜 수 없었다. '베르테르의 순수함'이라는 상품명은 감정의 순수함을 보증한다. 베르테르의 삶은 독창성과 진실, 자연에 충실한 태도를 상징한다.

상승하는 시민계급은 '눈물에 젖은 시대'를 창조했다. 눈물을 흘린다는 것은 영혼을 씻어내고 정화한다는 뜻이다. 그리고 마음 속 깊은 곳이 깨끗하고 고결하며 도덕적인 사람은 순진무구한 어린아이처럼 본성이 순수하다. "어린아이처럼 살아라."『젊은 베르테르의 슬픔』에서 괴테 역시 이렇게 말했다. 시대의 이상은 이웃과 열정에 마음의 문을 열어놓은 어린아이의 가슴이었다. 눈물이 흘러내릴 정도로 감동적인 순수한 마음을 가진 사람, 그리고 신부의 드레스처럼 순수한 마음을 가진 깨끗한 사랑이 당시의 이상이었다.

이런 감정문화의 선두 주자는 시민계급이 다른 국가들보다도 정치적인 영향력을 빨리 획득했던 영국이었다. 영국의 시민계급은 1688년 명예혁명을 통해 프랑스혁명을 100년이나 앞질러 막대한 영향력을 획득했다. 산업이나 상업에 종사했던 영국의 시민계급은 사회적 지위를 확고히 했으며, 봉건영주와 동등한 권리를 획득했다. 이 두 계급은 이후 루이-필립(Louis-Philippe) 치하의 프랑스에서처럼 결국 하나로 융합되었다.

그 결과 상승하는 시민계급의 가치체계가 귀족계급의 세계관에 대항하며 자리를 잡아 나갔다. 특히 대도시 귀족사회와 런던 외곽의 지방 성직자 사회가 주요 표적이었다. 예의바른 사랑의 부도덕은 18세기에 이르자 도를 넘어 섰으며 비웃음거리로 전락했다. 조지 2세 치하의 영국은 루이 15세 치하의 프랑스 못지않게 '세기의 타락'을 보여주는 표본이었으며, 그 결과 영국 시민계급의 청교주의를 촉진시켰다. 부르주아지의 엄격한 도덕은 "도덕주보"와 편협한 이데올르기에서 엿볼 수 있다. 시민계급의 경제적, 정치적 자의식을 통해 강화된 영국의 시민적인 사랑관은 이후 유럽 전역으로 확산되면서 발전을 거듭했다.

새로운 사랑관은 청교도 그룹에서 시작되어 이내 학문으로 파급되었으며, 철학에서 그 객관적 기초를 마련했다. 그리고 18세기 후반에 이르러서는 범국가적인 문화표본이 되었다. 이러한 새로운 경향은 드라마보다 열등한 장르로 취급되었지만 이제 시민적인 생활방식의 동의어가 된 소설에 그 흔적을 남겼다. 낭만적인 사랑 또는 감상적인 사랑이 소설 및 소설적인 감성과 결합되었다. 새로운 감정이 소설을 혁신의 도구로 사용했다는 사실은 두 단어의 유사성에서 이미 짐작할 수 있는 사실이다(불어나 독어에서 '낭만'을 의미하는 'romantique,' 또는 'romantisch'와 '소설'을 뜻하는 'roman'의 유사성을 말한다).

개인성은 중세에서 르네상스로 넘어가는 과도기에 이미 선을 보였다. 하지만 개인성이 사회적인 결정력을 획득한 것은 화폐경제와 정신노동의 등장, 시민계급의 세력확대와 더불어서이다. 봉건적 대가족의 잡다한 일로부터 해방된 시민가족의 구성원, 특히 여성은 다른 활동에 참여할 기회를 얻었다. 그중 하나가 독서였다. 개인과 개인의 욕구를 위한 시간과 공간이 마련되고, 자아와 감정에 대한 관심이 높아짐에 따라 독자층도 확대되어 갔다. 특히 서사적인 문체로 인해 가족 구성원이 모여 낭독하기에 좋은 소설이 사랑을 많이 받았다. 이런 시민적인 감정문화는 정치적인 상황에 힘입어 특히 영국에서 확고하게 자리잡아 나갔다. 그러므로 영국은 낭만적 사랑의 표본이기도 했다.

새로운 독자층은 주로 시민계급의 여성들이었다. 그들은 심리적인 문제에 관심이 많으면서도 동시에 재미를 원했다. 영국의 출판업자들은 이런 욕구를 좇아 당시 "도덕주보"라고 불렀던 잡지 보급에 열을 올렸다. '타락한 세기'의 악덕을 서간체 형식으로 널리 알리고 싶어했던 독자들의 뜻을 받아들여 그들은 영국국교의 종교서를 심리적이고 감동적이며 감상적으로 변화시킨 서간소설을 출판했다.

새무얼 리차드슨(Samuel Richardson)의 『파밀라』(Pamela)는 1740년에 출판되자 말자 여성들의 필독서가 되었다. 이 소설의 인기는 프랑스 지식인들에게서도 확인할 수 있는데, 크레비용(Crébillon)은 체스트필드 경(Lord Chesterfield)에게 이런 편지를 썼다. "『파밀라』가 없다면 우리는 무엇을 말하고 무엇을 해야할지 모를 것입니다." 리차드슨의 두 번째 소설『클라리사』(*Clarissa*, 1748) 역시 당대의 여성들을 겨냥한 책이었다.

우리는 무엇을 해야하는가? 새뮤얼 리차드슨은 이 질문을 타락한 귀족의 사랑에 연루된 젊은 여성의 입을 빌려 제기했다. 그리고 그의 대답은 『파밀라』를 시대의 베스트 셀러로 만들었다. 그 책은 18세기 도서 시장에 결정적인 영향을 미친 여성문학의 물꼬를 터주었다. 그것은 르네상스 시대의 여장부를 뒤따르며, 잔 다르크의 우먼파워를 갖춘 '신여성'의 문학이었다.

리차드슨은 또한 『클라리사』에서 사생활의 영역을 파고들어 한 여성의 인생 전환점, 곧 결혼에 대해 다루었다. 클라리사 할로(Clarissa Harlowe)는 결혼 적령기의 여자로서 이미 세 사람의 구혼자를 거절한 바 있다. 부모님은 네 번째 구혼자를 반대하면서 다섯 번째 남자와 결혼하라고 명령한다. 구혼자의 목록을 보면 이 가족의 갈등 원인을 짐작할 수 있다. 부모는 딸의 어리석은 이기심을 비난한다. 다섯 번째 구혼자가 부자인데다, 혼사로 귀족 가문과 맺어지기를 기대하는 가족의 야망을 채워줄 수 있는 인물이기 때문이다. 하지만 클라리사는 부모님이 반대하는 남자, 곧 러블레이스 경(Lord Lovelace)을 남몰래 좋아한다. 그는 이름 있는 재산가로 알려져 있다. 그가 단정치 못한 인간이며, 방탕아라는 소문이 나돌고 있지만 그것은 문제가 아니었다. 클라리사에게 더 큰 문제는 오빠가 자기보다 우월한 러블레이스를 증오한다는 점이었다.

클라리사는 사면초가가 되었다. 그 결과 그녀는 결국 부모가 강요하는 남편감이 싫어 러블레이스의 품으로 달려갔다. 러블레이스는 타락한 귀족 자손이라는 세상의 소문을 입증해 보이려 했고, 그리하여 그녀에게 약을 먹여 그녀를 범한다. 이런 잔혹한 행위를 겪고 나자 클라리사는 러블레이스의 행실을 고쳐보겠다던 애초의 생각이 어리석었음을 깨닫는다. 반대로 러블레이스는 진심으로 참회한다. 러블레이스는 함정에 빠진 클라리사에게 청혼을 하면서 자기의 행실을 고치겠다고 맹세한다. 하지만 그녀의 마음은 이미 돌아섰고, 이미 순결을 잃은 그녀는 더 이상 삶을 지속할 이유를 상실한다. 왜냐면 그녀에게 순결은 자신의 생명 그 자체였기 때문이다. 딸의 죽음은 돌처럼 차갑던 아버지의 마음을 녹여 눈물을 흘리도록 만든다. 러블레이스도 클라리사의 한 친척과의 결투에서 죽음을 맞는다.

이들 18세기의 로미오와 줄리엣은 가족의 불화와 서로를 동시에 사랑하지 못한 비극에 휘말려 둘 다 죽음을 맞는다. 클라리스에게 러블레이스는 남몰래 간직한 사랑의 꿈이었고(강간을 당하기 전), 러블레이스에게 클라리사는 공인된 사랑이었다(강간을 하고난 후). 그들의 사랑은 시차가 어긋남으로 인해서 접점을 찾지 못하고 결국 비극으로 끝나고 만다.

클라리사의 이야기는 오늘날까지도 공포물의 전형으로 손꼽히고 있다. 클라리사는 박해 받는 순수함의 정수이다. 여성은 끔찍한 일을 겪는 '천사'이며, 남성은 '괴물'이다. 현대 영화에서는 순진무구한 인물을 위협하는 존재를 고릴라나 바다 괴물, 좀비나 또는 초 인간적인 힘으로 설정한다. 프로이드에 따르면 이런 것들은 무의식이나 충동, 통제를 벗어난 영역에서 나온다. 그렇지만 18세기 중기에는 아직 탕아의 형태를 취하고 있었다. 탕아가 자기 인식과 방향 설정이 필요한 순진한 마음을 괴롭히는 것이다. 작가는 클라리사를 죽게 만들면서까지 자기 수양을 촉구했고, 자기 수양을 자기 보존이라는 자연 법칙보다 우선시했다. 의식이 개인을 지배하는 시민계급의 자아라는 갑옷을 주인공에게 입혔던 것이다. 자기 통제가 자기 보존보다 앞섰다.

클라리사는 자신의 내면의 소리에 귀 기울여 마음의 복음을 깨닫는다. 이런 내면의 지혜와 양심을 따르는 동안 그녀는 자신 앞에 진실하고 순수하며 선했고, 극도로 자신을 통제할 수 있었다. 그리고 사랑이 이런 자기 통제를 위해 동원되었던 것이다. 이는 자연정복 의식의 두 번째 단계에 해당한다. 인간은 자신과 자신의 내면 본성을 정복했다. 중세시대 인간이 욕망으로 가득한 육체와 외적 감정을 통제하는 법을 배웠고, 바로크에서는 자신과 거리를 취하는 법을 배웠다면, 이제 시민적인 도덕교육의 맥락에서 내적 감성과 감정, 의식을 지배하게 된 것이다.

18세기는 아직 새로이 대두하는 시민계급과 귀족계급이 대립하고 반목하던 시대였다. 리차드슨은 그 코드를 당시의 사랑언어로 번역했으며, 각 코드를 남녀 인물에게 대응시켰다. 클라리사는 시민적 사랑의 도덕적 의미를 대변한다. 그에 반해 러블레이스는 당시 흔히 볼 수 있던 귀족계급의 방탕아이며, 예의바른 사랑의 전형이다. 당시의 계급 투쟁이 사랑에 반영되었던 것이다. 이런 상황에서 그들의 잘못은 필연이라 할 것이다. 하지만 시민의 덕성을 갖춘 클라리사를 숭고한 기념비적 인물로 만든 결론은 사회적 대립의 해결을 목표로 한 것이라할 수 있다.

6. 낭만주의: 사랑의 혁명

실러(Schiller), 슐레겔(Schlegel), 셸링(Schelling)−, 이런 이름들은 1800년경 독일 낭만주의 무대에 주역으로 등장하는 인물들이다. 카롤리네(Caroline), 도로테아(Dorothea), 조피(Sophie)−, 이런 이름들도 인습의 굴레에 순응하기를 거부하고 자유와 자아의 실현을 위하여 그 시대의 선봉에 섰던 여성인물들이다.

남자는 적진을 향해
밖으로 나가
일하고 싸워야 한다.
. . . .
그리고 안에서는
정숙한 아내
아이들의 어머니가
현명하게
집안일을 돌보며
딸을 가르치고
아들을 자제시키며
쉼없이 부지런한 손을
놀리고 있다.

실러의 「종의 노래」(Lied von der Glocke)라는 이 시를 읽은 카롤리네는 격분했다. 왜냐하면 그녀의 세대가 혁명가로 추앙했던 『군도』(Die Räuber)의 작가 실러가 이와 같이 보수적 회귀라는 배신을 보여주었기 때문이다. 카롤리네는 "정숙한 아내"의 역할을 거부했다. 그녀는 손님들을 초대해서 접대하기를 즐겼던 살림꾼이었으나, 집안일에만 매달리는 여성의 역할을 혐오했다. 그녀는 그만큼 넘치는 재기와 정열이 있었고, 위트가 있었다. 그녀의 위트는 그녀의 집안과 낭만주의 운동의 상표였다. 카롤리네는 낭만주의를 상징하는 인물이었다. 그러므로 독일 초기 낭만주의 정신을 파악하기 위해서는 그녀의 인생사를 살펴보는 것이 참고가 된다.

괴팅겐의 동양학자 미하엘리스(Michaelis)의 딸로 태어난 카롤리네는 영어와 프랑스어, 이태리어를 능숙하게 구사했고, 책과 극장을 좋아했다. 하지만 아버지가 허락한 교육은 음악과 가사 뿐이었다. 그녀의 친구이며, 나중에 연적이 되기도 했던 도로테아의 경우 사정은 좀 나았다. 그녀는 독일 여성으로는 최초로 열일곱 살의 나이로 박사학위를 받았다.

도로테아는 그 시대의 전형적인 여성상이었다. 유태인이며, 유명한 계몽주의 철학자 모제스 멘델스존(Moses Mendelssohn)의 딸로 태어난 그녀의 본명은 레텔 멘델스존(Rethel Mendelssohn)이다. 아버지는 딸에게 피아노와 자수만 가르쳤을 뿐, 철학이나 라틴어 수업은 전혀 허락하지 않았다. 유태인 가정은 일반적으로 사회관습을 엄격히 준수하는 편이어서 아버지는 딸에게 평범한 여자의 도리를 다하라고 강요했다. 열네 살 되던 해 그녀는 은행가인 지몬 파이트(Simon Veit)와 약혼을 했고, 부지런히 가사일을 배운 후 열 아홉이 되던 해 그와 결혼했다. 아버지가 돌아가시고 네 아들을 낳은 후 결혼 14년 만에야 그녀는 주부의 역할로부터 해방되었다. 친구였던 헨리에테 헤르츠(Henriette Herz)의 집에서 그녀는 비평가이자 작가였던 프리드리히 슐레겔(Friedrich Schlegel)을 알게된다. 두 사람이 열정적인 사랑에 빠졌을 때 그녀의 나이 서른이었다. 그리고 그녀는 새로운 인생을 시작하기 위해 빈털터리 천재와의 불확실한 생활을 감수했다.

사랑의 규칙은 그런 조건하에서 결정되었다. 낭만주의 시대 여성들은 사랑에서 자아를 찾았고, 애인을 만족시켜줄 준비도 되어 있었다. 그들은 부지런히 애인의 원고를 정서하고 정리했으며, 토론에도 참여했다. 남편의 사교모임을 주선하고, 모임에 동반했다.

프랑스 혁명은 생활조건을 완전히 변화시켰다. 신이 부여한 질서가 무너지면서 이전에는 생각할 수 없었던 일을 꿈꾸었고, 머리 속에 떠오른 구상은 실천에 옮겨졌다. 그 결과 여성도 개인적인 자유를 머리 속에 그려보게 되었으며, 머리 속에 떠오른 생각은 실험적인 삶으로 이어졌다. 카롤리네 미하일리스는 하르츠의 클라우스탈에서 교수의 아들이자 광산촌의 의사였던 남편 뵈머(Böhmer)와 함께 혁명 전 시대를 보냈다. 결혼 후 4년 뒤 남편이 갑자기 세상을 떠났고, 당시 스물 다섯 살이던 그녀는 두 딸의 엄마였으며, 또 한 아이를 임신하고 있었다.

그녀는 생활을 위해 이리저리 전전하였다. 그러면서 프랑스에서 시작하여 그녀의 곁으로 까지 파급되었던 혁명의 기운을 느꼈다. 1792년 봄 그녀는 마인츠에 도착했는데, 그해 11월 마인츠 광장에는 자유의 나무가 세워졌고, 축포가 울려 퍼지는 가운데 수천 명의 자코뱅 당원들이 모여 국가를 불렀다. 그녀도 자유의 이념에 불탔으며, 자신의 생각과 사고가 자유롭기를 원했고, 정신적인 자유와 성적인 자유를 요구했다. 이탈리아로 여행하던 중 마인츠에 들른 영국 왕자 태터(Tatter)의 수행원과 일주일을 함께 보냈으며, 열아홉 살의 프랑스 장교 뒤부아 크랭세(Dubois-Crancé)와 "뼈와 살이 타는 밤"을 체험하기도 했다.

그 후 그녀의 인생은 그야말로 자유와 그 대가로서 받아야 하는 수난의 연속이었다. 그녀는 체포되어 감옥생활을 겪었는가 하면, 당대 독일의 여러 낭만적 지식인들과 어울렸고, 그들 중 여러 사람과 관계를 맺거나 결혼했다. 그들 중에는 아우구스트 빌헬름 슐레겔과 프리드리히 슐레겔 형제, 그리고 그녀보다 열두 살이나 연하인 셸링이 있었다. 그녀는 관습을 전혀 고려하지 않는다는 사실을 몸으로 보여준 인물이었다. 그녀는 추문을 뿌렸고, '창녀'와 '악마'로 손가락질을 받았으며, 사람들로부터 무시당하고 배척당했다. 그러나 그녀는 자유에 대한 자신의 신념을 버리지 않았고, 자아의 해방을 갈구하였으나, 1809년 마흔여섯 살의 나이로 이질에 걸려 사망했다.

프리드리히 슐레겔은 그의 소설 『루신데』(*Lucinde*, 1799)에서 자신의 사랑 체험을 신비화했다. 그는 자신의 삶을 예술과 종교로 승화시켰다. 하지만 이 작품은 당시 독자들에게 지탄을 받았다. 사람들은 책 내용을 샅샅이 훑어 형수 카롤리네와 애인 도로테아를 사랑의 여사제로 찬미해 놓은 부분을 낱낱이 찾아내어 비난했다. 그들의 애정행각이 만천하에 공개된 것이다. 슐레겔 자신을 모델로 한 율리우스(Julius)가 어떤 인물인지, 카롤리네와 프리드리히가 어디서 알게 되었는지, 검은 눈동자의 도로테아가 어떻게 우울한 눈빛을 슐레겔을 향해 던졌는지, 또한 별로 매력적이지 않은 열두 살 연상의 그 여인에게 그가 어떻게 불타는 사랑을 느꼈는지도 기록되어 있었다. 그 책이 스캔들이 된 이유는 전적으로 험담을 즐기던 사람들 탓이다. 그 책이 아무리 사랑과 섹스에 대해 자유분방하게 이야기했다 하더라도 당시 사람들은 프랑스 소설의 번역을 통해 훨씬 더 노골적인 내용에 길들여져 있었기 때문이다.

객관화된 자화상의 형식을 빌린 이 소설에서 율리우스(프리드리히)는 정사와 유혹, "거의 창녀에 가까운 여자들"과의 관계로 시간과 정력을 허비한다. 그러던 어느 날 이런 생활에 넌더리가 난 그는 자살 충동을 느낄만큼 괴로워 한다. 이런 심리적인 늪에서 그를 구원한 여성이 형수 카롤리네였다. 슐레겔이 형수에 대해 묘사한 부분은 지나치리만큼 단정하지만, 그럼에도 그의 말을 믿을 수밖에 없다. 왜냐하면 그 이후의 사건 전개가 이미 언급한 사실과 일치하기 때문이다. 프리드리히가 카롤리네와 셸링의 관계에 그토록 분노했던 이유는 그가 그녀와 성관계를 가지지 않았기 때문이었다. 그는 그녀를 향한 사랑으로 불탔지만 자신을 억제했고, 형과 친구를 고려하여 행동을 조심했던 것이다.

숭배하는 여인이 친구에게로 가버리자 그의 열정은 자신에 대한 사랑으로 승화되었다. "희망과 행복은 단념했지만 자신의 주인이 돼보자고 결심했다." 그는 모든 열정을 내면으로 쏟아부었고, 그 열정이 분노하고 불타며 자신을 갉아먹도록 내버려 두었다. 다른 말로 표현하면 율리우스는 당시 시민계급의 최고 이상인 단념의 사랑으로 자신을 단련했던 것이다. 그는 자신의 작업 원칙으로 사랑을 대체하면서 냉정을 회복했다. "그의 전 존재는 외부에서 물러나 내면으로 들어갔다." 율리우스는 낭만주의의 내면성을 구현하는 인물이 되었다. 그는 엄청난 회오와 고통을 안으로 감추고 용해시켰던 것이다. 그러면서 소설의 마지막 장면을 "가슴속에서 신적인 예술을 향한 드높은 소명이 꿈틀거린다는 것을 깨달았고 돌연 자신의 나태함을 깨달았고 . . 나태한 절망에 빠져들지 않은채 잠을 깨우는 신성한 의무의 목소리를 따랐다."고 끝맺는다.

아름다운 낭만주의 대신 의무와 덕성에 대한 변호가 자리를 잡았다. 슐레겔은 낭만적 사랑이라는 문제를 상당히 비낭만적으로 보았다. 그렇다면 과연 초기 낭만주의의 이상적인 사랑은 어떤 것이었을까? 슐레겔의 『루신데』

는 최초로 연애결혼이 등장하는 소설이다. 한 쌍의 남녀가 비이성적인 사랑의 '벼락'을 맞아 진정한 애정 속에서 결합하며, 그를 통해 정신적으로도 성적으로도 서로를 보완하여 조화롭고 즐거운 삶에 도달하는 것이다. 문화연구가인 헤르만 아우구스트 코르프(Hermann August Korff)는 이렇게 말한다. "분열된 문제아가 낭만적인 결혼을 통해 조화된 고전적 인간으로 다시 태어난다." 다시 말해서 육체와 정신이 조화롭게 균형을 잡게 되는 것이다.

프랑스의 정치적 혁명은 독일의 개인적인 혁명, 새로운 인생관과 사랑관을 낳았다. 독일 혁명의 강령은 삶을 예술작품으로 만들며, 예술작품을 삶으로 이해하라는 것이었다. 이런 예술과 삶의 상호연관을 심미화라고 부를 수도 있다. 심미화의 작동 비밀은 '용인할 수 있는 것', 곧 사랑하는 것이다. 인간이란 반쪽이어서 나머지 반쪽을 그리워하며, 나와 너의 상호작용 속에서만 실존적인 만족과 마음의 평화를 찾을 수 있기에 사랑에 관한 담론은 자아에 관한 담론의 핵심이 될 수밖에 없다.

7. 19세기: 상상적 사랑

18세기 후반, 박애주의 교육을 통해 파급된 성기에 대한 금기는 지속적인 영향을 미치며 사랑관을 변화시켰다. 금지된 것은 신비롭고 마력을 지니는 법이다. 육체적 쾌락과 결부된 두려움은 실존적 공포가 되었다. 19세기에 와서 성은 전 세계적인 문제가 되었다. 언어는 성을 포장했고, 단어들은 금기의 영역에서 나온 암호의 메시지를 담은 가방이 되었다. 사랑으로 인한 자살은 욕망 에너지의 모든 잠재력을 풀어놓았고, 사랑의 영역에는 날이 갈수록 긴장이 고조되었다. 금기의 전능은 화합할 수 없는 두 세계를 탄생시켰으며, 애정과 관능의 극단적인 대립을 낳았다. 지그문트 프로이트는 이 딜레마를 "사랑하는 곳에서는 탐하지 않으며, 탐하는 곳에서는 사랑할 수 없다"고 표현했다.

모두들 영혼과 욕망의 화해를 추구했다. 그것은 고대의 그리스도교 문화에서 시작된 오랜 이상이었다. 진정한 사랑 안에서는 욕망과 애정이, 현세의 열정과 천상의 열정이 하나가 된다는 것이다. 그리고 이를 보증해 주는 것이 감상적인 낭만적 사랑의 규격품인 연애결혼이라고 생각했다. 남성과 여성은 공생체가, 분리될 수 없는 하나의 전체가 되어야 한다고 말이다.

하지만 어떻게 두 사람이 이런 일을 해낼 수 있을까? 욕망은 애정과 하나가 될 수 없기에 인간은 혼자서도 이미 분열된 존재가 아닌가? 어떻게 사랑하면서 동시에 성적 욕망을 만족시킬 수가 있을까? 발자크(Balzac)는 『결혼의 생리학』(Physiologie der Ehe, 1829)에서 "육체적 사랑은 배고픔 같은 욕구이다"라고 말했다. 육체적 사랑은 사냥하는 사자와 같다. 그와 반대로 애정은 '연약한 여자'이다. 어떻게 그 둘이 하나가 될 수 있단 말인가?

19세기 사람들의 마음 속엔 불안이 가득했다. 잠재된 욕망들이 화해되지 못한 채 꿈틀거렸고, 지상의 동경과 천상의 동경이 거대한 강물처럼 합류해 사랑의 폭풍우를 불러왔다. 19세기처럼 사랑에 관해 의견이 분분했던 시대는 없었다. 19세기에는 위대한 사랑에 대한 소설이 쏟아졌다. 톨스토이(Tolstoi), 플로베르(Flaubert), 모파상(Maupassant), 제인 오스틴(Jane Austen), 조지 엘리엇(George Eliot), 샬롯 브론테(Charlotte Brontë)와 에밀리 브론테(Emily Brontë), 조르주 상드(George Sand) 등의 소설들.... 사랑이 등장하지 않는 소설은 없었다. 이 낭만적 사랑의 세기는 말러(Mahler)[4]에서 스칼렛 오하라(Scarlet O'Hara)[5], 헐리우드 영화의 해피 엔드에 이르기까지 현대의 문화에도 영향을 미쳤다.

19세기에는 아직 낭만적 사랑이 사회적으로 큰 의미가 있었다. 시민 계급의 허위와 이중 도덕, 혼수품 목록을 당당하게 제시한 구혼광고가 난무하

---

[4] 구스타프 말러(Gustav Mahler; 1860-1911), 보헤미아 지역에서 출생한 오스트리아의 작곡가 겸 지휘자로서 바그너의 영향을 많이 받았다.

[5] 마가렛 미첼(Margaret Mitchell)이 쓴 『바람과 함께 사라지다』(Gone with the Wind; 1936)라는 소설에 등장하는 여주인공으로서, 19세기 미국 남북전쟁(1861-65)으로 짓밟힌 남부 조지아주를 배경으로 격렬하게 살다간 여주인공의 이름이다.

는 상황에서 낭만적 사랑의 모델은 만족스럽고 행복한 삶을 보장하는 믿을 만한 보증서였다. 하지만 이런 이상이 어떻게 시민계급의 가슴 속에서 휘몰아치고 있는 폭풍우와 화합될 수 있었을까? 그들의 악몽과 심리적 압박, 그들의 욕망과 결혼에 대한 두려움과 융합될 수 있을까?

시골의사 샤를르 보봐리(Charles Bovary)는 애정 없이 결혼한 아내가 죽자 새로이 사랑에 눈뜨게 된다. 상대는 매력적인 처녀 엠마(Emma)였다. 그는 신들린 사람처럼 그녀에게 사로잡혔으나 막상 그녀 앞에서는 말 한 마디 못한다. 결국 그녀 아버지의 도움을 받고서야 청혼하여 승낙을 얻는다. 그들은 당시 사람들이 대개 그러하듯 몇 달간의 약혼기간을 거친다. 보통 이 과도기는 '환희의 나날들'이며, '백일몽'을 꾸는 기간이다. 키스와 애무의 시간이다. 만남은 에로틱해지고 금욕의 규범조차 달콤한 고통으로 느껴진다. 이런 과도기 단계가 바로 감각을 훈련시키는 시간이다. 애정과 관능이 서로 접근하며, 사랑하는 사람을 바로 곁에 두고 욕망을 억제하면서 정신적인 고양을 습득하는 것이다.

이렇듯 낭만적인 사랑은 많은 노력을 필요로 한다. 사랑하는 연인에게는 서로에게 적응하고 애정과 관능을 결합할 수 있는 시간이 주어진다. 이런 힘든 과정은 연애결혼이 성공할 수 있는 전제조건이다. 하지만 보봐리의 결혼은 그 과정이 실패로 끝난 모범 사례이다. 비록 시민적인 실용주의도 낭만적 사랑의 일부이긴 하지만 두 사람의 경우 너무 지나치게 개입했던 것이다. 그들은 꿈 같은 황금기를 세간을 마련하느라 다 보내버리고 말았던 것이다.

갈망하고 애달아하고 낭만적인 사랑의 섬세한 에로틱을 마음껏 향유하는 대신 보봐리와 그의 약혼녀는 실용적인 문제와 과시에만 정신을 팔았다. 이런 외적인 것에 대한 몰두는 결국 그들의 시민적인 행복을 파괴했다. 가련한 샤를르 보봐리와 꿈에도 그리던 그의 엠마는 서로의 마음을 열고 무의식적 감정의 소용돌이를 잠재우는데 소홀했던 것이다.

샤를르 보봐리는 시골의사라는 직업에 충실한 실용적인 인물이다. 반대로 엠마는 감정적이고 표현력이 강한 여성이다. 그녀는 꿈속에서 살며 관념의 이미지와 사랑에 빠진다. 주변 사람들에게 자극을 받아 그녀는 머리 속에서 즐거운 사랑의 세계를 그려본다. "그녀는 . . . 아무에게도 방해받지 않고 상상에 탐닉하기위해 고독을 찾았다. 그를 마주 대하면 이런 상상의 기쁨이 흐려졌다. 그래서 계단을 올라오는 그의 발자국 소리를 들을 때마다 그녀는 몸을 떨었다. 그가 방안으로 들어서면 금새 흥분이 싹 가시면서 엄청난 놀라움과 깊은 슬픔만이 남곤했다."

주부의 역할에 권태를 느낀 그녀는 약혼 기간 동안에도 맛보지 못했던 '환희의 나날들'을 그리워하면서 다른 남자와의 황홀한 체험을 머리 속에 그려 본다. 이런 환상은 그녀에게 상상의 사랑을 일깨워 주었다. 그녀는 이상과 관념, 머리 속의 세계로 빠져 들었다. 시간이 가면서 그녀는 자기의 이런 상상에 어울릴만한 대상을 찾게된다. 하지만 그녀가 찾은 남자는 그녀를 사랑하지 않았다. 그녀는 그저 자신의 생각에, 이 남자가 이루어줄 수도 있을 꿈에 도취한 것일 뿐이다. "나는 애인이 있다"면서 그녀가 애인이라고 생각한 상대의 남자는 그녀가 꿈꾸는 천상의 사랑을 위한 도구에 지나지 않았다. 그러므로 그는 언제라도 다른 사람으로 대체될 수 있었다. 두 사람 모두 철저한 이기주의자들에 불과했던 것이다.

이런 새로운 형태의 사랑, 곧 상상 속에서 행복을 맛보는 대상의 사랑은 '비더마이어'(Biedermeier)와 더불어 19세기에 있어서 사회적으로 확고히 자리 잡았다. 기만과 허위와 망상과 몰상식이 지배하는 세상에서 시민의 개인적인 영역은 성전이 되었다. 사람들은 통속화된 낭만주의를 내세우면서 사회로 부터 후퇴했다. 사회로부터 후퇴하여 자신만의 안정과 평화를 누릴 수 있는 피난처를 문화사는 '비더마이어'라 부른다.

이런 시대경향에는 정치의 입김도 한몫 거들었다. 나폴레옹의 실각과 1815년 빈 회의를 통한 유럽의 재편성은 귀족계급의 이익을 더욱 강화시켰다. 신성동맹과 1819년 칼스바트(Karlsbader) 결의 체제는 20년동안 이어진 검열과 비밀경찰의 시대를 탄생시켰다. 이런 복고와 반동 시대의 또 다른 풍경이 바로 비더마이어의 전원생활이었다. 파이프 담배를 피우는 남편과 뜨개질을 하는 아내, 황혼이 지는 시간, 거실에서 기도를 하는 아이들, 정원의 정자, 살롱에서 들려오는 찻숟가락 부딪히는 소리, 가족과 가정, 어머니와 고향이 찬양의 대상이 되었다.

사랑도 진지해졌다. 사랑은 의무가 되었다. 장롱, 부지런한 주부, 착한 하녀에게 찬사가 쏟아졌다. 약혼녀의 장롱을 뒤져 기워놓지 않은 양말이 나오면 결혼을 재고해 보라는 충고가 나돌 정도였다. 의무의 윤리학이 개가를 올렸고 찬양을 받았다. 비더마이어의 시대에는 의무와 유용성, 철저한 이기주의에까지 이른 지성이 사랑을 정복했다.

그러나 19세기 말에 이르면 서구의 사랑관은 다시 한번 바뀌게 된다. 비더마이어의 의무의 윤리학이 가꾸어 놓은 엄격한 도덕과 근엄한 분위기는 관능적이고 색정적인 데카당스로 전도된다. 이러한 데카당스는 예술에 있어서 유미주의를 낳는다.

> 그녀의 조각같은 다리가 경쾌하고 우아하다.
> 하지만 나는 황홀경에 빠진 사람처럼 경련하며
> 그녀의 눈에서, 소나기를 머금은 창백한 하늘에서
> 내 마음을 빼앗는 달콤한 맛과 나를 죽이는 기쁨을 마신다.
>
> 번개. . . . . , 그리고 밤! 지나가는 아름다움.
> 그것을 보는 순간 나는 갑자기 다시 태어났다.
> 이제 영원 속에서야 나는 너를 다시 보게 될까?

보들레르(Baudelaire)의 유명한 시 「지나가는 여인에게」(A une passante)의 일부이다. 이 시에서 보들레르는 길거리에서 지나가는 여인의 아름다운 모습을 보고 황홀경에 빠질 수 있는 유미주의의 감수성을 나타낸다. 이러한 유미주의는 아름다운 대상을 보고 향락을 느낄 수 있는 감수성과 예상치 못한 일을 언제라도 받아들일 열린 자세만 있으면 사랑은 가능하다. 때문에 비범한 인간, 향락을 누릴 수 있는 보들레르의 멋쟁이는 돌연 마음 깊은 곳에 다달아 평범한 인간에게는 막혀 있는 길을 걸어갈 수 있다. 보다 많은 것을 보고, 보다 많은 것을 듣고 느끼며 맛볼 수 있는 것이다. 그러기 위해서라면 정령과 유령의 도움도 마다하지 않는다. 그들의 삶은 도취요, 사랑이요, 황홀경이다. 보들레르는 이런 새로운 사랑관을 대변하는 인물이다.

유미주의자는 사랑 안에서 낯선 대상을 찾는다. 지배하는 이기주의와 자아의 무덤을 빠져나와 한 순간만이라도 너를 부를 수 있기 위해 모든 수단을 다 동원한다. 그를 위해 인간은 온 신경을 열어 예민하고 과민한 유미주의자가 된다. 19세기 말에는 너도 나도 신경질적인 애인을 원했고, 세기말에는 그 정도가 강화되어 별난 신경과민 환자까지 선호하게 되었다.

그런 까다로운 남성의 '투영적 사랑'을 견디기 위해서는 특정한 유형의 여성이 필요했다. 남성의 환상적인 투영 속에서 매력과 동시에 위협을 주는 '요부'가 그것이다. 세기말 그런 유형의 여성은 주디스(Judith), 데릴라(Delila), 살로메(Salome), 룰루(Lulu), 산타넬라(Santanella) 등, 수많은 이름으로 불렸지만 언제나 사람의 마음을 앗아가는 미소와 경멸적인 시선을 가진 냉혹한 유혹자였다.

모두가 자극과 인상, 감상과 황홀한 인생을 찾아 나섰다. 금지된 것에 이끌렸고, 악과의 유희를 추구했다. 이런 경향은 시민계급의 시대가 시작된 이후, 특히 검은 낭만주의 이후 날로 심해졌고, 19세기 말 지킬박사와 하이드(Dr. Jekyll and Mr. Hyde)[6] 같은 표본적인 인물과 도리언 그레이(Dorian Gray) 같은 환상적인 인물에 와서 극에 달했다. 오스카 와일드(Oscar Wilde)는 삶을 예술 작품으로 만들며 느끼는 쾌락이 어디까지 갈 수 있는가를 보여 주었다. 그의 『도리언 그레이의 초상』(*The Picture of Dorian Gray*)은 19세기의 이기주의를 폭로한 작품이다.

---

[6] 영국 소설가 로버트 루이스 스티븐슨(Robert Louis Stevenson; 1850-94) 의 소설 『지킬박사와 하이드씨의 이상한 경우』(*The Strange Case of Dr Jekyll and Mr Hyde*; 1886)에 나오는 동일 인물의 선과 악, 양면성을 표상하는 두 가지 이름이다.

도리언 그레이는 젊은 미남이다. 어느날 저녁 모임에서 그는 한 화가를 만나는데, 그 화가는 첫 눈에 그레이에게 반한다. 이탈리아 르네상스의 화가들처럼 그는 일생동안 찾아 헤매던 모델을 도리언 그레이에게서 발견한 것이다. 그리하여 근 일생일대의 걸작을 화폭에 담아내는데 성공한다. 그러나 그 그림은 도리언 그레이 자신의 이기주의의 표상이 된다. 즉 도리언 그레이는 자신의 미모가 늙어가는 대신에 초상화가 늙어가기를 소망했고, 그 소망은 실현된다. 즉 도리언 그레이 대신에 초상화가 늙어갔던 것이다. 그는 양심과 영혼에 못질을 한채 철저한 이기주의에 빠져 들었다. 그는 발작을 일으켜 초상화를 그린 화가를 단도로 찌르고, 그리고 자기가 쳐놓은 그물에 자신이 걸려들고 만다. 문득 새롭게 살기로, 착한 마음으로 과거를 버리기로 결심한 그는 희망에 찬 해방의 마지막 몸부림으로 칼을 들어 초상화를 찢는다. 그러나 그 칼은 초상화 대신에 자신의 심장에 꽂히고 말았다. 그가 피를 흘리며 쓰러져 누운 곳에는 비길 바 없는 젊음과 미모를 간직한 도리언 그레이의 초상화가 놓여 있었다.

유미주의자요, 멋쟁이에다 예술이 된 삶을 살았던 도리언 그레이는 세기말의 예술철학을 구현하고 있다. "나는 만질 수 있고, 다룰 수 있는 아름다운 물건을 사랑한다. 낡은 비단, 푸른 청동 예술품, 칠공예품, 상아조각, 아름다운 환경, 사치와 화려함...., 하지만 그런 것들을 만들어내고 다듬는 예술가의 열정을 더욱 소중히 생각한다. 자신의 인생을 바라보는 관객이 된다는 것, 그것은 인생의 고통을 벗어난다는 뜻이다."

도리언 그레이는 자신의 인생을 바라보는 관객의 역할을 나무랄 데 없이 해냈다. 그는 초상화가 변해가는 모습을 아무런 고통없이 지켜 보았다. 자신의 삶을 관찰하는 것, 그는 초상화를 앞에 두고 이를 비길 바 없는 향락으로 생각했다.

도리언 그레이는 무분별하게 살았으며, 모든 소망과 욕망의 만족을 추구했다. 그럼에도 오스카 와일드는 이런 저항할 수 없는 유혹자에게 단 한번도 만족할만한 사랑의 순간을 허용하지 않았다. 도리언 그레이 역시 사랑의 무능력으로 인해 고통받았던 것이다. 오스카 와일드에 따르면 예술가만이 사랑을 할 수 있으며, 그것도 창조적인 행위를 하는 순간에만 가능하다. 물질적인 사회에서 사랑은 예술로 퇴각해 버렸다. 일상이 아무리 피상적일지라도 형식과 내용, 육체적인 것과 영혼적인 것을 융합시키는 예술은 사랑의 비상용 발전기인 셈이다.

8. 20세기: 현대의 사랑

20세기는 고조된 분위기와 함께 시작되었다. 서양문화의 비상이 시작된, 각 분야에서 기록이 갱신된 시대였다. 1894년 오토 릴리엔탈(Otto Lilienthal)은 글라이더로 하늘을 날았으며, 1903년에 라이트(Wright) 형제는 최초의 비행기를 만들었다. 빈에서는 성의 혁명이 이미 시작되었다. 각 분야에서 금기가 무너졌다. 사회적 태도, 남녀관계, 세대가 다시 규정되었고, 사랑의 관습, 그리스도교의 은총과 전통이 폐기되었다.

20세기는 뛰어난 사상가를 수없이 배출했지만, 삶의 가벼움을 연출한 짜라투스트라의 춤만큼 매혹적인 사상은 없을 것이다. 니체(Nietzsche)는 수많은 사람에게 영향을 주었던 20세기의 사상가였다. 그는 1900년 세상을 떠난 후에야 세상의 주목을 받았다. 그의 사상은 벼락처럼 퍼져나갔지만, 아직도 그 전모가 밝혀졌다고는 말할 수 없다.

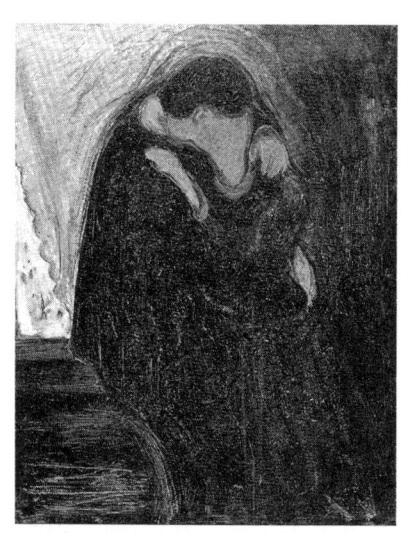

에드바르트 뭉크 〈키스〉

니체는 『짜라투스트라는 이렇게 말했다』에서 초인의 사상을 설파한다. 그가 말하는 초인이란 자기 자신 안에 숨어 있는 신성을 삶으로 보여주며 편협한 위선자들의 피상적인 삶에 순응하지 않고 마음 깊은 곳에 있는 실존적 욕구에 몰두하는 인간이다. 또한 실존적인 삶의 깊이를 소유물로 생각하지 않고 늘 노력해 새롭게 획득한다. 그는 언제나 동일한 것의 회귀에 순응하지 않고, 영원히 새로운 자기 창조에 몸을 맡긴다.

니체가 현대에 내린 진단은 "신은 죽었다"라는 유명한 선언이다. 하지만 니체의 이 말은 강령도, 종교사상에 대한 공격도 아니다. 그는 그저 그 시대의 의식이 건전하지 못하다는 것을 말하려 했을 뿐이다. 세계의 지배자에 대한 확신이 사라지면서 일상생활의 상처를 어루만져줄 존재도 사라졌다. 아버지도 어머니도 사랑하는 신도 없이 홀로 허무와 싸우는 인간에게 남은 것은 두 가지 가능성 뿐이다. 외로움을 잊기 위해 상대의 품속으로 뛰어들거나, 허무를 참고 끔찍한 고독을 이겨내면서 자기애 안에서 자신의 초인이 되는 것이다.

니체는 두 가지 종류의 사랑을 구분한다. 하나는 자신과 현존으로부터 도피하도록 도와주는 사랑이다. 다른 하나는 갈등을 이겨내고 보다 많은 것을 배우도록 도와주는 사랑이다. 하나는 인격의 결핍에서 나온 사랑이며, 다른 하나는 인격의 과잉에서 나온 사랑이다. 짜라투스트라는 이렇게 묻는다. "성자와 멍청한 여자가 짝을 이루어" 결혼이라 부르는 "멋 있게 손질한 작은 거짓들"이 생산되면 그것은 "배설물이 아닐까? 고독이나 불화가 아닐까?" "단기간의 수많은 어리석은 행위, 그것을 너희들은 사랑이라 부른다. 너희들의 결혼은 장기간 계속되는 하나의 우둔함을 얻기 위해 단기간의 수많은 어리석음을 끝내는 행위이다."

짜라투스트라는 그러한 결혼에 분노를 표한다. 그것은 사랑의 무덤이다. "많고 많은 사람들이 결혼이라 부르는 것, 이 쓸데 없는 짓거리. 아, 나는 그것을 무어라 불러야 할까? 아, 둘이서 함께 하는 이런 영혼의 가난! 아, 둘이서 함께 하는 이런 영혼의 더러움! 아, 둘이서 함께 하는 이런 보잘 것 없는 안락!"

니체는 결혼이라는 사랑의 더러움에 일생을 바치고싶지 않은 사람은 두 가지 사실에 유념해야 한다고 말한다. 첫째가 상대의 성숙이다. "너무도 오 랫동안 여자들에겐 노예와 폭군이 숨어 있었다. 따라서 여자는 아직 우정을 나눌 능력이 없다." 그저 "많고 많은 사람들의 사랑"만을, "멋 있게 손질한 작은 거짓," 곧 결혼만을 알고 있을 뿐이다. 여성은 이제 '멍청이'라는 딱지를 떼어내고, '자아에게서 느끼는 기쁨'을 체험하기 위해 스스로 해방되어야 한다.

둘째가 자신의 성숙이다. "인간과 관계를 맺지 않으면 성격이 망가진다." 그로부터 나온 결론이 바로 '작은 진실'이다. 특이하게도 니체는 이 진실을 짜라투스트라가 아닌 한 노파의 입을 빌려 들려준다. "여자한테 가시오? 그럼 채찍을 꼭 가지고 가시구려." 이 구절은 남성적인 지배자를 옹호하는 것으로 오해를 받아왔다. 하지만 니체가 생각한 의미는 전혀 달랐다. "노예처럼 굴종하며 매달리는 여자한테 갈 때는 채찍을 꼭 가지고 가시오!"라는 의미였던 것이다.

그러므로 니체는 해방되지 못한 여성 '멍청이'를 거부한다. "노예와 폭군을 숨기고 있기" 때문이다. 따라서 니체는 형리와 희생자, 주인과 노예 식의 인간관계를 비판한다. 그는 "많고 많은 사람들" "쓸데 없는 사람들" "평범한 사람들"의 "도피수단"으로서의 사랑을 경멸한다. 니체가 생각한 사랑은 개성화를 가능케 하는 삶의 욕망과 다름 없는 현실의 사랑이다. 그러므로 그는 사랑하는 연인들에게 "둘이서 함께 하는 이런 보잘 것 없는 안락"에 항거하는 전사가 되라고 말한다.

니체의 두번째 사랑관은 이런 극복사상으로부터 나왔다. 짜라투스트라는 사랑을 "너희들에게 더 높은 길을 밝혀줄... 횃불"이라 부른다. "언젠가 너희들은 자신을 넘어서는 사랑을 해야 한다! 그러므로 먼저 사랑하는 법을 배워라! 그러려면 사랑의 쓴 잔을 마셔야 한다. 최고의 사랑에도 쓴 맛은 담겨 있다. 쓴 맛은 초인을 향한 동경을 만들며, 창조자인 너에게 갈증을 불러 일으킨다!"

사랑은 배우고 창조하는 것이다. 그를 위해서는 우선 쓴 맛을 알고난 후 그것을 이겨낼 수 있어야 하며, 사랑하는 연인의 자학을 생각해야 한다. 또한 사랑에 빠져 파멸하지 않기 위해서는 자신에 대해서도 알아야 한다. 이 두 가지를 가르쳐 주는 것이 '결혼의 정원'이다. 결혼은 기본적인 덕성, 곧 이기주의를 만들어낸다. 니체는 "사랑은 '이기적이지 않은 것'이어야 한다는 생각이 말도 안되는 헛소리"라고 주장한다. "자신을 확고히 믿어야하며, 용감하게 두 발로 딛고 일어서야 한다. 그렇지 않으면 절대로 사랑할 수 없다!" 따라서 부부간의 불화는 기적을 낳아, 자신에 대해 생각하고 자신의 욕구를 주장하고 완전한 인격체가 된 자신을 생각하도록 강요한다. 자신에게 만족한 사람만이 사랑이라 부르는 것을 타인에게 줄 수 있다.

　진정한 사랑은 고독을 견디고 일상의 분노를 긍정적인 생활감정으로 발전시키는 법을 배운 독립적인 두 인격체를 전제로 한다. 그 전제를 충족시킬 수 있는 전제조건이 자기애이다. 하지만 이런 자기애도 상대가 필요하다. 니체는 그 이유를 한 편지에서 밝히고 있다. "타인에 대한 사랑으로 자신을 단련시키기를 중단하면, 자신을 올바르게 사랑하는 것도 중단된다." 그러므로 사랑하는 사람만이 초인이 될 수 있고, 짜라투스트라의 춤을 출 수 있다. 한계를 알아야 한계를 벗어날 수 있다. 또 그런 사람만이 '가벼움'을 깨닫는다.

　그러나 철학이 으레 그렇듯이 철학자 니체는 사랑의 담론에서도 전통적인 사변을 벗어나지 못했다. 20세기의 사랑과 욕망에 대한 보다 과학적이고 실제적인 탐구는 지그문트 프로이트(Sigmund Freud)에 의해서 달성된다. 신경병 전문의인 프로이트는 '신경증'이라는 증상에 주목했다. 이는 과도한 자기통제와 획일적인 역할 강요로 더욱 악화되는 과도한 흥분상태로, 이 경우 개인은 내면의 저항으로 답한다. 이런 증상은 수동적으로 인내하는 역할을 맡고 있는 여성에게서 특히 많이 나타난다.

　온갖 비방에도 불구하고 프로이트는 진보에 열광한 당대 사람들에게 의사로서 과학자로서 그가 직접 경험한 결과를 제시했다. 그것은 인간이란 결코 자신의 주인이 아니라는 것이었다. 지금껏 과대평가를 받아온 자아보다 더 강력한, 리비도(Libido)라 불리는 욕망의 에너지가 있다는 것이다. 이런 프로이트의 인식 이후 인간의 정신은 끓고 있는 냄비 위로 치솟는 수증기와 비교되었다. 욕망이, 억제할 수 없는 정욕의 본성이 꿈틀거리고 있는 것이다. 프로이트는 이런 욕망의 꿈틀거림을 "근친상간, 식인풍습, 살인욕과 같은 원시적인 것의 움직임"으로 보았다. 문명과 문화란 결국 그 위에 드리운 매연에 불과한 것이다. 그 아래에는 프로이트가 성욕의 원천으로 생각했던 '지옥'이 들끓고 있다.

1905년에 나온 그의 획기적인 저서 『성욕에 관한 세편의 에세이』는 인간의 삶에서 차지하는 성욕의 의미를 탐구한 것이었다. 성의 발전은 성의 여러 조직단계를 거친다. 각 시기는 신체의 각 부위에 따라 구순기, 항문기, 남근기로 지칭된다. 이 각 단계에서 겪은 인간의 경험은 성인이 된 후 사랑 능력에 막대한 영향을 미친다. 인간은 어머니나 여타 다른 사람과의 긴밀한 결합에서 출발해 그 관계를 극복하고 특정 신체 부위에 대한 집착에서 벗어난다. 하지만 대부분은 사회화 과정 속에서 이를 극복하지 못하기 때문에 유년기 경험을 떨쳐버리지 못한다. 그 결과 성욕의 역사를 항상 끌고 다니는 성욕의 희생자가 된다. 유년기의 경험은 배우자의 선택 및 사랑의 형태, 일상에도 영향을 미친다.

프로이트는 과거의 이런 짐을 벗어던질 수 있는 유일한 방법이 심리 치료법이라고 말했다. 심리 치료법은 유년기 단계에서 극복되지 못한 것을 밝혀내 그것을 극복하도록 해주며, 이런 정화의식을 치르면서 과거에 얽매이지 않고 현실에 맞게 현재를 살 수 있도록 도와준다는 것이다.

이런 '인간되기'의 과정에서 중요한 것이 오이디푸스 콤플렉스의 극복이다. 그것은 곧 유년기 어머니에게 느끼는 남자아이의 애착과 아버지에게 느끼는 여자아이의 애착을 극복하는 것이다. 프로이트에 따르면 이런 애착은 성적이기 때문에, 성적인 소망을 성이 다른 부모와의 동일시로 전이시킬 때는 심각한 위기상황이 발생한다. 극복이 성공한 경우 인간은 부모로부터 완전히 독립할 수 있는 기회를 얻는다. 하지만 대부분 그렇듯 성공하지 못한 경우 아들은 어머니의, 딸은 아버지의 대체물을 찾는다. 그리고 사랑의 능력 또한 제한된다.

그렇다면 독립적인 인격체, 곧 강한 자아 정체성의 사랑은 어떻게 형성되는 것일까?『집단심리와 자아에 대한 분석』(1921)에서 프로이트는 자신의 에로스관을 설명하면서 이렇게 말한다. "물론 우리가 사랑이라 부르는 것의 핵심은 일반적으로 사람들이 사랑이라 부르며, 시인들이 찬미하는 것, 다시 말해 양성의 합일을 목표로 하는 성적인 사랑이다. 하지만 우리는 자기애나 부모에 대한 사랑, 자식에 대한 사랑, 우정, 일반적인 인류애, 구체적인 대상이나 추상적인 이념을 위한 헌신 등, 사랑이라는 이름에 포함될 수 있는 그 밖의 감정도 그런 성적인 사랑과 다를 바 없다고 생각한다."

프로이트가 말하는 에로스는 안전한, 문명화된 성욕의 형태를 띤 사랑이다. 이것은 원시적인 정욕을 변형한 형태이며 생명 보존을 목표로 한다. 하지만 이런 과정에는 정신적인 중노동이 필요하다. 원시적이고 유아적인 성욕은 억제할 수 없는 쾌락원칙을 따르므로 심리적인 균형을 위협하기 때문이다. 교육을 통해 억제를 배우고 나서야 쾌락의 순간을 지속시키며, 인간뿐 아니라 사물과 이념을 지향할 수 있는 애정, 다시 말해 사랑이 생겨난다.

그러므로 프로이트는 인간이란 본성상 원시적인 욕망의 존재이므로 사랑을 배워야 한다고 주장한다. 사랑은 예술과 종교가 그러하듯 문화의 산물이다. 본성상 우리는 사랑이라는 전단계를 무시한채 서로에게 달려들어 성행위를 벌이는, 오로지 육체적 만족만을 추구하는 동물이다. 그럼에도 우리는 소망이 이루어지지 않더라도 친절하고 헌신적이며 사려깊고 그리고 상대를 존중할 줄 알아야 한다.

프로이트의 이론은 그 뒤 논란을 거듭하면서도 그의 후대 학자들에 의해서 더욱 수정되고 보완되며 세련되어 갔다. 빌헬름 라이히는 프로이트의 이론에다 오르가즘에 대한 분석을 첨가했고, 에리히 프롬은 바이오필(Biophil)과 네크로필(Nekrophil) 이론을 첨가했으며, 칼 융(Carl Jung)은 프로이트가 분석한 인간의 개인 무의식을 넘어 집단 무의식(Collective unconsciousness)이라는 또 하나의 암흑의 오지를 발견했으며, 그리고 20세기 후반 자크 라깡(Jacques Lacan)에 이르면, 정신분석학을 생물학적 차원이 아닌 언어학과 철학의 차원으로 이끌어 간다.

이제 인간의 개성과 통일성에 대한 의식은 자취를 감춘다. 인간은 여러 개의 자아로 분열되고 분산된다. 우연에 의해 현실이 되는 '순간의 자아'가 되는 것이다. 백화점을 찾는 고객은 중심도, 자아에 대한 정체성도 없는 여러 개의 인격이다. 필요한 물건도 우연을 통해 그의 것이 된다. 백화점 고객의 이런 사이코그램은 현대 사회에 인간이 얼마나 변모했으며, 더불어 인간의 사랑관 역시 얼마나 변했는가를 잘 보여 준다.

사랑을 두 인격체의 융합으로 보는 견해는 날이 갈수록 현실성을 잃어 간다. 영혼의 만남이라는 믿음도 사라졌다. 그럼에도 사랑 이야기는 오늘날 '포스트모더니즘의 사랑 소설'에서 계속되고 있다. 그 실례가『에드몬트, 그리움의 이야기』(1992)이다.

우연히 만난 두 사람은 처음부터 언젠가는 헤어지리라는 것을 알고 있다. 불타는 가슴도 없다. 두 사람은 서로 어울리지만 각각 독립적인 생활을 계속한다. 대륙을 횡단하며 관계를 유지하지만 절대로 상대방 때문에 혼란스러워하지 않는다. 둘 사이에는 항상 서먹서먹한 느낌이 있다. 그렇지만 고통스럽지도, 둘의 관계가 냉담하거나 혐오스럽거나 억압적인 것도 아니다. 두 사람은 고통마저도 조소로 대응한다. 그리움 때문에 생활이 피해를 입는 일도 없다. 감정의 기압계는 평형을 잃지 않는다. 둘 사이에서 태어난 아이조차도 그들의 일치를 반영해 주지 못한다. "아이는 아무도 안 닮았다." 또 하나의 독립된 개체일 뿐이다.

20세기 말에는 그리움을 장난스럽게 취급하는 조소적인 사랑이 확산되었다. 생활력 강한 남성과 구원의 여성, 그들은 탈신비화되어 일시적으로 욕구가 맞아 떨어진 우연한 만남으로 대체되었다. 새롭게 선보인 이런 포스트모던한 사랑은 고독과 혐오, 냉담과 장중함에 이르기까지 문화 속에서 성장한 다양한 사랑 형태를 모두 잡아 먹어버렸다.

자신의 중심과 자아를 걱정하던 시민계급의 애착은 소멸되었다. 20세기의 시간(屍姦)은 젊은 세대에게 견디지 못할 고통을 안겨 주거나, 개인의 한계를 뛰어넘기 위한 한계와의 유희가 되어버렸다. 애착과 종속의 강박관념을 개선하고 있는 이 시대의 경향은 다름 아닌 새도매저키즘(Sadomasochism)[7]에 대한 오늘날의 선호에서 가장 잘 나타나고 있다.

노예 신드롬과 더불어 식어버린 열정과 차가운 감정, 삶의 무거움은 애착의 건축재료이다. 사랑은 억압이 되어버렸다. 인생의 기쁨을 상실했기에, 가벼운 마음으로 놓아줄 수 있는 활기찬 욕망의 에너지를 상실했기에 그러하다.

현대 사회는 지금껏 '참을 수 없는 존재의 가벼움'만을 실현시켜 왔다. 예나 지금이나 인간의 실존을 풍성하게 만들고, 제한된 자아를 확대시키는 사랑은 전 인류의 목표였다. 오늘날의 정보화 사회와 대중매체 사회는 그런 목표를 달성할 수 있을까? 광고와 잡지, 뉴스 뿐 아니라 정치도 '역동적인 삶'이라는 이미지를 만들어 내는데 열심이다. 직장생활을 하는 활기찬 젊은이는 모든 분야에서 각광받고 있다. 동시에 규범에 저항하는 사랑의 행동방식도 급격히 사회적인 용인을 받고 있다. 사회의 모든 분야에서 또 다른 가능성을 탐구하고 있다. '불가능은 없다'는 표어는 매체를 통한 세계의 축소에 힘입어 끝없이 확산되고 있다. 인간은 유사 이래 가장 '계몽'되었다. 따라서 인간은 결실을 얻어낼 수 있을 것이고, 사랑을 할 때도 계몽된 인간답게 행동할 수 있을 것이다.

---

[7] 새디즘과 매저키즘의 특질을 함께 공유한 상태

2. 성의 역사

> 따라서 성적활동은 죽음과 삶, 시간과 생성과 영원성이란 넓은 지평 위에 자리 잡는다. 그것은 개인이 죽게 되어있기 때문에, 그리고 어떤 방식으로든 그가 죽음에서 벗어나기 위하여 필요하게 된 것이다.
>
> • 미셸 푸코

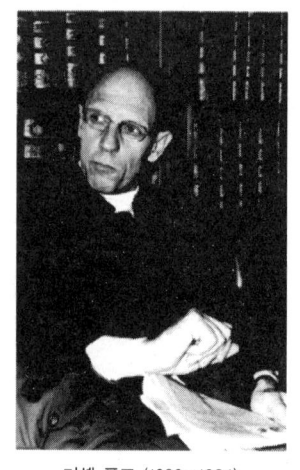

미셸 푸코 (1926~1984)

성의 역사에 대해서 최초이자 최고의 명저를 남긴 사람은 20세기 후반 프랑스의 가장 뛰어난 철학자 중의 한 사람인 미셸 푸코(Michel Foucault, 1926-1984)이다. 그의 『성의 역사』(Histoire de la sexulité)는 그의 만년의 역저로서 전체가 1, 2, 3권으로 구성되어 있는데, 제1권이 『앎의 의지』(La volonté de savoir, 1976), 제2권이 『쾌락의 활용』(L'usage des plaisirs, 1984), 제3권이 『자기 배려』(Le souci de soi, 1984)이다. 제1권은 권력이 인간의 앎의 의지를 통해 성을 어떻게 수단화하는가를 17세기 이후 서양 사회를 분석함으로써 설명하고 있으며, 제2권은 인간이 스스로를 윤리적 주체로서 확립하기 위하여 쾌락을 어떻게 활용했는가를 고대 그리스 시대의 문헌들을 중심으로 논증하고 있고, 제3권은 인간이 자기자신을 돌보거나 자기자신을 함양하는 방편으로 성을 어떻게 관리할 것인가를 로마시대의 문헌을 중심으로 서술하고 있다.

그러므로 이 세권의 책들은 '성의 역사'라는 같은 주제를 다루고 있으면서도 그 내용에 있어서 상당한 편차를 보이고 있다. 제1권은 그의 이전의 저서『감시와 처벌』(Surveiller et punir, 1975)에서처럼 인간의 성을 권력과의 관계를 통해 다룬 반면, 제2권과 3권은 성의 문제와 관련하여 인간이 자신을 윤리적 주체로 확립하게 되는 방식을 그리스·로마 시대부터 초기 기독교 시대까지 거슬러 올라가는 성찰을 통해 보여준다. 이와 같이 푸코의 성의 역사는 성과 관련한 에로티시즘이나 또는 성풍속에 대한 흥미진진한 이야기와는 전혀 관계가 없다. 또한 그것은 고도로 난해한 지적, 학술적 저술이어서 독해마저도 그리 쉬운 일이 아니다.

여기서는 푸코의『성의 역사』3 권중 제1권『앎의 의지』만을 가능한 쉽게 요약 소개하기로 한다.[1]

1. 우리, 빅토리아 여왕 시대풍의 사람들

제1장은 이 책의 서론 겸 최초의 개관에 해당하는 것으로서, 우선 서구에서 르네상스시대가 지나고 소위 '억압의 시대'라는 17세기 부르주아 사회가 시작되면서부터 성이 억압당해 왔다는 인식이 널리 확산되었다는 것이다. 이러한 성의 억압은 자본주의 발전과도 일치하는데, 자본주의가 필요로 하는 노동력이 성의 쾌락으로 인해 허비되는 것을 용인할 수 없었던 점도 그 중요한 이유라고 생각한다는 것이다. 그리하여 섹스와 권력의 관계를 억압의 견지에서 보고, 이에 대해 비판이나 위반의 담론이나 태도를 표명하는 것이

---

[1] 미셸 푸코 지음, 이규현 옮김.『성(性)의 역사 1: 앎의 의지』(나남출판, 2004)를 토대로 삼았다.

기존의 질서에 도전한다는 의식이나 태도로서 만족감을 주어왔다는 것이다.

그렇다면 푸코가 이 책에서 의도하는 바는 무엇인가? 그는 자기의 의도를 다음과 같이 밝히고 있다.

> 요컨대 이 책은 100여년 전부터 자체의 위선을 요란하게 비난하고, 자체의 침묵에 관해 장황하게 이야기하며, 스스로 말하지 않는 것을 상세히 논하는데 열중할뿐더러 스스로 집행하는 권력을 규탄하고, 자체의 기능이 원활하도록 해주는 법으로부터의 해방을 약속하는 사회의 사례를 검토하는 것이다. 나는 그러한 담론뿐만 아니라 그것을 지탱하는 의지와 그것을 옹호하는 전략적 의도도 한번 훑어 보고자 한다. (앞책 32)

즉 푸코는 이 책에서 성이 억압받아온 역사를 기술하자는 것이 아니라 성이 억압받아왔다고 생각하는 일반적인 인식이나 태도에 의문을 제기하면서, 왜 그러한 인식이나 태도를 나타내게 되었는가를 역사적 사례를 들어 분석하고 논증하겠다는 것이다. 그리하여 그가 얻고자 하는 것은 "왜 우리가 억압받는가"가 아니라, "왜 우리가 우리의 가까운 과거와 현재 그리고 우리 자신에 대해 그토록 커다란 열정과 강렬한 원한을 품고서 스스로 억압받고 있다고 말하는가"(앞책 32)에 대한 해답인 것이다.

2. 억압의 가설

이 장에서 푸코가 말하는 '억압의 가설'이란 제목 속에는 17세기 부르주아 시대 이래 성이 억압되었다고 하는 일반적인 가설을 재점검함으로써 성 담론과 권력과 쾌락 체제의 작동과 존재 이유를 밝히고자 하는 의도가 내포된다. 그러한 일반적인 가설대로 성이 억압되었다면 그것과 관련된 담론이 축소되었을 터인데, 사정은 정반대라는 것이다. 즉 성에 대한 담론이 그 시기에 끊임없이 확산되었으며, 권력이 행사되는 장(場)에서도 섹스에 관한 담론이 증가했다는 것이다. 그 실례로서 푸코가 제시하는 것은 다음과 같은 것들이다.

첫째, 트리엔트 공의회[2] 이후 가톨릭의 교서나 고해성사를 통해서 성과 관련한 고백이 끝없이 요구되고 확산됨으로써 성의 담론화를 확산시키는 결과를 가져왔다.

둘째, 18세기 무렵에 이르면, 섹스에 관해 말하라는 정치적, 경제적, 기술적 선동이 일어나는데, 그것은 섹스에 관한 일반적 이론의 형태가 아니라 분석, 상세한 결정, 분류, 명시의 형태, 계량적 또는 인과론적 탐구의 형태를 띤다. 이는 섹스가 국가적 또는 공적 권력의 관리 대상이 되었음을 의미한다. 예를 들면 18세기에 '인구'가 경제적이고 정치적인 문제로 등장하는데, 즉 출생률, 이병률(罹病率), 수명, 생식력. 건강상태, 질병의 발생빈도, 식생활, 주거형태를 내포하는 인구가 통치의 대상이라는 것을 정부쪽에서 알아차리게 되었음을 뜻한다. 즉 국민의 성적 행동이 분석의 대상 겸 개입의 표적이라고 간주되는 담론에서 중상주의 시대에 인구의 증가를 옹호하는 광범위한 주장으로, 나아가 목적과 요구에 따라 출산의 장려나 산아제한의 방향을 취하게 되는 더 미묘하고 더 정확하게 예측된 조절의 시도로 관심이 옮겨간 것이다.

셋째, 교육제도가 어린이와 청소년의 섹스에 대해 침묵을 강요했다고 하는 것은 정확하지 않으며, 반대로 18세기부터 교육제도는 어린이와 청소년의 섹스에 관한 담론의 형태를 세분화하고, 담론의 실행 지점을 확정했으며, 내용을 체계화했을 뿐만 아니라 화자의 자격을 정했다. 그리하여 18세기부터 어린이와 청소년의 섹스는 수많은 제도적 장치와 담론적 전략의 정비를 불러 일으킨 중요한 쟁점이 되었다.

넷째, 그 외에도 18~19세기부터 섹스에 관한 담론을 산출하기 시작한

---

[2] 1545-1563년 전후 3회에 걸쳐 이탈리아의 트렌토(트리엔트는 독일명)에서 열린 종교회의. 신구 양교의 화해를 목적으로 하였으나, 신교측이 참석하지 않아 도리어 구교측의 결속이 이루어져 반종교개혁을 촉발시켰다.

다른 많은 발원지를 예로 들 수 있다. 즉 '신경질환'을 다루는 의학, 정신병의 병인론(病因論)을 섹스와 관련해서 구하기 시작한 정신의학, 무엇보다도 자연을 거스르는 '엄청난' 범죄의 형태를 띠는 성을 오랫동안 다루었지만, 19세기 중엽에는 사소한 폭행, 미성년자의 능욕, 사소한 성적 도착에 대해 가벼운 재판권을 행사하는 형사재판소, 끝으로 19세기 말에 전개되고 부부, 양친, 자녀, 청소년의 성을 검열하는, 이를테면 보호와 격리와 예방을 시도하고, 도처에서 위험을 알리며, 주의를 일깨울뿐더러 진단을 요청하고, 보고서를 작성하며, 치료법을 준비하는 그 모든 사회적 통제. 이러한 발원지들은 섹스를 중심으로 끊임없는 위험의식, 즉 섹스에 관해 말하는 것을 한층 더 활기차게 부추기는 의식을 강화시킴으로써 담론을 퍼뜨린다.

이상에서 보다싶이 푸코는 17세기 부르주와 시대가 열리면서 성을 억압하고 성에 대해 침묵을 강요했다는 '억압가설'을 부정하면서 억압이 심할수록 역설적으로 성과 관련된 담론이 더욱 확대되었음을 구체적인 사료를 통해 증명하고 있다. 그리고 그러한 담론들은 중세에는 육욕과 고해성사의 실천이라는 주제를 중심으로 단일한 담론이 조직되었으나, 근래의 여러 세기 동안에는 인구통계학, 생물학, 의학, 정신의학, 심리학, 윤리학, 교육학, 그리고 정치평론에 이르기까지 다원화되고 다양화되었음을 주장한다. 그러면서 그는 "근대사회에 고유한 것은 근대사회가 섹스를 어둠 속에 머물도록 운명지었다는 점이 아니라, 근대사회가 섹스를 '전형적' 비밀로 내세움으로써 언제나 섹스에 관해 말할 운명이었다"(앞책 56)고 말한다.

이 장에서 푸코는 또한 18~19세기에 성 담론의 폭발은 합법적인 혼인 중심의 일부일처제로부터의 원심적 경향, 즉 일반적으로 비정상적인 성 행태로 간주하는 '성적 도착'에도 적용된다고 말한다. 즉 어린이의 성, 광인과 범죄자의 성, 이성이 아닌 동성애자의 성, 기타 여러 가지 성적 도착자들의 성에 대해서도 담론이 증가되고 발언권이 확대되고 있다는 것이다. 그 이유는 무엇인가? 푸코는 이러한 현상을 권력의 역학관계로 설명한다. 즉 이러한 비정상적인 성적 도착을 추적하는 권력의 역학은 그것들에 분석적이고 가시적이며 항구적인 실체를 부여함으로써만 그것들을 근절할 수 있을뿐이라고 주장한다.

그 권력은 법의 형태도 금기의 효력도 갖지 않는다. 반대로 그 권력은 특이한 성의 확대로 나아간다. 그 권력은 성을 배제하거나 회피하지 않고, 오히려 쾌락과 권력이 서로 강화되도록 성의 변종을 끌어들인다. 권력의 확대로 인한 성의 확산, 그리고 이러한 변종의 성으로 인해 개입의 당위를 부여받는 권력의 증대, 이러한 연쇄는 특히 19세기부터 무한한 경제적 이익에 의해 보장되고 대체되는데, 그러한 경제적 이익은 의학, 정신의학, 매춘, 포르노그라피의 매개 덕분으로 쾌락의 분석적 확대와 동시에 쾌락을 통제하는 권력의 증대로 이어졌다. 따라서 쾌락과 권력은 서로 상쇄되거나 등을 돌리는 것이 아니라 서로 뒤쫓고, 서로 겹치며, 서로 재활성화한다. 쾌락과 권력은 복잡하고 확실한 자극과 선동의 메커니즘에 따라 서로 연관된다.

결론적으로 푸코는 근대 산업사회가 섹스에 대해 더 억압적인 시대를 열었다는 가설은 폐기되어야 한다고 주장한다. "더 많은 권력 중심, 더 많은 명백하고 수다스러운 관심, 더 많은 접촉과 순환적 관계, 강렬한 쾌락과 집요한 권력이 더 멀리 퍼지기 위해 서로 부추기는 더 많은 장소는 결코 존재한 적이 없었다"(앞책 71)고 말한다.

3. 스키엔티아 섹수알리스

이 장에서 푸코는 성에 대한 인간의 앎의 의지가 어떻게 고백과 과학이란 형태로 발전하는가, 그리고 그 경로에 권력이 스며들어 어떻게 상호 은밀한 상관관계를 띠며 작용하는가를 다루고 있다. 그는 섹스의 진실을 산출하는 데에는 역사적으로 두 가지 주요한 방식이 있다고 하면서, 그 두 가지 방식으로 '아르스 에로티카'(ars erotica)와 '스키엔티아 섹수알리스'(scientia sexualis)를 제시한다.

'아르스 에로티카'는 '성애술'(性愛術)이란 뜻의 라틴어로서 이는 동양의 이른바 '방중술'(房中術)과 유사한 것으로서 이를 추구한 사회는 중국, 일본, 인도, 로마, 그리고 회교권의 아랍 사회였다. 여기에서 성에 대한 진실은 실천과 경험으로 얻어지는 쾌락 자체로부터 추출된다. 그리고 그것은 공개적인 것이 아니라 비밀스러운 것으로서 그 비밀을 먼저 터득하고 보유한 스승으로부터 제자에게 비의적(秘儀的) 방식으로 전수된다.

'스키엔티아 섹수알리스'는 '성의 과학'이란 의미의 라틴어로서 이는 성의 진실을 탐구하기 위해서 서구문명이 발전시켜온 방식이며, 권력-앎의 형태인 고백에 주로 의거해온 방식이다. 고백은 서양에서 진실을 산출하기 위해 가장 높이 평가되는 기법의 하나이다. 고백의 의식은 종교에만 한정되지 않고 다른 여러 분야로 확산되어 서구인들에게 그것은 더 이상 권력의 효과로 생각되지 않을 정도로 보편화되었다. 고백의 진실은 인간의 자유로부터 오는 것이지, 권력으로부터 오는 것이 아니라는 인식이 사람들 사이에 널리 유포되고 공감하는 상식이 되었다. 사람들은 고백을 더 이상 속박적 권력의 효과로 인식하지 못하게 되었다. 그러나 푸코는 고백을 통한 진리의 산출에도 권력이 개재되고 있음을 암시한다. 물론 이 경우 푸코가 말하는 권력은 특정 국가 내의 제도와 기구의 총체로서 정권을 의미하는 것이 아니다. 그것은 그의 앞선 저서『감시와 처벌』에서 밝히고 있듯이 한 사회 내에 거미줄처럼 퍼져 있는 미세한 조직과 구조 간에 작용하는 다양한 전략적 작용에 대한 총칭적 의미이다.

그런데 기독교의 고해성사에서부터 오늘날까지 섹스는 고백의 특별한 소재였다. 그리고 고백은 섹스에 관한 참된 담론의 생산을 지배하는 일반적 모태였다. 점차로 고백은 고해성사라는 특정 종교 내부의 배타적이고 국지적인 차원을 넘어서 일반 사회의 모든 영역과 관계에로 확산되었다. 즉, 자녀와 부모, 학생과 교육자, 환자와 정신과 의사, 비행자(卑行者)와 전문가 등의 관계에서도 고백이 이용되었다. 그러한 고백을 통해서 성에 대한 엄청난 담론이 생산되고, 기록과 자료들이 축적됨으로써 성에 관한 고백의 이러한 막대하고 전통적인 강요가 과학적 형태를 이루면서 '성의 과학'을 구성하기에 이른 것이다. 푸코는 성의 과학을 구성하는 방식과 단계를 다음 다섯 가지로 들고 있다.

① '말하게 하기'의 임상적 체계화에 의해
② 확산된 일반적 인과율의 가설에 의해
③ 성에 고유한 잠복성(潛伏性)의 원리에 의해
④ 해석의 방법에 의해
⑤ 고백효과의 의학화에 의해

서구사회는 '아르스 에로티카'의 전통과 결별함으로써, '스키엔티아 섹수알리스'를 갖추었다. 더 정확하게 말해서 서구사회는 섹스에 관한 참된 담론을 산출해야할 책무를 추구했고, 고백의 오랜 절차를 과학적 담론의 규칙에 맞춤으로써 섹스에 관한 참된 담론의 산출을 계속했다. 19세기부터 발전한 '스키엔티아 섹수알리스'는 역설적으로 철저한 고해의 특이한 의례를 핵심으로 간직하는데, 고해의 의례는 기독교적 서양에서 섹스의 진실을 산출하기 위한 최초의 기법이었다. 16세기부터 이 의례는 점차로 고해성사로부터 떨어져 나와 교육학 쪽으로, 성인과 어린이의 관계 쪽으로, 가족관계 쪽으로, 의학과 정신의학 쪽으로 옮겨갔다. 거의 한 세기 반 전부터 섹스에 관한 참된 담론을 산출하기 위해 복잡한 장치가 자리를 잡는데, 그 장치는 고백의 오랜 명령을 임상적 청취의 방법에 접속시킴으로써 역사에 폭넓게 자리를 잡고 있다.

4. 성의 장치

이 장은 서론에 이어 1. 쟁점, 2. 방법, 3. 영역, 4. 시대 구분이라는 4개 항으로 나누어져 있다. 먼저 <1. 쟁점>에서는 섹스가 권력에 의해 억압되어 왔다는 가설을 또다시 쟁점으로서 이끌어낸다. 푸코는 권력이 욕망에 대해 외부적 영향력만을 지닐 뿐이라면 '해방'의 약속에 이르게 되고, 권력이 욕망 자체를 구성한다면 '당신들은 언제나 이미 덫에 걸려 있다'는 단언에 이르게 된다고 말한다(앞책 103-04). 그리고 이러한 표상은 사실상 훨씬 더 일반적이고, 권력의 정치적 분석에서 빈번히 재발견되며, 아마 서양의 역사에 깊이 뿌리를 박고 있을 것이라고 하면서, 다음과 같이 그 주요 특징을 들고 있다.

→ '부정적 관계' : 권력과 섹스 사이의 관계는 부정적 방식으로만, 이를테면 거부, 배제, 거절, 차단, 또는 은폐나 가면에 의거해서만 확립될 뿐이다.
→ '규칙의 심급' : 권력은 본질적으로 섹스에 대해 법을 강요하는 것이게 마련이다. 이것은 우선 섹스가 권력에 의해 이항체제, 즉 합법과 비합법, 허용과 금지 아래 놓인다는 것을 의미한다.
→ '금기의 순환' : 섹스에 대해 권력은 다만 "~하지 말라"라는 식의 금지의 법만을 작용하게 할 뿐인 듯 하다.
→ '검열의 논리' : 이는 세 가지 형태를 띠는 것으로 추정되는데, 허용되어 있지 않다고 단언하고, 이야기되지 않도록 방해하며, 존재한다는 것을 부정하는 것이다.
→ '장치의 단일성' : 섹스에 대해서는 권력이 모든 층위에서 동일한 방식으로 행사될 것이다. 권력은 균질한 덩어리처럼 획일적으로 작용할 것이고, 법, 금기, 검열의 무한히 재현되는 단순한 기구에 따라 작동할 것이다.

섹스와 권력의 관계에 관한 현 시대의 분석에서 아직도 작용하는 것은 법의 표상이다. 그런데 문제는 욕망이 정말로 권력과 무관한가, 흔히 상상하듯이 욕망이 법보다 선행하는가, 아니면 욕망을 구성하는 것은 결코 법이 아니지 않을까. 욕망이 이것이건 저것이건, 어쨌든 누구나 계속해서 욕망을 법적이고 담론적인 권력, 이를테면, 법의 언술에 중심점이 있는 권력과 관련하여 이해한다. 법의 이론가들과 군주제가 보여주는 권력-법, 권력-통치권의 어떤 이미지에 누구나 여전히 얽매여 있다. 그래서 권력과정의 구체적이고 역사적인 작용에 주안점을 두고 권력의 분석을 행하고자 할 때에는 바로 그러한 이미지, 다시 말해서 법과 통치권의 이론적 특권으로부터 벗어나야 한다. 더 이상 법을 모델과 코드로 간주하지 않을 권력의 분석론을 구축할 필요가 있다.

<2. 방법>에서는 법의 관점에서가 아니라 권력의 관점에서 섹스에 관한 어떤 유형의 앎이 형성된 과정을 분석하고자 하는 의도를 드러낸다. 그러면서 '권력'이란 낱말이 여러 가지 오해를 불러일으킬 오해를 우려하면서 그것에 대한 푸코 자신의 정의를 다음과 같이 밝힌다.

> 권력의 관점에서 분석을 실행하고자 한다면 국가의 주권이나 법의 형태 또는 지배의 전반적 단일성을 애초의 여건으로 상정해서는 안되는데, 그것들은 오히려 권력의 말단 형태일 뿐이다. 내가 보기에 권력은 우선 작용 영역에 내재하고 조직을 구성하는 다수의 세력관계, 끊임없는 투쟁과 대결을 통해 다수의 세력관계를 변화시키고 강화하며 뒤집는 게임, 그러한 세력관계들이 연쇄나 체계를 형성하게끔 서로에게서 찾아내는 거점, 반대로 그러한 세력관계들을 서로 분리시키는 괴리나 모순, 끝으로 세력관계들이 효력을 발생하고 국가 기구, 법의 표명, 사회적 주도권에서 일반적 구상이나 제도적 결정화가 구체화되는 전략으로 이해되어야 할듯하다. (앞 책 112)

이어서 그는 권력의 속성에 대해서 다음과 같이 부연한다.

- → 권력은 손에 넣거나 빼앗거나 공유하는 것, 간직하거나 멀어지게끔 내버려두는 것이 아니고, 무수한 지점으로부터, 불평등하고 유동적인 관계들의 상호작용 속에서 행사된다.
- → 권력관계는 다른 유형의 관계(경제과정, 인식관계, 성관계)에 대해 외재성의 위치에 있는 것이 아니라 다른 유형의 관계에 내재하고, 거기

에서 생겨나는 분할, 불평등, 불균형의 직접적 결과이며, 역으로 그러한 차별화의 내부적 조건일 뿐더러, 금지나 추방의 단순한 역할과 함께 상부구조의 위치를 점하는 것이 아니라, 작용하는 거기에서 직접적으로 생산적 역할을 맡는다.
→ 권력은 아래로부터 나온다.
→ 권력관계는 지향성과 동시에 비주관성을 갖는다.
→ 권력이 있는 곳에 저항이 있지만, 더 정확히 말해서 바로 그렇기 때문에 저항은 권력에 대해 결코 외부에 놓이는 것이 아니다.

<3. 영역>에서 푸코는 모든 사회에 대해 유효하고 섹스의 모든 구체적 발현을 한결같이 대상으로 하는 유일하고 전반적인 전략은 존재하지 않는다고 말하면서, 18세기부터 네 가지 커다란 전략적 집합이 구별될 수 있겠는데, 섹스에 관한 앎과 권력의 특수한 장치는 이 네가지 전략 덕분으로 발전한다고 말한다. 이 네 가지 전략은 그 시기에 한꺼번에 생겨나지는 않았지만, 당시에 일관성을 띠었고, 권력의 영역에서 실효성을, 앎의 영역에서 생산성을 달성했으며, 그리하여 상대적 자율성에 따라 묘사될 수 있다고 부언한다. 그 네 가지 전략이란 다음과 같다.

→ '여성 육체의 히스테리화'
→ '어린이 성의 교육학화'
→ '출산에 관한 태도의 사회화'
→ 끝으로 '도착적 쾌락의 정신의학화'

19세기에 줄곧 섹스에 대한 관심이 높아짐에 따라 이러한 네 가지 전략의 대상이 앎의 특권적 대상으로, 앎의 시도를 위한 표적과 정착 지점으로서 점차로 뚜렷해지는데, 그들은 히스테리증의 여자, 수음에 빠져든 어린이, 산아제한을 실천하는 부부, 성도착적 성인으로서 제각기 어린이, 여자, 남자의 성을 나름대로 꿰뚫고 이용한 이 전략들 중의 하나와 상관관계를 맺고 있다.

이러한 전략들은 무엇일까? 성에 대한 투쟁? 아니면 성을 통제하려는 노력? . . . . 사실 이 전략들은 오히려 성의 산출 자체이다. 성을 권력이 억누르려고 하는 일종의 자연적 여건이나 앎이 서서히 폭로하려고 하는 어두운 영역으로 이해해서는 안된다. 성은 역사적 장치에 부여될 수 있는 이름, 즉, 정복하기가 쉽지 않은 아래 쪽의 현실이 아니라 육체의 자극, 쾌락의 강화, 담론의 선동, 지식의 형성, 통제와 저항의 확대가 앎과 권력의 몇몇 중요한 전략에 따라 서로 연쇄되는 커다란 표면적 조직망이다.

<4. 시대 구분>에서는 성의 중심을 억압 메커니즘에 맞추고자 할 때 억압의 기법들에 대한 연대기를 추적해본 것이다. 다음은 푸코가 제시한 그러한 연대기를 요약 정리한 것이다.

① 기법들의 형성지점을 중세 기독교의 고해성사에서, 더 정확하게는 라테라노 공의회에 의해 모든 신도에게 강요된 철저하게 의무적이고 주기적인 고백에 의해, 그리고 14세기부터 특히 집중적으로 전개된 금욕, 심령수업, 신비주의라는 방법들로부터 모색할 필요가 있다.
② 16세기부터 오랜 이론적 고심을 통해 전개되고, 18세기 말에 한편으로는 알폰소 데 리구오리의 완화된 엄격주의와 다른 한편으로는 웨슬리(John Wesley)[3]의 교육학을 상징하는 간결한 표현들로 굳어지는 풍부하고 세련된 기법.
③ 18세기 말에 완전히 새로운 섹스의 기술체계가 출현했는데, 그것은 죄의 주제와 관련되는 성직자 제도에서 벗어나 교육학, 의학, 경제를 매개로 하여 섹스를 세속적 차원의 문제뿐만 아니라 국가적 차원의 문제로, 더 분명히 말하면 사회체 전체와 거의 모든 개인이 감시당하는 처지로 전락하는 사태가 되었다. 그것은 또한 세 가지 축, 즉 어린이의 특수한 성을 겨냥하는 교육학의 축, 여성에 고유한 성적 생리를 겨냥하는 의학의 축, 끝으로 자연발생적이거나 계획된 출산 조절

---

3) 존 웨슬리(John Wesley; 1703-1791)는 영국의 신학자 겸 성공회 사제로서, 영국 국교의 허례와 부패에 항거하여 동생 찰스와 함께 감리교를 창시하는데, 그들이 벌인 운동의 목적은 종교개혁의 원천으로 되돌아가는 것이다.

이 목적인 인구통계학의 축에 따라 전개되었다.
④ 19세기에 접어들어서는 이와 같은 급격한 변화에서 파생하는 다른 많은 변화의 하나로서 섹스의 의학을 인체의 일반적 의학으로부터 분리. 19세기 후반기에 섹스의 기술체계에서 성도착의 의학과 우생학의 기획은 두 가지 중요한 혁신.
⑤ 19세기 말에 탄생하는 정신분석학은 성적 본능에 고유한 의학적 기술체계의 기획을 답습했으면서도, 그 기획을 유전과의 상관관계, 따라서 모든 인종차별이나 우생학과의 상관관계로부터 분리.

위는 기법들 자체의 연대 결정에 해당하는 것이고, 기법들의 확산과 적용 지점의 역사는 이와 다르다. 억압의 관점에서 성의 역사를 쓴다면, 그리고 억압을 노동력의 활용을 위한 것으로 본다면, 성의 통제는 가난한 계층을 겨냥했을 것이다. 즉 살아가는데 필요한 체력만을 지니고 있을뿐인 젊은 성인 남자는 이용 가능한 에너지를 무익한 쾌락에서 강제적 노동으로 옮겨 놓기 위한 예속화 작업의 첫째 표적이었을 것이다. 그런데 사정은 그렇지 않다. 반대로 경제적 특권층이자 정치적 지도층인 계급(부르주아나 귀족 계급)에서 가장 엄밀한 기법들이 형성되었고, 또 집중적으로 실행되었다.

성의 장치가 이른바 전통적 지도층에 의해 자리를 잡은 것은 다른 사람들의 쾌락을 제한하는 원리로서가 아닌 듯하다. 성의 장치는 금욕주의, 즉 쾌락의 포기나 육욕의 평가 하락이 아니라 반대로 육체의 강화와 건강을 문제로 의식하는 경향으로 보인다. 성의 장치는 생명을 최대화하기 위한 새로운 기법들로서 피착취 계급의 섹스에 대한 억압의 문제라기보다는 오히려 지배계급의 육체, 활기, 수명, 자손, 가계의 문제였다. 성의 장치가 처음으로 쾌락, 담론, 진실, 권력의 새로운 배치로서 확립된 것은 바로 지배계급에서였다. 그것은 다른 계급의 노예화보다는 오히려 자기 계급의 자기 확인을 위한 것이었다. 부르주아지는 스스로 창안한 권력과 앎의 기술체계에 의해 자기 계급의 섹스를 이처럼 에워쌈으로써 자기 계급의 육체, 감각, 쾌락, 건강, 존속의 높은 정치적 가치를 내세운 것이다.

5. 죽음의 권리와 생명에 대한 권력

마지막 5장에서 푸코는 로마의 가부장에게 부여된 권리, 즉 노예뿐만 아니라 자식의 목숨까지 '마음대로 처분할' 수 있는 권한인 '파트리아 포테스타스'(patria potestas)[4]에 대한 언급으로부터 논의를 시작한다. 즉 로마의 가부장은 노예와 자식에게 생명을 '베풀었고', 노예와 자식으로부터 생명을 몰수할 수 있었다.

그러나 고전주의 시대에 접어들면 그러한 생사여탈권은 상당히 완화된 형태가 된다. 이제는 생사여탈권이 절대적으로나 무조건적으로 행사되는 것이 아니라 군주의 생존 자체가 위태로울 경우에만 행사된다. 그런 의미에서 군주는 신민에 대해 '간접적' 생사여탈권을 행사한다. 그러나 만일 군주에게 항거하고 군주의 법을 위반하는 자가 있다면 군주는 그의 생명에 대해 직접적 권력을 행사할 수 있다. 즉, 징벌의 명목으로 군주는 그를 죽이게 된다. 군주는 죽일 권리를 행사하거나 죽일 권리를 보유함으로써만 생명에 대한 권리를 행사할 뿐이고, 그가 요구할 수 있는 죽음에 의해서만 생명에 대한 권력을 나타낸다.

'생살여탈권'으로 표명되는 권리는 사실 죽이거나 살릴 수 있는 권리이다. 아마 이러한 사법적 형태를 역사적 유형의 사회에 연관시킬 필요가 있을 터인데, 그러한 사회에서 권력은 본질적으로 징수의 심급, 절취 메커니즘, 일부의 부를 자기 것으로 할 권리, 신민의 생산물, 재산, 봉사, 노동, 피에 대한 착취로 행사되었다. 거기에서 권력은 무엇보다도 물건, 시간, 육체, 마지막으로 생명에 대한 탈취권이었고, 생명을 탈취하여 없애는 특권에서 절정을 이루었다.

서양에서 권력의 이러한 메커니즘은 고전주의 시대부터 크게 변화했다. '징수'는 더 이상 권력 메커니즘의 주된 형태가 아니고, 권력에 복종하는 세력들에 대한 선동, 강화, 통제, 감시, 최대의 이용, 조직화의 기능을 한다.

---

[4] 라틴어로서 '가부장의 전권'이란 뜻이다.

즉, 세력들을 가로막거나 굴복시키거나 파괴하기 위한 것이라기보다는 오히려 세력들을 산출하고 증대시키며 정리하게 되는 권력. 그때부터 죽음의 권리는 생명을 관리하는 권력의 요구 쪽으로 옮겨가거나, 적어도 그러한 권력의 요구에 기대고, 그러한 권력의 요구에 따르게 된다.

생명에 대해 행사하는 권력은 17세기 이래 두 가지 극점을 중심으로 전개된다. 하나는 '기계로서의 육체'이다. 즉, 권력은 육체를 훈련시켜 규율화하여 최대한 활용하려는 특성을 드러낸다. 인간은 항상 감시하는 듯한 확인불가능한 권력의 그물망 속에서 자신의 육체에 권력을 각인시키고, 스스로 권력의 노예가 되기를 자청한다. 이것은 '인체의 해부-정치학'(anatomo-politique du corps humain)에 의해 확고해진다. 다른 하나는 '종(種) 개념으로서의 육체'이다. 이것은 생물학적 과정에 있는 육체를 가리킨다. 이것과 관련해서 출생률과 사망률, 건강의 수준, 수명, 장수 등과 이것들을 가능하게 하는 제반 조건들이 문제가 된다. 이것들을 조정하고 통제하기 위해 '인구의 생체-정치학'(bio-politique de la population)이 등장한다. 이러한 양면적인 기술체계가 고전주의 시대에 정립되었다는 점에서 이제부터 권력의 가장 중요한 기능은 죽이는 것이 아니라 생명을 에워싸고 관리하는 것이 될 것이다.

고전주의 시대에 다양한 규율 제도들인 학교, 병영, 일터가 급속도로 발전하고, 또한 출생률, 수명, 공중보건, 주거 이주의 문제 등이 출현했던 사실들이 이러한 주장을 예증해 준다. 삶에 대한 권리를 조직화하는 과정에서 이와 같은 '육체의 규율'과 '인구의 조절'은 양극을 이룬다.

왜 이러한 생체 통제 권력은 자본주의 발전에 불가결한 요소가 되었는가? 푸코에 의하면 자본주의 발전은 육체가 통제되어 생산체제로 편입되고, 인구현상이 경제적 과정에 조정됨으로써만 보장될 수 있으며, 육체를 예속화할 수 있는 권력의 다양한 방법을 필요로 했다. 그래서 자본주의의 생산관계의 유지를 보장하는 거대한 국가기관의 발전과 가족, 군대, 학교, 경찰과 같은 다양한 제도들과 권력 기술을 기초로 하는 인체의 해부-정치학과 인구의 생체-정치학이 등장한 것이다. 여기서 성은 두 중심축을 연결하는 지점에 위치하고 있다. 즉 성은 한편으로는 육체의 규율, 즉 체력의 훈련, 강화, 배분, 에너지 조절 및 경제 체계에 결부되고, 다른 한편으로는 그것이 유도하는 광범위한 모든 결과 때문에 인구조절에 적용된다. 육체와 인구의 접합점에서 성은 죽음의 위협보다는 오히려 생명의 권리를 둘러싸고 조직되는 권력의 중심적인 표적이 된다. 권력은 수세기 동안 휘둘러온 죽음에 대한 권리를 회수하면서 자신의 실체를 철저히 은폐시키고, 이제 인간의 생명에 대한 권리를 성의 과학화를 통해 관리하면서 우리의 일상적인 삶에 스며들고 있다.

"지금 우리의 문제는 성을 이해하는 것이다. 오늘날 본능에 대한 완전히 의식적인 이해는 성행위 자체보다 더 중요하다"라고 D. H. 로렌스는 말했다. 성은 그 중요성이 오랫동안 간과되어 오다가 프로이트에 의해 마침내 반전을 이룩했다. 즉 프로이트는 정신분석학이라는 현대적 기구를 사용하여 오랫동안 묻혀져 온 인간의 성을 발굴해서 햇볕 속에 드러내었다. 그러나 어떤 면으로 보면, 프로이트는 이미 18세기부터 권력이 이 모든 것을 미리 준비해 왔음을 모르는 채 그 하수인의 역할을 한 것에 지나지 않은지도 모른다. 그는 성을 알아야 하고, 그것을 담론화해야 한다는 권력의 명령을 가장 효과적인 방법으로 충실하게 수행하여 우리로 하여금 성을 되찾게 만든 장본인이라고 하겠다. 권력은 이제 오히려 우리로 하여금 성을 사랑하게 하기 위해 성에 대한 우리의 앎을 바람직한 것으로 만들고, 성을 파악하도록 우리를 부추기고, 성에서 진리를 끌어내야 하는 의무를 부과하기 위해, 그리고 우리로 하여금 오랫동안 성을 무시해온 것에 죄의식을 갖게 하기 위해 수 세기 전부터 수많은 술책들을 이용해 왔다. 푸코는 우리가 이러한 권력의 획책들을 올바로 직시할 것을 요구하고 있다.

성의 장치는 우리로 하여금 우리 자신의 해방이 성의 장치에 달려 있다고 믿게 하는데, 바로 여기에 이 장치의 아이러니가 있다.

■ 사회 · 문화적 접근

아마도 빈곤은 제거될 수 있고, 불평등은 완화될 수 있을 것이다. 군사적 위험과 기술적 위험도 마찬가지일 것이다. 그러나 사랑은 목표가 되거나 축원될 수도, 억지로 이루어질 수도 없으며, 어떤 제도로 제약할 수도 없다. 그것은 그저 일어나고, 번개치듯 나타나며, 개인적 또는 사회적 통제를 받지 않는 법칙에 따라 사라질 뿐이다.

● 울리히 벡(Ulrich Beck)

 사랑은 일반적으로 순수한 개인적 경험과 감정의 영역으로 인식되어 옴으로써 사회적 또는 사회학적 영역 밖의 문제로 간주하는 경향들이 있어 왔다. 그러나 사랑도 역시 개인이 속해 있는 사회 문화적 상황 속에서 형성될뿐만 아니라 그러한 상황에 의해 여러 가지로 영향 받고, 규제 받을 수 밖에 없는 것임을 감안한다면, 사랑에 대한 탐구도 그것의 사회 문화적 맥락과의 관련을 도외시할 수 없을 것 같다. 사랑을 사회 문화적 맥락과 관련짓고자 할 때 사랑과 성과 결혼은 피할 수 없는 상관성을 지니게 된다. 성은 사랑과 결혼에 피할 수 없이 수반되는 요소이며, 결혼은 사랑과 성을 제도화하고 관습화하는 형태이다. 그러면서 그것들은 사회를 구성하고 유지시키는데 결정적인 인자가 된다.
 사회를 구성하는 기본 단위는 불안정한 개인이기보다 안정적이고 지속성이 있는 가족이며, 가정이다. 그런데 가족과 가정은 일반적으로 사랑과 성이 동기가 되어 결합되는 남녀의 결혼에 의하여 성립되며, 결혼을 한 남녀는 생산 및 소비라는 사회활동에 참여하고, 사회의 유지를 위해 필수적인 자녀의 생산과 양육 및 교육을 수행할 뿐만 아니라 문화를 향유하고 또한 창조하는 역할도 수행한다. 따라서 사랑과 성과 결혼의 문제는 개인사의 문제만이 아닌 사회 문화적 문제로서 그것을 이해하기 위해서는 그것에 대한 사회 문화적 접근을 빼놓을 수 없다.

모든 사회 집단은 규모의 대소를 막론하고 사회학적인 의미에서 집단의 공통문화를 가지고 있다. 인간이 오랫동안 집단을 이루어 공동생활을 하고 상호작용을 하면서 거기에 문화가 발생하지 않는다는 것은 있을 수 없는 일이다. 문화란 인간이 자기가 속한 사회 속에서 습득하는 행동이나 감정이나 사고나 판단에 대한 모든 양식과 규범의 집합이며, 총체라고 할 수 있을 것이다. 엄밀하게 말해서 사회 속의 인간행동에 나타나는 것으로서 인간의 생물학적 본성에서 직접 유래하는 행동양식을 제외한 모든 것은 문화가 되는 것이다. 그러므로 사랑과 성과 결혼도 한 사회집단 내에서 그것과 관련해서 공통적인 행동양식이나 규범이 생겨나게 될 때 그것은 문화가 되는 것이다. 그러한 문화는 그것이 공통적으로 적용되는 사회집단, 즉 문화권에 따라 다양한 차이를 보이게 된다. 그러나 여기서는 그러한 다양한 차이를 일일이 논의하기보다는 주로 서구사회를 기반으로 한 사랑과 성과 결혼에 대한 보편적이고 전범적인 양상을 살펴보고자 한다.

1. 사랑과 성과 결혼의 사회학

1. 열정적 사랑과 성욕

인간이라는 존재가 그런 것처럼 인간의 사랑도 그것이 지구상의 수많은 여러 사회 문화권에 걸쳐서 보편적인 양식으로 나타나는 것과 그렇지 않는 것으로 구분된다. 일반적으로 열정적 사랑(passionate love)이라는 것과 그것에 수반되는 성욕(sexual desire)은 거의 모든 사회 문화권에 걸쳐서 보편적인 현상으로 나타나는 것임이 입증된다. 인류학자 윌리엄 잔코위액(William Jankowiak)과 에드워드 피셔(Edward Fischer)는 1992년 지구상에 산재해 있는 여러 부족사회의 남녀들을 추출하여 이 문제를 조사했다. 그들은 지구상의 여러 지역에서 166개의 수렵, 목축, 농업에 종사하는 사회 공동체를 선택했는데, 그 중에서 열정적 사랑의 증거가 전혀 나타나지 않는 사회는 오직 한 곳 뿐이었고, 18 곳에서는 그 증거가 불확실했으나, 나머지 147 곳에서는 열정적 사랑의 명확한 증거를 보여주었다고 한다. 이 광범위에 걸친 여러 사회 공동체에서 젊은 연인들은 공통적으로 열정적 사랑에 대해서 얘기를 했고, 그것과 관련된 이야기와 노래를 갖고 있었고, 그러한 사랑에 빠지고싶어하는 열망과 고뇌를 표현했으며, 또한 젊은이들의 열정적 사랑은 종종 그들 부모나 연장자의 기대와 충돌을 일으켰다고 한다.[1]

열정적 사랑이란 글자 그대로 열정(passion)에 의해서 추동되는 사랑이며, 뜨겁고 강렬한 정서에 휘말려 상대방에게 열중하여 완전히 사로잡히게 되는 사랑이다. 그것은 사랑하는 대상과의 결합에 대한 강열한 동경상태이며, 결합이 이루어지면 충족과 황홀에 이르게 되지만, 그렇지 못할 경우 고통과 불안과 절망에 빠지게 된다. 이러한 열정적 사랑은 당연히 성적 욕구를 수반한다. 그러므로 사랑하는 사람과의 결합도 성적 결합에 대한 욕구를 포함한다. 현대의 저명한 사회학자 앤소니 기든스(Anthony Giddens)는 이 열정적 사랑에 대해 다음과 같이 말한다.

> 열정적 사랑은 사랑과 성적 애착 사이의 일반적 연관을 표현한다. 열정적 사랑은 틀에 박힌 일상생활과는 구별될 뿐 아니라 실제로 그것과 갈등하기도 하는 어떤 급박함으로 특징지어진다. 타자와의 감정적인 연루가 너무도 강렬히 스며들어서 그 사람 또는 그 두 사람으로 하여금 자기의 통상적 책무를 무시하게 만드는 것이다. 열정적 사랑은 가히 종교적이라고 할만큼 진지한 열의를 불러일으키는 매혹의 속성을 가지고 있다. 세상의 모든 것들이 갑자기 새로워지고, 그리고 아마 거의 동시에 자기의 이익이나 관심사는 포착할 수 없게 된다. 열정적 사랑에 빠진 사람의 관심은 자신이 사랑하는 대상에 너무도 강력히 묶여 있다. 열정적 사랑은 카리스마의 경우와 유사하게 인간관계라는 면에서 특히 파괴적이다. 그것은 개인들을 현세로부터 뽑아 올려, 희생 뿐 아니라 극단적 선택마저도 기꺼이 받아들이게끔 만든다. 그러므로 열정적 사랑이란 사회적 질서와 의무라는 관점에서 볼 때, 위험한 것이다. 따라서 세상 어느 곳에서도 열정적 사랑이 결혼의 필요 또는 충분조건으로 생각된 적이 없고, 오히려 대부분의 문화에서 결혼의 골칫거리로 여겨져 왔다는 것은 놀라운 일이 아니다.[2]

---

1) Elaine Hatfield, Richard L. Rapson, *Love and Sex: Cross-Cultural Perspectives* (Allyn and Bacon, 1996), pp. 4~5.
2) 앤소니 기든스 지음 / 배은경, 황정미 옮김, 『현대사회의 성·사랑·에로티시즘』 (새물결, 2001), 76 쪽.

이러한 열정적 사랑은 시간적으로도 거의 모든 시대에 걸쳐 두루 나타났음을 알 수 있다. 서구문학에서는 일찍이 이러한 사랑의 열정과 욕망에 사로잡혔던 남녀들의 사례를 수없이 보여준다. 오르페우스(Orpheus)와 유리디스(Eurydice)[3], 다프니스와 클로이(Daphnis and Chloe)[4], 펠레아스와 멜리장드(Pelleas and Melisande)[5], 디도와 이니아스(Dido and Aeneas)[6], 아벨라르와 엘로이즈(Abelard and Heloise)[7], 트리스탄(Tristan)과 이졸데(Isolde)[8], 로미오(Romeo)와 줄리엣(Juliet), 베르테르(Werther)와 로테(Lotte) 등.

이러한 열정적 사랑의 예는 서구문학 뿐 아니라 동양이나 기타 지역에

---

[3] 그리스 신화에 나오는 인물들로 오르페우스는 시인이며 음악가로서 그가 타는 하아프가 하도 오묘하여 짐승과 초목까지도 매혹시켰다고 한다. 그가 사랑하던 아내 유리디스가 죽자 지하세계로 내려가 하계의 왕 플루토(Pluto)를 감동시켜, 뒤를 돌아보지 않겠다는 약속과 함께 아내를 데려가기로 하였으나, 마지막 순간에 약속을 어기고 뒤를 돌아봄으로써 실패하고 말았다고 한다.

[4] 다프니스는 그리스 신화에서 헤르메스의 아들로 시실리섬의 양치는 목동이며, 목가의 창시자라고도 한다. 다프니스와 클로이는 4세기 또는 5세기경 그리스의 롱거스(Longus) 작이라고 하는 목가적인 로맨스에 나오는 두 사람의 순진한 애인이다.

[5] 매테르링크(Maeterlinck) 작의 동명의 극에 나오는 두 연인. 드뷔시(Debussy)는 이를 오페라로 만들었다.

[6] 디도는 카르타고의 창시자로 전해지는 여왕인데, 버질(Virgil)의 서사시 『이니이드』(Aeneid)에 의하면 트로이 전쟁에서 돌아가는 이니아스를 만나 사랑을 느끼고 환대하였으나, 그가 고국에 돌아가게 되어 이를 슬퍼한 나머지 자살하였다고 한다.

[7] 아벨라르(Pierre Abelard; 1079~1142)는 프랑스의 스콜라 철학자, 신학자, 교육자로서 유명하며, 또한 그의 제자였던 엘로이즈와의 열렬한 연애로서도 유명하다. 엘로이즈는 아벨라르의 아내가 되었다가 후에 수녀가 되었음.

[8] 12세기부터 서구 여러 지역에 전해져 내려오는 로맨스의 주인공으로서 이 로맨스는 서구에서 열정적 사랑의 원형과 모델이 되고 있으며, 여러 판본이 있다. 특히 19세기 리하르트 바그너(Richart Wagner)는 이 로맨스를 동명의 오페라로 만들었다.

서도 얼마든지 구할 수 있다. 중국 당나라 현종과 양귀비의 고사라든가 우리나라 이도령과 성춘향의 사랑 이야기도 이러한 예에서 크게 벗어나지 않는다. 따라서 이러한 열정적 사랑은 시간과 공간을 불문하고 거의 모든 인간 문화권에서 나타난 보편적 사랑의 양상이었다고 할 수 있을 것이다.

2. 혼인내적 애정과 혼인외적 애정

그러나 이러한 열정적 사랑의 결과는 기든스도 위에서 지적한 바와 같이 반드시 안정되고 지속적인 결혼생활로 이어지는 것은 아니었다. 어떤 면에서 그것은 결혼에 방해가 되거나, 결혼생활을 통한 부부간의 사랑과는 별개의 것으로서 구별되기도 했다. 이에 대해서는 필립 아리에스의 논문 「결혼과 사랑」이 잘 말해주고 있다. 아리에스는 이 논문에서 이른바 <혼인내적 애정>과 <혼인외적 애정>이 18세기까지 거의 모든 사회의 공통점으로 존속해 왔다고 한다. 그는 그러한 사례를 유태교 문화와 그리스 문화에서 예시하고 있다.

> 엘카나(「사무엘 상」 1장 4-19절)는 두 명의 아내를 두었다. 그는 한나라는 이름의 아내를 더 사랑했지만, 그녀는 아이를 낳을 수 없었다. 또 다른 아내는 언제든지 임신을 할 수 있었고, 실제로 많은 아이를 낳았다. 그리고 그 여자는 아이도 갖지 못하는 자신의 경쟁자 한나를 잔인하게 무시했다. 그러나 제물로 바친 고기를 나누어 먹을 때 엘카나는 아이들을 낳아준 여자에게 여러 토막을 주는 반면에 그가 사랑하는 한나에게는 한 토막밖에 주지 않았다. 한나는 마음이 아팠고 눈물을 흘렸다. 그 때 남편이 애정어린 목소리로 말했다. "한나, 왜 식사도 하지 않고 울기만 하오? 마음 아픈 이유가 무엇이오? 몇 명의 아들보다도 내가 더 소중하지 않다는 말이오?"9)

---

9) 필립 아리에스 외/김광현 옮김, 『성과 사랑의 역사』(황금가지, 1996), 143~44 쪽.

여기서 나타나는 것은 유태교 문화에서의 <혼인내적 애정>과 <혼인외적 애정>의 차이이다. 다른 여러 문화에서도 그렇듯이 유태교 문화에서도 혼인의 일차적 목적은 사랑이 아니라 생식이다. 엘카나는 그에게 아이를 낳아준 아내에게는 그것에 상응하는 보상으로서 <혼인내적 애정>을 표현한다. 그것이 그녀에게 여러 토막의 고기를 주는 형식으로 나타나는데, 그것은 즉, 가정 내에서의 그녀의 위상과 그에 상응하는 물질적 보상이다. 그러나 아이를 낳지 못하는 여자 한나에게는 한 토막의 고기 밖에는 주지 않지만, 대신 그녀에게는 다른 형태의 애정을 표한다. 그것은 감정적으로 또는 성적으로 그녀에게 더 많은 애착을 기우리는 것으로 표현되는데, 그것이 즉 <혼인외적 애정>이다.

아리에스는 고대 그리스 사회에서도 이에 해당하는 예를 들고 있지만, 그것이 너무 장황한 관계로 여기서는 보다 짧은 예를 볼프강 라트(Wolfgang Rath)의 『사랑, 그 딜레마의 역사』(Liebe, Die Geschichte eines Dilemmas)에서 구한다. 유명한 연설가이자 총사령관이며 고대에 사랑의 우상이었던 알키비아데스(Alkibiades)의 아내 히파레테(Hipparete)는 부유한 아테네 시민의 딸로서 알키비아데스로 부터 열렬한 구혼을 받고 결혼을 했다. 결혼 후에도 그녀는 남편이 자기만을 사랑해 주리라 믿었다. 그러나 그것은 환상이었다. 남편은 계속해서 바깥에서 방탕한 생활을 일삼았고, 견디다 못한 히파레테는 진저리를 치며 집을 나갔다. 알키비아데스가 그래도 계속 '점잖치 못한 행각'을 멈출 기세가 아니자 히파레테는 집정관에게 이혼서를 제출했다. 이 경우 법률은 여성이 몸소 재판에 참석해야 한다고 규정하고 있었다. 이런 규정에는 저의가 있었다. 히파레테는 오빠의 집으로 피신을 했다가 이혼을 하기 위해 집정관 앞에 나타났는데, 알키비아데스는 사람들이 보는 앞에서 그녀를 질질 끌고 집으로 돌아갔다고 한다. 비록 이런 치욕을 당했지만 그래도 히파레테의 행동은 당시로서는 흔치 않는 고대 그리스 여성의 자의식의 표출이요, 관습에 대한 도전이었다.[10]

---

10) Wolfgang Rath, p. 30

고대 그리스 시대 결혼한 아내는 집안의 관리인이자 자식을 낳는 생산 도구였고, 그 활동공간은 가정에 국한되었으며, 남편에게 복종해야 했다. 이런 역할을 거부할 경우 사회에서 추방당하거나, 아니면 광란에 빠질 수 밖에 없었다. 이혼을 할 수는 있었지만 남편의 동의가 있어야만 가능했으므로 사실상 불가능했다. 그리고 결혼한 남성들은 아내에게는 열정적인 사랑을 베풀지 않았다. 이 시대에는 사랑을 축복이나 선물로 생각하기보다 이성과 의지를 어지럽히는 광기로 생각했다. 그러므로 누가 이런 광기를 자기 집안으로 끌고 들어오겠는가. 대신 고대 그리스의 남성들은 <혼인 외적 애정>을 바깥에서 정부나 창녀, 또는 동성의 소년을 통해서 찾았다.

서구 문화에 기독교가 도입되면서 부터는 <혼인외적 애정>이 소멸되지도 않으면서 <혼인내적 애정>에 대한 윤리적 억압은 보다 강화되었다. 이러한 윤리적 억압은 기독교가 보급되기 이전에도 이미 스토아 학파에 의해 표명되었다. 스토아 학파에 의하여 표명된 윤리적 이데올르기는 생식과 인종의 번식을 혼인의 목적이자 정당화로 인정했다. 이는 결혼을 당시에 성행하던 여러 가지 양식의 <혼인외적 애정>의 형태와 대립시키기 위한 수단이기도 했다. 그 후 기독교는 스토아 학파의 윤리관을 계승했고, 신부들은 스토아 학파의 이에 관련된 문헌들을 세상에 알리는 역할도 떠맡았다. 한 예로 성 히에로스무스는 다음과 같이 세네카의 논설을 인용했다.

> 다른 이의 여자에 대한 애정은 곧 간통이다. 마찬가지로 자신의 아내에 대한 과다한 애정도 간통이다. 현명한 사람은 자신의 아내를 정열이 아닌 이성으로 사랑해야 하며, 자신의 욕구를 통제하고 성교에 애착을 갖지 말아야 한다. 자신의 아내를 정부처럼 사랑하는 것보다 더 불길한 것은 없다. 남자들은 연인으로서가 아니라 남편으로서 그들의 아내를 대해야 할 것이다.[11]

여기서 세네카는 일종의 관습이라기보다는 윤리적인 규범으로서 <혼인

---

11) 아리에스, 149 쪽.

내적 애정>과 <혼인외적 애정>을 병치시키는데, 전자는 이성적 사랑으로서 여기에서는 과도한 정열이나 성적 욕구는 수치스러운 것으로서 통제되고 억압되어야 할 대상이고, 후자는 정열적 사랑으로서 결혼한 아내에게서 추구해서는 안될 욕구와 쾌락이 수반된다.

　기독교는 스토아 학파로부터 바로 이러한 규범을 물려받았다. 물론 성 바울에게도 '간음'이나 '음란'에 해당하는 <혼인외적 애정>은 비난의 대상이었다. 기독교에서 결혼의 주된 동기는 부부의 상호 결합에 의해 생식의 의무는 수행하되 욕정을 억제하는데 있었다. 이런 식의 윤리적 관점에서 혼인의 의무 가운데 에로티즘이나 정열의 몸부림 같은 것이 수용될 여지는 없었다. 결혼은 욕구를 증가시키거나 지속시키기보다는 오히려 그것을 소멸시키는 목적에 봉사하는 것이었다.

　순결을 선호한 성 바울은 결혼을 인정하고 남녀의 완벽한 결합을 찬양했다. 남편은 아내를 자신의 육체처럼 사랑해야 한다. 자신의 아내를 사랑하는 자는 스스로를 사랑하는 것이다. 그렇지만 여기서는 남편이 아내를 사랑해야 하고, 아내는 남편에게 순종해야 한다는 점이 전제된다. 즉 순종은 부부애의 여성적 의무사항으로 간주되었다. 다시 말해 "남편과 아내는 그들의 모든 차이와 상호 보충성으로 인해 하나의 육체로 결합된다"는 표현이 등장하는데, 이는 성적 결합만을 의미하기보다는 인격적인 상호 신뢰와 애착, 그리고 서로에 대한 동일시를 의미했다. 이러한 사랑의 양식은 서구에서 기독교 윤리가 개인생활을 규제하는 엄격한 힘으로 작용해온 오랜 기간에 걸쳐 계속되었다.

3. 낭만적 사랑

　그러나 이 모든 것은 18세기부터 서서히 변하기 시작한다. 그때부터 사회는 그 전까지 전통적으로 대립했던 두 가지 애정의 형태를 접근시키려는 경향을 보이며 새로운 사랑의 양식이 나타나기 시작했다. 이는 낭만적 사랑

(romantic love)이라 일컬어진 새로운 사랑의 양식이었다. 기든스는 이 낭만적 사랑이 기독교의 도덕적 가치들과 열정적 사랑의 요소들이 합쳐진 이상화된 사랑의 형태라고 말한다.

그것은 18세기 후반 유럽에서 나타나기 시작한 것으로서 열정적 사랑의 성적 애착이나 에로틱한 강박충동은 배제되거나 억압된다. 대신에 기독교의 도덕적 가치들과 밀접히 관련된 이상주의가 그 자리를 메운다. 신을 알기 위해서 신에게 헌신하고 이 과정을 통해 자신에 대한 앎이 성취된다는 기독교적 관념이 사랑하는 남녀 사이의 신화적 통일성의 일부를 이루었다. 이러한 사랑은 열정적 사랑의 또 다른 특징인 사랑하는 대상에 대한 일시적 이상화가 보다 영구적인 형태로 나타난 것이다. 기든스는 계속해서 다음과 같이 말한다.

> 낭만적 사랑의 애착 속에서는 숭고한 사랑의 요소들이 성적인 열정의 요소들을 지배하는 경향이 있다. 이 점의 중요성은 아무리 강조해도 지나침이 없다. 바로 이 점 때문에 낭만적 사랑 복합체는 막스 베버가 프로테스탄트 윤리 안에서 발견해낸 속성들 만큼이나 역사적으로 독특한 것이 되는 것이다. 사랑은 섹슈얼리티와 단절하면서도 그것을 끌어안는 것이 되었다. '미덕'은 이 제 남녀 모두에 대해 새로운 의미를 갖기 시작했다. 그것은 더 이상 단지 순결만을 뜻하지 않게 되었고, 특정한 타자를 '특별한 사람'으로 가려내는 성격상의 특성을 의미하는 것이 되었다. (79)

요약해 보면 낭만적 사랑은 열정적 사랑으로부터 나온 것이고, 그 흔적이 남아 있지만 그것과는 뚜렷이 구별되는 것이다. 무엇보다도 그것은 열정적 사랑의 섹슈얼리티와 분리된다. 그리고 낭만적 사랑은 사랑과 자유의 관념을 결합시킨다. 열정적 사랑에도 항상 '해방'의 개념을 띠고 있었지만, 그것은 오직 일상과 의무로부터 벗어난다는 의미였다. 이와는 대조적으로 낭만적 사랑의 이상은 자아의 실현을 위한 자유를 의미하는 것이었다.

낭만적 사랑은 그 기원에서부터 친밀성의 문제를 제기한다. 그것은 욕정이나 노골적인 섹슈얼리티와는 양립불가능하다. 이는 단지 그것이 사랑의 대상을 이상화하기 때문만은 아니며, 그것 자체가 어떤 정신적 커뮤니케이션, 즉 부족한 부분을 서로 메워주는 성격을 띠는 영혼의 만남을 가정하기 때문이다. 낭만적 사랑에 빠진 개인에게 그 사랑의 대상인 타자는 단지 그가 딴 사람 아닌 바로 그 사람이라는 이유 하나만으로도 자신의 결여를 메꾸어줄 수 있는 그런 존재이다. 그러므로 어떤 의미에서 낭만적 사랑은 불완전한 개인을 완전한 전체로 만들어주는 어떤 것이다.

낭만적 사랑은 또한 본질적으로 여성화된 사랑이라고 할 수 있다. 앞에서도 살펴보았듯이 18세기말 이전만 하더라도 사랑은 결혼과 별 관계가 없었다. 만약 결혼에서 사랑이 운위된다 하더라도 그것은 재생산과 현실생활에서 남편과 아내의 상호 책임과 관련된 동반자적 사랑(companionate love)으로서 그러했다. 그러나 낭만적 사랑에서 사랑은 결혼으로 귀착되고, 가정 내에서 사랑을 키워가는 일은 여성의 과업이 되었다. 낭만적 사랑에 있어서도 여성의 가정 내의 종속과 가정과 외부 세계와의 분리를 수반하는 것이었다. 그러나 한편으로 그것은 가정 내에서의 여성들의 권력을 강화하는 것이기도 했다. 그리하여 여성들은 낭만적 사랑의 이상과 모성의 융합에 힘입어 친밀성의 새로운 영역을 발전시킬 수 있었다.

그리하여 낭만적 사랑은 사랑과 결혼과 모성의 결합에 의해, 그리고 진실한 사랑이란 일단 발견하기만 하면 영원하다는 관념으로 인해 오랫동안 지속되었다. 결혼이 많은 경우 실제로 영원했던 때에는 낭만적 사랑과 성적 파트너쉽이 확실히 구조적으로 적합한 것처럼 보였다. 그 결과 결혼이 종종 오랜 불행과 인내의 생활 속에서도 유지될 수 있었다. 결혼하기 위한 맹세로서의 사랑과 일단 결혼한 이후 계속해서 사이좋게 지낼 수 있는 가능성은 그리 높지 않는데도 말이다. 그러나 이러한 낭만적 사랑의 이상도 영원할 수만은 없었다. 모든 것이 그러하듯 시대의 변화와 함께 사랑의 양식도 또 다시 변화하기 시작했다.

4. 합류적 사랑, 기타

사회학자 로버트 니스벳(Robert A. Nisbet)은 "변화란 동일하게 존속하는 것 안에서 시간과 함께 일어나는 차이의 연속"12)이라고 말한다. 그리고 거기에는 장소와 상황이라는 중요한 요소가 첨가된다. 지금까지 사랑이라는 "동일하게 존속하는" 현상에 대해서 시간과 함께 변화하는 양상을 살펴 보았는데, 그러한 양상의 기반이 되는 장소와 상황은 주로 서구 사회를 중심으로 한 것이었다. 그런데 사랑의 양식에서 또다시 나타나는 새로운 변화도 시간적으로는 주로 20세기 후반, 공간적으로도 여전히 주로 미주(美洲)를 포함한 서구사회가 될 것이다.

오늘날 소위 국제화, 세계화 현상이 가속도를 더해 가고 있고, 세계가 공통의 표준에 맞춰지고는 있다 하더라도, 그렇다고 지금 여기서 말하게 될 내용들을 세계의 보편적 현상으로 간주하기에는 성급한 면이 있다고 보기 때문이다. 물론 부분적으로는 그러한 보편성을 인정한다 하더라도 말이다. 아직도 세계의 일부 지역에는 이러한 변화와는 전혀 동떨어진 전통적 관습에서 벗어나지 못하고 있는 경우도 얼마든지 있다. 그 예를 최근의 뉴스 보도에서 구하면 나이지리아의 아미나 라왈이라는 한 여성은 이혼녀의 신분으로 임신을 하고 아기를 낳았다는 이유로 법원으로 부터 이슬람의 샤리아 율법에 따라 돌로 쳐서 죽이는 사형선고를 당했다고 한다. 나이지리아의 상급 이슬람 법원은 2002년 8월 19일 1심에서 사형선고를 받은 아미나 라왈의 항소를 기각하고 "1심에서 판결한대로 샤리아법에 따라 돌로 쳐서 죽이되 형 집행은 아이가 젖을 뗀 이후에 이뤄질 것"이라고 판결했다. 변호인단은 항소가 기각되자 즉각 상고할 의사를 밝혔으나 3심에서 또다시 기각되면 라왈씨는 나이지리아에서 샤리아법에 따라 돌에 맞아죽는 첫 희생자가 된다. 나이지리아 북부 12개 주는 이슬람의 샤리아법을 지켜오고 있다.13)

---

12) 로버트 A.니스벳 저/김영수·이시준 역, 『현대 사회학 입문(下)』(한국기독교 문학연구소 출판부, 1979), 142 쪽.

그러나 서구의 여러 선진국들에 있어서 사랑과 결혼과 가족형태에 있어서 근래에 나타나고 있는 변화는 분명 과거와는 또 다른 양상이라는 것은 사실이다. 울리히 벡(Ulrich Beck)과 엘리자베트 벡-게른샤임(Elizabeth Beck-Gernsheim)의 공저 『사랑은 지독한 혼란』(Das ganz normale Chaos der Liebe)에서는 이러한 문제가 잘 지적되고 있다. 벡 부부는 이 책에서 이 시대를 "새로운 시대"로 규정하고, 이 새로운 시대는 사랑과 가족과 개인적 자유 사이에 이해관계가 충돌하는 것이야말로 이 시대의 주요한 특징임을 지적하고 있다. 즉 과거 남녀의 성별 지위를 중심으로 구성된 핵가족은 이제 해체되고 있다. 그렇다면 무엇이 가족 대신 가정적 지복(至福)의 안식처를 대신하게 될 것인가? 물론 그것은 다시 가족이 될 수밖에 없다. 그러나 그것은 과거와는 다른 형태의 가족이다. 그것에는 한 가지 통일된 이름을 붙이기가 어렵다. 협상된 가족, 대안적 가족, 복수의 가족, 이혼 후의 새로운 타협들, 재혼, 또 한번의 이혼, 당신 아이와 내 아이와 우리 아이로 구성된, 그리고 과거의 가족과 현재의 가족들로 구성된 새로운 집합....

사랑은 이제 더할 수 없는 혼란이 되었다. 결혼 역시 마찬가지이다. 이제는 결혼했다는 사실 자체가 더 이상 결혼의 유지를 보장해 주는 시대가 아니기 때문이다. 성인 남녀는 마땅히 결혼해야 하고, 결혼하면 아이를 낳아야 하며, 아이를 낳았으면 엄마가 집에서 아이를 돌본다고 하는 전통적인 결혼관은 빛을 잃어가고 있다. 이제 결혼은 선택의 문제가 되었으며, 자녀를 낳는 것도 마찬가지가 되고 말았다. 확실성과 안전이 보장되는 것은 아무 것도 없다. 그러니까 사랑은 이 혼돈의 세계에서 자신의 안전을 찾아 자신을 정박시킬 수 있는 마지막 기착지로서 더욱 절실하다. 그러나 그 사랑은 이미 과거의 사랑 양식이 아니다.

앤소니 기든스는 사랑과 결혼과 가족형태에 나타나는 현대의 이러한 '혼란'의 양상에 보다 명료한 표현을 준다. 그는 최근에 와서 낭만적 사랑의

---

13) 푼투아(나이지리아) AFP 연합(2003, 8, 28). 그 후 외신에 따르면, 아미나 라왈은 상고심에서 무죄판결을 받고 풀려났다고 한다.

이상은 여성의 성적인 해방과 자율성의 압력 아래 파편화되는 경향이 있음을 진단하면서 낭만적 사랑에 대신하여 나타난 오늘날의 새로운 양식의 사랑 행태를 합류적 사랑(confluent love)이라 이름한다. 합류적 사랑은 각기 따로 흘러오던 두 개의 지류가 합쳐져서 하나의 강물이 되어 흐르듯 두 사람의 정체성이 과거에는 각기 달랐음을 인정한 위에서 다가오는 미래의 시간을 향해 사랑의 유대를 공유하고 새로운 정체성을 협상해 가는 그러한 사랑을 말한다. 기든스는 그것에 대해 다음과 같이 말한다.

> 합류적 사랑은 능동적이고 우발적인 사랑이며, 그래서 낭만적 사랑 복합체가 가진 '영원한', '하나뿐이며 유일한' 특성과 어긋난다. 오늘날 여기 '별거하고 이혼하는 사회'는 합류적 사랑이 부상하게된 원인이라기보다는 오히려 그것의 효과로 나타난 것이다. 합류적 사랑이 현실적 가능성으로 점점 더 강화될수록 '특별한 사람'의 발견이 갖는 가치는 떨어지게되고, '특별한 관계'의 중요성은 더욱 부각된다. (108)

낭만적 사랑이 열정적 사랑과 대비되었던 바와 같이 합류적 사랑도 낭만적 사랑과 대비된다. 낭만적 사랑은 성차(gender)의 관점에서 볼 때 언제나 불균형적이었다. 낭만적 사랑에 대한 여성들의 꿈은 너무나 자주 완강한 가정적 종속으로 이어지고 말았기 때문이다. 이에 비해 합류적 사랑은 주고받는 감정적인 교류 면에서 평등을 선취한다. 이런 사랑은 두 사람의 관계에서 친밀성이 발전하는만큼, 그리고 파트너 각자가 상대에게 자기의 관심과 욕구를 드러내고 서로에게 민감해질 준비가 되어 있는 정도만큼 그만큼씩만 발전한다.

낭만적 사랑은 성을 배제하진 않지만 관능의 기술은 포함하지 않는다. 낭만적 사랑 자체가 성적인 만족과 행복을 보장해 준다고 가정한다. 그러나 합류적 사랑은 관능의 기술을 결혼관계의 핵심에 도입한 최초의 사랑 형태이며, 그리하여 성적 쾌락의 상호적 성취를 결혼관계의 유지 또는 해소를 좌우하는 핵심 요소로 간주한다. 과거에는 관능의 기술이 거의 언제나 특수한 여성의 집단, 즉 첩이나 창녀 혹은 소수의 종교적 공동체의 성원들에 의해 개발되었다. 그러나 합류적 사랑은 거의 모든 사람들이 성적인 성취를 이룰 수 있음을 이상으로 한다. 이는 '점잖은' 여성과 정통 사회생활 밖에 있는 여성 사이의 구별이 사라짐을 뜻하게 된다.

합류적 사랑은 낭만적 사랑과 달리 반드시 일부일체제일 필요가 없다. 서로의 관계를 지속시켜 주는 것은 파트너 각자가 그 관계에서 얻는 혜택에 달려 있다. 낭만적 사랑과 합류적 사랑 사이에 또 한 가지 중요한 차이를 든다면, 합류적 사랑은 이성애(heterosexuality)에 반드시 한정되지 않는다는 점이다. 이제 로맨스의 관념은 동성애적 사랑에까지 확대되었으며, 이는 동성의 파트너 사이의 여성성/남성성 사이에도 적용된다. 그러므로 합류적 사랑은 이 시대가 지향하는 해방적 성격과도 일치한다. 그것은 인간 사이의 순수한 관계를 위해 서로가 인정하는 사랑의 유대(love tie) 이외의 모든 구속에서 벗어나고자 하는 것이다.

이와 같은 합류적 사랑의 형태가 오늘날 서구 선진 사회에서 얼마나 보편적인 현상으로 자리 잡았느냐 하는 질문에 답하는 것은 그리 쉬운 문제가 아니다. 왜냐 하면 변화와 연속성은 항상 병존하고 있기 때문이다. 예를 들면 산업사회에도 봉건적 요소가 남아 있을 수 있듯이 후기 산업사회에도 산업사회의 잔재가 얼마든지 병존할 수 있기 때문이다. 그러나 다른 여러가지 문화현상에서도 그렇지만 사랑과 결혼과 가족 문제에 있어서 20세기 후반 이후 놀랄 정도로 새로운 양상이 나타나고 있는 것은 사실이다. 그리고 그러한 새로운 양상에 대해서 기든스가 붙인 '합류적 사랑'이란 명칭은 그런대로 그러한 현상에 대한 적절한 표현인 것 같다.

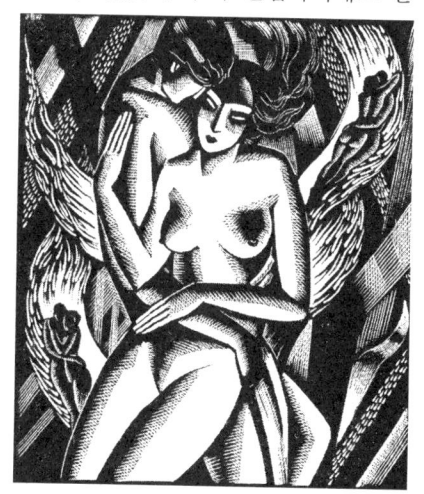

존 버클런드 라이트의 판화 〈연인들〉

2. 성의 사회 문화적 양상

1. 성의 개념: 섹스, 젠더, 섹슈얼리티

> 성보다 더 많은 생각이 이뤄지고, 더 많은 이야기가 거론되고, 그리고 더 많은 글이 씌어진 인간행동의 면모도 없으리라.
> • 알프레드 킨제이(Alfred Kinsey)

오늘날 우리 사회에서 성(性)이란 여러 가지 다양한 의미로 사용되고 있는 것 같다. 본래 동양에서 성은 사람이나 사물의 본 바탕, 즉 본성이나 본질을 뜻했고, 불교에서는 만유(萬有)의 본체를 의미하는 뜻으로 사용되어 왔으나, 우리가 이 책에서 논하고자 하는 성의 개념은 주로 서양에서 들어온 개념에 바탕을 두고 있다. 서양에서 들어온 성의 개념도 여러 가지 다양한 의미와 뉘앙스를 띠고 있어서 종종 혼동과 오해를 불러 일으키고 있는 것 같다. 그 이유는 우선 성과 관련된 용어가 여러 가지가 있기 때문이며, 그 각각의 용어의 개념에 대한 정확한 이해가 부족하기 때문일 것이다. 따라서 여기서는 '성'이라는 우리 말과 관련이 있는 영어의 세 가지 용어 섹스와 젠더, 섹슈얼리티에 대해 그 개념을 살펴보고자 한다.

(1) 섹스(Sex)

'섹스'(sex)라는 용어는 16세기에 처음 사용되었는데, 이 때 이 용어는 남성집단과 여성집단 간의 엄정한 구분과 관련해서 사용되었다고 한다. 엄밀히 말해서 섹스란 생물학적인 면에서 서로 다르게 나타나는 남녀의 성 정체성의 차이를 말한다. 그래서 인간은 보통 남성, 여성으로 구별되고, 동물의 경우 수컷, 암컷으로 성이 구별되는데, 해부학적으로나 또는 생식 기능상으로 보아 이렇게 구별되는 남녀 성의 생물학적인 특징의 차이가 성 정체성을 결정하는 요소가 된다. 그러한 특징으로서는 해부학적, 유전적 구조, 즉 염색체, 성 호르몬, 생식기나 기타 남자의 수염이나 여자의 젖가슴 등과 같은 2차 성징(性徵)의 차이로 인해서 역사와 문화를 초월하여 고정불변한 남녀 성의 차이가 발생한다는 것이다.

그러나 19세기 초 이래 그것은 양성 간의 육체적 관계, 즉 성행위를 의미하는 뜻으로 그 의미 영역이 확장되었고, 19세기 말 이후로 그것은 성과학의 대상으로 자리매김되기도 했다. 현대에 와서는 특히 성의 에로틱한 측면이 강조되면서 그것이 주고 받을 수 있는 대상으로서, 매매될 수 있는 상품으로서, 그리고 개인이 가진 경제적 자산으로서까지 인식되고 있는 실정이다.

(2) 젠더(Gender)

젠더란 보통 사회적·문화적으로 구성되는 남녀의 성 정체성을 의미한다. 즉 앞에서 말한 생물학적 성(sex)의 차이는 남성성(masculinity)과 여성성(femininity)이라는 각각의 해당 성에 고유하다고 생각하는 행동이나 태도나 기질의 어떤 특성을 부과하게 되는데, 이렇게 부과된 특성이란 것이 본질적인 것이 아니라 사회 문화적으로 구성되고 결정되는 것이라는 의미이다. 성에 대한 이러한 개념이 특히 중요성을 띠게된 것은 서구에서 1960년대 이후 대두되고 확산되기 시작한 페미니즘 운동의 영향이 크다. 페미니즘에서는 생물학적 성인 섹스와 사회 문화적인 성인 젠더가 무관함을 강조하고,

남성성과 여성성이 본질적으로 주어진 것이 아니라 남성중심사회에서 권력을 가진 남성들에 의해 여성을 지배하고 억압하기 위한 수단으로 부과된 것이라는 점을 강조한다. 그리하여 페미니즘 이론의 선구자인 보부아르(Simone de Beauvoir; 1908-1986)는 1949년에 펴낸 『제2의 성』에서 "여자는 태어나는 것이 아니라 만들어진다"[1]고 말하기도 했다.

일반적으로 페미니스트들은 이렇게 사회 문화적으로 구성된 젠더를 여성 억압의 주된 원인으로 본다. 젠더의 성역할이란 남성이 여성의 통제를 확실히 하기 위해 고안해낸 사회체제이며, 습득된 것이라는 게 일반적인 주장이다. 남성은 이성적이요, 합리적인데 반해서, 여성은 감정적이요, 비합리적이라고 하는 구분이나, 남성은 용감하고 진취적이어야 하고, 여성은 온순하고 순종적이어야 한다는 등의 사회적 요구가 생물학적인 성 역할의 자연스러운 분화가 아니라 사회적, 문화적으로 구성된 성 역할이며, 그것은 여성의 억압과 지배를 위한 것이라는 주장이다. 사람은 태어나면서부터 사회적, 제도적인 강제에 의하여 이원적 젠더 체제에 길들여진다. 그리하여 남성은 사회가 요구하는 그러한 남성이 되고, 여성 역시 사회가 요구하는 그러한 여성이 됨으로써 남성의 여성 통제가 계속된다는 것이다.

어쨌든 이 젠더라는 용어는 현대에 와서 여러 가지로 논란을 불러일으키는 용어가 되고 있는데, 그것에 대한 이론으로서 먼저 본질론(essentialism)을 들 수 있다. 이는 남녀의 성차에 자연적이고, 보편적이며, 변할 수 없는 어떤 본질이 내재하고 있기 때문에 젠더의 차이는 생물학적인 성, 즉 섹스의 차이로 환원된다고 하는 주장이다. 따라서 젠더의 차이는 불가피하다는 것이다. 이 경우 젠더의 차이가 곧 젠더의 불평등으로 간주되는 경향이 있다. 그리하여 남성적 특질이나 행동이나 역할이 여성적 특질이나 행동이나 역할보다 더 우월하고 가치가 높다고 보는 경향이 일반적이다. 아무리 남성성과 여성성이 상호 보완적인 관계라 할지라도 후자보다 전자에

---

[1] Simone de Beauvoir, *Le Deuxieme Sexe*, 조홍식 옮김, 『제2의 성』(서울: 을유문화사, 1994), 392 쪽.

더 높은 비중이 주어짐으로써 결과적으로 남녀의 불평등 관계를 정당화하는 데 기여하는 논리가 된다.

이 본질주의에 대한 대안으로서 본질주의를 비판하며 나타난 이론이 소위 사회 구성론(social constructionism)인데, 이는 생물학적 차이에 토대를 두고 있는 것 같은 성의 차이도 사실은 사회적으로 구성된다는 주장이다. 즉 그러한 차이는 본질적인 차이가 아니라 사회적 정의(定義)와 재정의를 통해서 '가공'되고, '조립'된다는 것으로서 오늘날은 굳이 페미니스트가 아니라도 대부분의 사회학자들이 이 논리를 수용하고 있는 경향이다.

(3) 섹슈얼리티(Sexuality)

섹슈얼리티는 '섹슈얼'(sexual)이라는 형용사가 추상명사로 전이된 형태이다. 따라서 이 말은 '성적인' 것, 성과 관련된 일체의 것을 포괄하는 개념이라고 할 수 있다. 그러므로 이 말은 섹스보다 그 의미하는 범위가 더 넓다. 섹스가 생물학적인 성의 구별이나 성행위를 의미하는데 비하여, 섹슈얼리티는 성적인 것의 일체를 의미하기 때문이다. 성욕과 그 구체적인 충족방법이나 수단, 성의 정체성, 성적 이데올로기, 성과 관련된 사회적 제도나 관습 등 일체를 포함하는 것이 섹슈얼리티의 외연이다. 남성 혹은 여성이라는 성적 자의식도 섹슈얼리티에 포함된다. 또한 섹스에 관한 생각들, 의미들, 그리고 사회적 관행들도 마찬가지이다. 이것은 크게 네 가지 영역으로 구분하여 정리할 수 있다[2].

① 일부일처제, 일부다처제, 일처다부제, 독신제도와 같은 성적 행위와 관련된 사회적 관행들
② 이성애자, 동성애자, 양성애자로 자신을 규정하게 하는 성의 경향성 또는 성의 정체성
③ 성적 욕망

---
[2] 양해림·유성선·김철운 지음. 『성과 사랑의 철학』(철학과 현실사, 2001), 29쪽.

④ 성적 관계 또는 성의 정치성

섹슈얼리티는 개인의 욕망을 창조하고 조직화하고 표현하며, 특정 방향으로 향하게 함으로써 결국 사회적 존재로서의 남성과 여성, 즉 젠더를 창조한다. 그리고 이들의 관계가 사회를 구성한다. 섹슈얼리티는 우리 자신의 성적 정체성을 형성시키는 영역이며, 그에 기반해서 성별 관계가 결정되는 영역이며, 끊임없이 진행중이기 때문에 새로운 구성이 가능하다는 점에서 정치적인 영역이기도 하다. 또한 남성으로부터 끊임없이 억압받고 차별화되어온 쪽은 언제나 여성측이었기에 섹슈얼리티의 정치성은 페미니즘의 주요한 이슈가 되기도 한다.

2. 성의 왜곡: 성희롱과 성폭력, 성상품화

성이 정상적인 궤도에서 이탈하여 왜곡되는 현상으로서는 여러 가지가 있을 수 있다. 오늘날 널리 사회문제가 되고 있는 성희롱(sexual harrasment)과 성폭력(sexual violence), 그 정의와 범주를 놓고 항상 논란이 끊이지 않는 성도착(sexual perversion), 그리고 현대 자본주의 사회의 병폐로 지적되는 성상품화 등이다. 여기서는 오늘날의 대표적인 성의 왜곡 현상으로서 성희롱과 성폭력, 그리고 성상품화 문제에 대해서 살펴본다.

(1) 성희롱과 성폭력

성희롱이란?
성희롱이란 타인에게 정신적·신체적으로 성적인 불쾌감과 피해를 주는 행위를 말한다. 이것은 특히 직장이나 학교 등, 공공의 조직생활을 통해서 타인으로부터 받는 원치 않는 성적 접촉이나 관심, 성적 호의에 대한 요구, 기타 성적 성격을 지닌 언어적 혹은 신체적 행위가 개인의 고용이나 활동에 명시적으로든 암시적으로든 영향을 미치거나, 개인의 업무수행을 비이성적으로 방해하거나, 혹은 또 위협적이거나, 적대적이거나, 불유쾌한 업무환경을 조성하게 될 때, 이러한 행위는 성희롱이 된다.

우리나라의 경우에도 남녀고용평등법과 남녀차별금지법에서 이에 대해 명문화하고 있는데, 즉 "'직장내 성희롱' 이라함은 사업주, 상급자 또는 근로자가 직장 내의 지위를 이용하거나 업무와 관련하여 다른 근로자에게 성적 언동 등으로 성적 굴욕감 또는 혐오감을 느끼게 하거나, 성적 언동 그밖의 요구 등에 대한 불응을 이유로 고용에 있어서 불이익을 주는 것"으로 명시하고 있다.

성희롱은 여러 가지 다양한 상황에서 발생할 수 있는데, 다음과 같은 예를 들 수 있겠으나, 이에 국한되지는 않는다.

- 성희롱자는 상급자, 고객, 직장 동료, 교사 또는 교수, 학생, 친구, 낯선 사람 등, 누구든지 될 수 있다.
- 희생자는 반드시 성희롱을 직접적으로 당한 사람이 아니라도 불유쾌한 행위를 발견하거나, 그에 영향을 받은 사람이면 누구든지 될 수 있다.
- 그 행위가 비록 불법적인 경우가 아니더라도 희생자에게 불리한 결과가 발생하는 것이 일반적이다.
- 성희롱자와 그 희생자는 남자도 될 수 있고, 여자도 될 수 있다.
- 성희롱자가 반드시 반대의 성일 필요는 없다.
- 성희롱자는 희생자의 상급자나, 고용주의 대리인이나, 동료가 될 수 있다.
- 성희롱자는 자신의 행위가 불유쾌하며, 성희롱이 된다는 사실을 혹은 또 자신의 행동이 불법적이라는 사실을 완전히 인식하지 못할 수도 있다.

희생자는 성희롱자의 행위가 환영받지 않는 것이며, 중단해야 하는 것임을 즉각적으로 당사자에게 알리는 것이 유리하다. 희생자는 그가 이용할 수 있는 기구나 제도를 이용하는 것이 좋다.

예방책이 직장에서 성희롱을 막는 최상의 도구이다. 고용주는 성희롱이 일어나는 것을 예방하기 위한 필요한 조치를 취하여야 한다. 고용주는 성희롱이 용인될 수 없는 것임을 고용인들에게 분명히 알려야 한다.

성희롱의 결과

성희롱의 결과는 개인과 성희롱의 정도나 시간에 따라 다르게 나타날 수 있다. 흔히 성희롱 사건은 "단순히 성가신 문제" 정도로 간주되기도 한다. 그러나 그것이 심하고 상습적인 것이거나, 혹은 성희롱에 복종하지 않는 또는 그것을 공개적으로 고발하는 피해자에 대한 보복의 경우는 여러 가지 상황이 피해자의 인생에 중대한 영향을 미칠 수도 있다. 사실상 심리학자와 사회활동가들은 심각하거나 상습적인 성희롱은 강간이나 성폭행이나 다름없는 심리적 결과를 가져올 수도 있다고 보고한다.

우선 성희롱 피해 당사자는 심리적으로 심한 불쾌감을 겪게되고, 정서적으로 불안과 공포에 시달린다. 심지어 신경과민, 대인기피, 자포자기적 행동이나 태도가 나타날 수도 있다. 신체적으로도 두통이나 식욕상실, 소화불량, 체중감소, 불면증, 월경불순 등이 나타날 수도 있다. 사회적으로는 업무능력 저하, 의욕상실, 직장생활 부적응, 빈번한 이직과 전직을 초래하는 등, 심각한 피해를 준다. 이는 회사나 고용주에게도 고용환경 악화로 인한 근로의욕 상실이 생산성 감소로 이어지고, 결과적으로 막대한 경제적 손실을 입게된다.

학내 성희롱의 문제점[3)]

근래 학내 성희롱의 문제가 여론의 도마 위에 빈번히 오르내리고 있다. 한국성폭력상담소의 통계에 따르면, 대학 내의 성희롱 또는 성폭력은 교수와

---

3) 이 부분은 앞의 양해림·유성선·김철운 지음,『성과 사랑의 철학』. 134~39 쪽을 주로 참고했음.

학생간, 선배와 후배 또는 동료 간에 빈번하게 일어난다. 한국성폭력상담소가 상담 결과를 토대로 해서 발표한 교수와 학생간의 성희롱 유형은 다음과 같다.

① 묵시적 혹은 명시적으로 학점이나 학위인정, 논문통과, 진로 등으로 유인하여 성폭력을 하는 경우
② 성희롱에 대한 거부로 학점이나 학위인정, 논문통과, 진로 등에 부정적인 영향을 미치는 경우
③ 강의실, 연구실, 교수연구실 등에서의 성희롱 행위를 통하여 개인의 학업능력을 방해하거나 거부감을 주는 학업 분위기를 만드는 경우
④ 신체접촉, 데이트 강요, 성적인 모욕을 주는 언동 등 피해자 개인에 대한 지속적인 성희롱 행위를 통하여 피해자에게 정신적, 사회적, 물질적으로 피해를 입히는 경우

직장내 성희롱이 고용환경을 악화시키듯이 학내 성희롱은 교육환경을 악화시킨다. 이것은 캠퍼스의 학습환경을 적대적으로 만들뿐만 아니라 상호 존중의 인격적인 인간관계를 파괴하는 것으로 성적 농담, 술자리 강요, 음란물, 인터넷 통신을 이용한 포르노 사진 유통 등 여러 가지 유형이 있을 수 있다.

성폭력
"성폭력이란 성관계를 얻기 위해 폭력을 사용하거나 사용하겠다고 위협하는 행위"[4]라고 정의된다. 보다 구체적으로 말하면 강간, 성추행, 언어적 성희롱, 음란전화, 성기노출, 어린이 성추행 등, 성과 관련해서 상대방의 의사에 반하여 강제적으로 가해지는 모든 신체적, 언어적, 정신적 폭력을 포괄하는 개념이다. 성폭력 중 그 발생빈도가 높고, 그 피해가 가장 심각하기 때문에 흔히 성폭력의 대명사처럼 여겨지는 것이 곧 강간이다.

---

4) 이인식, 『性이란 무엇인가』(민음사, 1998), 41 쪽.

성폭력은 해마다 수많은 사람들에게 악영향을 미치는 심각한 문제이다. 그리고 그 피해는 일반인들이 생각하는 이상으로 심각한 실정이다. 그것은 인간의 존엄성을 근원적으로 훼손하고, 인격을 파괴할뿐 아니라, 가정과 사회에까지 심각한 손상을 끼치게 된다. 더 큰 문제는 그것으로 인한 신체적, 심리적, 사회적 후유증이 장기간에 걸친다는 점이다. 다음은 그 후유증에 대한 개괄적인 기술이다.

신체적
○ 성적, 신체적 피해를 경험한 여성은 그 피해의 결과로 발생하는 여러 가지 질병에 걸릴 가능성이 높다.
○ 원치 않는 임신이 발생할 가능성이 있다.

심리적
○ 성폭력의 피해자는 즉각적으로 또는 장기간에 걸쳐 여러 가지 결과에 직면하게 되는데, 즉각적으로는 충격, 부정(否定), 공포, 혼란, 불안, 위축, 신경과민, 타인에 대한 불신 등에 직면하게 되고, 장기적으로는 의기소침, 자살이나 자살시도, 고립, 후기 외상성 스트레스 질환(post-traumatic stress disorder), 기타 건강에 반하는 다이어트 관련 행동(단식, 구토, 다이어트약 남용, 과식 등) 등에 직면할 수 있다.
○ 순결 상실감과 죄의식에 빠질 수 있다.

사회적
○ 타인과의 관계 단절 또는 소원(疎遠)
○ 가정 파괴
○ 결혼 가능성 저하
○ 사회생활에 악영향

고대로부터 중세, 근대에 이르기까지 유럽 여러 나라에서는 강간범을 사형으로 다스리거나 손발을 자르는 등, 가혹한 형벌로 다스렸다고 한다. 근래에 여권이 신장되면서 성범죄에 대한 경각심은 더욱 높아지고 있다. 근년에 미국에서는 일부 주정부에서 성범죄 누범자들에게 거세수술을 하는 등의 법률이 제정되기도 했다. 우리나라에서도 근년에 <성폭력 특별법>이 제정되어 성범죄에 대해 무거운 벌이 가해지고 있고, 직장에서도 성범죄에 대한 예방교육이 실시되고 있다.

하지만 성범죄에 대한 이러한 법률적 제재만이 능사는 아닐 것이다. 더 중요한 것은 개개인이 성에 대한 올바른 인식을 갖는 일이며, 성범죄의 심각한 피해를 인식하는 일이며, 인간의 성이 폭력적인 강탈 대상이 아님을 깨닫고 성에 대한 올바른 인식을 갖는 일이다. 성에 대한 올바른 인식이란 무엇인가? 이에 대해서는 여러 가지 대답이 있을 수 있겠지만, 그 중 가장 간단한 대답을 찾는다면, 인간의 성에는 동물의 성과는 달리 인격이 수반되고, 사랑이 수반된다는 점이다. 그러므로 인격이 수반되지 않고, 사랑이 수반되지 않는 비인격적이고 폭력적인 성이란 스스로를 동물로 격하시키는 행위나 다름 아니다. 성에 대한 이러한 올바른 인식이야 말로 성폭력을 예방하고 건강한 사회를 만드는 선결과제가 될 것이다.

(2) 성상품화

성상품화란 무엇인가?

성상품화란 글자 그대로 인간의 성을 상업적 이윤을 목적으로 이용하고 상품화하는 행위를 말한다. 역사적으로 보면 근대 이전에도 인간의 성이 인격적인 관계가 아닌 물질적 이해관계나 교환관계로 이용되거나 매매되었던 경우가 없지 않았지만, 성상품화가 본격적으로 이루어지기 시작한 것은 근대 산업혁명 이후 자본주의 사회가 본격적으로 발전하기 시작하면서부터였다고 하겠다. 자본주의는 상품을 생산 판매하여 이윤을 극대화하고자 하는 것이 특징인데, 인간의 성이 본래의 인간적이고 인격적인 속성을 떠나서 사물화되고 상품화되어 다른 상품과 마찬가지로 이윤추구의 대상으로 전락될 때 성상품화가 이루어지는 것이다. 특히 자본주의가 고도로 발전한 오늘날의 대중소비사회에서는 대중의 소비를 조장하는 상품의 선전과 판매에 성을 이용함으로써 성상품화가 더욱 널리 확산되고 있다.

이러한 성상품화는 직접적인 방법과 간접적인 방법으로 구분된다. 직접적인 방법이란 성이 직접적으로 상품화되는 것을 말하는데, 이는 매춘(매매춘)이나 윤락행위에서 보듯 성이 상품처럼 직접적으로 거래되거나 매매되는 현상을 말한다. 이에 비해 간접적 방법이란 성이 직접 거래되거나 매매되지는 않는다 하더라도 성이 다른 상업적 목적에 이용되는 현상을 말한다. 예를 들면 상품의 선전을 위하여 성을 이용한다든지, 성을 소재로 한 인쇄매체나 영상매체, 또는 각종 전자매체를 통해서 상업적 이윤을 추구하는 행위 등이다.

김규원은 이를 일차적 성상품화와 이차적 성상품화로 구분하고 있다. 그는 또 일차적 성상품화를 적극적 방식의 성상품과 소극적 방식의 성상품으로 분류하여, 전자는 매매춘, 쇼걸, 윤락 등이 있고, 후자로는 미인대회, 연극, 전위예술, 행위예술, 러브호텔 등을 들고 있다. 이차적인 성상품화는 대중매체를 이용한 성상품화와 전자매체를 이용한 성상품화로 분류하여, 전자로는 신문, 잡지, 만화, 소설, 광고지, 포스터, 달력 등을 들고, 후자로는 텔레비전, 비디오, 영화, 전화매체(음성정보, 폰섹스), PC매체(게임, 컴퓨터 통신, **CD-ROM, DVD-ROM**) 등을 여기에 포함시킨다[5].

이상에서 보는 성상품화 현상은 오늘날 우리 사회에서 홍수처럼 범람하고 있다. 한 때 우리 사회에 나이 든 남성과 나이 어린 여성 간에 물질과 성이 교환되는 이른바 '원조교제'라는 말이 유행한 적이 있었지만, 지금은 한물 간 용어가 되고 말았다. 또 정부에서 매매춘을 금지하기 위하여 그에 따른 법률이 제정되어 시행되고 있는 줄 알지만, 그것이 어느 정도 효과를

---

[5] 김규원, 「대중매체와 전자매체에 의한 성의 상품화」, 아산사회복지사업재단 편, 『현대사회와 성윤리』, 제8회 사회윤리 심포지엄(정문출판, 1977), 132~33 쪽.

거두고 있는지는 모를 일이다. 지금도 대도시와 중소도시 구석구석에 러브호텔들이 성업 중이고, 도시를 벗어난 한적한 교외에까지 확산되고 있다. 한때 미스 코리아 등, 각종 미인대회가 성행했지만, 여성을 성상품화하고 외모지상주의를 조장한다는 비판여론에 따라 방송보도는 금지되었으나 각종 미인대회 자체는 여전히 더 늘어가고 있는 듯하다. 특히 오늘날 각종 대중매체나 전자매체에 의한 성상품화의 범람은 일반인들은 물론이고, 아직 나이 어린 청소년들에게까지 무차별적으로 확산되고 있는 실정이다. 이와 같이 오늘날 성상품화 현상은 갈수록 심화 확산되고 있는 실정이나 이에 대한 대책은 항상 미흡한 것 같다.

성상품화의 원인

그렇다면 이러한 성상품화의 원인은 무엇인가? 먼저 가장 근본적인 원인은 성에 대한 인간의 본능적인 욕구이다. 인간의 가장 기본적인 욕구로서 식욕이나 물욕, 소유욕, 명예욕 등을 들 수 있겠지만, 성욕도 그러한 것들에 못지 않는 인간의 강력한 기본 욕구 중의 하나라고 할 수 있겠다. 과거에는 서양의 경우 기독교 윤리가, 동양의 경우 전통적인 유교 윤리가 성에 대한 인간의 이러한 욕구를 억제하는 기제로 많이 작용했지만, 오늘날에 와서는 성욕을 억제하는 기제가 많이 약화된 것이 사실이다. 더구나 성의 목적이 과거에는 후손을 낳기위한 생식의 필요성으로 인정되었지만, 현대에 와서는 성이 생식보다 쾌락의 목적으로 인식되는 경향이 지배적이 되고 있는 것이 사실이다. 따라서 성이 금기나 억제의 대상에서 해방되어 성에 대한 수요가 광범위하게 확산되고 있는 추세인 것이다.

수요가 있는 곳에 공급이 있다는 말과 같이, 성에 대한 수요가 이렇게 광범위하게 확산되고 있으니, 자본주의 사회에서 성이 수요를 충당하는 소비재로서 상품화되어 공급되는 것은 어쩌면 당연한 현상인지 모른다. 왜냐하면, 자본주의는 특히 상품의 소비와 생산, 수요와 공급의 균형을 유지하고자 하는 이른바 시장원리에 기초를 두고 있는 사회제도이기 때문이다. 이러한 시장원리에 따라 자본주의가 이윤 추구를 극대화하고자 하는 데서 필연적으로 발생하는 것이 인간의 비인간화 또는 비인격화 현상이라고 하겠다. 성이 상품화되면서 여러 가지 비인간화 또는 비인격화 현상이 발생하는 것은 이와 같은 이유 때문일 것이다.

성상품화의 원인에서 또 한 가지 빼놓을 수 없는 것으로서 여성을 남성의 성적 욕망의 대상으로 보는 남성중심주의적 사고방식과 행태라고 할 수 있다. 이러한 남성중심주의는 과거에는 여성을 차별하거나 억압하는 방식을 취해 왔으나, 오늘날에 와서는 여성을 오직 남성의 성적 대상으로 치환시켜 비인격화하고 사물화하고 있다. 그 결과 여성의 성이 한갓 상품으로 전락하여 남성에 의해 매매되거나 이용되기에 이르렀다. 즉 성의 상품화는 주로 여성을 대상으로 하여 여성적 존재를 일종의 성상품으로 환원시키는 것, 즉 여성의 섹스와 젠더를 섹슈얼리티로 환원시켜 상품화하는 것을 의미하게 되었다. 여성의 섹스와 젠더가 오직 섹슈얼리티로 환원되어 여성이 성상품으로 만들어진다는 것은 여성의 인격 자체가 부정된 채 오직 성적 대상으로 전락하는 것인데, 이는 종래의 가부장 문화가 성적 대상화를 바탕으로 규정해온 여성성이 자본의 논리에 의해 극대화되는 것을 말한다. 그리하여 성의 상품화는 여성들로 하여금 성적 존재로서의 상품가치를 인정받기 위한 필사적인 노력과 치열한 경쟁을 부추기고 있는 것이다.

마지막으로 성상품화가 초래한 성산업의 번창을 들 수 있겠다. 오늘날 성은 상품화 단계를 넘어서 성산업의 번창과 호황을 초래하고 있는 실정이다. 과거에 사창(私娼)이니, 공창(公娼)이니 했던 공공연한 성매매 지대는 이제 옛말이 되었지만, 대신 변형된 형태로 성이 거래되고 매매되고 있는 각종 유흥업소 및 숙박업소는 더욱 번창일로에 있다. 그러한 직접적인 성거래나 성매매 산업이 아니라도 성을 소재로 한 각종 인쇄물이나 영상물(포르노 등) 또는 통신 등이 범람하면서 가정도 학교도 이러한 성상품의 홍수에서 더 이상 안전지대가 될 수 없기에 이르렀다. 직접적인 성상품이 아니라도 다른 상품의 판매에 성적 표현이나 성적 이미지의 광고를 사용함으로써 판매를 촉진시키는 행위 등을 포함하면 오늘날의 거의 대다수의 상품이 성산업과 관련되어 있다고 해도 과언이 아닐 것이다. 결과적으로 이러한 성산업의 번창 자체가 성의 가치를 상업적으로만 환원시켜 성상품화를 조장하는 원인이라고 할 수 있겠다.

성상품화의 영향

그러면 이러한 성상품화가 미치는 영향에 대해서 생각해 보자. 우선 성상품화의 가장 일차적인 영향은 인간의 성이 상품화함으로써 성이 그 본래적인 목적에서 일탈되어 왜곡되고 타락되는 현상을 들 수 있겠다. 인간의 성은 일차적으로 또는 생물학적으로는 후손을 낳기 위한 종족보존의 목적에 영합한다. 나아가 그것은 서로 사랑하는 사람들 간에 정신적인 또는 인격적인 접촉과 교감의 수단으로 작용하며, 여기에 쾌락과 황홀감을 수반하게 된다. 그러나 상품화된 성은 그것으로 상업적인 이윤을 추구하거나 달성하는 목적 이외엔 그 어떤 성의 본래적인 목적에서도 벗어나게 된다. 그리하여 성이 본래의 목적에서 벗어나서 상업적인 목적으로 사용되는 성은 성의 본래의 의미나 가치를 잃고 타락하게 된다.

다음으로 성상품화는 성 그 자체만이 아니라 그것과 관련되는 사람들의 육체와 정신과 인격에 심각한 손상을 줄 수 있다. 인간은 동물과 달리 육체적인 존재만이 아니라 정신적이며 인격적인 존재이다. 그런데 성상품화는 성이 문란하게 또는 비정상적으로 사용됨으로써 그것과 관련된 사람의 육체뿐 아니라 정신과 인격에도 심각한 타격을 줄 수 있다. 예를 들면, 윤락행위를 하는 여인이라거나, 포르노 영화에 출연하는 배우 등은 그로 인한 육체적인 손상뿐만 아니라 정신적인 황폐화를 감수해야 할 것이다. 그리고 미성년을 대상으로 성매매를 한 남성의 신원이 공개되었을 때, 그는 인격적으로 심각한 타격을 입고 사회적으로 매장될뿐만 아니라 가정적으로도 파탄을 면치 못할 것이다.

성상품화는 특히 여성을 대상화함으로써 여성을 비인격적인 성상품으로 전락시킨다. 성이 상품으로 매매되거나 거래되는 대상도 주로 여성이고, 성이 상품 선전으로 이용되는 경우도 주로 여성의 성이다. 여성의 성이 이렇게 상품화할 때 그 가치는 한 마디로 말해서 성적 매력(섹스 어필)에 의해서 측정된다. 그 결과 여성들에게 그릇된 성의식을 조장하여 여성들로 하여금 스스로 성적 존재로서의 상품가치를 높이기 위한 필사적인 노력으로 내몰게 된다. 최근 여성의 외모 가꾸기, 다이어트, 차밍스쿨 다니기, 성형수술 등은 바로 외모, 즉 성적 매력을 통해 자신의 상품가치를 높이고자 하는 경쟁의식의 발로라고 할 수 있을 것이다.

마지막으로 성상품화는 그것이 자행되는 사회와 공동체에도 심각한 악영향을 미칠 수 있다. 무엇보다도 자극적이고 퇴폐적인 성문화와 감각적이고 저질적인 성표현이 범람하면서 가정과 사회의 건강을 해치는 것은 물론 자라나는 청소년들에게 심각한 악영향을 미칠 수가 있다. 즉 절제되지 않은 지나친 성상품화 현상은 청소년들에게 성적 충동을 자극하여 왜곡된 성행동을 모방토록 할뿐 아니라 탈선과 비행에 빠지도록 유혹하게 된다. 그리하여 오늘날의 지나친 성상품화 현상은 사회 구성원들의 건강뿐만 아니라 사회 전체의 건강을 해침으로써 궁극적으로는 사회를 병들게 하고 붕괴시키는 요인이라고 하겠다.

성상품화의 대책

성의 상품화는 인간의 성이 상업적 이윤 추구의 대상으로 전락함으로써 개인의 인간적 존엄성을 훼손시키고, 아름답고 따뜻한 인간관계로서의 성을 왜곡시키며, 남성과 여성을 소외와 차별의 관계로 전락시키고 있다. 이것을 막기 위해서는 무엇보다도 성과 사랑에 대한 올바른 의식을 갖도록 해야할 것이며, 그러기 위해서 올바른 성교육이 이루어져야 할 것이다. 그러기에 앞서 지나친 성상품화로 인한 성의 왜곡과 문란을 규제하는 사회적, 법률적 차원의 정화장치가 필요하리라고 본다. 그와 아울러 일부 기성세대의 무분별하고 부도덕한 성윤리, 성문화를 고쳐 나가야 할 것이다.

특히 내일의 우리 사회의 주인공이 될 청소년들의 성의식을 그릇되게 유도하는 지나친 성상품화에 대해서는 엄격한 규제장치와 아울러 청소년 스스로가 그러한 유해환경에 대한 올바른 비판의식을 가질 수 있도록 하는 교육이 필요하다. 그러기 위해서는 기성세대 스스로가 무의식적으로 물들어 있는 잘못된 성의식과 성윤리에 대하여 점검해 보아야 할 것이다. 또한 지나친 성상품화 현상을 규제하고 사회정화를 기할 수 있는 시청자 모니터 활동이라든가, 향락 퇴폐업소 추방운동, 지나친 성상품화 광고의 고발, 왜곡된 성상품의 불매운동, 건전한 놀이 문화운동 같은 자정적 시민운동을 통해 법률적 규제와 아울러 사회적 자정운동이 함께 이루어져야 할 것이다.

또한 가정에서도 부모와 가족들이 자녀들의 성교육에 보다 신경을 씀으로써 건강하고 건전한 성의식을 갖도록 힘쓸 것이며, 인터넷이나 기타 유해성 매체를 통한 왜곡된 성문화에 접촉을 차단토록 해야할 것이다. 그리고 청소년들이 건전하게 여가를 선용함으로써 성적 충동이나 호기심을 건강하게 발산시킬 수 있는 청소년 문화의 공간과 기회를 마련해 주는 것도 필요하다.

결국 성상품화와 이로 인한 각종 악영향에서 개인과 가정과 사회를 지켜내기 위해서는 개인 스스로가 올바른 성의식, 성윤리를 가질 수 있도록 가정과 사회가 올바른 성교육과 아울러 건강한 환경을 만들어 나가도록 해야할 것이며, 사회적, 국가적 차원에서도 지나친 성상품화와 이에 따른 부작용을 규제할 수 있는 장치를 마련해야 할 것이며, 나아가 올바른 성문화가 정착할 수 있도록 하는 지속적인 사회적 자정운동이 필요할 것이다.

3. 성적 소수자

(1) 성적 소수자란?

'성적 소수자'란 말은 성적인 지향성(Sexual Orientation)에 있어서 일반적으로 이성을 지향하는 다수의 이성애자(Heterosexual)가 아닌 소수의 성적 지향성을 갖는 사람들을 의미한다. 인간을 포함하여 모든 생물의 성적 지향성은 주로 이성을 향하여 발동해 왔다. 그리하여 양성간의 성적 결합에 의하여 생식이 이루어지고, 그렇게 함으로써 자식을 낳고 종족을 보존해 왔다. 인류는 오랫동안 이러한 이성애(Heterosexuality)를 성적 지향성의 자연스러운 형태로 인식하고 당연시해 왔다. 그러나 이러한 자연스러운 성적 지향성에서 벗어나는 소수자들이 원래부터 존재해 왔다는 것도 또한 엄연한 사실이다.

다수의 이성애자에 비해서 이러한 소수의 성적 지향성을 지니는 사람들 가운데 동성에 대한 성적 지향성을 나타내는 사람을 동성애자(Homosexual)라 하고, 그러한 지향성 자체를 동성애(Homosexuality)라 하며, 이를 줄여서 그냥 '호모'(Homo)라 하기도 한다. 이는 본래 19세기말 헝가리 의사였던 벤겔트가 그 이전에 동성애를 종교적, 또는 도덕적으로 모멸하는 뜻으로 사용하던 용어인 소도미(Sodomy; 남색(男色), 비역 또는 수간(獸姦))을 대신하여 의학적인 의미로 창안한 용어였으나 동성애자를 모멸하는 일반적인 풍조에 따라 이 용어 역시 동성애에 대한 부정적인 의미를 띠고 주로 사용되었다. 그러기 때문에 동성애자들 스스로는 자신들을 '호모'라고 부르는 것에 반대한다.

호모가 동성애에 대해 부정적인 의미로 사용되는데 반해서 이에 대해 긍정적인 의미로 고안된 것이 게이(Gay)라는 용어이다. 이는 1960년대 이후 서구에서 동성애자 인권운동의 결과로 생겨난 용어로서 처음에는 남녀 동성애자 모두를 지칭하였으나, 근래에는 주로 남성 동성애자에 대해서 사용되고 있다. 이에 비해 레즈비언(Lesbian)은 여성 동성애자를 지칭하는 용어인데, 이는 고대 그리스의 여류 시인이며, 동성애자인 사포(Sappho)가 살았다는 레스보스(Lesbos) 섬에서 여자들 끼리의 동성애가 성행하였다는 데서 유래하였다.

최근에는 퀴어(Queer)라는 용어도 사용되고 있는데, 이는 이성애자를 제외한 모든 성적 소수자를 지칭하는 뜻으로 사용되고 있다. 이는 본래 정상이 아닌 '비정상적인', '이상한' 이란 의미에서 사용되었으나 지금은 오히려 성적 소수자의 정체성과 자부심을 드러내는 용어로 사용되고 있다.

최근 우리 사회에 트랜스젠더(Transgender)라는 용어가 등장하여 선정적인 호기심을 불러 일으키기도 하는데, 이는 본래 심리적으로 자기를 이성과 동일시하거나, 이성이 되고싶어하는 성향을 지닌 사람, 또는 수술이나 호르몬 요법에 의해 성 정체성을 전환한 사람을 뜻하는 '트랜스섹슈얼'(Transsexual)이 전이된 용어로서, 이는 동성애와는 다르다. 그러나 이것도 광의적인 의미에서는 성적 소수자의 범주에 속한다고 하겠다.

위에서 보다싶이 성적 소수자란 '트랜스젠더' 또는 '트랜스섹슈얼' 같은 예외적인 경우가 있긴 하지만, 일반적으로 동성애자가 주류를 이루고 있으며, 그러기에 그것은 주로 동성애자와 같은 개념으로 사용되고 있다.

(2) 동성애의 역사

동성애의 역사는 인류의 역사만큼이나 오래 되었다고 할 수 있다. 왜냐하면 그것은 인류가 본래부터 지니고 있던 여러 속성 가운데 일부였기 때문이다. 그러므로 동성애에 대한 기록은 인류사의 시작과 더불어 나타나고 있다.

먼저 고대 그리스 시대를 보면, 플라톤의 『향연』에서는 동성애의 기원에 대하여 이렇게 언급하고 있다. 즉 인간은 본래 2인 1조 형태의 세 종류로 존재했었는데, 각각 남성과 여성, 남성과 남성, 그리고 여성과 여성으로 이루어져 있었다. 그들의 힘이 강성하여 신들에 위협이 되었으므로 제우스가 그들을 분리시켜 버렸다. 그러자 그들은 분리된 본래의 자신의 짝을 찾아 애처로이 헤매게 되었다. 제우스가 그러한 인간을 불쌍히 여겨 그들의 생식기를 앞쪽으로 옮겨주고, 다른 반쪽을 찾아 서로 교접할 수 있게 하였다. 그런데 본래 남성과 남성, 여성과 여성의 상태로 있다가 분리된 인간이 본래의 자기 짝을 찾으려는 것이 동성애의 유래라고 한다.

사실 고대 그리스에서는 성인 남자와 소년간에 동성애가 널리 성행하였고, 이성간의 사랑보다도 동성간의 사랑이 오히려 더 가치 있는 것으로 인식되었다. 즉 성인 남자들은 동성애 상대의 어린 소년들을 전쟁에 데리고 나가 전쟁기술을 가르치며 무사로서 훈련시키거나, 또 평화시에는 철학적 지식을 전수하는 등, 단순한 육체 관계만이 아니라 연장자가 연소자의 수련과 교육을 담당하는 형태로 일종의 도제 관계와 같은 동성애가 성행하였다고 한다.

이에 비해 기독교의 성경에서는 동성애를 혐오하고 있지만, 성경의 내용을 자세히 살펴보면 당시 사회에 동성애가 매우 성행하고 있었음을 짐작케 한다. 예컨대 요나단은 이스라엘 민족 최초의 왕인 사울의 아들인데, 그는 골리앗을 물리친 다윗을 사랑하게 되었다고 나와 있다. 또한 소돔과 고모라는 죄악의 도시로서 신의 노여움을 사게되어 신이 불로써 징벌을 가함으로서 멸망하였다고 하는데, 신의 노여움을 사게된 그 죄악이 다름 아닌 동성애였다. 구약「판관기」에 나오는 베냐민 전쟁 역시 동성애가 빌미가 되어 일어난 전쟁이었다. 즉 이스라엘 민족의 한 지파에 속하는 레위인 한 사람이 자기의 첩과 함께 여행을 하던 중 기브아의 어느 노인의 집에서 하룻밤을 묵게 되었는데, 그 때 한 무리의 베냐민인들이 몰려와 동성애의 상대로 레위인을 요구하였다. 레위인은 결국 자신의 첩을 그들에게 내어 주었는데, 그들은 그녀를 밤새도록 욕보여 죽게 만들었다. 결국 이 사건이 발단이 되어 이스라엘군은 베냐민인들을 공격하여 그들을 모두 죽이고 그 성을 불지르고 파괴했다고 한다.

동성애에 대한 기독교의 입장을 공식적으로 천명한 사람은 사도 바울인데, 그는 남자끼리 음욕을 일으키는 행위를 경계하고, 남색하는 자는 하느님의 나라를 유업으로 받지 못한다고 규정하고 있다(고린도 전서 6: 10). 그리하여 로마시대에는 기독교가 국교가 됨에 따라 동성애는 교회법에 따라 죄악으로 간주되었다. 즉 동성애는 창조주가 허용한 성교의 본래 목적인 종족 보존의 목적에서 벗어나는 도착적이고 탐욕적인 성행위로 보았기 때문이다. 그리하여 동성애를 수음, 피임 등과 함께 성경의 계율을 어긴 죄악으로 간주했다.

특히 중세시대에는 성 토마스 아퀴나스(St. Thomas Aquinas; 1225-74) 같은 기독교의 영향력 있는 성자에 의해서 동성애가 하느님 뿐만 아니라 인간의 관점에서도 부자연스러운 죄악임을 강조함으로써 동성애에 대한 탄압은 절정에 이른다. 그리하여 14세기부터 동성애자들은 서방의 교회와 국가 어디에서도 피난처를 찾을 수 없었다고 한다. 결국 종교적 차원에서 동성애를 죄악시하는 이유는 유대교를 중심으로 나타나는 종족보존과 관련된 성관념과 아울러 또 한편으로 중세 기독교의 금욕주의적 태도와 연관이 있다고 하겠다.

중세에 주로 종교적 차원에서 동성애자들에게 가해지던 탄압은 16세기에 이르면 사회적 차원으로까지 확대된다. 특히 16세기 초 영국왕 헨리 8세는 동성애를 중죄로 처벌하는 법률을 제정했는데, 한 때 영국에서는 살인보다 동성애로 처형된 사람이 더 많았다고 한다. 이는 아마도 동성애가 사회규범에서 벗어날뿐 아니라 사회적 혼란을 조장하는 주범으로 보았기 때문일 것이다.

서양에서는 동성애를 죄악시하는 이러한 전통이 뿌리 깊히 전해져 내려옴으로써 18세기말 이후에는 동성애자가 인간괴물 내지는 이상 체질의 소유자, 변태성욕자로 내몰리게 된다. 특히 당시의 교회는 남자 동성애자를 남자인 동시에 여자, 즉 여성화된 비정상적인 남자로 낙인찍고, 그들을 신체적으로 이상 체질의 소유자로 규정했다.

성과학의 여명기인 19세기에 들어와서는 사정이 달라졌다. 즉 동성애를 범죄적인 성향 대신에 의학적으로 임상적인 진단의 대상인 일종의 정신질환의 증세로 보았던 것이다. 정신분석학을 창시한 지그문트 프로이트는 성적 일탈행위에 대한 심리학적 연구를 통해 동성애를 유아시절의 성적 환상에서 비롯되는 병리학적 증세로 보았다. 즉 3-6세 사이에 유아가 경험하는 오이디푸스 콤플렉스(Oedipus Complex)를 제대로 극복하지 못한 어린이는 성인이 되어 동성을 성적 대상자로 선택하는 성도착자가 된다는 것이다.

동성애가 일종의 질환으로서 치료가 가능하다고 보았기 때문에 수많은 동성애자들이 정신분석, 거세, 호르몬요법, 전기충격요법, 뇌수술 따위의 연구대상이나 실험대상이 되기도 했다. 의술이라는 미명하에 동성애자들에게 가해진 이러한 신체적 및 정신적 피해야 말로 범죄와 다름없는 인권침해에 해당된다고 하겠다.

20세기에는 산업화와 도시화, 민주화의 영향으로 성 관념에 혁명적인 변화가 일어나면서 나라에 따라 동성애에 대한 태도가 다양하게 나타났다. 우선 전체주의 국가들은 동성애에 대해 가혹했다. 독일의 나치스는 유태인과 함께 동성애자들을 집단 수용소에 수용하여 학살을 자행했으며, 공산주의 정권에서도 동성애 퇴치가 공산당 정강 정책의 주요 과제가 되기도 했다. 소련은 스탈린 시대에 동성애를 중형으로 처벌했으며, 쿠바에서 카스트로는 1960년대부터 극단적인 동성애 박해운동을 전개했다.

한편 영어권 국가에서는 동성애를 보는 사회적 분위기가 관대해지기 시작했다. 미국의 경우 알프레드 킨제이(Alfred Kinsey) 박사가 1948년과 1953년 두 차례에 걸쳐 발표한 「킨제이 보고서」를 계기로 동성애에 대한 대중의 편견이 많이 완화되었다. 그의 이 보고서에 따르면, 그의 연구 대상자 중 오로지 게이로 평생을 일관한 남성이 4%, 오르가즘을 수반한 동성애의 경험을 적어도 한 차례 이상 가진 적이 있는 남성은 37%였다. 여성의 경우는 이보다 다소 낮았는데, 1-3%가 오로지 레즈비안으로 일관했으며, 13%가 동성과의 성행위에서 적어도 한번 이상 오르가즘을 맛본 것으로 나타났다. 이와 같은 보고는 일반적인 사회 구성원들 중 적어도 일정한 비율은 항상 동성애자거나 동성애자가 될 수 있음을 입증하는 것이어서 충격으로 받아들여졌다.

미국에 있어서 1960년대는 여러 가지 사회운동이 활발하게 일어난 시대였다. 그러한 와중에서 1969년 6월에는 이른바 스톤월(Stonewall) 폭동사건이 터져 미국사회에 큰 충격을 주었다. 스톤월은 뉴욕의 중심가에 소재한 게이 전용 술집인데, 경찰이 단속하는 과정에서 불상사가 일어난 것이다. 일반 시민들이 동성애자를 연행하는 경찰을 돌맹이로 공격하면서 시작된 폭동은 밤 늦도록 계속되었다. 다음날 다시 불붙은 소요사태에 2천 명이 넘는 동성애자들이 가담했다. 역사상 전무후무한 동성애자들의 일대 반란이 일어난 것이다.

스톤월 폭동은 게이 해방운동에 일대 전환을 이룩하는 사건으로 평가된다. 이 사건을 계기로 동성애자의 존재는 언론은 물론이고 일반인들의 관심사로 떠올랐으며, 동성애자들은 그들의 권리를 인권회복운동 차원에서 조직적으로 전개하기 시작했다. 마침내 1971년 미국 정신과 의사 협회는 동성애가 정신병이 아님을 공표했고, 1974년 12월에는 미국 정신병학회가 동성애를 정신질환의 목록에서 공식적으로 삭제하기에 이르렀다.

정신병의 굴레에서 벗어난 동성애자들은 이제 본격적인 커밍 아웃(coming-out)을 시작했다. '커밍 아웃'이란 글자 그대로 '밀실 밖으로 나와서'(coming out of the closest) 자신이 동성애자임을 떳떳이 밝히는 행위를 뜻한다. 그들의 적극적인 행동은 취업이나 결혼, 군복무 등에서 이성애자와 동등한 법률적 권한을 요구하고 나섰다. 1975년 미국 연방정부는 동성애자라는 이유로 취업을 거부할 수 없도록 법률적으로 명시하기에 이르렀다. 결혼의 경우 가까운 장래에 적어도 몇 개 주에서는 이성애 부부와 똑같은 권리를 동성애 부부에게도 부여하는 법률이 제정될 것으로 전망된다. 실제로 버몬트주 대법원은 동성애 부부의 결혼을 합법화하는 판결을 내린 적이 있다. 그러나 동성애자들의 군복무 금지를 해제하는 문제는 여전히 뜨거운 논쟁거리로 남아 있다.

(3) 동성애의 원인

동성애의 원인에 대해서는 두 가지 견해가 대립하고 있다. 하나는 동성애의 성향이 생물학적으로 결정된다고 보는 견해와 또 다른 하나는 동성애를 성장과정이나 환경의 영향으로 보는 견해이다. 즉, 전자는 동성애를 선천적인 운명으로, 후자는 후천적인 원인에 따른 결과로 본다.

첫째, 생물학적 결정론 또는 선천적인 운명으로 보는 경우, 이는 과학적인 방법, 즉 세포 유전학, 내분비계 및 신경 해부학적 연구를 통하여 어느 정도 입증되고 있다. 1990년대부터 동성애의 생물학적 근거를 밝히려는 연구들이 괄목할만한 성과를 내놓았기 때문이다. 이러한 연구는 두 갈래로 진행되고 있는데, 하나는 동성애자의 뇌의 구조적 차이를 관찰하는 연구이고, 다른 하나는 유전적 요인이 동성애에 영향을 미치는 증거를 찾아내는 연구이다. 1991년 8월 영국 태생의 신경 과학자인 사이먼 리베이(Simon Levay) 박사는 동성애와 이성애 남자의 뇌 구조에 차이가 있음을 밝혀내어 일약 유명하게 되었다.

같은 해 12월 심리학자인 마이클 베일리(Michael Bailey)와 정신병 학자인 리처드 필라드(Richard Pillard)는 일란성 쌍둥이의 한쪽이 게이이면, 다른 쪽도 게이가 될 확률이 높다는 연구결과를 발표했다. 또한 분자생물학자인 딘 해머(Dean Hamer)는 1993년 성염색체에서 게이 형제들이 공유한 유전자의 위치를 발견하고 게이 1호(GAY-1)라고 명명했다. 해머의 게이 유전자 발견은 그의 방법론에 대한 비판과 아울러 그 신빙성에 대한 논란을 불러 일으키기도 했지만, 그럼에도 불구하고 오늘날 동성애가 유전적 요인의 영향을 받고 있다는 이론은 거의 사실로 받아들여지고 있는 실정이다.

둘째, 후천적인 원인으로 보는 경우, 이는 과거에 오랫동안 동성애를 후천적인 선택으로 보는 관점으로서 예컨대, 유아기의 가족관계의 영향으로, 또는 이성과의 접촉이 차단되고 동성끼리 장기간 공동생활이 지속되는 환경에서 일어날 수 있는 경우이다. 특히 프로이트에 의하면, 인간은 태어날 때부터 양성애적인 성향을 지니는데, 아동기에 가족관계에서 어떠한 경험을 했는가에 따라 정상적인 성적 발달을 하지 못하고 동성애자가 될 수도 있다는 것이다. 한편 킨제이 학파들은 동성애를 동성을 선택하는 기호로 설명하는데, 동성과의 만족스러운 경험이나 이성과의 불만족스러운 경험이 어느 결정적인 시기에 강화되어 나타난 현상이 동성애라고 한다.

어쨌든 동성애를 개인적 선택으로 보는 경우 이는 이성애를 자연스러운 관계로 보아온 인류의 오랜 관념과 관습에 위배되는 부자연스러운 것으로 간주되어 모멸 또는 단죄의 대상이 되어 왔다. 동성애를 종교적 차원에서 죄악으로 본다든지, 사회적 차원에서 극형으로 다스려야 하는 범죄로 본다든지, 또는 의학적 차원에서 치료 가능한 질환으로 보는 경우가 여기에 해당한다. 이러한 견해를 가진 쪽에서는 동성애를 성적으로 문란하고, 무책임한 사람들의 이기적이고 쾌락주의적인 선택으로 보기 때문에 경멸하고 박해를 가해온 것이다.

그러나 동성애의 원인을 위의 어느 한 가지로 국한하기는 어려울 것 같다. 왜냐하면 실제로 위의 두 가지 원인이 각각 다 유효할 수 있고, 또 대체로 그러한 원인들이 복합적으로 작용하여 일어난다고도 할 수 있기 때문이다. 즉 동성애는 선천적으로 피할 수 없는 생물학적 원인에 의하여 발생할 수도 있고, 또 후천적으로도 개인보다는 특수한 가족관계나 사회제도로 인해서 발생할 수도 있다는 것이다. 그렇다고 한다면 우리는 동성애자를 무조건 비난하거나 단죄하는 것은 재고되어야 할 문제가 아닌가 한다.

(4) 동성애에 대한 편견과 그 극복

동성애자는 이성애자에 비해 성적 소수자이기 때문에 동성애와 관련된 모든 표현과 행동은 다수의 이성애자들에게는 이질적이고 비정상적인 것으로 인식될 수밖에 없었다. 그러기 때문에 동성애에 대한 여러 가지 편견이 생겨나면서 동성애자는 곧 사회의 타자로서 배제되거나 소외되어 왔다. 그렇다면 동성애에 대한 편견은 구체적으로 어떻게 나타나는가?

첫째는, 동성애가 자연의 질서에 위배되기 때문에 부자연스럽다는 것이다. 즉 인간을 포함해서 모든 생물은 남녀, 자웅(雌雄)의 결합에 의해서 생식과 종족보존이 이루어지기 때문에, 남녀가 결합하는 이성애는 자연스러운 것임에 비해서 동성간의 관계는 생식과 종족보존이라는 자연의 질서에서 벗어나는 것이므로 부자연스럽다는 것이다. 일견 이 논리는 타당성을 갖고 있는 듯이 보이기도 하지만, 인간의 성적 결합이나 관계를 너무나 목적론적인,

또는 생물학적인 차원으로 환원하고 있다는 점에서 문제점이 있다. 즉 이 논리는 인간의 성적 결합이나 관계의 목적을 단순히 생식이나 종족보존이라는 생물학적 목적에 국한시키고 있다는 점에서 인격적 차원으로 접근하고 이해해야할 인간의 성을 다른 동물과 마찬가지로 생물학적 차원으로 환원시키고 말았다는 문제점을 띠고 있다.

둘째는, 동성애 관계는 가족적 안정성이 없는 불안정한 개인 관계라는 관점이다. 우리가 안정적인 가족구성과 가정생활이 남녀간의 결혼과 자녀의 출산으로 성립한다는 고정관념에 따른다면, 이러한 관점은 일견 타당한 것 같다. 그러나 결혼한 부부의 거의 1/3이 이혼을 하고 있는 오늘날의 추세로 보면, 남녀의 결혼이 반드시 안정적인 가족구성과 가정생활을 담보해 준다고도 볼 수 없다. 반면에 동성애 관계라 하더라도 그들에 대한 사회적 편견이나 차별이 해소될 수 있다면 보다 안정적이고 지속적인 관계를 유지할 수도 있고, 만약에 법률적인 보호가 가능하다면 자녀의 입양 같은 것도 불가능한 것은 아니며, 보다 안정적인 가족구성도 불가능한 일은 아니라고 본다. 실제로 네델란드나 프랑스는 입양제도의 정착과 함께 동성애 가족구성을 합법화하였다.

셋째는, 동성애가 사회규범이나 윤리 도덕에 위배된다는 관점이다. 사실 이러한 관점도 우리가 전통적 규범이나 윤리 도덕에 비추어 보면, 그럴싸한 논리일 수도 있다. 사회 규범이나 윤리 도덕이라는 것이 본래 그 사회의 다수 주류가 되는 구성원에 의해서 형성되는 것이고 보면, 소수 타자 그룹인 동성애자의 행태가 그들의 기준에서 벗어나 보이는 것은 어쩔 수 없는 일이 될 것이다. 오늘날 보다 성숙한 민주사회라는 것은 다수 주체의 기준이나 원칙에 모든 것을 획일적으로 맞추려고 하기보다 그들의 기준이나 원칙에서 벗어나는 소수 타자라 할지라도 그들을 포용하고 그들의 인권을 존중하는 열린 사회, 다원적 사회가 아닐까 한다.

넷째는 동성애가 악성 성병, 특히 에이즈(AIDS)를 감염 또는 전파시키는 주범이라는 주장이다. 그러나 이러한 주장은 동성애자들이 문란한 성생활을 한다는 막연한 추정에서 나온 가설일뿐 그것을 입증할만한 어떠한 타당한 근거나, 자료도 제시하지 못하고 있다. 에이즈는 주로 백혈구를 공격하기 때문에 백혈구가 있는 곳이면 어디서나 에이즈는 감염될 수 있다. 백혈구는 점막 속에 풍부한데, 예를 들면 코, 입, 생식기 등이 가장 활동적인 곳이다. 이미 에이즈에 감염된 사람의 점막과 접촉이 이루어지는 곳에서는 누구든지 에이즈 바이러스에 감염될 수 있다. 그러므로 이성애자도 에이즈에 걸리는 경우가 흔하기 때문에 에이즈를 동성애에 대한 비난의 근거로 보기는 어려울 것 같다.

그리고 보면 동성애자에 대한 여러 가지 편견은 일견 타당성이 있는 것도 같으나, 사실을 객관적으로, 또 심층적으로 분석해 보면 편견을 위한 편견에 지나지 않는 경우가 대부분이다. 다양성과 다원성을 존중하는 현대 사회라면 어떤 면에서든 그 사회에서 다수 주류 그룹이 있는 반면에, 소수의 비주류 그룹도 있을 수 있다. 인간의 성적 지향성에 있어서 다수 주류를 차지하는 이성애자들이 있는 반면에, 소수 비주류에 해당하는 동성애자들이 있을 수 있는 것이라면, 그 사람의 성적 지향성이 소수 그룹에 속한다고 해서 반드시 정상에서 벗어난 것으로 규정하여 모멸하거나 차별하거나 단죄하는 것은 미성숙한 전체주의 사회가 아니라면 지양해야 할 일이다.

오늘날 동성애의 담론은 인간의 성 정체성을 남성과 여성으로 구별하고 남성과 여성의 결합에 따른 이성애만을 본질적인 인간관계로 설정하고자 하는 사회의 압력에 대항하며, 이성애주의를 강화하고 동성애를 억압하기 위해 조장된 동성애 공포증(homophobia)이나, 동성애 혐오증(homo-aversion)을 비판한다. 왜냐하면 동성애자들은 이성애라는 하나의 성적 지향성이 절대적이라고 주장하는 이성애주의야 말로 동성애를 비롯한 모든 성적 소수자들을 차별하고 억압하기 위한 이데올르기에 지나지 않는다고 보기 때문이다. 이러한 이유로 그들은 동성애에 대한 무조건적 거부를 드러내거나 어떠한 논리적 근거나 배경도 없이, 또는 어떤 정치적 목적으로 동성애자들을 억압하거나, 동성애를 무작정 혐오하고 두려워하던 편견을 바로 잡기 위하여 나서고 있다.

그들은 동성애를 변태적 성행위로 간주하는 억압적 규정을 거부하고, 동성애에 대한 몰이해를 계몽하고자 한다. 이는 바로 새로운 시대를 위한 미래 지향적 동성애 문화발전의 노력이며, 억압적이고 차별적인 현실 속에서 평등한 생존권과 인권의 수호라고 인식하고 있는 것이다. 하지만 문제는 그러한 그들의 미래 지향적 활동에도 불구하고 사회, 언론, 교육 등을 통해 에이즈(AIDS)의 주범으로 왜곡되는 등, 부당한 차별은 그 억압의 강도가 낮추어지지 않고 있다는 사실이다. 따라서 그들은 만연한 차별과 억압들이 성적 다양성을 인정하지 못하는 닫힌 사회의 편견과 고정관념에서 비롯되었음을 인지하고, 동성애에 대한 올바른 이해와 인식을 통해서 보다 열린 사회로 지향할 것을 호소하고 있다.

결국 그들의 그러한 주장이나 호소는 동성애를 단순히 성적 취향이나 기호로 보기보다 그들이 사회의 구성원으로 살아가는데 필요한 정당한 인권의 쟁취에 그 목적이 있다고 하겠다.

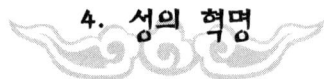

4. 성의 혁명

프로이트가 성이 인간 행동이나 의식의 숨은 동기임을 밝히고 난 이후로 성에 대한 사회적 인식과 태도와 제도에 일대 변화가 나타나기 시작했다. 20세기에 접어들어 성의 문제는 과거 어느 때보다 공적 논의의 중심에 보다 가까이 다가갔다. 성이 공적, 사회적 영역에서는 금기시되던 과거 빅토리아조 시대와는 다른 시대적 양상이 나타나기 시작했던 것이다. 성에 대한 대중적 관심도 서서히 증가해 가고 있었다. 그러다가 2차 세계대전 이후 1950년대에 이르면, 과거에 성적 묘사가 지나치다하여 출판이 금지되었던 D. H. 로렌스(Lawrence)의 『채털리 부인의 사랑』(*Lady Chatterly's Lover*)이라든지, 헨리 밀러(Henry Miller)의 『북회귀선』(*Tropic of Cancer*) 같은 소설들이 미국에서 출판이 허용되었다.

이 시기에 미국인의 성의식에 큰 충격을 준 것은 이른바 <킨제이 보고서>이다. 1948년에 출간된 『남성의 성 행동』(Sexual Behavior in the Human Male)과 1953년에 출간된 『여성의 성 행동』(Sexual Behavior in the Human Female)이란 두 권의 킨제이 보고서를 통해서 2차 세계대전 이후 서구, 특히 미국인의 성의식이 새로운 국면을 맞이하게 된다. 경험적인 조사에 기반한 킨제이 보고서는 대공황과 2차 세계대전을 겪으면서 변화된 미국사회에서 실제로 행해지고 있는 성의 행태를 적나라하게 드러내면서 지금까지 결혼과 가족을 사로잡고 있던 성 규범의 허구성을 폭로했다. 이를 통해 무엇이 성적인 것이고, 성적인 것이 어떤 체험인가가 새롭게 정의되었다. 또한 정상과 일탈이 갖는 일상성, 이성애와 동성애의 연속성, 성의 오르가즘이라는 새로운 성 지식이 제공되었다.

미국에서 소위 '성의 혁명'(Sexual Revolution)이란 보도가 미디어에서 등장하기 시작한 것은 1960년대 중반에 접어들면서 부터였다. 그 보도는 미국사회 전반에 걸쳐서 나타나는 여러 가지 변화와 발전의 경향을 의미하는 것이었다. 60년대에 접어들면서 J. F. 케네디(Kennedy) 대통령의 집권과 함께 일기 시작한 진보적이고 개방적인 사회 분위기와 함께 여러 가지 민권운동과 문화운동이 활발히 전개되었고, 그러한 운동들 가운데는 성의 해방과 자유를 주장하는 목소리도 함께 터져 나왔다.

허버트 마르쿠제(Herbert Marcuse)와 빌헬름 라이히(Wilhelm Riech) 같은 이른바 '신 좌파'(new left) 지식인들은 맑시즘과 정신분석학에다 자본주의가 그 자체의 착취적 목표를 위하여 대중을 성적으로 억압해 왔음을 논증하는 혁명적인 성적 급진주의를 융합시켰다. 자본주의가 그 자체의 생산과 소비체제를 유지하기 위하여 인간의 자연발생적인 성적 리비도를 억압하고 식민화시켰다는 것이다. 따라서 성의 혁명은 진보주의자들이 필요로 하는 사회변화운동, 즉 민권운동, 탈식민운동, 여성해방운동, 동성애자 해방 및 녹색평화운동 등과 마찬가지로 혁명적인 해방운동의 일환으로 간주되기에 이르렀다.

한편 60년대 중반 미국의 젊은이들 가운데 확산된 록 음악의 인기와 마리화나, LSD, 기타 여러 가지 마약들과 노출의 광범위한 확산, 그리고 성에 대한 개방이 급진적인 사회·문화적 변화를 확산시키는데 공헌했다. 성을 다루는 소설과 잡지와 안내서들이 엄청난 비율로 증가하였다. 성에 대한 조언서로 헬렌 걸리 브라운(Helen Gurley Brown)의 『성과 독신녀』(Sex and the Single Girl), 제이(J.)의 『감각적인 여인』(The Sensuous Woman) 등이 쏟아졌고, 베티 프리단(Betty Friedan)의 『여성의 신비』(The Feminine Mystique; 1963)는 미국에 페미니즘의 부흥을 촉발시키면서 섹스와 젠더의 역할에 대한 논의를 자극시켰다. 밴스 팩카드(Vance Packard) 같은 대중적 사회학자들은 『성의 미개지』(The Sexual Wilderness; 1968)란 저서를 통해서 페미니즘과 성의 혁명 양쪽의 상호작용을 부추겼다.

1966년에 윌리엄 매스터스(William Masters)와 버지니아 존슨(Virginia Johnson) 박사는 그들 최초의 과학적 연구물로서 『인간의 성 반응』(Human Sexual Response)이란 책을 출판하여 인간의 몸, 특히 여성의 몸을 공식적인 성 담론의 중심에 갖다 놓았다. 그들은 오르가즘에 대한 여성의 능력과 여성 섹슈얼리티의 중심이 음핵(陰核), 즉 클리토리스에 있다는 것을 밝혔는데, 이는 종전의 질 중심의 오르가즘론을 음핵 중심의 오르가즘론이 대체하는 것으로서 기존의 이성애적 질서에 위기를 가져오는 계기를 마련했다.

또한 재클린 수전(Jacqueline Susann)의 『인형의 계곡』(Valley of the Dolls; 1966)과 같은 성적으로 노골적인 선정적 대중소설, 『나는 흥미롭다』(I am Curious; 1967)와 같은 성적으로 노골적인 영화 등이 성의 대리경험을 위한 대중의 호기심을 자극했다. 그러다가 1970년대에 이르면, 성에 관한 정보와 개인 광고와 그리고 성적으로 노골적인 사진과 그림들을 제공하는 『스크류』(Screw) 같은 신문들이 미국의 대도시 거리 모퉁이에서 판매되기에 이르렀다. 미국사회의 이러한 사회·문화적 현상의 변화는 성에 대한 대중적 관심의 증가를 입증하는 것이며, 성적 행위가 변화를 겪고 있음을 입증하는 것이었다. 1960년대 후반과 1970년대 전반에 걸쳐서 미국사회에 나타난 이러한 여러 가지 사회·문화운동과 현상의 변화, 거기에다 의학적으로 처방이 가능하게 된 피임약 등이 결합하여 여성의 성적 쾌락을 이성애적 결혼이란 장벽 안에 감금해온 이전의 가치관이 붕괴되는 조짐이 나타나고, 1970년대가 되면서 여성의 성이 결혼을 벗어나서 광범위하게 수용되기에 이르렀다.

과거에 비하여 전반적으로 성과 관련한 사회관습이 현저히 느슨해졌고, 성에 대한 가치 증식이 일어났으며, '위험스러운 성'(sex-in-danger)에서 '쾌락의 성'(sex-as-pleasure)으로 성담론의 변화가 일어났다. 또한 (재)생산적 성으로부터 소비적 성으로의 변화와 더불어 '라이프 스타일'로서의 성이 부각되기 시작했다. '섹스 잘하기'(good sex)가 '살림 잘하기'(good housekeeping)와 같은 선상에 놓이게 되었고, 성이 가족에 속한 것이 아니라 개인에게 속한다는 사실이 공공연하게 인정받게 되었다6).

위에서 1960년대와 70년대에 미국사회에 나타난 성에 대한 변화의 양상들을 살펴보았지만, '성의 혁명'이라고 하는 것이 구체적으로 무엇을 의미하며, 언제 시작했고, 누구에게 적용되며, 또 그것이 어떤 변화를 가져왔는가 하는 문제는 그리 단순한 문제가 아니며, 또한 대단히 논쟁적인 주제이다. 사회학자들에 따르면, 미국의 경우 성관계의 패턴이 1960년대에 엄청난 변화를 겪었음이 사실이다. 그리고 '성의 혁명'이라는 용어가 일반적으로 의미하는 바는 성이 결혼에 따른 일부일처제의 성관계와 이성애적 성관계의 패턴으로부터 벗어난 변화이

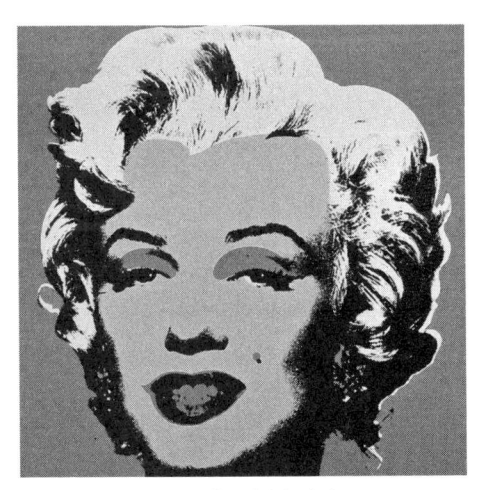

앤디 워홀 〈마릴린 먼로〉

---

6) 조은, 조주현, 김은실. 『성해방과 성정치』(서울대학교출판부, 2002), 2쪽.

다. 이제 성이 결혼과 가정이라는 테두리 바깥에서, 그리고 이성애주의를 벗어나 동성애 관계에서도 광범위하게 추구되기 시작했다.

성관계, 성행위에서의 중요한 변화와 아울러 성에 대한 태도에도 변화가 나타났다. 예를 들면, 여성들은 과거의 여성들보다 더 많은 성적인 경험과 믿음을 갖고 결혼에 들어갔다. 결과적으로 결혼생활에서 성적 만족에 대한 요구가 증가되기에 이르렀다. 그것은 성생활을 개선하는 방법에 대한 책이나 잡지가 범람하고, 결혼 안내책자나 상담을 위한 수요가 증가하는데 기여하기도 했다. 그것은 또한 이혼의 증가를 불러오게도 했고, 이혼을 한 사람들은 그들의 성적 파트너가 더욱 증가하는 현상을 초래하기도 했다. 또한 성의 혁명은 섹스/젠더 체계를 급속하게 변화시켰다. 인류학자 게일 러빈(Gayle Rubin)은 그 체계를 섹스와 젠더 차이의 생물학적 능력을 문화적 사회적 패턴으로 전환하는 체계라고 불렀다. 결국 이러한 모든 경험들이 아마도 성에 대한 좌절을 증가시키면서 아울러 더 많은 성에 대한 자유를 가져다주는 결과가 되었을 것이다.

미국내의 이러한 성의 혁명은 세 가지 주요한 문화적 힘의 결과로서 파생되었다. 첫째는 청년문화의 폭발과 결혼 전 젊은 남녀들의 성 경험에 대한 갈증, 둘째는 1960년대 말 페미니즘과 여성운동의 출현, 그리고 마지막으로 1969년에 일어난 게이 해방운동을 불러온 극적인 스톤월 폭동(Stonewall rebellion)[7]이 그것이다.

그러나 성의 혁명은 또한 미국내 보수주의자들 – 종교적으로 근본주의자들, 정치적으로 우파 – 의 강력한 반혁명을 촉발시켰는데, 그들은 미국사회의 이러한 변화의 현상들을 개탄하고 비판하면서 반전의 기회를 노려왔다. 그들은 미국 사회에 범람하는 결혼의 붕괴, 싱글부모가족, 복지혜택에의 의

---

[7] 1969년 6월 27-28일 금요일 밤과 토요일 아침에 걸쳐 뉴욕시 그린위치 빌리지에 있던 스톤월 주점(Stonewall Inn)이라는 게이 바에서 동성애자들과 경찰 사이에 벌어진 일련의 폭력사태를 말하는데, 이 사건은 일반적으로 현대의 동성애자 권리운동을 위한 하나의 전환점을 이룬 사건으로서 동성애자들이 체포에 항의하여 집단적인 반항을 전개한 최초의 역사적인 사건으로 기록된다.

존, 포르노그래피의 범람, 마약과 청소년 범죄의 확산 등의 부정적 현상이 60년대의 "자유방임" 정책과 그것에 편승한 성의 혁명에 책임이 있는 것으로 간주한다. 그리하여 그들의 반혁명이 1980년대 들어 정치·사회적으로 성공적인 결실을 거둔 것이 소위 레이건-부시의 집권과 미국사회 내의 보수적 분위기로의 회귀였고, 지난 부시 2세 정권 역시 그 연장선상에서 그러한 보수적 세력에 기반을 두고 있는 것이다. 성의 혁명을 점화시켰던 진보적 세력들에 못지않게 이들 보수세력 역시 미국사회 내에서 만만찮은 대항 세력을 형성하고 있다고 하겠다.

5. 성과학과 성정치

(1) 성과학

성은 인간성의 본질을 이루는 것으로서 지구상에 인간과 사회의 등장과 더불어 인간사에 깊이 작용해온 것으로 볼 수 있지만, 그것이 하나의 문제로서 인식되고, 나아가 그것에 대한 적합한 인식방법들이 고안되기 시작한 것은 근대 자본주의에 접어들면서 부터이다. 근대 이전에는 성은 그냥 관습적으로 받아들여졌고, 대개 종교철학이나 윤리철학에서 거론되었을 정도였다. 그러다가 근대로 접어들어서야 그것은 과학적 탐구와 인식의 대상으로 격상되면서 비로소 성과학(Sexology)이란 용어가 생겨나게 되었다.

성과학이란 인간의 성(sexuality)에 대한 체계적인 연구이다. 현대의 성과학은 여러 가지 학문이 종합된 다학제적(multidisciplinary)인 분야라고 할 수 있다. 예컨대 생물학, 의학, 심리학, 통계학, 사회학, 인류학 그리고 때로는 범죄학(criminology)까지도 여기에 관련된다. 그것은 성의 발전과 성관계의 발전을 비롯하여 성행위의 기술, 성기능 부전까지도 그 연구대상에 포함된다. 그것은 또한 장애인이나 어린이, 노인과 같은 특수 그룹의 성을 조사하기도 하고, 성중독이나 유아 성학대와 같은 성적 병리현상에 대해서도 연구한다.

　이러한 성과학은 그것을 지지하는 사람들과 그것을 반대하는 사람들 간에 종종 격한 논쟁을 불러 일으키기도 했는데, 전자는 그것이 지금까지 암흑 속에 묻혀 있었거나 신성불가침으로 여겨져온 문제들을 과학적으로 탐구하여 인식 가능한 지식의 범주에 포함시켰다고 주장하고, 반면에 그것에 반대하는 사람들은 인간의 성은 어디까지나 사적이고 개인적이며 신비적인 것으로서 객관성과 경험론의 대상이 될 수 없다고 말한다.

　고대에도 성교본이나 성관계에 대한 지침서 같은 것이 없지는 않았지만, 성을 과학적이고, 의학적인 연구분야로 설정하여 학문적으로 연구가 이루어진 것은 근대에 이르러서였다. 19세기 말에 나타난 최초의 성 연구자는 흔히 성과학의 아버지라고 불리는 독일의 크라프트-에빙(Richard Freiherr von Krafft-Ebing)이었다. 그는 1886년에 성적 변칙증상들을 기록한 『성 정신병리학』(Psychopathia Sexualis)을 출판했다. 뒤이어 영국의 해브록 엘리스(Havelock Ellis)도 인간의 성적 행위를 학문적 연구 대상으로 삼아 그때까지 터부로 여겨져 왔던 성문제에 대한 광범위한 연구서를 내놓았다. 무려 6권에 달하는 그의 『성 심리학 연구』(Studies in the Psychology of Sex)는 1897년에서 1910년에 걸쳐 출판되었으며, 엄청난 파문을 일으키기도 했다.

　19세기 말과 20세기 초에 걸쳐 지그문트 프로이트(Sigmund Freud)는 그의 환자들에 대한 정신분석과 임상연구에 토대를 둔 성이론을 발전시켰고, 그의 제자들인 빌헬름 라이히(Wilhelm Reich)와 오토 그로스(Otto Gross)는 성을 인간해방을 위한 혁명적 투쟁의 수단으로 강조했다. 매그너스 허쉬펠트(Magnus Hirschfeld)는 1919년에 베를린에 성과학연구소(Institut for Sexology)를 설립했다. 그러나 나치가 권력을 잡았을 때 그들이 제일 먼저 착수한 일 중의 하나는 1933년 5월 6일 그 연구소를 파괴하고 도서관을 불태우는 일이었다.

　한편 미국의 알프레드 킨제이(Alfred Kinsey)는 1947년에 블루밍턴(Bloomington)의 인디아나 대학교(Indiana University)에 성 연구를 위한 연구소를 설립했다. <성과 성별과 재생산 연구를 위한 킨제이 연구소>(Kinsey Institute for Research in Sex, Gender and Reproduction)라 불리는 이 연구소는 1948년과 1953년 두 번에 걸쳐 발표된 이른바 남녀의 성 행위에 관한 <킨제이 보고서>를 통해서 2차대전 후 미국을 비롯한 전 세계에 엄청난 파문을 일으켰다. 그리하여 이는 1960년대 이른바 성혁명을 일으키는 기폭제가 되었다.

윌리엄 매스터스(William Masters)와 버지니아 존슨(Virginia Johnson)은 1966년에 『인간의 성 반응』(Human Sexual Response) 그리고 1970년에 『인간의 성적 무능력』(Human Sexual Inadequacy)이라는 그들의 책들을 발표했는데, 이 책들이 워낙 잘 팔려서 1978년에 인간의 성에 대한 그들의 공동 연구소(Masters & Johnson Institute)를 설립하게 되었다.

한편 비엔나에서 태어나 스위스의 베른대학을 거쳐 미국으로 귀화한 프리츠 클레인(Fritz Klein)은 성적 정향(sexual orientation)의 다양성을 설명하기 위해 클레인 성적 정향 그릿(Klein Sexual Orientation Grid)을 다차원적 시스템으로 발전시켰다. 그는 특히 양성애(bisexuality)에 대해 관심이 많았으며, 1978년에 양성애에 대한 선구적인 심리학적 연구서인 『양성애의 선택권』(The Bisexual Option)을 출판했다. 그리고 1998년에 그는 양성애에 대한 교육과 연구를 지원하고 돕기 위하여 <미국 양성애 연구소>(The American Institute of Bisexuality)를 설립하기도 했다.

위에서 간단하게 살펴본 바와 같이 성과학의 역사는 비록 짧은 기간동안이지만 적지 않는 성과학자들을 배출했다. 그들은 각기 독자적인 연구를 통해서, 성과학의 다양한 여러 분야를 개척해 왔다. 그들의 연구는 때로 세인의 비난을 받기도 했지만, 때로는 엄청난 관심과 주목을 받으면서 센세이션을 불러 일으키기도 했다. 그리하여 그때까지 암흑의 오지로 남아 있던 이 분야가 이제 인식 가능한 지식의 일부로 자리잡게 되었는데, 그것을 크게 세 가지 계보로 나누어 볼 수 있다.

첫째는 크라프트-에빙(Krafft-Ebing)적 모델로서, 이는 성과학의 아버지라 불리는 크라프트-에빙이 성(sex)을 자연적 본능(natural instinct)으로 정의한 데 따른 것이다. 그가 말하는 자연적 본능이란 모든 것을 정복하는 무소불위의 충동이며, 그것을 달성하기 위한 욕구이다. 성에 대한 일반적인 은유들, 예컨대 욕망, 충동, 자극, 만족 등은 이로부터 연유하는 것이다. 이때 성이란 성욕(sexual desire)이라는 재료로 만들어진 여러 가지 행동들로 인식된다.

다음으로 엘리스(Havelock Ellis)적 모델인데, 이는 엘리스가 "인간이란 그의 성이 무엇인가에 달려 있다."(A man is what his sex is.)라고 한 이 한 마디 명제 속에 함축되어 있다. 엘리스는 성이 억제할 수 없는 충동적 힘이라는 점을 인정하는 데서 한 걸음 더 나아가 그것이 자신의 전 존재를 결정하는 것임을 역설한다. 엘리스는 자신이 어떤 성적 기질(constitution)을 갖는가 하는 것은 자신이 어떤 육체적 기질을 갖는 것인지, 또 어떤 인성(personality)과 정체성(identity)을 갖는 것인지를 결정하는 것과 같다고 본다.

마지막으로 프로이트적 모델인데, 프로이트는 앞의 인물들과 가장 먼 거리에 있으면서도 그들이 채택하고 있는 원리를 종합한다는 점에서 그들과 가까이 있다. 이렇게 볼 때 그는 단연 성과학의 최고봉이다. 그는 우리에게 전혀 알려져 있지 않던 무의식의 대륙을 발견하였고, 그 무의식이 유아기에 억압된 성본능 때문임을 밝혀내면서 성과학을 인간과 문명 전체를 해부하는 해부학으로 격상시켰다. 특히 그가 후기에 집착한 거대한 문화 철학적 프로젝트는 문명의 역사가 성의 역사와 정확히 겹친다는 점을 발견했다. 결국 프로이트는 성을 더 이상 개인의 운명으로서가 아니라 우리의 삶을 지배하는 문화와 역사의 문제로서 이론화했던 것이다.[8]

위의 세 가지 모델은 성과학의 발전의 역사이며, 성과학을 구성하는 세

---

8) 서동진,『누가 성정치학을 두려워하랴』(문예마당, 1996), 27~28 쪽.

개의 꼭지점이다. 성에 관한 모든 사고와 판단, 행동과 반응의 범위는 이 모델 안에서 결정된다. 에빙적 모델은 성생리학, 성생물학, 성의학 등의 구체적 성과학을 자신의 하위 학문으로 두고 있고, 엘리스적 모델은 성 심리학, 아동학, 노년학, 교육학, 사회학, 문화이론 등의 하위 학문을 두고 있으며, 프로이트적 모델은 정신분석학을 통해, 그리고 사회학과 정치학을 통해 자신의 영역을 확장한다. 이제 성도 과학적 분석의 대상이 되었고, 성 과학자들은 지금까지 어둠 속에 묻혀 있던 성의 실체를 탐색하여 햇볕 속에 드러내 보이고 있다.

(2) 성정치

'성정치'란 말은 일견 생소하게 들리기도 한다. 왜냐하면 지극히 개인적이고 사적인 영역에 속하는 남녀 간의 사랑이나 성관계, 또는 성의 문제들이 어떻게 사회적, 공적 영역에 해당하는 정치와 관련될 수 있는가 하는 의문 때문이다. 그러나 곰곰이 생각해 보면 성과 정치는 그렇게 동떨어진 관계에 있는 것만은 아닌 것 같다. 고대로부터 현대에 이르기까지 성은 정치 권력의 어두운 장막 이면에서 항상 그것과 내밀한 관계를 맺어 왔다. 예를 들면 고대의 트로이 전쟁과 같은 엄청난 정치적인 사건도 남녀간의 사랑과 성의 문제로 발생하게 되었고, 가장 가까운 예로는 미국의 백악관 집무실에서 대통령과 인턴 여성 간의 "부적절한" 성관계와 그로 인해 파생된 일련의 정치적 소용돌이는 성과 권력의 어둡고 내밀한 이면 관계의 적절한 실례가 아닐까 한다.

성과 정치를 공개적으로 관련지어 성정치(sexual politics)란 용어를 최초로 사용한 사람은 프로이트의 제자이면서 프로이트에 대한 가장 신랄한 비판자이기도 한 빌헬름 라이히(Wilhelm Reich)였다. 그는 특히 성의 해방적인 에네르기를 신봉하여 그 실천을 위한 정치적 투쟁의 필요성을 인정하고 <독일 프롤레타리아 성정치 협회>(German Association for Proletarian Sexual Politics)라는 조직을 만들기도 했다.

그러나 성정치란 용어가 강력한 사회적 이슈로 부각되면서 널리 대중적으로 파급된 것은 1970년 미국의 페미니스트요, 여성 운동가였던 케이트 밀렛(Kate Millet)이 그의 유명한 저서 『성정치』(Sexual Politics)를 발표하면서 부터였다. 그는 이 말을 다음과 같이 정의하고 있다.

> "성정치"라는 용어를 소개하는데 있어서, 먼저 대답하지 않을 수 없는 것은 "양성간의 관계를 정치적 입장에서 볼 수 있을 것인가?"라는 불가피한 질문에 대해서다. 그 답은 우리가 정치를 어떻게 정의하느냐에 달려 있는 것이다. 이 글에서는 회의나 의장, 또는 정당과 같은 그러한 상대적으로 좁고 배타적인 세계를 정치적인 것으로 정의하고자 하는 뜻은 아니다. "정치"라는 용어는 권력 구조적인 제 관계, 즉 한 집단의 인간이 다른 집단의 인간을 지배하는 장치를 말하는 것이다. 부언한다면 이상적 정치란 타인을 지배하는 힘의 개념과는 거리가 먼 것으로 합리적이고 합의할만한 원칙 위에 세워진 인간생활의 장치라고 생각할 수 있을지 모르지만, 우리가 알고 있는 바와 같이 정치를 구성하고 있는 요소는 이것과는 다르며, 바로 이 점에 관해서 우리가 언급하지 않으면 안된다.9)

즉, 위의 밀렛의 진술에 따르면, 정치란 정의하기에 따라 여러 가지 해답이 나올 수 있겠지만, 그가 보는 관점은 한 집단의 인간이 다른 집단의 인간을 지배하는 권력 구조적인 관계를 의미한다는 것이다. 그렇게 보면 정치에는 필연적으로 지배와 복종 관계가 성립하게 되며, 이러한 관계는 남녀 양성관계에도 그대로 적용이 된다는 것이다. 인종이나 계급 간에는 본래 출생에 의하여 정해진 집단과 집단 간의 지배와 복종관계가 성립되어 그것이 고착화되고 있는 경우를 볼 수 있다. 남녀 양성 간에도 이러한 지배와 복종의 관계가 고착되고 있으며, 그것은 특히 가부장제(patriarchy)에 의해서 공고하게 제도적으로 뒷받침됨으로써 남성이 여성을 지배하는 이른바 성적인 '내부 식민화'(internal-colonialization)의 형태가 교묘하게 지속되고 있는 것

---

9) Kate Millet. *Sexual Politics*(New York: Ballantine Books, 1970), pp. 31~32.

이다. 즉 남성, 여성으로 태어난 생득권의 우열에 따라 남자가 여자를 지배하는, 말하자면 '성의 정치'가 이루어지고 있는 것이다. 이와 같이 한 집단이 다른 집단을 성을 매개로 하여 지배하고 복종하는 관계는 정치적 관계이며, 따라서 남성과 여성의 관계는 '성정치'로 규정될 수 있는 관계라는 것이다.

밀렛의 이러한 관점은 필연적으로 가부장제와 그 연장선상에 있는 여성 억압의 사회구조에 대한 저항과 여성의 해방을 위해서 성혁명을 유발할 수밖에 없으며, 역사적으로 그러한 성혁명은 1830년에서 1930년까지가 제1기로 진행되어 왔으나, 1930년에서 1960년까지는 이에 대한 반동의 시기로서 성에 대한 반혁명이 이루어진 시대로 규정하고 있다.

비록 밀렛의 분석은 1960년대 이전까지로 끝나고 말았지만, 제2의 성혁명이면서 참다운 의미에서의 성혁명, 또는 성해방은 1960년대부터 시작하여 지금까지 계속되고 있다고 할 수 있을 것이다. 1960년대 중반부터 미국의 대중매체는 성혁명이 진행되고 있다는 언설을 폭넓게 유포하기 시작했고, 사람들은 1960년대에서 1970년대를 거치는 동안 성적 행위에 있어서 도덕적, 규범적 규칙이 급속도로 변모하고 있다는 것을 실감하게 되었다. 그러나 무엇보다도 이 시기를 '성혁명' 또는 '성해방'이라는 용어로 특징짓는 것은 이전까지와는 다른 성 논의의 공적 담론화, 성의 대중화와 상품화, 그리고 성의 정치화 현상 때문이라고 하겠다.

이제 '성정치'란 용어는 밀렛의 개념대로 남성과 여성 간에 작용하는 지배와 복종관계라는 페미니스트적 관점이나 범위에서 벗어나 보다 다양한 개념으로 광범위하게 사용되기에 이르렀다. 이제 섹슈얼리티 자체가 정치적 문제로 부상하여 이와 관련된 성애적(erotic) 문제, 욕망과 쾌락의 문제, 성적 소수집단, 특히 동성애의 문제 등을 야기시켰고, 이러한 문제들을 앞의 밀렛의 '성정치'(sexual politics)와 구분하는 '성적 성정치'(sexual sexual politics)라는 용어까지 등장하게 되었다. 그리하여 이제 성은 그것을 둘러싸고 여러 정치세력들이 서로 각축하는 전장(戰場)이 되고, 데니스 알트만(Dennis Altman)의 표현을 빌리자면 '새로운 전선'(new front line)[10]이 되었다.

미국을 비롯한 주요 서구 국가 어디에서든 여성해방운동과 게이, 레즈비언 운동이 등장하여 육체와 쾌락을 둘러싼 쟁점 전체에 걸쳐 자기 정의와 자기 결정을 옹호하는 주장들을 펼쳤고, 그 결과 성을 둘러싼 논쟁이 가열되어 정치 사회적 이슈로 발전하였다. 그리하여 그러한 이슈에 대한 찬반 양론에 따라 찬반 집단이 갈라지게 되었다. 여성해방이라든지, 성해방, 동성애 문제 등을 정치적 이슈로 삼아온 집단들은 보통 '좌파'(the left)라거나 또는 '진보적'(progressive)으로 지칭되는 집단들이었다. 그러나 1970-80년대 이러한 성정치에서 가장 정치적 이익을 얻은 쪽은 보수 우익 세력, 특히 '신 우익'(the new right)으로 지칭되는 이름의 집단이었다. 그들은 여성해방운동과 게이, 레즈비언 운동 등, 성과 관련하여 야기되는 전통적 가치관의 붕괴와 도덕적, 사회적 해이에 깊은 우려와 적대감을 표명하였고, 그것이 보수층의 강력한 결집을 가져오게함으로써 보수정치가 강력한 대중적 기반을 구축하는데 성공을 거둘 수 있게 하였다. 그 결과로 나타난 현상이 1980년대 미국에서는 로널드 레이건(Ronald Reagan)이 대통령에 당선되고, 영국에서는 마가렛 대처(Margaret Thatcher)가 권좌에 올라 강력한 보수 우익 노선을 지향할 수 있었던 것이다.

인종이나 계급과 마찬가지로 성에 있어서도, 그것을 둘러싼 여러 개인이나 집단간의 대립과 갈등이 격화되거나, 또는 그에 따라 혁명과 반동, 진보와 보수가 교체되는 단계를 넘어서서 이제 성에 대한 개인적 선호와 정의가 존중되고, 성에 대한 개인적 주체성과 자율성이 포용되는 다원성의 성숙한 사회로 이행하는 것, 이것이 성정치의 궁극적인 목표가 되어야 할 것이다. 그런 의미에서 이제 성정치와 성적 성정치를 넘어서 '탈성화된 성정치'(desexualized sexual politics)[11]의 단계로 이행해야할 단계가 아닐까 한다.

---

10) Dennis Altman, 'Sex: the New Front Line for Gay Politics', *Socialist Review*, No. 6, Sept. Oct. 1982. 제프리 윅스, 서동진 채규형 역, 『섹슈얼리티: 성의 정치』(현실문화연구, 1994), 130 쪽에서 재인용.

11) 황정미, 「섹슈얼리티의 정치」, 『性과 사회』, 오생근, 윤혜준 공편(나남출판, 2000), 88 쪽.

■ 정신분석학적 접근

　정신분석학은 20세기 초에 오스트리아의 신경과 의사였던 지크문트 프로이트(Sigmund Freud; 1856-1939)에 의하여 창시되었다. 그러므로 이는 다른 학문에 비해 비교적 역사가 짧은 편이다. 그럼에도 불구하고 정신분석학만큼 여러 분야에 걸쳐 크고 많은 영향을 미친 학문은 아마도 드물 것이다.

　우선 과거의 심리학이 주로 인간 의식의 영역을 연구대상으로 삼은 데 비해 정신분석학은 인간의 의식 밑바닥에 숨어 있는 무의식을 탐구대상으로 삼은 관계로 '심층 심리학'이라고도 불리는 바와 같이 심리학의 한 변형이라고도 볼 수 있으며, 히스테리나 노이로제 같은 신경증의 치료에 응용되는 관계로 정신의학에 미친 영향이 지대하며, 그것이 인간의 정신 또는 심리에 관한 것이므로 인간의 정신 또는 심리의 산물이랄 수 있는 문화 예술, 특히 문학이나 미술에 미친 영향도 지대하다. 그러나 무엇보다도 정신분석학은 무의식이라는 인간 정신의 새로운 영역을 개척한 것이므로 그로 인해 인간 이해를 위한 새로운 지평을 열었다고 할 수 있을 것이다. 그러기 때문에 오늘날 인간과 관련된 거의 모든 영역이 사실상 정신분석학과 관련을 맺고 있다고 해도 과언이 아니다.

인간의 사랑과 성이 정신분석학과 밀접한 관련을 맺고 있다는 것은 말할 필요도 없다. 프로이트는 일찍이 환자의 히스테리 증상이 주로 성적 억압의 원인에서 비롯된다고 보았고, 인간의 본능을 자아본능과 성본능, 두 가지로 나누어 성본능의 에너지를 리비도(libido)라 명명했다. 프로이트의 이러한 이론은 그를 범성론자(凡性論者)로 간주하여 비판을 받는 이유가 되기도 했으나, 그러기 때문에 그후 정신분석학이 더욱 발전하는 동기를 제공하기도 했다.

　프로이트 이후 정신분석학은 여러 갈래로 발전하게 되었다. 그의 제자였던 아들러(Alfred Adler), 융(Carl Gustav Jung)이 각기 독자적인 정신분석학 이론을 발전시켰고, 클라인(Mélanie Klein), 안나 프로이트(Anna Freud), 위니코트(Donald Winnicott) 등은 아동 정신분석학에 더 관심을 두었으며, 프롬(Erich Fromm), 호르나이(Karen Horney), 설리번(H. S. Sullivan) 등은 히틀러에게 쫓겨 미국으로 건너가 신프로이트 학파를 이루었고, 그리고 20세기 후반 프랑스에서 나타난 라깡(Jacques Lacan)과 돌토(Francoise Dolto), 크리스테바(Julia Kristeva) 등도 정신분석학을 새롭게 계승 발전시키는데 큰 역할을 했다. 여기서는 프로이트와 라깡, 크리스테바의 이론에서 성과 사랑에 관련된 부분을 요약 정리해 보았다.

1. 지크문트 프로이트 Sigmund Freud

> 사랑의 관계가 최고조에 달할 때는 주위 환경의 어느 것에도
> 관심을 둘 여유가 없다. 한 쌍의 연인은 그들 만으로 족하다.
> • 지크문트 프로이트

오스트리아의 프라이베르크(Freiberg)의 한 유태인 가정에서 태어난 프로이트는 그가 3살의 나이로 그의 가족이 비엔나로 이주했던 바로 그 해(1859)에 영국에서는 찰스 다윈(Charles Darwin)의 『종의 기원』(*The Origin of Species*)이 간행되었다. 이 책은 사람들의 인간관을 혁신할 운명을 지니고 있었다. 다윈 이전에는 인간은 신의 아들로서 영혼을 가졌기 때문에 다른 동물과는 구분되어야 한다고

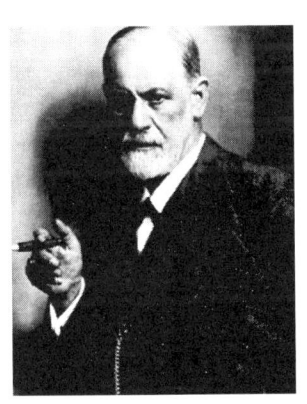

프로이트 (1856~1939)

생각했다. 그러나 진화론은 인간을 자연의 일부로 만들었고, 다른 동물과 마찬가지의 동물로 만들었다. 인간은 과학적 연구의 대상이 되었다.

그 후 프로이트만큼 인간을 과학적으로 연구하여 인간 이해에 혁신을 일으킨 인물은 없을 것이다. 그는 '무의식'(unconsciousness)이라는 인간의 정신 내부에 감추어져 있던 새로운 미개지를 발견해냄으로써 인간과 인간

정신이 창조해온 온갖 문화적 산물을 탐구하고 이해하는데 있어서 또다시 새로운 지평을 열었다. 그러기 위해서 그는 83세에 걸친 긴 일생동안에 1만여 페이지, 전 24권의 저작을 남겼다. 더욱이 그는 개업의로서 하루 10명 이상의 환자를 진료해야 했다. 그러므로 그의 방대한 저작 및 연구논문은 일과를 마친 후 밤시간과 새벽시간을 이용하여 이루어진 노작(勞作)이라고 한다.

그는 유태인이었기 때문에 대학교수가 될 수 없었고, 임상의로서 어렵게 연구발표한 이론들도 초기에는 세상으로부터 냉소와 질시를 받았다. 그러나 모든 학문은 이 독창적 천재에 의한 새로운 진리 앞에 길을 열 수밖에 없었다. 그리하여 그가 창시한 정신분석학은 20세기에 개발된 가장 영향력 있는 학문으로 자리잡게 되었다. 인간성의 가장 중요한 본질을 이루고 있는 사랑과 성에 대해서도 이를 과학적으로 접근하고 해석한 최초의 인물이 아마도 프로이트일 것이다. 그의 사랑과 성에 대한 관점을 요약해서 정리해 본다.

1. 인간의 본능

프로이트는 인간을 과학적으로 접근하면서 먼저 인간의 본능에 대해서 말했다. 그는 본능은 심리적 에너지의 총체로서 심리적 과정에 방향을 제시하며, 본능은 또한 원천과 목적과 대상과 기동력을 갖는다고 말한 바 있다. 본능의 종류에는 어떤 것이 있는가? 본능은 신체적 욕구가 마음에 재현되는 것이기 때문에 신체적 욕구만큼 무수하다. 프로이트는 본능에는 두 개의 큰 집단, 곧 '생명'에 봉사하는 집단과 '죽음'에 봉사하는 집단이 있음을 알아냈다.

생명의 본능(life instinct)은 리비도적 연결을 목표로 한다. 다시 말해서 정신, 육체, 존재 그리고 사물 사이가 리비도의 중재에 의해서 서로 연결되는 것을 목표로 한다. 생명의 본능은 생명체의 부분들의 응집을 유지하려

한다. 반대로 죽음의 본능(death instinct)은 대상들로부터 리비도의 분열과 분리, 생명으로부터 무긴장, 즉 무기체적 상태로의 숙명적 회귀를 지향한다. 이런 관점에서 죽음의 충동을 지배하는 그 '죽음'은 언제나 파괴, 전쟁, 그리고 공격성에 대한 동의어가 될 수 있다. 또한 그것이 외부 세계로 긴장을 해소하려고 할 때는 가장 잔인한 인간성 표출의 근원이 될 수도 있다. 죽음의 본능은 또한 생명체가 죽음의 고요, 휴식, 침묵을 찾고자하는 경향도 함께 나타낸다. 그리고 그것이 우리의 내부에 머물게 될 때, 그것은 심오한 휴식과 내성과 관조의 형태로 나타날 수도 있다.

죽음의 본능의 궁극적 목표는 불변의 무기물로 복귀하는 것이다. 죽음의 본능은 무기물에 작용한 우주의 힘이 무기물을 생명체로 바꿔놓은 지구의 진화단계에서 생명체에 자리잡게 되었다고 프로이트는 생각했다. 이 최초의 생명체는 아마도 잠시 생명을 유지하다가 이전의 무기물 상태로 환원되었을 것이다. 이러한 생명은 본질적으로 외부의 자극에 의해 발생된 교란상태로 이루어진 것이다. 이러한 교란상태가 사라졌을 때 생명의 불꽃도 꺼진다. 생명의 창조를 둘러싼 이러한 조건 때문에 무기물로 퇴행하는 것이 곧 유기체의 목적이 되기도 한다.

세계가 끊임없이 진화함에 따라 새로운 형태의 에너지가 나타나 새로운 교란상태를 만들어 냈으며, 이 교란상태는 비교적 오래 지속되었으므로 생명의 기간도 연장되었다. 그리고 점차 생명체는 재생산력을 갖게 되었다. 이 진화의 단계에 이르러 생명의 창조는 외부의 자극 없이 독자적으로 일어날 수 있게 되었다. 이렇게 재생산 본능이 생명의 연속성을 보장했음에도 불구하고 죽음의 본능이 남아 있다는 것은 개별적인 생명체가 영원히 살 수는 없음을 의미한다. 생명체의 마지막 운명은 언제나 무기물로 되돌아 가는 것이다. 프로이트는 생명이란 죽음에 이르는 우회로(迂廻路)라 믿었다. 죽음의 본능은 드러나지 않게 작용한다. 죽음의 본능에 대해서는 그것이 반드시 그 사명을 완수한다는 사실을 제외하고는 거의 알려진 것이 없다.

생명의 본능은 그 결과가 보다 공개적이기 때문에 잘 알려져 있다. 생명의 본능은 모든 신체적 욕구의 정신적 대표자이므로 생존과 번식을 위해서는 이러한 욕구를 만족시켜야 한다. 성의 본능은 생명의 본능 중에서 가장 많이 연구된 것이고, 정신분석에서 매우 중요한 위치를 차지하고 있다. 성의 본능은 신체의 여러 곳에 그 원천이 있는데, 이러한 곳을 '성감대'(性感帶)라 한다. 입, 항문, 생식기는 주요한 성감대이다. 성감대는 생식선(生殖腺)에서 분비되는 화학물질(호르몬)에 의해 감광(感光)되는 신체의 일부일 것이라고 프로이트는 생각했다. 성적 본능은 개인의 생활에서 서로 독립하여 생기며, 정상적으로 사춘기(성적 성숙기)에 생식을 위해 통합된다.

삶의 본능이 사용하는 에너지 형태는 '리비도'(libido)라 불린다. 프로이트는 초기의 글에서는 리비도라는 말로 성적 에너지를 가르켰다. 그러나 동기에 관한 이론을 수정했을 때 그는 리비도를 모든 삶의 본능에 대한 에너지라고 재정의했다.

삶의 본능과 죽음의 본능 그리고 그 파생물들은 서로 연합하기도 하고, 서로 중성화시키기도 하고, 서로 교체될 수도 있다. 잠은 본능의 연합에 대한 한 예이다. 잠은 긴장 감소의 상태(부분적으로 무기물로 되돌아간 상태)인 동시에 생명의 과정이 생기를 회복하는 과정이기도 하다. 먹는 것은 삶의 본능과 죽음의 본능의 파생물인 파괴성이 연합한 예이다. 생명은 음식을 먹음으로써 유지되지만 음식은 먹힘으로써 파괴되기 때문이다. 성적 본능의 파생물인 사랑은 흔히 죽음의 본능의 파생물인 증오를 중성화시킨다. 또 사랑이 증오로 변하고 증오가 사랑으로 변할 때처럼 사랑과 증오는 교체되기도 한다.

2. 성적 본능의 발달

성적 본능에 대한 프로이트의 개념은 일상적인 개념보다 훨씬 더 광범위하다. 여기에는 생식기의 자극과 조작이 포함되는 것 뿐만 아니라 쾌락을 위해 신체의 다른 부분을 사용하는 것도 포함된다. 이와 같이 쾌락을 위해 사용되고 또한 쾌락에 반응할 수 있는 신체의 부분을 '성감대'(erogenous zone)라 한다. 성감대를 조작하면 만족을 얻는다. 그것은 긁으면 가려운 느낌이 제거되는 것처럼 그렇게 자극을 없애주기 때문이며, 또한 쾌감을 주는 관능적 감정을 유도하기 때문이다.

신체의 어떤 부위도 자극의 해소를 요구하고 쾌감을 주는 흥분중추가 될 수 있지만, 그 가운데서도 특히 중요한 세 가지 성감대가 입과 항문과 성기이다. 이들 주요 성감대는 각기 생명과 관련되는 욕구와 결부되어 있다. 곧 입은 먹는 것, 항문은 배설, 성기는 생식과 결부되어 있다. 성감대에서 생기는 쾌감은 생명적 욕구의 충족에서 생기는 쾌감과는 구별될 수 있으며, 실제로 흔히 독립되어 일어난다. 예를 들면 손가락을 빠는 것과 자위행위는 모두 긴장을 감소시키는 행위지만, 전자가 식욕을 만족시켜줄 수는 없고, 후자가 생식이라는 목적에 이를 수는 없다.

성감대는 인격의 발달에 매우 중요하다. 왜냐하면 성감대는 어린아이가 겪게되는 최초의 중요한 자극 원천이며, 또한 최초의 중요한 쾌락 경험이기 때문이다. 더구나 성감대와 관련된 행동으로 말미암아 어린애는 부모와 갈등을 일으키게 되고, 그 결과 욕구불만을 갖게 되며, 이에 따른 불안은 여러 가지 적응양식-전위, 방어, 변형, 타협, 승화 등-의 발달을 자극하는 것이다.

성의 충동은 멀리 인간의 유년시절까지 거슬러 올라간다. 그것은 유년기의 신체 발달단계의 과정을 밟게 된다. 그 발달은 출생에서부터 시작하여 반대 성을 가진 부모에게 아이가 애착을 갖고, 같은 성을 가진 부모에게는 적대감을 표시하는 만 3세부터 5세 사이의 오이디푸스 콤플렉스 단계를 거쳐 아이 자신이 자신의 성적 정체성을 찾음으로써 그 콤플렉스를 해결하게 된다. 인생에서 이 기간 동안에 일어났던 대부분의 사건들은 망각되었고 지워졌기에 프로이트는 이를 '유아기 기억상실'이라 불렀다.

유아기의 성 충동의 과정을 간략하게 세 단계로 검토할 수 있다. 세 단계는 성감대의 지배에 따라 구분된다. 첫 번째는 구순기(oral phase)인데 그것의 지배부위는 입이고, 두 번째는 항문기(anal phase)인데 거기서는 항문이 우위를 점하는 부위이고, 세 번째는 남근기(phallic phase)인데 남근이 그 우위를 차지한다.

구순기는 태어나면서부터 6개월이 될 때까지의 기간에 해당된다. 그 기간에 입은 우세한 성감대이고 유아에게 젖을 먹는 만족감 뿐만 아니라 젖을 빠는 쾌감을 제공한다. 입을 통해 얻을 수 있는 쾌락의 주 원천은 촉각적 자극, 다시 말해 입속에 물건을 넣음으로써 얻어지는 자극과 깨무는 자극의 두 가지이다. 입술과 구강(口腔)은 대상과 접촉하고 대상을 끌어넣어 구순의 성애적 내지 성적 쾌락을 만들어내고, 대상을 깨물어 구순의 공격적 쾌락을 만들어 낸다. 구순의 공격적 쾌락은 치아의 발육을 기다려야 가능하므로 발달이 조금 늦다. 갓난아이가 맛이 쓴 물건을 입에 넣었을 때처럼 대상을 끌어넣었을 때 고통이 발생하면 그 물건을 뱉어버림으로써 싫은 대상을 기피한다. 반대로 엄마의 젖꼭지나 우유병과 같이 쾌락을 주는 대상을 갓난아이의 입에서 빼앗아버린다면 그는 그것을 붙잡으려고 한다. 그러므로 입의 기능은 적어도 ①집어넣는 것, ②붙잡는 것, ③무는 것, ④뱉는 것, ⑤다무는 것 등, 다섯 가지 양식을 가지고 있는 것이다. 이러한 양식은 각기 인성의 특성을 이루는 '원형'(prototype), 또는 최초의 모델이 된다.

항문기는 만 2세에서 3세 사이에 전개된다. 이 때 항문은 지배적인 성감대이며, 대변은 항문충동의 환상화된 대상을 취하는 실재대상이 된다. 구순쾌감과 먹는 포만감을 구별했던 것과 마찬가지로 여기서도 신체적 욕구를 받아들이면서 행하는 배설의 기능적인 쾌감과 신체적 욕구를 거부하면서 대변을 참았다가 갑자기 그것을 배출하면서 느끼는 성적인 쾌감을 구분해야 한다. 항문 점액의 성적인 자극은 한편으로 항문을 수축하고, 또 다른 한편으로 배설하기 위해 항문을 확장할 때 활용되는 항문 괄약근의 특수한 리듬에 의해 자극된다.

남근기는 유아의 성적인 발달의 최종단계이다. 만 3세에서 5세 사이에 진행되는 이 남근단계와 사춘기 때 나타날 성기기 사이에는 '잠복기'가 끼어들어 있는데, 잠복기 동안에는 성 충동이 억압된다. 남근단계의 진행과정에는 남성성기가 지배적인 역할을 한다. 프로이트 이후로 여자 아이의 클리토리스도 남근(phallus)의 속성, 즉 자극의 근원으로 고려되었다. 다른 단계처럼 실재 대상은 환상화된 대상의 토대가 된다. 여기서 페니스와 클리토리스는 남근이라 부르는 환상화된 대상의 구체적이고 실제적인 매체일 뿐이다. 이 때 아이는 자신의 성기를 어루만지고 조작하는 자위행위를 함으로써 성적인 쾌감을 느끼는데, 그것은 빨기의 율동운동으로 느끼는 구순쾌감과 동등한 율동의 쾌감이 될 수 있다고 하겠다. 또한 이 시기에는 유아의 부모에 대한 성적 동경이 이루어지는데, 아이는 부모에 대한 성적 동경으로 인해 처음으로 자신의 대상 집중에 있어서 일련의 중요한 변화를 겪게 된다.

3. 오이디푸스 콤플렉스

남근기가 시작되기 전에 남자아이는 어머니를 사랑하고 아버지와 자신을 동일시하게 된다. 성적 충동이 강해질 때, 어머니에 대한 아이의 사랑은 더욱더 근친상간적인 것이 되고, 그 결과 소년은 경쟁자인 아버지를 질투하게 된다. 남자아이가 어머니에 대한 성적 독점을 갈망하고 아버지에 대해 적의를 느끼는 이러한 사태를 '오이디푸스 콤플렉스'(Oedipus complex)라 한다. 오이디푸스는 그리스 신화에 나오는 유명한 인물로서 자기 아버지를 죽이고 어머니와 결혼한다. 프로이트는 남자아이에게 나타나는 아버지에 대한 적의와 어머니에 대한 애착의 이러한 본능을 이 신화 속 인물의 이름을 따서 '오이디푸스 콤플렉스'로 명명했다. 오이디푸스 콤플렉스의 발달은 아이에게 새로운 위험을 조성한다. 만일 그가 계속해서 어머니에게 성적으로 집착하게 된다면, 아버지에 의해 신체적인 위해를 입을 위험이 있다. 아이가 숨기고 있는 특별한 공포는 죄를 범하는 자신의 성기를 아버지가 제거해버리지 않을까 하는 것이다. 여기서 나타나는 이러한 공포를 '거세불안'(castration anxiety)이라 한다.

남자아이는 여자아이의 성적인 해부적 구조를 알게될 때 이 거세의 실증을 확신하게 된다. 여자아이의 구조에는 남성과 같은 돌기(突起)한 성기가 없는 것이다. 남자아이에게 있어서 여자아이는 거세당한 것으로 보인다. 거세의 불안으로 말미암아 남자아이는 어머니에 대한 근친상간적 욕망과 아버지에 대한 적의를 억압함으로써 오이디푸스 콤플렉스가 사라진다.

오이디푸스 콤플렉스가 거세공포에 의해 억압되고 성적 본능의 에너지가 생리적 변화에 의해 생식계통에서 증가하는 기간, 즉 대략 다섯 살까지는 어린애의 성적 충동 및 공격적 충동이 약화된 상태에 있다. 이것을 '잠복기'(latency period)라고 부른다. 사춘기가 시작되면 성적 충동 및 공격적 충동은 다시 살아나 사춘기의 전형적인 스트레스와 긴장을 일으킨다. 이처럼 사춘기에 이르러 새로운 적응과 변형이 일어나고, 마침내 인격의 안정화가 오게 된다.

여자아이의 경우는 남자아이의 경우와는 다소 차이가 있다. 여자아이가 최초로 사랑을 느끼는 대상은 자기자신의 신체에 대한 사랑(자기 도취)을 제외하고는 어머니지만, 남자아이의 경우와 같은 아버지와의 초기의 동일시는 없는 것 같다. 여자아이는 남자아이와 같은 눈에 띄는 외부적 성기가 없다는 사실을 알게될 때 자기가 거세당했다고 생각한다. 여자아이는 이러한 상태에 대해 어머니를 비난하게되고, 따라서 어머니에 대한 집중이 약화된다. 게다가 어머니는 다른 일로도 여자아이를 실망시킨다. 여자아이는 어머니가 충분한 사랑을 기울이지 않는다고 생각하거나 어머니의 사랑을 형제자매와 나누어 갖지 않을 수 없다고 생각한다. 어머니에 대한 집중이 약화됨에 따라 여자아이는 자기가 잃은 기관을 갖고 있는 아버지를 좋아하기 시작한다. 아버지에 대한 여자아이의 사랑은 자기가 갖지 못한 것을 아버지가 갖고 있기 때문에 아버지를 더 좋아하기 시작한다. 아버지에 대한 사랑에는 질투도 섞여 있다. 아버지는 자기가 가지지 못한 것을 가지고 있기 때문이다. 이것은 '페니스 선망'(penis envy)으로 알려져 있는 현상이다. 이와 같은 페니스 선망은 남자아이의 거세불안과 대응되는 것이다. 이들 페니스 선망과 거세불안이라는 두 가지 현상은 일반적으로 '거세 콤플렉스'(castration complex)라고 부르는 동일한 현상의 양 측면이다. 거세 콤플렉스와 오이디푸스 콤플렉스는 남근기(여자아이의 경우 음핵기)에 발달하는 가장 중요한 두 가지 현상이다.

남자아이에게는 거세 콤플렉스가 나타나는 것이 오이디푸스 콤플렉스를 포기하는 주요한 원인이 되지만, 여자아이의 경우에는 거세 콤플렉스(페니스 선망)가 오이디푸스 콤플렉스를 유도하게 된다. 그녀는 아버지를 사랑하고 어머니를 질투하는 것이다. 여성의 오이디푸스 콤플렉스는 남성의 그것처럼 쉽게 사라지지 않지만, 성숙하면서 아버지를 차지한다는 것이 불가능함을 알게됨에 따라 점점 약화된다.

여자아이도 잠복기를 가진다. 이 시기에는 여러 가지 반동형성이 충동들을 지배한다. 사춘기에 이르면 잠복기에서 벗어난다. 그러면서 여자아이도 사춘기의 문제들을 겪게되고, 마침내 성인으로서 어느 정도 안정을 갖게된다.

4. 전성기기와 성기기

구순기, 항문기, 남근기라는 성적 본능 발달의 세 단계는 전성기기 (pregenital phase)에 속한다. 이 시기는 유아의 출생에서부터 다섯 살까지에 해당된다. 전성기기에서 나타나는 성적 본능의 두드러진 특징은 '자기애' (narcisism)이다. 이와 같은 유형의 1차적 자기애를 이른바 2차적 자기애와 혼동해서는 안된다. 2차적 자기애는 자아가 초자아의 이상과 동일시하게 될 때 경험하는 자부심과 관련된다. 1차적 자기애는 스스로의 자극으로 생기는 관능적 감정과 관련된다. 1차적 자기애는 신체적 쾌감이다. 손가락을 빨고, 배설을 하거나 참는 것, 그리고 자위행위 등이 그 예이다.

전성기기의 성적 본능은 생식을 지향하지 않는다. 어린애는 자신의 신체가 상당한 쾌락의 원천이기 때문에 자기자신의 신체에 집착한다. 어린애는 부모에게 집착할 수도 있으나 이러한 집착은 부모, 특히 어머니가 신체적 쾌감을 얻는데 도움을 주기 때문에 발달한다. 어머니의 젖가슴은 구순쾌감의 주요한 원천이며, 부모가 갓난애를 껴안고 입맞추고 애무하는 것은 관능적 만족감을 준다.

잠복기가 끝남에 따라 성적 본능은 생식이라는 생물학적 목표를 향해 발달하기 시작한다. 사춘기에는 이성에게 매력을 느끼기 시작한다. 이러한 매력은 점점 고조되어 성적 결합에까지 이르게 된다. 이러한 발달의 마지막 단계를 '성기기'(genital phase)라 한다. 성기기의 특징은 자기도취보다는 오히려 대상선택으로 나타난다. 이것은 사회화되고 집단활동을 하고 결혼을 하고 가정을 꾸미고 가족을 이루며 직장에서의 승진 및 어른의 책임에 대해 진지한 관심을 갖게되는 시기이다. 이것은 10대 후반에서 노령에 달할 때까지 계속되는 긴 단계이며, 노령에 이르게 되면 사람들은 흔히 전성기기로 퇴행하는 경향이 있다.

그러나 성기기가 전성기기를 대체한다고 생각할 수는 없다. 오히려 전성기기의 집착이 성기기의 집착과 융합되는 것이다. 보통 부부행위의 일부로서 즐기는 키스나 포옹 및 기타 사랑을 표현하는 애무형태는 전성기기의 충동을 만족시키기도 한다. 더구나 전위, 승화 및 기타 전성기기에 나타나는 집착의 변형들은 영구적인 성격 구조의 일부가 된다.

5. 성적 일탈행위

프로이트는 그의 『성욕에 관한 세 편의 에세이』에서 성적 일탈행위에 대하여 자세히 논하고 있다. 여기서는 그 중 중요한 것만 요약해서 정리하기로 한다. 먼저 그는 이 부분을 구체적으로 논하기에 앞서 성적 대상(sexualobjekt)과 성적 목적(sexualziel)이란 용어를 소개한다. 성적 대상은 성적 매력을 일으키는 사람을 말하는 것이고, 성적 목적은 성적 대상을 향한 본능적 행동을 일컫는 말이다. 과학적으로 면밀히 검토해 보면 많은 일탈행위가 성적 대상과 성적 목적이라는 양 측면과 관련되어 발생하며, 이러한 일탈행위와 정상이라고 간주되는 행위와의 관계는 사실 면밀한 연구가 요구되는 문제라고 프로이트는 말한다.

(1) 성적 대상과 일탈행위

a. 성욕도착

인간은 본래 남녀 양성적 존재였으나 두 개체로 분리되었으며, 분리된 두 개체가 다시 하나로 합치기 위한 열망과 노력이 사랑으로 나타나는 것이라는 우화가 있다. 그러한 우화에 입각한다면 분리된 두 개체가 합치기 위해서는 남녀 양성의 결합이어야 한다. 따라서 어떤 남성의 성적 대상이 여성이 아닌 남성이거나, 어떤 여성의 성적 대상이 남성이 아닌 여성이라는 사실에는 놀라지 않을 수 없다. 그러한 행위는 '성욕도착'(sexual perversion)으로 간주되며, 그러한 유형의 사람을 '성욕도착자'로 부르게 된다.

성욕도착자의 행동은 여러 면에서 매우 다양하다.

① 먼저 완전한 성욕도착자가 있다. 이 경우 그들의 성적 대상은 반드시 동성이다. 이성은 결코 성적 욕망의 대상이 될 수 없으며, 경우에 따라 이성을 냉담하게 대하거나 심지어 성적 혐오감을 느끼기도 한다.
② 양성 성욕도착자일 수도 있다. 즉, 정신성적인(psychosexual) 동성연애자이다. 이러한 경우 그들의 성적 대상은 동성일 수도 있고, 이성일 수도 있다. 이러한 유형의 성욕도착에는 배타적 성격을 찾아볼 수 없다.
③ 조건적 성욕도착자일 수도 있다. 이 경우는 정상적인 성적 대상이나 대체물을 쉽게 얻을 수 없는 조건하에서 동성을 자신의 성적 대상으로 삼을 수 있으며, 그들과 성관계를 통하여 만족감을 얻을 수 있다.

b. 변태

프로이트는 변태(degeneration)를 앞서 살펴 본 성 대상 도착에 귀속시키기를 주저한다. 그리하여 그는 다음의 경우에만 변태라는 용어를 적용시키고자 한다.

① 정상에서 벗어난 여러 가지 심각한 일탈이 함께 발견되는 경우
② 효율적인 기능과 생존에 필요한 능력이 심각하게 손상된 것으로 간주되는 경우

프로이트는 성 대상 도착이 변태로 간주될 수 없는 근거를 다음과 같이 제시한다.

① 성 대상 도착은 정상에서 벗어났지만 여타의 심각한 일탈을 보이지 않는 사람들에게서 발견된다.
② 성 대상 도착은 능력이 손상되지 않은 사람들, 그리고 특별히 고매한 지성과 윤리적 교양으로 이름 높은 사람들에게서도 마찬가지로 발견된다.
③ 성 대상 도착이 고대 문명의 절정기에 있던 민족들 사이에서 빈번한 현상이었다는 사실 - 그것이 중요한 기능을 가진 제도이기도 했다 - 을 고려해야 한다.
④ 여러 야만족과 원시종족들 사이에서는 성 대상 도착이 매우 널리 퍼져 있는 현상인 반면, 변태라는 개념은 대체로 고도의 문명을 지닌 국가들에만 국한된다.

c. 양성소질(Bisexuality)

일반적으로 사람은 남성 아니면 여성으로 구별된다. 그러나 과학적으로는 성적인 특징들이 불분명하고, 그 결과 성을 구별하기가 어려운 사례들이 알려져 있다. 이러한 사례의 일차적인 예는 해부학 분야에서 나타난다. 즉 어떤 사람들의 생식기에는 남성적인 특징과 여성적인 특징이 모두 나타나는데(이 현상은 자웅동체성(雌雄同體性)이라고 일컫는다), 드물기는 하지만 완전하게 발달된 남녀 생식기가 함께 발견되기도 한다. 그러나 양쪽의 생식

기가 모두 위축된 상태로 발견되는 일이 훨씬 더 많다.

오래 전부터 익히 알려진 해부학의 사실들을 근거로 인간은 원래가 양성적이었던 신체구조가 진화과정에서 퇴화된 성의 몇 가지 흔적들만을 남긴 채 각각 단일한 성으로 진화된 것이라는 가정을 할 수 있다.

프로이트는 이러한 양성적인 소질은 성 대상 도착과 어떻게든 관련되어 있지만, 그것이 해부학적인 구조를 넘어 무엇으로 구성되어 있는지는 알 수 없다고 말한다.

(2) 성적 목적과 일탈행위

정상적인 성 목적은 성교라는 행위를 통해 생식기가 결합되는 것으로 간주되며, 그 행위는 성적인 긴장을 완화시키고 성본능을 일시적으로 해소시킨다. 이것은 배고픔을 해결하는 것과 유사한 만족감이다. 그러나 아주 정상적인 성행위 과정에서도 성욕도착이라는 일탈행위로 전이될 조짐을 찾아낼 수 있다. 왜냐하면 만지거나 보는 행위와 같은 성 대상에 대한 중간적인 관계들이 있기 때문이다. 그러한 관계들은 성교에 이르는 도상에 놓여 있고, 예비적인 성목적으로 인식된다. 그러한 관계의 하나로서 두 사람의 입술 점막 사이에서 행해지는 키스는 그것이 생식기의 일부를 구성하지도 않을뿐더러 단지 소화관의 입구를 의미한다는 사실에도 불구하고 많은 나라들에서 성적으로 높은 평가를 받는다.

그러므로 여기에 성욕도착과 정상적인 성생활 사이의 접점(接點)이 있을 수 있는데, 즉 성욕도착이 해부학적인 의미에서 성적인 결합을 위해 마련된 신체 부분들의 범위를 넘는 확장된 성행위, 또는 정상적인 성목적을 추구하는 과정에서 신속히 지나가야할 중간단계로 이루어지는 성행위일 수도 있다.

a. 성 대상의 부적절한 대체물-절편음란증

성 대상이 정상적인 성 목적을 충족시키기에는 완전히 부적절한 다른 물건으로 대체되는 경우를 절편음란증(節片淫亂症; fetishism)이라고 한다. 성 대상을 대체하는 것들은 일반적으로 성 목적을 위해서는 매우 부적절한 신체의 일부(발이나 머리칼 같은)나 또는 성 대상을 대신하여 그 사람이나 그 사람의 성행위와 연관지을 수 있는 무생물(옷이나 속옷 등)이다. 이러한 대체물은 야만인들이 자기들의 신(神)을 구현시킨 것이라고 믿는 물신(物神)과 비슷하다고 생각할 수 있다.

절편음란증은 정상적인 성 목적에 대한 충동이 어느 정도 감소된 상태(생식기의 기능 부전)에서나, 정상적인 성 목적이 달성될 수 없어 보이거나 그 실행이 방해를 받는 경우에 일반적으로 발생할 수 있다.

상황이 병적으로 바뀌는 것은 성적인 감정을 일으키는 물건에 대한 열망이 성 대상에 단지 필요조건으로 부가되는 정도를 넘어서 사실상 정상적인 목적을 대신할 때, 더욱이 그 물건이 어떤 특정한 사람과 분리되어 유일한 성 대상이 될 때이다. 이것은 실제로 성본능의 단순한 변화가 병리적 정신이상으로 넘어가는 일반적인 조건이 된다.

b. 새디즘과 매저키즘

모든 성욕도착 가운데서 가장 흔하고 중요한 것은 성 대상에게 고통을 가하려는 욕망이나 그 반대의 경우이다. 크라프트 에빙(R. von Krafft-Ebing)은 성욕도착이 능동적인가 수동적인가에 따라 즉 새디즘(sadism)과 매저키즘(masochism)이라는 이름을 붙였다. 이는 우리말로 흔히 가학성변태성욕(加虐性變態性慾)과 피가학성변태성욕(被加虐性變態性慾)으로 번역된다. 다른 학자들은 기통성애(嗜痛性愛; algolagnia)라는 명칭을 쓰기도 하는데, 이 용어는 고통과 잔인성을 강조하는 반면, 크라프트 에빙의 명칭은 모든 형태의 모욕과 복종에서 느껴지는 쾌락을 포함한다.

능동적인 기통성애인 새디즘에 대해서는 그 근원을 정상적인 것에서 쉽게 찾아볼 수 있다. 남자들의 성욕에는 대체로 공격적인 요소-정복의 욕망-가 포함되며, 그 욕망의 생물학적인 중요성은 구애과정이 아닌 다른 수단으로 성 대상의 저항을 극복하려는 필요에 있는 것으로 보인다. 그러므로 새디즘은 성본능의 공격적인 요소와 부합될 것이다.

일반적으로 새디즘이라는 단어에 함축된 의미는 성 대상을 항상 적극적이거나 난폭한 태도로 대하는 사례에서부터 상대방을 모욕하고 학대하는 조건에서만 만족을 얻는 사례까지 모두 포괄한다. 그러나 엄밀히 말하자면 성욕도착이라고 할만한 것은 단지 후자의 극단적인 예 뿐이다.

새디즘과 달리 매저키즘이라는 용어는 성생활과 성 대상에 대한 수동적 자세를 의미하는데, 그 극단적인 예는 성 대상에게서 신체적 또는 정신적 고통을 당하는 조건 하에서만 쾌감을 얻는 형태로 나타난다. 성욕도착의 형태에서 매저키즘은 새디즘보다 정상적인 성 목적에서 더 멀리 떨어져 있는 것으로 보이는데, 우선 매저키즘이 제 1차적인 현상으로서 생기느냐, 아니면 때로는 새디즘의 변형으로도 생겨날 수 있느냐에 대한 의문이 제기될 수 있다.

매저키즘은 종종 자기자신의 자아로 되돌아간 새디즘의 연장에 불과하며, 그렇게 해서 무엇보다도 먼저 성 대상을 대신하는 것으로 볼 수 있다.

인간문명의 역사를 보면 잔인성과 성본능 사이에 밀접한 관계가 있다는 것이 드러난다. 하지만 그 관계를 설명하는데는 리비도의 공격적인 요소를 강조하는 것을 제외하고는 어떤 연구도 이루어지지 않았다. 어떤 학자들에 의하면 성본능의 이 공격적인 요소는 사실상 야만적인 욕망의 산물 - 지배력을 획득하고자 하는 심적 메커니즘에서 유래한- 인데, 이것은 개체발생적으로 더 오래된 다른 본능적 욕구의 만족과 관계된다.

c. 기타 일탈행위

그 외에도 흔히 성욕도착이나 변태로 간주되는 여러 가지 성적 일탈행위가 있을 수 있다. 예를 들면, 다른 사람의 성교장면이나 성기를 몰래 반복적으로 훔쳐봄으로써 성적 만족을 느끼는 관음증(voyeurism), 성적 흥분을 느끼기 위하여 이성의 옷을 입는 복장도착증(transvetism), 어린이나 노인 또는 시체를 성적 대상으로 선호하는 소아애(pedophilia), 노인애, 시체성애(necrophilia) 등인데, 여기서는 이들에 대한 자세한 논의는 생략키로 한다.

(3) 두 가지 결론

성욕도착을 연구한 결과 첫째, 성본능은 그것을 억제하고자 하는 정신적인 힘들과 싸워야 하며, 그 힘들 중에서 가장 두드러진 것은 수치심과 역겨움이라는 사실을 알게 된다. 이러한 힘은 성본능이 정상적이라고 간주되는 한계를 벗어나지 못하도록 제한하는 역할을 한다고 생각된다.

둘째로, 성욕도착 가운데 어떤 것은 동기가 되는 몇 가지 힘들이 한 곳으로 집중해 있다고 가정할 경우에만 이해될 수 있다. 그러한 성욕도착을 분석할 수 있으려면, 즉 그것들을 단편적인 것들로 분류할 수 있으려면 그 본질이 복합적이어야 한다. 이러한 사실을 통해 성본능 자체는 단순한 것이 아니라 성욕도착에서 다시 흩어진 여러 가지 복합적인 구성요소들로 결합되어 있을지도 모른다는 암시를 얻게 된다. 만일 그렇다면 이런 비정상적인 현상들은 정상적인 사람들의 단일한 행동에선 관찰되지 않는 복합적인 것으로 간주해야 할 것이다.

2. 자크 라캉 Jacques Lacan

> 대략 이런 것이 여러분에게 이익이 되도록 내가 쓰고 있는 것이다. 그래, 무엇에 관해 내가 쓰고 있다고? 진지한 자세로 인간이 할 수 있는 단 하나의 것, 즉 사랑의 편지이다.
> • 자크 라캉

라캉은 프로이트보다 무려 45년이나 뒤늦게 태어났지만, 그러나 두 사람의 생애는 38년이 서로 겹치게 된다. 그들의 글쓰기와 출판경력에 있어서도 1920년대 후반부터 약 12년간이 겹치게 된다. 그러면서 그들이 정신분석학이라는 이 새로운 인간학의 분야에서 선배와 후배로서 또한 스승과 제자로서 보인

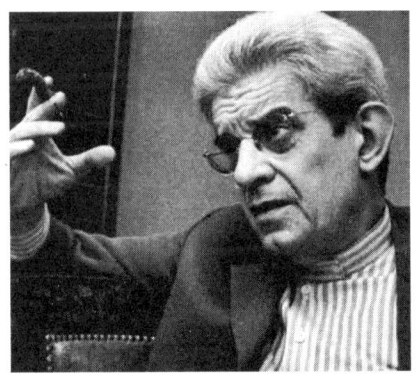

자크 라캉 (1901~1981)

그들의 관계는 그야말로 청출어람(靑出於藍), 그것이었다. 즉 라캉은 프로이트의 성공을 발판삼아 자신의 작업을 시작하여 상당 부분 프로이트를 따르고 있지만 그에 못지않는, 어쩌면 그를 능가하는 최고의 정신분석학자이자 철학자, 저술가로서 그리고 또한 인간성에 대한 유능한 탐구자로서 명성

을 얻었다. 정신분석에 대한 그의 모든 혁신적인 이론은 기본적으로 프로이트에게서 나왔지만, 프로이트에 머물지 아니하고 그를 넘어선 것이다.

프로이트의 정신분석학은 인간을 기본적으로 본능과 욕망의 생물학적 존재로서 파악하고자 한다. 이에 비해서 라캉은 생물학을 넘어서 인간을 언어와 철학의 권역으로 끌어들인다. 그는 정신분석이 인간의 언어를 이해하는데 집중되어야 한다고 보았고, 그래서 생물학보다 언어학, 수사학, 시학에서 보다 가까운 상관관계를 찾고자 했다. 프로이트가 생물학이나 물리학을 모델로 해서 인간심리의 역동성을 과학적으로 설명하고자 했던 것과는 달리 라캉은 소쉬르(Ferdinand de Saussure)의 구조주의 언어학을 도입하여 무의식과 인간사회의 관계를 탐구하는데 중점을 두었다. 무의식은 물리적이고 양적인 본성을 가진 개인적 힘이라기 보다는 개인들간의 관계 속에서 작용하는 언어와 같이 일정한 관계의 망 속에서 나타난다. "무의식은 타자의 담론"이라는 그의 유명한 말은 바로 이러한 상황을 지시하고 있다.

프로이트도 정신치료에 있어서 언어적 표현의 중요성을 강조하였을 뿐만 아니라 정상인에게도 농담이나 말실수 등에 무의식이 작용하고 있음을 관찰하였다. 라캉은 더 나아가 무의식을 전적으로 언어적 질서에 의해 재조명한다. 그러나 라캉은 인간사회의 모든 현상을 언어학의 형식적 원리에 따라 설명하는 구조주의에 반발하면서 인간은 근원적으로 욕망의 존재임을 부각시킨다. 라캉에 있어서 욕망은 무엇보다도 언어와 의미의 연쇄를 가능케 하는 힘이다. 그렇지만 그것은 리비도나 생명적 에너지 혹은 자연적이고 원시적인 힘과 같은 긍정적 묘사로 드러나지 않는다. 단적으로 말해 그것은 인간의 근본적 상실 혹은 결여의 상황에서 나오는 것이라고 할 수 있겠다. 여기서 라캉은 정신분석의 과학적 영역을 벗어난다.

라캉의 이론들이 프로이트가 갖고 있는 구체성을 결하고 있는 것은 그 때문이다. 프로이트의 저술이 객관적이고 과학적인 것으로서 명석함을 그 본령으로 삼고 있다면, 라캉의 그것은 애매모호함이 그 특징이 되고 있다. 그러기 때문에 라캉의 저술은 읽기가 어렵다. 사랑과 성에 관련되는 그의 이론 역시 마찬가지이다. 어쨌든 라캉에 있어서 정신분석의 주제들은 단순한 심리적 병리적 차원을 벗어나 인간학적 철학적 의미를 띠게 된다. 다음은 사랑과 성에 관련되는 라캉의 이론들을 간추려 정리해본 것이다.

1. 실재계, 상상계, 상징계

라캉은 아이가 언어를 배우기 시작하면서 언어의 상징기능체계에 의해 무의식이 형성된다고 보고, 이 과정을 라캉식의 인성 발달단계로서 실재계, 상상계, 상징계의 3단계로 구분한다. 이 3단계는 형성 시기적으로 본 구별일 수도 있지만, 프로이트의 이드, 자아, 초자아처럼 인간 개인의 내부에서 작용하는 세 종류의 힘을 결정하는 질서이기도 하다.

(1) 실재계

실재계는 경험의 대상을 구성하는 세계 전체로서 생물학적 욕구와 외적 사물들로 구성된다. 이 개념은 프로이트의 '현실'(reality)과는 다른 것으로서 무엇보다도 상징화되기 이전의 세계를 의미한다. 그것은 출생과 더불어 시작되는데, 출생은 이미 결핍의 시작이다. 아기는 더 이상 어머니의 자궁 속에서 누리던 일체감과 안락함을 맛볼 수 없다. 태아는 세상에 나오면서 단순히 어머니로부터 분리되는 것이 아니라 하나의 동일체를 이루고 있던 자신의 일부와 분리되는 것이다. 탯줄을 자르는 것은 바로 이러한 분리를 나타내는 상징적인 행위이다.

이처럼 인간은 날 때부터 욕망의 좌절을 겪는다. 이를 라캉은 '원억압' (le refoulement originaire)이라 하는데, 원억압은 인간의 본래적인 결여를 나타내는 것으로서 도덕의식에 의한 차후적 억압과는 구별된다. 결핍은 또한 성적 욕구와 관련되어 있다. 신생아는 이미 어머니와의 접촉에 의하여 성감대를 — 주로 구순대 — 발달시키는데, 그것은 아이의 결핍을 보충해 주는 동시에 인간의 성적인 욕망이 드러나는 기본 구조를 형성한다. 그러나 분리·분열과 함께 시작되는 인간의 근원적 결핍은 성적 욕망을 앞서는 것이기 때문에 성적 만족이 이를 완벽하게 채워주지는 못한다.

(2) 상상계

이는 거울단계(mirror stage)라고도 하며, 유아시절에 자아가 형성되는 단계이다. 대략 생후 6개월에서 18개월 까지의 발달기에 일어나는 현상으로 이때 아기는 거울이나 다른 아기의 모습을 통해 자신의 몸의 통일성을 지각한다. 신생아는 본래 자기의 모습이 하나의 전체로 되어 있다는 것을 느끼지 못한다. 그것은 지각과 운동능력의 미성숙으로 자신의 몸을 자유자재로 사용할 수 없기 때문이다. 라캉에 의하면 아기는 '조각난 몸'(le corps morcele)의 환상을 갖고 있다. 이 환상은 거울단계에 이르러 극복된다. 거울 속의 이미지를 자신의 모습과 동일시하는 순간 아이는 조각난 몸의 환상이 가져오는 고뇌에서 벗어나 '신체의 통일적 형태'(Gestalt)를 파악하게 된다. 이 상태는 아기에게 만족감과 자기도취(narcisism)의 감정을 준다.

그러나 자기도취는 근본적으로 자기소외를 수반한다. 자신에게 열중한다는 것은 타인을 무시하거나 소원하게 느끼는 것이고, 결국 타인에게 인정받지 못하는 것이기 때문이다. 라캉은 "거울 속의 '나'는 타자와의 변증법적 동일시에 의해 객관화되기 이전의 주체이며, 언어가 그 보편적 구조 속에서 주체의 기능을 부여하기 이전의 주체이다"라고 말한다. 게다가 거울 속에서 인식된 자기 동일성은 신체적 영상을 매개로 한 것이기 때문에 상상적인 것이다. 이런 이유로 아이에게는 상상적 자기 동일성을 거부하고 조각난 몸의 원초적 환상으로 되돌아 가려는 퇴행이 있을 수 있다. 이 현상을 극복하지 못할 경우 상징계에 성공적으로 진입하지 못함으로서 공격성, 매저키즘, 자살충동, 정신분열증 등이 나타날 수 있다. 진정한 자기 동일성이나 주체성은 타인과의 관계에서 생겨난다. 거울단계에서 형성된 자기 동일성은 자신의 영상으로 이중화된 모습이다. 타인을 적극적으로 인정하고 또 타인에 의해 인정받을 때 비로소 진정한 자기의식이 생겨난다.

(3) 상징계

이는 아이가 언어활동으로 진입하게되는 시기이다. 소쉬르에 의하면 언어는 현실과 무관하게 독자적인 규칙에 의해 세계를 재현한다. 역설적이지만 언어를 사용하기 위해서는 먼저 현실과의 분리가 수행되어야 한다. 이것은 또 다른 소외의 경험이다. 상징계 속으로 들어가면 언어활동 자체가 아이의 의식을 결정한다. 언어의 규칙은 아이의 의지와 무관하게 이미 존재하는 것이고, 아이는 이를 강제적으로 습득해야 한다. "주체 역시 언어에 의존함으로써만 스스로를 드러낼 수 있다면, 그에게 부여되는 위치는 그가 태어나기도 전에 이미 보편적 운동으로서의 담론 속에 주어져 있는 셈이다. 주체는 자신의 고유한 이름으로 인해 사회가 아닌 언어구조에 종속되어 있는 것이다."[1]

상징계의 강제적 특성은 아이가 처음에 타인이 자기를 부르는 방식으로, 즉 3인칭으로 자신을 표현하는 것을 보아도 알 수 있다. 아이가 '나'라는 말을 주체적 의미에서 사용하기까지는 시간이 걸린다. 그것은 외적으로 불려진 자기와 말하고 행동하는 자기 의식 사이에 균열이 존재한다는 것을 의미한다. 이처럼 상징계가 상상계에 침입하여 의식을 지배하게 되면서 생기는 균열에 의해 무의식이 구조화된다. 무의식은 언어 이전의 세계로 침잠하고 아이는 언어의 질서에 따라 자신의 욕망을 표현해야 한다. 즉 아이는 이미 존재하는 보편적 구조 속에서 욕망하는 법을 배운다. 정상인은 언어활동을 통해 타자를 적극적으로 인정하고, 타자를 통해 자신을 정립한다. 즉 자기자신 속에 타자의 위치를 마련해야 하며, 이 타자는 단순히 타인을 가리키는 것이 아니라 구조 자체이며 또한 나의 다른 모습이기도 하다.

언어적 질서를 받아들이는 것은 자연에서 문화로 이행하는 것이며, 사회구조 안에 자신의 위치를 등록하는 것이다. 사회적 자아는 상상계 속의 자

---

[1] 자크 라캉 지음 / 권택영 엮음.『욕망이론』(문예출판사, 2000), 53 쪽.

아를 억압함으로써 견고하게 된다. 도덕법은 다른 기원을 갖지 않는다. 그것은 상징계의 질서를 내면화하면서 그것에 자발적으로 따르게 될 때 생겨난다. 사회는 타인들과의 관계이며, 아이에게 최초의 타인은 아버지이다. 프로이트가 이미 말했듯이 아버지는 아이에게 금지의 화신이며, 권위적 힘으로 나타난다. 아버지는 아기가 어머니와의 달콤한 상상적 결합에 머무르는 것을 금지한다. 아버지는 아이의 욕구를 규범에 종속시키고, 가정 내에서 아이의 정체성을 부여하는 법의 상징이다. 라캉에 있어서 오이디푸스 콤플렉스는 언어활동을 하게되는 시기, 즉 상징계로의 진입시기와 일치한다. 그것은 오이디푸스 콤플렉스를 상징적으로 해석할 수 있는 여지를 남겨준다.

2. 남근의 의미

라캉의 정신분석학 이론 중에서 특히 성(性)에 관한 것은 그가 1958년에 발표한 「남근의 의미」(La Signification du phallus)라는 논문에서 가장 잘 나타나고 있다. 그의 다른 논문들도 그렇지만 이 논문 역시 그 내용이 명료하고 구체적이지는 않다. 다음은 그가 이 논문에서 논하고 있는 남근에 대한 핵심적인 의미를 간추려 정리해본 것이다.

프로이트의 정신분석학 체계에서 오이디푸스 콤플렉스와 거세 콤플렉스의 개념들은 인성발달의 면에서나 성차의 형성에 있어서 핵심적 위치를 차지하고 있다. 프로이트는 이 주제들을 남성 성기, 즉 페니스에 특권적 의미를 부여함으로써 해명하고 있다. 근본적으로 프로이트는 남성성을 단 하나의 성으로 간주하며, 여성성을 이것의 결핍으로 본다. 아이가 오이디푸스 콤플렉스 시기(3~5세경)에 이르면 남아는 어머니의 사랑을 독점하려는 욕심에 아버지를 적대자로 본다. 그러나 이 부조리한 욕망은 공포를 수반하는데 그것은 거세 콤플렉스이다. 이 거세 콤플렉스는 아이가 아버지의 권위에 복종하여 어머니에 대한 성적인 열망을 거두기 시작할 때 종결된다. 여아는 남아의 페니스를 보고 자신이 거세되었다고 느끼며, 이를 어머니에 대한 적대감으로 돌리고 페니스를 가진 아버지에게 애착을 갖게 된다. 이것이 이른바 여아의 페니스 선망(penis envy)이다.

라캉에 이르면 페니스라는 구체적인 대상은 팔루스(phallus)라는 상징적 언어로 대치되는데, 이를 우리말로는 흔히 남근(男根)이라 한다. 그러면서 라캉은 성차를 해부학적인 결정론에서 심리적, 사회적 결정론으로 옮겨간다. 그에 따르면 남근은 하나의 특권적 기호에 불과하다. 즉 남근은 인간의 욕망을 드러내는 하나의 상징인 것이다. 이 상징은 언어 및 가부장적 질서와 아버지의 권위에 의해 현실화 된다. 아이와 어머니의 상징적 이자관계에 개입하여 아버지는 거세의 위협에 의해 아이를 상징계에 진입하게 한다. 아이는 아버지의 권위를 인정함으로써 상징계 내에 자신의 등록장소를 갖게 된다. 이 과정은 동시에 남근을 억압하는 과정이며, 기표로서만 욕망을 드러낼 필연성을 의미한다.

그러나 남근이 하나의 상징에 불과하다는 설명과 성차에 관한 라캉의 설명은 모순을 드러낸다. 성차의 형성에 있어 라캉은 여전히 프로이트의 거세 콤플렉스에 의존하고 있다. 남아는 페니스를 가지고 있음으로써 거세 위협을 느끼고, 여아는 페니스의 부재로 인해 박탈감을 느끼고 페니스를 선망하게 된다는 것이다. 이로부터 남아는 상징계에 성공적으로 진입할 수 있으나, 여아는 상징계의 주변에서 맴돌 뿐이다. 이와 같이 여아에게 있어서 가부장적 권력은 내면화되지 않고 언제나 선망의 대상이 될 뿐이다. 남성과 여성의 행동태도와 성적인 관계도 여기서부터 결정된다. 남성은 상실의 위협으로, 여성은 박탈감으로 고통 받는다.

이런 면에서만 보더라도 프로이트와 마찬가지로 라캉 역시 남성우월주의자로 비판받고 있는 것은 당연한 결과로 보인다. 비록 그가 프로이트보다 거의 반세기나 이후의 인물이며, 페니스 대신 팔루스라는 상징적 용어를 사용하기를 고집했다 하더라도 근본적인 전제에서 그는 프로이트를 답습하고 있고, 따라서 그 역시 남성우월주의자로서의 비판을 면할 수 없는 것 같다.

3. 욕망, 욕구, 요구의 변증법

앞서 언급한 라캉의 논문 「남근의 의미」에는 욕망(desire)과 욕구(need)와 요구(demand)의 변증법이 서술되고 있다. 하지만 이 서술 역시 대단히 추상적이고 애매모호한 점이 많다. 우선 인간의 욕망이라는 것은 매우 불안정하고 모순적이어서 구체적 현실 속에서 충족될 수 있는 욕구와는 다르다. 욕구는 생물학적 필요를 말하며, 특정한 대상과 목표를 가지고 있으므로 충족을 위해 그다지 복잡한 경로를 거치지 않는다. 가령 배고픈 아이에게 젖을 준다든가, 성적인 욕구를 성행위에 의해 충족시킨다든가 하는 것이다. 그러나 욕구의 충족으로 설명될 수 없는 잔여물이 있고, 그것이 욕망의 형태로 남는다.

프로이트의 추종자들은 욕망을 신체적 욕구로 해소시키려 했다. 이런 사람들의 오류는 명백하다. 예를 들면 배고픈 아이에게 젖을 주는 것이 문제일 때, 젖을 주는 것만으로 사태가 해결되는 것은 아니다. 아이는 사랑을 요구한다. 이처럼 욕구는 대부분의 경우 요구의 형태로 나타난다. 라캉에 의하면 요구는 특정한 대상으로 만족될 수 있는 것이 아니라 무제한성을 그 특징으로 하고 있는데, 사랑을 요구하는 것이 바로 그러하다. 사랑에 대한 요구는 타자가 만족시켜줄 것을 기대하지만 사실상 특정한 사람이나 사물은 이를 만족시켜줄 능력을 갖고 있지 않다. 따라서 특정 대상에 대한 욕구충족에 의해서도 없어지지 않는 결핍감이 계속 남게 되고, 이것이 욕망을 구성한다. "욕망은 순수한 결핍이 갖는 힘이다. 욕망은 요구가 갖는 무제한적인 특성을 절대성으로 대체한다. 사랑의 요구는 특정한 욕구의 만족을 거부하는 것이지만 절대성으로 나타나는 욕망은 요구가 함축하고 있는 기의로서의 체계까지도 와해시킨다. 그러므로 욕망은 만족을 위한 욕구도, 사랑의 요구도 아닌, 요구에서 욕구를 뺀 차이로부터 발생하는 것이며, 동시에 양자 분열의 현상 그 자체이다."[2]

---

2) 자크 라캉 지음 / 권택영 엮음. 『욕망이론』, 266-67 쪽.

이러한 모순적인 상태는 성관계에서 잘 나타난다. 성적인 만족이 목표인 성행위 속에서 주체는 사랑을 요구함으로써 성관계의 의미를 이중화하고 애매하게 한다. 주체는 상대방으로부터 성적 만족과 사랑을 동시에 구함으로써 균열을 발생시킨다. 그러나 서로에게 인정받고 싶어하는 사랑의 요구는 서로의 요구를 완전히 채워주기는커녕 오히려 주체를 욕망의 회로 속으로 밀어 넣는다. 라캉은 이 상태를 여성과 남성의 경우로 나누어 설명하고 있다. 여성은 자신의 사랑에 대한 요구를 전달할 대상을 남성의 육체에서 발견한다. 그러나 육체의 기관, 즉 페니스는 그 자체로서는 하나의 물신(物神; fetish)에 지나지 않는다. 사랑에 대한 요구를 충족시켜 주지 않는 육체적 결합은 그녀에게 욕망의 기표를 남길 뿐이다.

그러나 라캉은 여기서 특이한 지적을 하고 있다. 여성은 남성에게서 자신의 욕망의 기표를 발견하기 때문에 덜 억압되어 있다는 것이다. 즉 여성에게는 페니스 선망과 욕망의 추구가 일치하는데, 그 까닭은 그녀가 거세되어 있기 때문이다. 이미 거세된 까닭에 그녀는 억압해야할 무엇을 가지고 있지 않다는 것이다. 그 때문에 그녀는 불감증을 잘 견디어낸다(?)고 한다. 반면 남성에게는 억압된다는 사실이 여성보다 중요한 것으로 인식된다. 남성은 여성에게서 사랑에 대한 요구를 충족시키려 하는 동시에 여성의 남근으로 남고자 하기 때문에 불능(impotence)은 참을 수 없는 것이 된다. 또한 "남근은 고정될 수 없는 기표이기 때문에 남성의 욕망은 늘 또 다른 여성을 향하게 되고 남성에게 여성은 처녀이거나 창녀일 뿐이다."[3]

4. 주이상스: 여성의 희열

라캉은 그의 세미나 제 20권 『앙코르』(*Encore*)의 6장에 수록되어 있는 「신 그리고 (그) 여성의 주이상스」(God and the Jouissance of (the) Woman)에

---

[3] 『욕망이론』, 272 쪽.

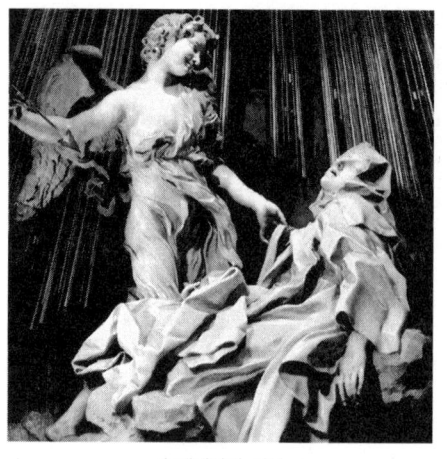
성 테레사의 희열

서 여성의 성욕에 대해서 언급하고 있다. 라캉은 그것을 나타내는 용어로 '희열'이라는 의미의 '주이상스'를 사용하고 있는데, 이 용어 역시 상당히 애매모호하다. 우선 그는 여성에게는 남근적 기능에 전적으로 내포될 수 없는 무언가가 더(something more) 있다고 하면서 주이상스를 내세운다. 그리고 그것이 "남근을 넘어서"(beyond the phallus) 있다고 함으로써 그것을 남근적 쾌락의 범주를 넘어서게 한다.

라캉은 주이상스를 '흔들다'(secouer)와 '구원하다'(secourir)라는 어원이 같은 두 불어 단어와 결부시킨다. 전자는 육체적 자극을 연상시키지만, 후자는 오히려 종교적 색채를 띠우고 있다. 그러므로 주이상스는 단순한 육체적 쾌락, 예컨대 '클리토리스의 오르가즘'이나 '질의'(vaginal) 희열 같은 것과 관련된 것만은 아니다. 라캉 스스로도 그것에 대한 명확한 정의를 피하면서 여성에게 고유한 '희열'이란 게 있고, 그것을 경험하는 것 외엔 그것에 관해 그녀는 아무 것도 모른다고 말한다.

여성의 희열이 경험할 수 있을 뿐 알 수 없는 것이라면 어떻게 그것에 대해 언급할 수 있을까 하는 당연한 의문을 느낄 수 있겠는데, 라캉은 이에 대해 로마에 가서 베르니니가 조각한 ≪성 테레사의 희열≫이란 조각상을 보기만 하면 된다고 말한다. 왜냐하면 그녀가 바로 그 희열을 느끼고 있음에 틀림없기 때문이다. 그것은 로마의 코르나로 교회당에 조반니 로렌초 베르니니(Giovanni Lorenzo Bernini; 1598~1680)가 조각한 작품으로서 성 테레사(St. Teresa)가 천사의 황금창에 가슴을 찔리며 느끼는 황홀경을 표현한 것이다. 성 테레사는 자기의 자서전에서 이렇게 쓰고 있다.

나는 그의 손에서 황금으로 된 긴 창을 보았는데, 그 쇠 끝 부분에서 나는 불이 이는 것을 본 듯 했다. 이것으로 그는 내 가슴을 여러 차례 찌르는 듯 했는데, 그리하여 그것은 내 창자까지 관통했다. 그가 이것을 빼내었을 때는 창자도 함께 빼내는 듯, 그리고 나를 신에 대한 위대한 사랑으로 완전히 불타게 만들어준 듯 생각되었다. 그 고통이 너무나 예리해서 나는 몇 차례 신음했다. 그런데 이 강렬한 고통으로 나에게 야기된 달콤함이 너무 지나쳐서 그 누구도 이것을 잃어버리고 싶어 하지 않을 것이며, 신이 아닌 그 어느 것으로도 영혼은 충만 될 수 없을 것이다. 비록 육체가 이것을 공유하기는 하지만 – 그것도 상당 부분을 – 이것은 육체적인 고통이 아니라 정신적인 고통이다.[4]

그러므로 라캉의 주이상스, 그것은 그의 말대로 "무엇인지 알 수는 없고 오직 경험할 수 있을 뿐"이다. 그러나 그것은 단순히 육체적인 희열을 넘어 정신적인, 더 나아가 초월적인 어떤 것으로서 신비성을 띠고 있다. 그리하여 라캉 자신이 "경험은 하지만 결코 알 수 없는 이 희열은 우리를 실존(existence)의 길 위에 올려놓는 어떤 것"으로서, "그것을 '타자'의 한쪽 얼굴, 즉 신의 얼굴로 해석하면 왜 안되는가?"[5]고 스스로 묻고 있다.

5. 사랑, 그 하나됨의 환상

우리는 흔히 분리된 남녀 양성이 하나됨(oneness)을 사랑이라고 하는 통념에 길들여져 왔다. 결혼은 남녀가 사랑으로 하나되는 것이며, 결혼한 부부를 일심동체(一心同體)에 비유하는 것도 부부의 마음과 몸이 하나가 되었음을 의미하는 것이다. 결혼 뿐 아니라 다른 일에 있어서도 우리는 흔히 '하나되기'를 강요받으면서, '하나됨'이야 말로 거부해서는 안되는 원칙이요, 미덕으

---

[4] 마단 사럽 지음 / 김해수 옮김. 『알기 쉬운 자끄 라깡』(도서출판 백의, 1995), 192-93 쪽.

[5] 『욕망이론』. 288 쪽.

로 여겨지고 있다.

그러나 라캉은 이 하나됨에 대해서 신랄하게 비판한다. 그는 단일성, 통일성 그리고 개체성의 원칙들이 어떤 이데올르기가 되어 왔다고 말한다. 라캉은 이렇게 쓴다: "우리는 하나로서 존재한다(We are as one). 물론 둘이 하나가 되는 일은 일어난 적이 없음을 우리 모두는 알고 있지만, 그러나 여전히 우리는 하나로서 존재한다. 이것이 바로 사랑의 관념이… 다른 사람에 대한 사랑이 도대체 어떻게 존재할 수 있는가라는 문제로부터 출발하는 지점인 것이다."[6]

대부분의 인간 주체는 어디엔가 확실성의 지점, 지식과 진리의 지점이 있다는 견해를 갖고 있다. 정체성과 완전성에 대한 관념은 환상의 수준에 남아 있다. 주체가 자신의 요구를 자기 외부의 다른 사람에게 말할 때, 이 타자는 흡사 지식이나 확실성과 같은 것이 환상으로 남아 있는 장소가 된다. 라캉은 이를 대타자(the Other), 즉 언어의 자리라고 부른다. 대타자는 자신의 손실을 벌충하기 위해 주체와 권력의 '진리'를 보유하고 있는 듯이 보인다. 그러나 그것은 환상이다.

이른바 낭만적, 열정적 사랑이라고 하는 것은 상상계 속의 사랑이며, 그것은 굴레에 불과하다. 우리 모두는 이런 유형의 사랑을 수시로 경험한다. 라캉의 주장에 의하면 사랑에 빠진 사람은 사실은 이렇게 말하는 중이다: "나는 당신에게 없는 것이다. 당신에 대한 헌신으로, 당신을 위한 희생으로, 나는 당신을 채워줄 것이고, 당신을 완성시킬 것이다." 그러므로 사랑의 작용은 이중적이다. 주체는 대타자에게 결여한 것을 채워주는 대상으로 타자에게 스스로를 제공함으로써 자기자신의 결여를 채운다.

모든 욕망은, 심지어 겉보기에는 가장 순수한 욕망일지라도 타자에 의해 스스로를 인정받아야 하는 욕망이며, 스스로를 어떤 식으로든 타자에게 부과시키는 욕망이다. 그러나 모든 욕망 대상은 필연적으로 단명하며, 여기에는 주체에 각인된 결여를 멈추게할 능력이 없으므로 이 대상은 밀려나 대체

---

[6] 『알기 쉬운 자끄 라깡』. 189 쪽.

될 운명에 처한다.

따라서 사랑은 그것이 도달할 수 없는 통일성에 대한 욕망인한 항상 나르시시즘적이다. 성 역시 통일성의 결여와 함께 완전히 되려는 소망을 내포한다. 그러나 완전한 존재가 되기란 불가능하다. 라캉에게 있어서 남근, 즉 팔루스는 권력의 상징으로서 이것은 남성과 여성 모두에게 있어서 상징계의 권위에 대한 기초를 형성한다. 그러나 팔루스 역시 상실한 성적 통일성, 즉 하나됨에 대한 상징계적이고 관념화된 대체물이다.

라캉에게 사랑은 항상 팔루스와 관련하여 구조화된다. 주체는 완전성, 통일성 그리고 타자가 자신에게 부여해 줄 수 있다고 상상하는 완성을 요구한다. 라캉은 하나됨에 대한 이같은 요구가 두 성간의 불가능한 조화와 보완성에 대한 요구라는 점을 강조한다. 그의 주장에 이것이 불가능한 이유는 상대방에 대한 관계가 항상 대타자에 의해 매개되기 때문이다. 대타자는 항상 주체와 타자의 사이에 개입한다. 그러므로 양성간에 직접적이고 매개되지 않는 관계란 존재하지 않는다.

라캉은 남성과 여성이 서로에게 완전을 보장해 주는 상호 보완적인 존재가 결코 될 수 없다고 생각한다. 이들은 하나의 통일성으로 결합될 수 있는 두 개의 반쪽이 아니다. 언어는 모든 사람과의 관계가 아닌 대타자와의 관계에서 주체를 구성한다. 우리는 "인간의 욕망은 대타자의 욕망임"을 이해하려고 노력해야 한다. 욕망은 대타자를 경험하고 이와 관련을 맺을뿐 어떤 파트너를 경험하거나 관계맺는 것은 아니다. 라캉은 퉁명스럽게 이렇게 말한다: "우리들 모두가 알고 있듯이 사랑은 거의 실현되지 못하며, 단지 당분간 지속될 뿐이다. 사랑이란 벽에 머리를 부딪는 일이 아니라면 도대체 무엇이란 말인가?"[7]

---

[7] 『알기 쉬운 자끄 라깡』. 191 쪽.

3. 줄리아 크리스테바 Julia Kristeva

사랑의 강도는 정확히 받아들인 즐거움과 금지의 결합 안에, 근본적으로는 분리이지만 결합하는 통합 안에 존재한다.
• 줄리아 크리스테바

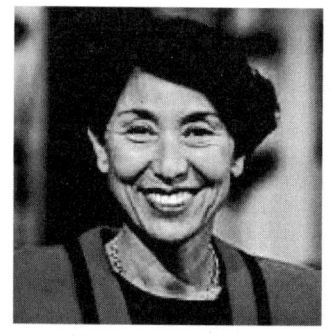

줄리아 크리스테바 (1941~)

크리스테바는 불가리아의 수도 소피아에서 태어나서 소피아대학에서 문학, 철학, 사회학, 언어학 등을 공부하였다. 1965년 프랑스 정부 초청 장학생으로 프랑스 유학을 가게 되었고, 파리대학교에서 수학하였다. 당시 파리는 한창 구조주의가 형성되어가고 있던 중이었고, 그녀는 당대 프랑스의 지적 조류의 중심권에서 최고의 지식인들과 접촉하고 교류할 수 있었다. 그 중에서도 특히 구조주의 언어학자 에밀 방브니스트(Emile Benveniste), 문학사회학자 뤼시앙 골드만(Lucien Goldman), 구조주의자이며 기호학자인 롤랑 바르트(Roland Barthes) 그리고 정신분석학자인 자크 라캉 등은 그녀에게 지적 영향을 미친 대표적인 인물들이다.

크리스테바는 문학이론과 언어학 및 기호학을 중심으로 자신의 이론을 펼쳤으나, 나중에 정신분석학에도 관심을 가지게 되었다. 그녀는 1960년에 창간된 당시 대표적인 이론 전문잡지 『텔켈』(Tel Quel)을 중심으로 저술활동을 펼쳐 나갔는데, 이 잡지는 구조주의 학자들의 영향력 아래 있었으며, 자크 데리다도 참여하고 있었다. 나중에 그녀는 정신분석학에 관심을 가지면서 정신분석의 자격증을 취득하고 정신분석의로서도 활동하였다. 정신분석과 관련된 그녀의 저서로는 『사랑의 역사』, 『검은 태양』, 『감성적인 시간: 프루스트와 문학적 체험』, 『새로운 정신병』 등이 있다. 현재 그녀는 파리 제 7대학 텍스트 자료학과의 정교수로 있으면서 정신분석의로도 활동하고 있다.

1. 프로이트와 라캉을 넘어서

정신분석이론에서 크리스테바는 언어의 토대를 전 오이디푸스 단계의 어머니와 아이의 관계에서 찾음으로써 오이디푸스 단계의 아버지에 주목하는 프로이트와 라캉의 이론에서 벗어난다. 그녀는 라캉이 말하는 거울단계나 아버지의 이름에서 언어가 출발하지는 않는다고 강조한다. 언어는 거울단계 이전에 기호계로부터 시작한다. 기호계는 전 오이디푸스 단계로서 아이가 겪는 신체적 경험은 어머니의 육체와의 연속선상에 있으며, 이 시기에 이미 어떠한 의미를 만들어낼 수 있는 토대가 형성된다. 기호계 속에 언어의 토대가 이미 마련되어 있다는 것이다. 아이는 기호계로부터 오이디푸스적 위기를 거쳐 상징계로 진입하여 일단 언어를 획득하고 나면, 그 언어는 항상 자신의 내부에 두 개의 성질 또는 양태를 함축하게 된다고 본다. 그것은 기호계와 상징계라고 불린다. 여기서 우리는 크리스테바가 '상징계' 안에서 기호계와 상징계라는 두 가지 양태를 다시 설정하는 것을 볼 수 있다. 그녀는 상징계를 두 가지 차원으로 구분한다. 하나는 소위 대 상징계(Symbolic)로서 사회 질서를 말하는데, 이 안에 기호적 요소와 상징적 요소가 들어 있다. 즉 대 상징계는 기호계와 상징계를 포함한다. 양자는 큰 상징적 질서 속에서 변증법적으로 의미작용을 하는 요소들이라고 할 수 있다.

크리스테바는 프로이트와 라캉의 권위적 아버지의 기능보다는 특히 어머니의 기능에 주목한다. 그러나 그녀는 페미니즘 자체에 대해서는 냉담한 편이며, 오히려 비판적인 자세로 관망한다. 그녀는 페미니즘을 하나의 종교로 볼 뿐 아니라 또한 권력을 추구하는 이데올르기로 본다. 그녀는 단순히 남근의 힘을 물려받고 싶어하는 페미니즘을 거부하는데, 왜냐하면 이러한 페미니즘은 역차별을 불러 일으킬 수도 있을 것이기 때문이다. 즉 그녀가 지향하는 것은 남녀가 평등한 사회이며, 어느 한쪽에 무게 중심이 놓이게 되면 언제나 차별로 기울어지게될 것임을 암시하고 있다.

크리스테바는 프로이트에서 출발하여 라캉으로 이어지는 전통적 정신분석이 모성적 기능의 중요성을 무시하는 것으로 보고 있다. 프로이트나 라캉은 아이를 언어와 사회성을 나타내는 상징계로 진입하도록 하는 것은 부성의 기능으로 보고 있으나, 크리스테바는 그들이 모성적 기능의 복합적 요소를 간과하고 있다고 주장한다. 크리스테바에 따르면 아이는 어머니로부터 분리하여 모성적 용기(maternal container)를 비천시할 때 상징계에 진입할 수 있다고 본다.

크리스테바에게 오이디푸스 삼각관계는 나르시스적 주체, 비천한 어머니, 상상의 아버지를 주축으로하여 이루어진다. 나르시스적 주체인 아이는 어머니의 육체와의 관계, 특히 어머니의 젖가슴과 관련을 맺고 거기서 자신을 발견한다. 아이는 어머니로부터 분리되어 독립하려고 하면서 어머니를 비천시한다. 따라서 크리스테바는 아이가 오직 '사랑하는' 아버지를 통해서만 비천한 어머니를 극복할 수 있다고 하면서, 아이에게 거세의 위협을 가하는 프로이트의 아버지나, 라캉의 권위적인 엄격한 아버지 대신에 사랑하는 상상의 아버지를 이끌어낸다. 그리고 이 상상의 아버지는 어머니와 아버지의 합체로서 모성과 부성의 이원성을 붕괴시킨다. 이것은 프로이트와 라캉이 부성적 기능에 우선권을 부여한 것에 대한 도전인 셈이다.

2. 사랑: 나르시시즘의 원리

크리스테바의 사랑의 개념은 근본적으로 나르시시즘의 원리에 입각해 있다. 그녀에게 사랑은 어머니로 부터의 분리로 부터 시작된다. 어머니로 부터 아이를 분리시키는 것은 아이를 나르시스트로 만드는 것이다. 즉 그것은 아이의 자기 정체성, 혹은 자아를 발전시키는 것이다. 아이는 나르시스트가 되어 자신을 사랑한다. 자신을 사랑할 수 있는 능력은 곧 타인을 사랑할 수 있는 기초가 된다.

자아는 사랑할 수 있는 능력과 분리 불가능하다. 자아 형성은 자아의 이상형과의 동일시를 통하여 가능하다. 우리는 자아 형성의 과정에서 상실감을 겪을 때 연못에 비친 자신의 영상을 보고 있는 나르시스를 상기한다. 나르시스는 실제로는 자신의 이미지인 지각된 타자와 일치하기를 절망적으로 원했다. 그는 타자성을 원했지만, 실제로는 그 자신의 이미지와 사랑에 빠졌다. 나르시스는 자기 자신 밖에 있는 대상을 욕구하지만, 그것이 자기자신이라는 것을 확신하는 순간 완전히 실패한다. 말하자면 그는 라캉의 거울단계 또는 크리스테바의 기호계에 머물렀던 것이다. 따라서 그는 다시 상징계로 진입할 필요가 있다. 그러나 그는 실패하고 만다. 그렇지만 이러한 나르시시즘의 원리야 말로 타자를 사랑할 수 있는 원리가 된다.

사랑은 "내가 받은 것 전부를 타자에게 바치는 찬가, 이러한 사랑은 또한 내가 받은 것 전부를 희생시키고 나를 희생시킬 수 있는 나르시스적 힘에 대한 찬가이다."[1] 나 자신에 미쳐서 나 자신을 죽음으로 이끌어 가는 힘, 그것이 사랑인 것이다. 그것은 어떠한 이성의 논리로도 설명할 수 없는 사랑의 미학이며, 죽음의 승화이다. 크리스테바는 모든 사랑의 담론은 나르시시즘을 거론했고, 긍정적이고 이상적인 가치체계로 이루어졌다고 하면서, 그러나 오늘날 우리는 비천한 것들에 둘러싸여 우리의 본질을 소유하지 못하게 됨으로써 선을 향한 상승을 보장해주는 지표들이 오히려 의심스러운

---

1) 줄리아 크리스테바 지음 / 김영 옮김. 『사랑의 역사』(민음사, 1996), 10-11 쪽.

것으로 입증되어 사랑이 위기에 처해 있다고 말한다.

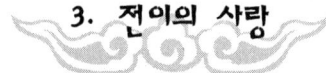 3. 전이의 사랑

크리스테바는 정신분석의가 되어 병원에서 환자들을 상대로 정신분석을 하면서 그녀가 깨달은 것은 정신분석이야 말로 바로 사랑이고, 환자의 아픔을 자신의 아픔으로 느끼고 그것을 받아들이는 사랑이 없는 정신분석이 불가능하다는 사실이었다. 분석의로서 크리스테바가 대하는 피분석자(환자)는 대부분 원인을 알 수 없는 두통, 신체마비, 출혈 등, 신체 기관의 어떤 통증을 호소한다. 분석의는 피분석자의 아픔을 자기의 아픔으로 삼으면서 그러한 증상은 마음 속에 품고 있는 어떤 증오와 사랑이 실현되지 못하고 억압된 상태에 있으며, 그것들을 언어로서 풀어버리지 못함으로써 몸 속에서 방출되지 못하고 억압되어 있는 이상 에너지가 신체의 어떤 기관들을 공격하여 망가뜨림으로써 생겨난 병이다.

그러므로 분석의는 그 원인을 알아내기 위해 환자로 하여금 자유연상기법을 이용하여 자신의 무의식 속에 억압되어 있는 응어리를 밖으로 끌어내도록 도와준다. 이러한 작업은 단순히 속에 있던 말을 토로해 버린다는 의미가 아니고, 억누르고 있던 고통을 재현(representation)시켜 분석가에게 옮긴다는 의미이다. 이를 정신분석에서는 전이(轉移; transference)라고 한다. 따라서 재현과 전이가 이루어진다는 것은 피분석자 내면의 부정적 충동 에너지가 언어적 표현으로 전환되어 그것이 분석의에게 전해지고, 그렇게 전해진 것을 분석의는 자신의 고통으로 느끼고 받아들인다는 것이다. 그렇게 되기 위해서는 분석자와 피분석자 사이에 사랑과 신뢰의 공간이 조성되지 않으면 안된다. 바로 그런 의미에서 크리스테바는 "정신분석의 전이는 우리의 명예를 회복시켜 죄의식에서 해방시켜줌과 동시에 내적인 동요를 가라앉히게 하는... 사랑의 불꽃놀이"[2]라고 말한다.

분석자에게 피분석자의 전이가 이루어지기 위해서는 또 피분석자에 대한 분석자의 역전이(counter-transference)가 선행되지 않으면 안된다. 그리하여 크리스테바는 "내가 나의 환자들을 사랑하지 않는다면 나는 그들에게서 무엇을 들을 수 있으며, 그들에게 무엇을 말할 수 있겠는가? 정신분석 중 역전이의 사랑은 나를 환자의 위치에 놓을 수 있는 힘이다. 다시 말하면 내가 그녀인 것처럼, 내가 그 남자인 것처럼 바라보고 꿈꾸고 괴로워할 수 있는 능력이다."[3] 라고 말한다. 그러므로 정신분석이야말로 바로 타자와 연결된 열린 체계에서 이루어지는 사랑의 동화작용이고, 정신분석의 담론은 바로 사랑의 담론인 것이다.

4. 사랑의 역사

크리스테바의 정신분석학과 관련된 저술 중에서 대표적인 것이 『사랑의 역사』(Histories d'amour)이다. 이 저서는 정신분석학에 기초해서 고금의 철학, 신학, 예술, 문학의 저서들을 분석하고, 실제로 정신분석을 받으러 온 사람들과의 대화에서 청취한 임상의 자료들을 융합하여 정신분석을 사랑의 말로 대치시킨 역저이다.

「사랑의 찬가」라는 서문과 함께 전 6부로 구성된 이 책에서 크리스테바는 플라톤의 『향연』과 『파이드로스』를 통해서 서구 에로스의 근원을 더듬는다. 에로스는 본질적으로 광적이다. 크리스테바는 『파이드로스』편에 나타나는 플라톤의 광기어린 에로스 개념을 설명한다. 영혼이 사랑하는 사람을 만났을 때 마부(이성)와 착한 말(기개)은 사랑하는 사람에게 덤벼들지 않고 참는다. 그러나 나쁜 말(욕망)은 사랑하는 사람을 향해 난폭하게 날뛰며 돌진하려 한다. 마부가 재갈을 물리고 채찍질을 하며 제압하려고 하지만, 나쁜 말은 온갖 감언이설로 사랑의 즐거움에 대해서 말하며 마부와 착한 말을 자

---

2) 앞 책, 21 쪽.

3) 앞 책, 25 쪽.

신의 의지대로 끌고 가려 한다. 그러나 이것이 마음대로 안되자 나쁜 말은 욕설을 퍼붓고 재갈을 뜯어내며 피투성이가 되도록 날뛰다가 결국 무릎을 꿇을 때까지 맞다가 포기하게 된다. 이러한 영혼의 드라마를 크리스테바는 정신분석학적으로 새도매저키즘(sadomasochism)이라고 해석한다. 크리스테바는 플라톤의 이 쌍두마차의 비유에서 한 말은 광적인 에로스의 등가물로, 다른 말은 숭고한 에로스의 등가물로 본다. 숭고한 에로스는 사랑의 대상으로부터 즉각적인 즐거움을 얻으라고 촉구하는 광적인 에로스의 힘에 반대하여 사랑의 관계를 이상화하고자 한다.

다음 크리스테바는 초기 기독교에 나타나는 에로스를 설명하기 위해 초기 기독교의 철학적 배경인 플로티누스(Plotin; 205-270)와 신학적 배경인 바울(Saint Paul)을 내세운다. 플로티누스의 감각세계는 거울에 비친 반사의 결과이다. 나르시스가 그랬던 것처럼 한갓 반영에 지나지 않는 것을 현실로 간주하는 것은 심각한 과오이다. 나르시스가 연못에 비친 영상이 자신의 그림자인 줄을 몰랐던 것은 자아의식이 결여되었기 때문이다. 그는 그것이 자기자신인 줄도 모르고 자기자신을 사랑한 것이다. 그러나 플로티누스의 반영은 나르시스처럼 자기도취적인 것은 아니다. 플로티누스는 자기 내부로 향하여 영혼의 아름다움을 바라본다. 그는 너 자신으로 돌아가서 네 안에 있는 아름다움을 보라고 한다. 그리하여 플로티누스에게서 나르시스는 새롭게 부활한다. 플로티누스의 나르시스적인 신성은 사랑이다. 그러나 그것은 자신에 대한 사랑이고 자신 속에서의 사랑이다. 그러므로 그리스도교조차 나르시시즘을 비난하지 않는다. 오히려 너 자신을 사랑하라고 말한다. 그러나 그 사랑은 이상형을 통해, 즉 그리스도를 통해서이다.

바울은 신을 사랑의 신으로 새롭게 정의한 인물이다. 그는 신중심주의를 강조하며, 하느님이 인간에게 무조건적인 사랑을 베푼다는 것을 전제로 한다. 다음으로 그는 하느님 아버지의 사랑인 이 무상의 선물은 결국 아들의 희생에 의한 것이라고 설파한다. 마지막으로 이웃 사랑이란 이웃들과 의로운 사람들 뿐만 아니라 원수와 죄인들까지도 자기자신처럼 사랑하는 것으로서 이것이야 말로 하느님 아버지에게 이르는 가장 가까운 길임을 입증한다. 여기서 바울은 사랑의 원천인 신을 강조하지만 신을 사랑하는 인간을 강조하지는 않는다. 바울에게는 결국 아가페가 문제가 아니라 믿음이 문제이다. 다시 말해 신의 사랑은 우리에게 역사하시는 것이며, 믿음의 절대 필요성과 더불어 주어진다.

초기 르네상스 시대의 성 베르나르(Saint Bernard de Clairvaux; 1091-1153)와 성 아퀴나스(Saint Thomas Aquinas; 1227-1274)는 기독교적 아가페 사랑의 논리를 보다 높은 단계로 발전시킨다. 베르나르는 사랑을 인간적인 측면에서의 본능적인 사랑과 신적인 측면에서의 숭고한 사랑으로 구분하며, 네 가지 단계로 설명한다. 첫 번째 단계는 '육체적인 사랑'으로서 인간은 오직 자기 사랑 때문에 그 자신이 사랑하기 시작한다. 두 번째 단계는 '욕구의 사랑'으로서 이 단계의 우리는 자기자신을 위해 사랑하는 것이지, 신을 위해서 사랑하는 것이 아니다. 세 번째 단계는 '이기적 사랑'으로서 자기자신의 이익을 위해서 뿐 아니라 자기자신을 위해서도 신을 사랑하기에 이른다. 마지막 네 번째 단계는 '신에 대한 희생적 사랑'으로서 인간은 하느님을 위해서가 아니면 더 이상 자기자신을 사랑하지 않는다. 이 모든 단계는 자신을 사랑하고 하느님 안에서 자신을 더욱 사랑하게 되는 것을 목표로 하는 것이다.

크리스테바는 또 자기 사랑에 대한 논의가 아리스토텔레스로부터 시작하여 성 토마스 아퀴나스에 의해 변증법적으로 해결된다고 한다. 아퀴나스는 자아의 사랑이 죄의 원천이 되지 않도록 하는 가장 좋은 방법으로 '신 안에서' 자기 자신을 사랑하도록 말한다. 사실 타인들에 대한 사랑은 자아의 사랑에서 출발한다. 우리는 우리와의 유사성으로 인해 타인에게 접근할 수 있다. 그러므로 자기 사랑이란 모든 사랑의 원상(原狀)이며 근원이다. 자기 사랑이 없이는 신의 사랑을 느끼지도 생각하지도 못하기 때문에 결국 타자에 대한 사랑에 이르지도 못한다. 우리는 사랑을 통해서 타자와 결합될 수 있는 것이다. 아퀴나스는 사랑이 개별자가 신과 일치하는 경향이며, 동시에 그 자체와 일치하기 위한 분열된 주체의 노력이라는 것이다.

다음으로 크리스테바는 서구세계의 전설적인 여성 편력가로서 유혹자요, 엽색가인 돈 주안(Don Juan)과 쉐익스피어의 유명한 사랑의 비극 『로미오와 줄리엣』 그리고 가장 정교한 상징적 구축물로서 기독교의 성모 마리아 신화에 대해서 자신의 예리한 분석의 칼날을 사용하여 이들을 해부한다. 그 외에도 크리스테바가 분석의 대상으로 삼는 것은 여럿이다. 12세기 남부 프랑스의 음유시인들의 음유시로부터 비롯하여 정적주의 창시자인 잔 귀용(Jeanne Guyon; 1648-1717), 정신적 승화와 에로틱한 음란성을 동시에 지닌 보들레르(Baudelaire; 1821-1867), 정치적 사랑의 모성적 성향을 보여주는 스탕달(Stendhal; 1783-1842), 죽음이 아니면 만족시킬 수 없는 어머니의 에로틱한 장면에서 공범자가 되었던 조르주 바타이유(Georges Bataille; 1897-1962), 그들이 풍부한 은유의 베일을 씌워 예술 혹은 담론이란 형식 속에 감추어둔 에로스와 리비도의 나상을 크리스테바는 그녀 특유의 예리한 분석의 칼로 은유의 베일을 찢고 그 적나라한 실상을 드러낸다.

끝으로 크리스테바는 현대를 위기의 시대로 진단하고, 그 위기는 현대인들이 "사랑을 잃어버린 외계인들"이 됨으로써 초래되는 것으로 규정한다. 그러한 위기에 대한 처방으로서 크리스테바는 다시 한번 정신분석의 요법을 제시한다. 정신분석은 새로운 사랑의 준칙을 창시하려는 것이 아니라 사랑의 영속성을 회복하는 작업이다. 사랑에 관한 욕망을 만족시키고 재충전하기 위해 분석가는 역전이 상황에 들어가 환자를 사랑해야 한다. 분석가는 피분석자의 고통을 느끼고 이해하기 위해 자신이 피분석자의 위치에 들어갈 수 있어야 한다. 그리하여 욕망과 증오의 한복판에서 동화와 이상화를 위한 능력을 불러일으키는 사랑, 즉 전이의 사랑이 생겨난다. 이러한 전이의 사랑이야 말로 사랑의 결핍으로 괴로워하는 현대인에게 새로운 정신적 공간을 만들어 주는 처방인 것이다.

제2부
사랑과 성과 문학

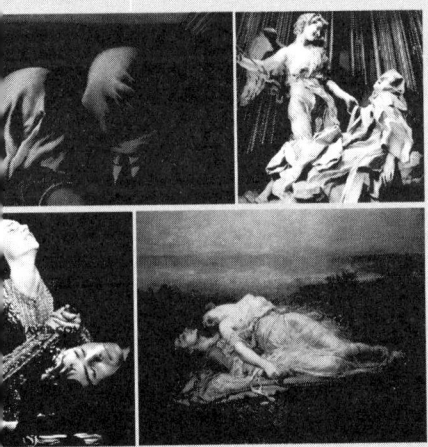

■ 사랑과 성과 문학의 상관성

> 사랑이 없는 이야기는 겨자 없는 고기와 같은 맛없는 요리이다.
> ● 아나톨 프랑스(Anatole France)

　지금까지 우리는 사랑과 성에 대한 여러 가지 다채로운 탐색의 경로를 거쳐서 마침내 그것이 문학과 만나는 그 은밀한 현장을 목격하게 된다. 그런데 여기서 우리는 잠시 한번 상상해 보기로 하자. 만약 사랑과 성이 문학을 만나지 못했더라면 어떻게 되었을까? 지금까지 우리가 탐색해 온 바처럼 그것이 철학을 만나고, 역사를 만나고, 사회·문화학을 만나고, 정신분석학을 만나서 스스로에 대한 정의와 표현을 얻은 것으로 만족할 수 있었을까? 그러한 학술적 정의와 표현만으로 사랑과 성이라는 이 뜨겁고도 신비로우며 종잡을 수 없는 대상이 자신의 온전한 모습을 과연 제대로 보여줄 수 있었을까? 대답은 아무래도 "노"일 것 같다. 그렇다면, 그 만족할 수 없는 부분을 채워줄 수 있는 것이 과연 무엇일까? 그것이 바로 문학이 아닐까 싶다. 왜냐하면 인간의 사랑과 성이 문학을 만났을 때, 비로소 그 적나라한 모습을 제대로 드러낼 수 있을 것이기 때문이다.

　지금까지 우리가 보아온 바대로 사랑과 성은 비록 종잡을 수 없는 것이긴 하지만, 그럼에도 인간성의 가장 기본적이고 본질적인 요소이다. 문학은 인간성의 이 가장 기본적이요, 본질적인 요소를 재료로 삼아 거기에다 상상력을 가해 예술적으로 표현하고, 형상화하는 것이다. 그러므로 사랑과 성이 문학을 만났을 때 그것이 가장 온전한 표현을 얻게 된다는 것은 빈말이 아니다. 그렇게 표현되고 형상화되어진 많은 문학작품들을 우리는 알고 있다. 그들을 통해서 우리는 인간의 사랑과 성이 만들어내는 각양각색의 그 현란하고도 미묘한 스펙트럼을 접하고 감동하기도 하고, 슬퍼하기도 하고, 때로는 혐오하기도 하면서 점차 인간성의 본질을 깨달아 가는 것이다. 그러므로 사랑과 성과 문학의 상관성과 문학작품을 통한 사랑과 성의 분석을 보여주는 여기 제2부는 우리가 이 책에서 사랑과 성을 이해하기 위한 마지막 관문이 될 것이다.

1. 멀고도 가까운 관계

사랑과 문학의 관계는 멀고도 가까운 관계이다. 그것이 먼 관계임을 알기 위해서는 사랑과 성과 결혼의 관계를 생각해 보면 된다. 성과 결혼은 대개의 경우 사랑에 수반되는 것으로서 사랑과는 밀접한 상관관계를 이룬다. 죽음 역시 사랑과 긴밀히 관련되어 있음을 우리는 앞에서 보아왔다. 사랑과 성과 죽음은 다같이 필연적 인간조건에 해당한다. 인간은 그 누구도 사랑과 성과 죽음의 조건에서 벗어날 수 없다. 결혼은 인간이 오랫동안 영위해온 관습이요, 제도로서 서구의 경우 특히 18세기 이후에는 사랑은 결혼이 성립하기 위한 전제조건이 되어왔다. 그러므로 사랑은 성과 죽음과 결혼과 아주 가까운 관계를 갖는다는 것은 쉽게 수긍할 수 있다.

그러나 사랑과 문학의 관계는 이러한 관계에 비해 한참 거리가 멀어 보인다. 왜 그런가? 그것은 사랑이라는 것이 인간성의 일부이며, 또한 인간이 추구하는 가치의 일부인데 비해 문학은 인간이 창조하고 애호하는 한 가지 예술형식이요, 문화현상으로서 그 범주가 서로 다르기 때문이다. 예를 들어 문학과 미술, 또는 문학과 음악이라고 했을 때 우리는 그것들이 다 같이 예술이라는 동일 범주에 속하는 것이기에 그 상관관계에 있어서 유사성이나 근접성이 쉽게 인정된다. 또 문학과 철학, 문학과 종교라고 했을 때도 그것들이 다같이 인간이 생산하고 추구해온 문화현상이요, 정신적 가치로서 어느 정도 서로간의 비교대조가 성립될 수 있는 가까운 거리로 여겨진다. 그러나 사랑과 문학의 경우 그 둘은 아무래도 동일 범주로 볼 수가 없을 것 같고, 그래서 그 둘을 동일선상에다 둔 비교대조가 성립할 수 없을 것 같다.

그러나 사랑과 철학, 또는 사랑과 과학의 관계보다는 사랑과 문학의 관계가 상대적으로 훨씬 가까워 보인다. 철학이나 과학과 문학을 비교대조하는 것은 어려운 일이 아니다. 그것들은 다 같이 인간이 추구하고 이룩해온 문화현상이다. 그러나 철학과 과학은 진리를 추구하는 학문인데 비해서 문학은 미(美), 즉 아름다움을 추구하는 예술이다. 그리하여 철학이나 과학이 추구하는 가치는 진리이다. 그리고 진리를 추구하는 정신은 냉철한 이성이요, 그것을 추구하는 방식은 엄밀성과 객관성이다. 이에 비해 문학이 추구하는 가치는 진리보다 아름다움이다. 그리고 아름다움을 추구하는 정신은 이성보다 감성과 직관이며, 그것을 추구하는 수단은 상상력이다. 상상력은 엄밀성과 객관성 대신에 가능성과 허구성을 지향한다. 가능성과 허구성이야말로 아름다움의 세계로 통하는 관문을 열어주는 수문장과 마찬가지이기 때문이다.

그러므로 사랑의 속성은 철학이나 과학보다 문학과 훨씬 가깝다고 할 수 있다. 사랑이 추구하고 지향하는 가치 역시 진리이기보다 아름다움이다. 대개의 경우 사랑하는 남녀들은 상대방의 아름다움에 이끌리고 현혹하게 된다. 또한 사랑하는 사람들은 그들 스스로가 아름다워 보인다. 사랑을 유발시키는 힘은 뜨거운 감정이요, 열정이지 차디찬 이성이 아니다. 흔히 차디찬 이성은 뜨거운 사랑의 열정을 식혀서 죽여버리는 역할을 한다. 그러므로 이성보다 감성의 힘에 바탕하여 아름다움을 추구하면서 정신적으로든 육체적으로든 환희와 고뇌를 맛보게 되는 사랑은 철학이나 과학보다는 문학에 훨씬 가깝다고 할 수 있을 것이다.

그러나 사랑과 문학의 관계가 가깝다는 것은 이에서 그치지 않는다. 사랑과 문학의 관계를 더욱 긴밀하게 하는 것은 사랑이 문학의 대표적 제재로서 널리 사용되어 왔다는 점이다. 문학에 있어서 제재(題材; subject)란 작가가 작품에서 다루게 되는 주된 이야기 재료를 말한다. 작가는 이러한 제재에 예술적인 형상화 작업을 거쳐 작품을 만들어 낸다. 문학은 대개의 경우 인간의 경험을 제재로 채택하여 그것에 예술적 형상화 작업을 가하여 작품을 만들어 내는데, 인간의 경험 가운데서 아마도 가장 중요한 것이 사랑이 아닐까 한다. 그러므로 사랑이 문학작품의 제재로서 가장 빈번히 사용되어 왔다고 할 수 있다.

사랑과 문학의 또 한 가지 긴밀한 관계는 문학작품을 창작하는 작가(시인도 포함해서)의 사랑과 문학과의 관계이다. 인간은 누구나 사랑을 한다고 할 수 있겠지만, 문학작품을 창작하는 작가들은 특히 사랑의 명수들이다. 철학자나 과학자가 대개 이성적이고 논리적인데 반해, 작가나 예술가들은 대개 감성이 풍부하고 정열적이며 또한 아름다움을 추구하고 아름다움에 대해 민감하게 반응하는 사람들이라고 할 수 있다. 그러므로 작가들이 특히 사랑에 빠지기 쉬운 기질이라는 것은 충분히 수긍이 간다. 그러므로 작가는 보통 다른 사람들보다 더욱 사랑에 빠지기 쉬운 사람들이라고 할 수 있고, 그들이 자신의 인생에서 겪은 사랑의 체험이 곧잘 그의 문학작품의 제재가 된다고 할 수 있다.

그러므로 사랑과 문학의 관계가 멀고도 가까운 관계임은 위의 여러 가지 사실에서 충분히 입증이 된다. 그 둘은 범주상으로는 먼 관계이지만 그 속성으로 보면 가까운 관계이다. 사랑과 문학이 가까운 관계라는 사실은 사랑이 문학의 가장 선호되는 제재라는 점에서도 그러하고, 또한 문학을 창조하는 작가들이 대개는 사랑의 명수라는 점에서도 그러하다고 할 수 있을 것이다.

2. 문학속의 사랑

그럼 이제 사랑을 제재로 삼고 있는 문학작품 속의 사랑을 보도록 하자. 엄밀히 말하면 사랑을 제재로 삼지 않은 문학작품이 거의 없다고 해도 과언이 아닐 것이다. 서양 최고의 고전으로서 헬레니즘의 문학적 원류라고 할 수 있는 호머(Homer)의 대 서사시『일리어드』(*Iliad*)와『오디세이』(*Odyssey*)도 사랑의 문제가 그 기본적인 제재가 되고 있다는 점을 대개는 간과하고 있다.『일리어드』는 고대 그리스와 트로이(Troy) 간에 벌어진 소위 트로이 전쟁의 일부를 다룬 서사시이다. 그런데 이 트로이 전쟁 발단의 원인에서 우리는 서구인의 사랑의 한 가지 기본적인 원형을 발견하게 된다. 즉 트로이 전쟁은 트로이의 왕자 파리스(Paris)가 그리스 제일의 미녀이며, 그리스의 여러 도시국가 중에서도 한 강력한 국가인 스파르타(Sparta)의 왕 메넬라우스(Menelaus)의 아내이기도 한 헬렌(Helen)을 탐내어 그녀를 트로이로 납치해 간 사건이 발단이 된다. 이 사건은 즉, 사랑은 아름다움을 탐하고, 아름다움을 탐한 결과는 비극(전쟁과 파멸과 죽음)을 초래하게 된다는 사실을 웅변적으로 증언해 준다.

『일리어드』에서의 사랑이 외부에서 아름다움을 취하고자 하는 외부 지향적인 사랑이라고 한다면,『오디세이』에서의 사랑은 외부에서 내부로 회귀하는 회귀적이고, 내부 지향적인 사랑이다. 즉, 그것은 트로이 전쟁에 출전했던 오디시우스(Odysseus)가 전쟁이 끝나고 자기의 고국 이타카(Ithaca)로 돌아가면서 겪게되는 여러 가지 사건과 관련된 사랑이다. 오디시우스는 먼저 매혹적인 마녀 키르케(Kirke)에 잡혀 1년동안, 그리고 다시 바다의 요정 칼립소(Calypso)에 잡혀 7년동안을 허송세월하다가 탈출하는 등, 온갖 우여곡절을 겪은 끝에 결국 20년만에 고국으로 돌아가는데, 고국과 가족을 향한 그의 끝없는 회귀의 열망은 곧 내부로 지향하는 고국애와 가족애가 된다. 오디시우스의 이러한 가족애는 돌아오지 않는 아버지를 찾아 길을 떠났던 아들 텔레마커스(Telemachus)와 만나게 되고, 마침내 20년이 넘도록 돌아오지 않는 남편을 기다리며 온갖 외부의 유혹과 협박에도 불구하고 끝내 정절을 지켰던 정숙한 아내 페넬로프(Penelope)의 극진한 사랑으로 보상을 받게 된다.

　헬레니즘의 문학적 원류가 『일리아드』와 『오디세이』라면, 헤브라이즘의 문학적 원류는 다름 아닌 기독교 성서이다. 성서는 비단 종교서로서 뿐만 아니라 문학서로서도 전혀 손색이 없는 인류의 영원한 고전인 것이다. 성서 가운데는 구약에서도 사랑과 관련된 내용이 없지 않으나, 구약보다는 신약이 아무래도 사랑이라는 문제와 더 깊이 관련되어 있다. 신약성서는 그 자체가 사랑의 복음서라고 해도 과언이 아닐 것이다.

　신약성서에 나타나는 사랑은 앞의 헬레니즘 양식과는 다른 특별한 사랑의 유형을 보여주는데, 그것이 곧 아가페적 사랑이다. 아가페적 사랑은 신약성서의 근본정신에 해당하는 것으로서 그것은 우선 죄 많은 인간에 대한 하느님의 사랑으로서 나타난다. 그리고 그러한 하느님의 사랑은 인간으로 육화된 하느님의 아들 예수 그리스도에 의해서 실천된다. 그는 자기 자신의 육화된 생명을 인간을 위해 희생함으로써 인간에 대한 하느님의 사랑을 실천하는 것이다. 또한 그는 인간을 위해 위대한 사랑의 복음을 설파하는데, 그것이 하느님을 향한 인간의 사랑과 인간 상호간의 이웃사랑인 것이다. 그러므로 아가페적 사랑은 하느님의 인간에 대한 사랑과 인간의 하느님에 대한 사랑, 그리고 인간 상호간의 사랑이 모두 포함되는 이타적인 사랑인 것이다.

신약성서에 나타나는 사랑이 이러한 아가페적 사랑뿐이라면 그것이 종교서로서는 몰라도 문학서로서는 미흡한 감이 들 것이다. 그것이 문학서로서도 손색 없게 하는 요인 가운데 하나는 이러한 성스러운 아가페적 사랑만이 아니라 그것과는 또 다른 차원의 지극히 인간적인 사랑을 엿볼 수 있는 점 때문이다. 그것은 바로 예수 그리스도와 막달라 마리아와의 관계에서 발견하게 되는 인간적인 사랑이다. 누가복음 7장 37절에서 8장 2절까지를 보면 막달라 마리아는 본래 죄짓고 귀신들린 여자이나 예수를 지극 정성으로 믿고 사랑하고 존경함으로써 죄사함을 얻게되고, 구원을 받은 여자이다. 그녀는 처음 예수를 만나 "울며 눈물로 그 발을 적시고 자기 머리털로 씻고 그 발에 입맞추고 향유를" 붓기까지 한다.
　그녀의 이러한 행위에 대해 예수 역시 솔직한 호감을 표시한다. 그 후부터 막달라 마리아는 계속해서 예수의 뒤를 따라 다니는 여인이었으며, 예수가 죽고 부활할 때까지도 예수의 곁을 떠나지 않는 여인이었다. 막달라 마리아의 이러한 지극 정성에 대해서 예수 역시 무심할 수 없었을 것이다. 사실 막달라 마리아에 대한 예수의 특별한 호의를 엿볼 수 있게하는 장면이 신약성서 곳곳에서 발견된다(누가복음 7장 37-50, 요한복음 20장 15-18). 그러한 장면들로 유추해 보건대 예수와 막달라 마리아의 관계는 보편성을 띤 아가페적 사랑의 관계가 아니라 보다 특수한 남녀간의 인간적인 사랑과 존경의 관계임을 엿볼 수 있다.

　서구 중세에는 기독교의 득세로 인하여 결혼한 부부 이외 남녀간의 사랑이 용납되지 않았다. 그러나 억압이 지나치면 항상 그것에 대한 반작용이 있기 마련이다. 결혼에 대한 그러한 반작용으로 나타나는 것이 소위 궁정풍 사랑(courtly love)이다. 앞에서도 본 것처럼 궁정풍 사랑은 중세의 기사들과 신분이 높은 귀부인들 사이에 성행했던 사랑의 행태로서 이러한 궁정풍 사랑을 제재로 삼은 대표적인 문학적 고전이 트리스탄과 이졸데(또는 이즈)의 로맨스이다. 이 로맨스는 고대 켈트족의 설화로서 12세기부터 이를 다룬 여러 편의 판본이 있어 왔지만, 그 중에서도 대표적인 것이 12세기 말에 나온 베룰(Beroul)의 『트리스탄과 이즈』(Tristan et Yseut)와 13세기 초에 나온 고트프리트(Gotterfrid de Strasbourg)의 『트리스탄과 이졸데』(Tristan et Isolde)이다. 이들에 기초하여 19세기의 유명한 작곡가 바그너(R. Wagner)는 이를 총 3막의 오페라 『트리스탄과 이졸데』(*Tristan und Isolde*)로 만들었으며, 1900년 죠제프 베디에(Joseph Bedier)는 『트리스탄과 이즈 이야기』(*Le Roman de Tristan et Yseut*)라는 보다 현대적 산문 로맨스로 각색하였다.

트리스탄과 이졸데의 사랑은 열정적 사랑이요, 탈선의 사랑이다. 그들은 사랑의 묘약을 마시고 사랑의 열정에 휩싸이게 됨으로써 금지의 선을 넘어 탈선의 사랑에 빠지게 된다. 트리스탄은 중세 영국 콘월(Cornwall) 지역의 영주였던 마크(Mark)왕의 조카로서 콘월 최고의 기사이며, 이졸데는 아일랜드의 아름다운 공주로서 마크왕의 왕비이다. 그러한 신분에 있는 두 사람이 사랑에 빠진다는 것은 불륜이며 불충으로서 용서할 수 없는 대죄를 짓는 셈이 된다. 그러나 그들은 사랑의 묘약을 마셨기 때문에 불가항력적으로 사랑의 정염에 휩싸이게 되고, 그 결과는 도피와 추방과 죽음으로 이어지게 된다.

이 로맨스는 서구적 사랑의 한 가지 등식과 모델을 만들었고, 그리하여 그후 서구문학에 나타나는 사랑의 한 가지 중요한 원형이 된다. 즉 그것은 사회적 관습과 윤리에 의해 설정된 금지의 선을 넘어서는 불륜의 사랑이며, 그러한 금지의 선을 넘게하는 것은 열정의 힘이기 때문에 열정의 사랑이며, 그 결과는 파멸과 죽음으로 끝나는 비극적 사랑인 것이다.

『트리스탄과 이졸데』가 중세의 대표적인 사랑의 로맨스라면, 중세를 지나 르네상스기에 나타난 대표적인 사랑의 비극은 쉐익스피어의 『로미오와 줄리엣』(*Romeo and Juliet*)일 것이다. 『로미오와 줄리엣』은 르네상스 시대 이태리의 아름다운 도시 베로나(Verona)를 무대로 오랫동안 서로 반목하는 두 명문가의 자녀 사이에 운명적으로 전개되는 사랑과 죽음의 이야기이다. 몬태규(Montague) 가문의 아들 로미오와 캐퓰릿(Capulet) 가문의 딸 줄리엣이 그들이다. 그들은 르네상스시대 명문가의 자녀들답게 더할 수 없이 밝고 활기차며 순수하고 아름다운 젊은이들로서 서로 상대방에게 최고의 연인이 되기에 손색이 없다. 그러기에 그들은 서로 상대방의 정체도 모른 채 무도회에서 처음 만나자 말자 사랑에 빠지게 되고, 상대방의 정체를 알았을 땐 이미 피할 수 없는 숙명적 사랑의 덫에 걸린 후임을 깨닫게 된다. 줄리엣은 "나의 유일한 사랑이 유일한 증오심에서 태어나다니! 모르는 동안에 너무 일찍 와버렸고, 알고 났을 땐 이미 때는 늦었구나. 증오의 대상인 원수 집안 사람을 사랑해야 하다니, 불길하고 흉측한 사랑이어라."라고 탄식한다.

그러나 이 대사에서 이미 이들의 사랑의 성격과 운명적 결말은 암시된다. 그것은 한 마디로 열정적 사랑이다. 열정적 사랑은 아름다움에 의해서 발화된다. 로미오와 줄리엣, 그들은 모두 서로의 아름다움에 매혹되어 사랑에 빠진다. 이럴 때 그들의 사랑을 방해하는 요소는 오히려 사랑의 열정을 더욱 고조시키게 된다. 이 작품에서 그들의 사랑을 방해하는 요소는 두 가문의 적대관계이다. 그들의 사랑은 이 방해요소 때문에 현실적인 성공을 거둘 수는 없다. 그러므로 이러한 현실을 뛰어넘어 그들의 사랑을 영원하게 할 수 있는 것은 오직 죽음 뿐이다. 그러므로 이 작품은 두 연인의 죽음으로 끝난다. 둘 다 상대방의 죽음을 보고 자신도 따라서 죽는다. 로미오는 수면제를 먹은 줄리엣이 정말 죽은 줄 알고 자살하고, 수면제에서 깨어난 줄리엣은 로미오의 죽음을 보고 또한 자살한다. 그러므로 그들은 죽음으로써 현실의 사랑의 벽을 뛰어넘어 영원한 사랑에 이른다.

『트리스탄과 이졸데』, 『로미오와 줄리엣』이 열정적 사랑이 필연적인 결과로서 맞게되는 죽음을 미화한 작품이라면, 그것을 엄격하게 단죄하는 작품이 17세기 프랑스 절대왕정 시대를 대표하는 고전 극작가 중의 한 사람인 라신느(Jean Baptiste Racine; 1639-99)의 대표작 『페드르』(Phedre)이다. 이 작품은 라신느가 고대 그리스의 비극작가 유리피데스(Euripides)의 비극 작품 『힙포리토스』(Hippolytus)를 개작해서 쓴 작품이다. 아테네의 테제왕이 원정간 사이 왕비 페드르는 의붓아들인 이폴리트에 대한 연정을 누를 길이 없어 고민하다가 테제왕의 죽음을 알리는 그릇된 보고를 받고 이폴리트에게 자기의 마음을 호소한다. 그러나 귀국한 테제왕은 유모 에노스로부터 이폴리트가 의붓어미와 간통했다는 고자질을 듣고 격분하여 자식에게 신의 징벌이 내리기를 기원한다. 이폴리트는 아버지의 분노를 피하여 아버지가 금하는 원수 집안의 딸인 아리시와 함께 달아나려고 하나 해신(海神) 포세이돈의 손에 의해 비명에 죽는다. 이폴리트의 죽음의 소식을 접한 페드르도 치욕과 절망 속에서 자살한다.

『트리스탄과 이졸데』, 『로미오와 줄리엣』의 열정적 사랑과 죽음을 미화한 것이 중세와 르네상스의 낭만적 정신이라면, 『페드르』 속에서 그것을 죄와 치욕으로 엄혹하게 단죄하는 것은 고전주의의 이성적 윤리이다. 그것은 열정이 범하게 되는 최악의 죄의 모델로서 근친상간(incest)을 제시한다. 『트리스탄과 이졸데』에서 사실상의 숙모인 이졸데와 조카인 트리스탄 사이에 발생하는 사랑에 대해서는 그것을 근친상간으로 치죄하는 기미는 전혀 찾아볼 수 없다. 그러나 의붓어미와 자식 관계인 페드르와 이폴리트 사이에 발생하는 사랑의 열정에 대해서는 그것을 최악의 중죄로서 단죄한다. 그렇게 함으로써 이성 존중의 고전주의는 부적절한 관계의 사랑에 대한 처벌로서 신의 응보로서의 죽음을 내리고, 질서를 회복하고자 한다.

> 내 눈으로부터 천상의 빛을 가리는 죽음이
> 그들이 더럽힌 순결을 회복한다.
> 그녀가 죽는다, 오 주여!
> 그녀의 그 치욕스런 행위에 대한 기억이
> 그녀와 함께 사라질 수 있기를!

루소(Jean-Jacques Rousseau)의 『신 엘로이즈』(*La Nouvelle Heloise*)는 소설문학에서 낭만적 사랑의 최초의 본보기를 제시했다는 점에서 중요하다. 18세기 후반부터 나타나기 시작한 소위 낭만적 사랑은 사랑을 이상화하고 또한 사랑하는 대상을 이상화하는 사랑이다. 그것은 종종 열정적 사랑에 있어서 필수적인 요소인 정욕을 억제하는 경향이 있다. 이는 그것이 사랑의 대상을 이상화하기 때문만은 아니며, 그보다 오히려 어떤 정신적인 커뮤니케이션, 즉 서로에게 부족한 부분을 보완해 주는 성격을 띠는 영혼의 만남을 가정하기 때문이다. 낭만적 사랑의 발생은 소설의 출현과도 무관하지 않다. 앤소니 기든스는 "낭만적 사랑의 발생은 소설의 출현과 얼마간 일치한다. 이 둘의 결합은 새로 발견된 서사형식의 하나였다"[1]고 말한다. 루소는 그의 『신 엘로이즈』에서 낭만적 사랑과 소설이란 문학장르를 전범적으로 결합시킨 셈이었다.

『신 엘로이즈』는 중세의 유명한 철학자 아벨라르(Abelard)와 그의 제자이며 연인이며 아내였던 엘로이즈라는 이상적인 한 쌍의 스타 커플을 모델로 하여 18세기 후반에 새로운 한 쌍의 이상적인 연인을 창조한다. 그들은 중류계급 출신의 가정교사 생 프뢰(Saint-Preux)와 귀족계급인 그의 제자 줄리(Julie)이다. 그들은 신분의 차이를 뛰어넘어 열렬한 사랑에 빠지지만, 결혼에 이르지는 못한다. 줄리의 아버지 데땅쥬 남작(Baron d'Etange)은 딸을 같은 귀족계급 청년인 볼메르(Wolmer)에게 결혼시키고자 한다. 아버지에게 충실한 딸인 줄리는 결국 아버지의 요구를 받아들여 볼메르와 결혼하고, 생 프뢰는 사랑의 상처를 치유하기 위하여 세계일주 여행을 떠난다.

결혼생활에서 줄리는 생 프뢰에 대한 자신의 감정을 잊는데 성공한다. 그리고 아내로서, 어머니로서, 명망 있는 가정의 여주인으로서 부족함이 없이 행복을 누린다. 그러다가 수년 후 여행에서 돌아온 생 프뢰가 다시 이 집 아이들의 가정교사로 고용된다. 가족들은 모두 조화롭게 생활하고, 생 프뢰와 줄리 사이의 옛 사랑은 단지 희미한 추억으로 남아 있을 뿐이다. 그러던 어느 날 이 조화롭고 평화롭던 가정에 뜻밖의 재난이 찾아온다. 줄리가 자기 아이들 중 하나가 물에 빠지는 걸 구하려다 자신이 큰 상처를 입고 병상에 눕는다. 병상에 누워 혼자가 되어서야 그녀는 마침내 자기 내면의

---

1) 앤소니 기든스 지음 / 배은경 황정미 옮김. 『현대사회의 성·사랑·에로티시즘』 (새물결, 2001), 78~79 쪽.

진실에 직면한다. 그것은 생 프뢰에 대한 자신의 사랑이 결코 죽지 않았다는 사실이었다. 그녀는 그 진실을 고백하고 세상을 떠난다.

이 소설은 1761년에 출판되자 말자 대성공을 거두어 40년동안 무려 72판을 거듭했다고 한다. 그것이 그러한 대성공을 거둘 수 있었던 것은 무엇보다도 종전 이성 존중의 고전주의 문학과는 달리 감성 존중의 낭만적 성향을 띠었기 때문이었다. 그것은 스위스의 레만호를 주된 배경으로 하여 아름다운 자연에 대한 뛰어난 묘사와 함께 낭만적인 사랑의 이야기가 전개되어 독자의 감정에 호소하는 바가 컸고, 특히 육체적 욕망이나 현실적인 결혼을 넘어서서도 이상적인 정신적 사랑이 성립될 수 있다는 낭만적 사랑의 전범을 보여줌으로써 그것이 널리 독자 대중의 호응을 받을 수 있었기 때문이다.

루소의 『신 엘로이즈』에 이어 낭만적 사랑의 또 하나의 전범을 보여준 작품이 유명한 괴테(Johann Wolfgang von Goethe)의 『젊은 베르테르의 슬픔』(Die Leiden des jungen Werthers)일 것이다. 루소에게서 낭만주의가 자연회귀의 온화한 사상으로 나타났다면, 괴테의 낭만주의는 보다 더 격렬한 형태인 '질풍노도'(Sturm und Drang)의 운동으로 나타났다. 이는 18세기 후반 독일에서 일어난 과격한 낭만주의 문학운동으로서 계몽주의의 이성적 형식주의에 반항하여 개성의 해방과 주관의 자유를 주장했다. 괴테의 『젊은 베르테르의 슬픔』은 이러한 질풍노도의 시대를 대표하는 작품으로서 낡은 사회의 인습에서 벗어나고자 했던 당시의 젊은이들에게 엄청난 감동과 충격을 준 소설이었다.

이 소설의 줄거리는 간단하다. 서간체 형식으로 쓰여진 이 작품은 2부로 나뉘어져 있는데, 1부는 베르테르가 베슬러라는 한적한 시골로 가서 아름다운 자연을 관조하며 행복한 생활을 영위하던 중 어느 무도회에서 로테(Lotte)라는 처녀를 만나게 되어 그녀의 순박하고 아름다운 모습에 깊은 감명을 받고 사랑에 빠지게 된다. 그러나 로테는 이미 약혼한 몸이었고, 그녀의 약혼자 알베르트는 건실한 실무형의 청년으로서 이미 안정된 사회적 지위를 누리고 있었다. 베르테르는 끝없는 사랑에의 열정과 그 사랑의 이루어질 수 없는 현실에 고민하다가 결국 로테를 떠나게 된다.

　2부에서는 베르테르가 로테를 떠난 후 얼마동안 외교관으로서 공직생활을 하게 된다. 그러나 공직이란 원래가 부패하고 인습적인 관료주의가 지배하는 사회로서 베르테르와 같은 순수한 젊은이가 적응하기에는 너무도 거리가 먼 세계였다. 결국 베르테르는 공직생활을 청산하고 다시 로테에게로 돌아간다. 그러나 이미 알베르트의 아내가 되어 있는 로테와의 사랑은 현실적으로 이루어질 수 없는 사랑이었고, 그러한 현실을 넘어서는 방법으로 베르테르가 마지막으로 선택한 것은 자살이었다. 그는 알베르트에게서 빌린 권총으로 자살함으로써 그의 열렬하고 순수한 사랑을 가로막는 현실의 장벽을 벗어나고자 했던 것이다.

　로테에 대한 베르테르의 사랑이 어떠한 사랑인지는 작품 속에 잘 나타나고 있다. 베르테르는 친구 빌헬름에게 보낸 편지 속에서 사랑에 대해 이렇게 말한다.

　　내가 자네에게 비유를 한 가지 들어보지. 한 젊은 청년이 어떤 아가씨에게 연정을 품고 날이면 날마다 그녀의 곁에서 지내며 자기는 그녀를 위해서 모든 것을 다 바치고 있다는 것을 나타내기 위해 자기의 힘과 재산을 모두 탕진해 버렸다고 하세. 그런데 그 때 어떤 공직에 종사하는 속물 하나가 나타나서 그 젊은이에게 이렇게 말했다고 하세. "여보게 젊은이, 내 말 좀 들어보게! 사랑을 하는 것은 인간으로서 당연한 일이라고 하겠지만, 단 인간다운 사랑을 해야 된다네. 자기 시간을 둘로 나누어서 한 쪽은 일을 하는데 충당하고, 다른 한 쪽, 즉 쉬는 시간을 여자에게 바치도록 하게. 자네 재산도 잘 헤아려서 필요한 경비를 빼고 나머지를 가지고 여자에게 선물을 하는 것쯤은 나도 말리지 않겠네. 그것도 너무 자주 해서는 안되고, 여자의 생일이라든가, 세례일 같은 날에 한해서 하도록 하게." 만약 그 젊은이가 그런 충고에 따른다면 그는 쓸만한 인물이 될 걸세. 나 자신도 그런 젊은이를 직원으로 채용해 달라고 어떤 영주에게라도 추천하고 싶네. 하지만 애인으로서는 그는 그것으로써 끝장이란 말일세.

그러므로 베르테르의 사랑은 이기적인 계산이 전혀 없는 온전하고 순수한 사랑이다. 그는 자기자신의 모든 것을 아무런 타산이나 제한 없이 사랑하는 사람을 위해서 바치고자 한다. 그는 사랑에 있어서도 적당히 타산적이고, 약싹빠르게 한계를 두는 그런 현실적이고 속물적인 실무형의 인간을 경멸한다. 그러한 베르테르에게 사랑하는 로테가 이미 다른 사람의 아내로서 현실적으로 사랑이 실현 불가능하게 되었을 때, 그가 선택할 수 있는 카드가 무엇이겠는가? 그는 자기의 사랑을 가로막는 현실의 장벽을 넘어서는 수단으로서 선택한 것이 다름 아닌 자살이었다. 그러므로 그의 자살은 결코 현실의 도피나 사랑의 포기가 아니라, 온전하고 순수한 사랑을 위한 현실 초월의 한 가지 방법이었다.

이와 같이 사랑을 위해 현실을 초월하는 낭만적 사랑의 시대를 지나 19세기 후반에 이르러 러시아의 대 문호 톨스토이와 도스토에프스키라는 위대한 휴머니스트의 문학을 통해서 나타나는 휴머니즘적 사랑의 양상을 보도록 하자. 먼저 톨스토이의 생애와 작품은 그 전체가 휴머니즘으로 일관하고 있지만 사랑의 휴머니즘적 양상이 가장 잘 나타난 작품은 그가 70대에 이르러 발표한 『부활』이다. 『부활』은 그가 인생의 원숙기에 발표한 작품이니만치 그의 휴머니즘 사상이 가장 잘 무르익어 용해된 작품이라고 할 수 있다.

이 작품의 주인공 네프류도프 공작은 톨스토이 자신의 자전적 인물로서 그는 어느날 어떤 재판소에 배심원으로 나갔다가 살인 절도 혐의를 받고 재판을 받는 카츄샤라는 한 여인을 만난다. 그런데 그녀는 청년시절에 자기가 정욕의 대상으로 삼아 유린했던 그 카츄샤였던 것이다. 그녀는 자신이 저지른 일순간의 과오로 임신을 하게되고, 하녀 겸 양녀로 있던 집을 쫓겨나서 온갖 시련을 겪은 끝에 결국에는 창녀로 전락하게 된다. 그러다가 그녀는 스멜리코프라는 어느 돈 많은 상인의 살인 용의자로 지목되어 재판을 받는 지경에 이른 것이다.

네프류도프는 카츄샤의 타락의 원인이 자기에게 있음을 깨닫고 양심의 깊은 가책을 느껴 그녀의 감형운동에 나서게 된다. 그러는 과정에 그는 토지 사유제도에 기반한 러시아 귀족사회와 이를 유지하기 위한 형벌제도의 모순과 부패를 목격하고 자신이 속한 사회계급과 제도에 대한 깊은 회의와 고뇌를 겪는다. 그 결과 그는 귀족의 신분으로 카츄샤라는 한 여자 죄수를 따라 시베리아 유형을 자청하게 되고, 시베리아의 황량한 벽지에서 속죄의 생활로 인한 깨달음을 통해서 영혼의 부활을 경험하게 된다는 이야기이다.

톨스토이는 그의 『인생론』에서 이른바 "동물적인 욕망"에 따른 이기적 사랑과 동물적인 개인의 행복을 버린 "자기 희생적인 사랑"에 대하여 말한 바 있는데, 앞에서 말한 네프류도프가 카츄샤를 정욕의 대상으로 삼아 유린하는 장면이 동물적인 욕망에 따른 이기적 사랑이었다면, 그가 귀족으로서의 자신의 모든 특권을 포기하고 카츄샤를 따라 시베리아로의 유형을 자청하여 온갖 시련을 감내하는 것은 그의 동물적인 개인의 행복을 포기한 참다운 "자기 희생적인 사랑"으로서 그 사랑을 통해 그는 오히려 자기 영혼의 부활과 갱신을 얻게 되는 것이다.

이와 같은 휴머니즘적 사랑은 톨스토이와 같은 동시대의 문호로서 그와 쌍벽을 이룬 도스토에프스키의 『죄와 벌』에서도 나타난다. 『죄와 벌』에서는 페테르부르그의 빈민가에 거주하는 한 가난한 대학생 라스콜리니코프가 돈 많은 전당포 노파를 살해하고 돈을 강탈한다. 그는 이른바 초인사상에 물들어 인간을 두 가지 부류로 분류한다. 즉 보통의 평범한 사람들은 기존의 사회 규범과 질서를 준수해야 하지만, 마호메트나 나폴레옹 같은 특별한 부류의 사람들은 그러한 규범과 질서를 넘어서서 스스로 새로운 규범과 질서를 창조한다. 그러기 위해서 그가 저지르는 범죄는 범죄가 아니라는 것이다.

라스콜리니코프는 전당포 노파를 살해하는 자신의 범죄행위를 이러한 초인사상에 따라 정당화하려고 하지만, 그가 범행 도중 노파의 여동생까지 우발적으로 살해하게 됨으로써 양심의 가책을 느끼게 된다. 범행 자체는 완전 범죄이고 범행의 동기가 초인사상에 따른 것이라면 양심의 가책에서도 벗어나야 할텐데, 그러지 못한채 괴로워하며 방황하다가 그가 찾아가는 곳이 창녀 소냐의 집이다. 소냐는 그녀의 가정에 닥친 불행과 가난으로 가족의 호구지책을 위해 비록 창녀가 되었지만, 결코 더럽혀지지 않은 마음의 순결성을 지니고 있을뿐만 아니라 그리스도적 사랑의 화신으로 묘사되고 있는 여인이다. 그는 소냐에게 자기의 범행을 고백하고, 소냐는 그에게 자수할 것을 간청한다.

결국 그는 그의 영혼을 구제하기 위하여 자수를 권유하는 소냐의 도덕적 감화에 굴복하여 자수를 하게 되고, 재판 결과 8년형의 시베리아 유형에 처해진다. 소냐 역시 그를 뒤쫓아 가서 감옥 가까이에 살면서 그의 갱생을 돕는다. 그는 소냐를 무시하지만 소냐는 오직 사랑으로 그를 돌보며 그의 영혼의 구원을 위해 헌신한다. 그도 마침내 소냐의 그러한 헌신적 사랑에 감동하여 갱생과 부활의 세계로 접어들게 된다.

19세기를 지나고 20세기에 접어들면 문학 속에 나타나는 사랑의 양상도 크게 달라지게 된다. 특히 20세기 초에 일어난 1차 세계대전은 지금까지 이어져온 19세기적 전통과 가치를 뿌리채 뒤흔들어 놓았다. 전쟁으로 인한 파괴와 살육은 외면적 물질적 세계뿐만 아니라 인간 내면의 정신까지도 황폐하게 만들었다. 무엇보다도 사람들은 지금까지 그들이 신봉해 오던 질서와 가치에 대한 믿음을 상실하게 되고 환멸과 절망에 빠져들었다. 미국에서 1차대전에의 참전과 전후의 그러한 황폐상의 기류를 함께 공유하고 있는 세대를 일컬어 흔히 '잃어버린 세대'(Lost Generation)라 한다. 이 잃어버린 세대의 환멸을 대표하는 작가가 어네스트 헤밍웨이(Ernest Hemingway)와 스콧 피처제럴드(F. Scott Fitzgerald)이다.

헤밍웨이는 그의 처녀 장편 『태양은 또다시 떠오른다』(*The Sun Also Rises*)에서 잃어버린 세대의 환멸과 함께 그들의 불모의 사랑을 보여준다. 헤밍웨이 자신이 그랬던 것처럼 1차대전 후 불란서 파리에는 미국의 소위 국적이탈자들이 모여들었다. 그중 한 인물이 제이크 반즈(Jake Barnes)인데,

그는 현재 미국의 파리 주재 신문기자로서 활동하고 있지만, 1차대전 때 이태리 전선으로 비행하다가 부상을 입고 성기능을 상실한 불구자이다.

그러나 그는 영국군 간호원 출신의 브렛 애쉬리(Brett Ashley)를 만나 여러 가지 우여곡절을 겪긴 하지만, 둘은 서로가 사랑하고 있음을 확인하게 된다. 하지만 불모의 황무지에서의 식물처럼 그들의 사랑은 결실을 맺을 수 있는 사랑이 아니었다. 그것은 전후의 황폐한 황무지에서 자라난 불모의 사랑이었던 것이다.

한편 헤밍웨이와 같은 잃어버린 세대이며 친구였던 스콧 피처제럴드 역시 그의 대표작 『위대한 개츠비』(The Great Gatsby)에서 또 다른 모습으로 전후 사랑의 환멸을 그리고 있다. 이 작품 속에 등장하는 주인공 개츠비라는 인물 역시 1차대전에 참전했던 인물이다. 그는 원래 미국 중서부의 한 가난한 시골 청년이었는데, 그가 가난했던 시절 가난 때문에 잃어버린 한 매력적인 여인 데이지(Dasy)의 사랑을 되찾기 위해 불법적 수단으로 물질적 부를 획득한다. 즉 그는 1920년대 소위 미국에 주류금지법이 시행되고 있던 시절에 주류밀매를 통한 벼락부자가 되어 데이지에게 나타난다. 그러나 데이지는 지금 이미 남의 아내가 되어 있다. 그럼에도 불구하고 그는 데이지의 저택 가까이에 그보다 더 크고 어마어마한 대저택을 구입하여 밤마다 화려한 파티를 벌인다. 언젠가 그녀가 그 파티에 나타나기를 바라고서.

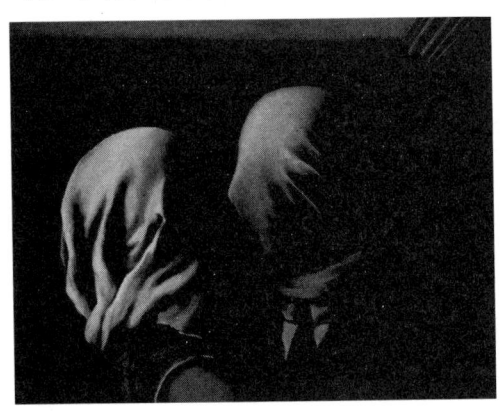

마그리트 〈연인〉

헤어진지 5년만에 마침내 그는 그 파티장에서 데이지를 만나고, 그들은 일순간 과거의 사랑을 다시 회복하는 듯 했다. 그러나 그것은 환상이며, 착각이었다. 그들이 같이 드라이브를 하던 도중 데이지가 자동차 사고를 내고 곤경에 처하게 되자 그녀는 오히려 몸을 사린다. 그 결과 개츠비가 오히려 사고를 낸 범인으로 오해를 받고, 그 사고로 죽은 여자의 남편에 의해 살해 당한다.

그렇게 일순간 다시 타오르는 듯 했던 그들의 그 사랑의 불꽃놀음은 개츠비가 연출했던 그 화려한 파티장의 불꽃처럼 허망하게 꺼지고 만다. 개츠비가 벌인 그 화려한 파티가 진실이 아니었듯이 그들의 사랑 또한 진실이 아니었다. 그것은 물질에 의해서 장식되고, 필요에 따라서 편리하게 변할 수 있는 그런 사랑이었다. 겉치장만 요란하고 화려했던 그 파티가 덧없는 것이었듯이 그들이 벌인 그 사랑의 불꽃놀음 또한 지극히 찰나적이고 덧없는 환멸의 불꽃축제에 불과했던 것이다.

그러나 잃어버린 세대가 보여주는 환멸과 불모의 사랑도 20세기에 나타나는 사랑의 병적 증상의 서막에 불과했다. 20세기 작가들은 지금까지 사랑과 성에 드리워져 왔던 장막을 용감하게 걷어 치웠다. 그 점에 있어서 가장 용감했던 작가가 아마도 D. H. 로렌스(Lawrence)와 헨리 밀러(Henry Miller)일 것이다. 로렌스는 『채털리 부인의 사랑』(*Lady Chatterley's Lover*)에서, 밀러는 『북회귀선』(*Tropic of Cancer*)과 『남회귀선』(*Tropic of Capricorn*) 등의 그의 소설에서 성에 대한 직접적이고 노골적인 묘사를 통해 지금까지의 모든 터부를 팽개치며, 성을 불모의 현대 문명에 대한 해방적 힘으로서 문학의 중심 주제로 삼았다.

그러자 뒤이어 오는 작가들도 각기 나름대로 보다 용감하게, 보다 솔직하게 사랑과 성에 접근하는 모습을 보여 주었다. 그러나 이제 정상적인 모습의 사랑과 성을 통해서는 더 이상 20세기 독자들의 관심을 끌 수 없다고 보았기 때문일까? 아니면 20세기 후반에 나타난 사랑과 성의 일반적인 양상이 그렇게 모두 도착적으로 변한 때문일까?

블라디미르 나보코프(Vladimir Nabokov)는 『롤리타』(*Lolita*)에서 12살 어린 소녀에 대한 중년 남자의 페도필리아(소아애)적 성향을 슬프도록 아름답게 그렸고, 엘프리데 엘리네크(Elfriede Jelinek)는 『피아노 치는 여자』

(*Die Klavierspielerin*)에서 극단적인 굴욕과 잔인한 학대를 통해서만 성적인 만족에 이를 수 있는 여주인공의 매저키즘을 처절하게 나타내었으며, 이와 반대로 브렛 이스턴 엘리스(Brett Easton Ellis)는 『아메리칸 사이코』(*American Psycho*)에서 성도착증에 의한 연쇄 살인범 남자의 새디즘적 행태를 가공할 정도로 대담하게 묘사하고 있다.

성의 이러한 도착적인 양상과 아울러 성의 해방을 보다 더 노골적으로 그리고 있는 작품으로 존 업다이크(John Updike)의 『커플스』(*Couples*)를 들 수 있다. 이 소설은 성 혁명이 도래한 20세기 후반 1960년대 미국인들의 결혼과 성생활에 대한 현상학이라고 할 수 있다. 즉 그것은 타복스(Tabox)라는 이름을 가진 미국 동부 대서양 연안에 면한 한 작은 가공의 도시를 배경으로 하여 그곳 주택가에 살고 있는 10 쌍의 부부의 결혼생활에 관한 보고서이다.

그들은 함께 칵테일 파티도 하고, 테니스를 즐기며, 정치와 소비생활에 대한 대화를 나누기도 하는 등, 얼핏 보면 지극히 평온하고 일상적인 삶을 즐기고 있다. 그러나 그들 결혼생활의 이면을 들여다 보면 점차 줄어드는 성적 긴장감과 일상의 권태감에 빠져들고 있는데, 이를 극복하기 위한 돌파구로서 그들이 찾아낸 것이 부부간에 변태적인 교차 성관계를 갖는 이른바 '스와핑'(swapping)이었다.

1960년대 초에 피임약이 시장에 나왔고, 이를 통해서 성은 이제 생식과는 거리가 멀어졌다. 섹스는 그 자체가 목적이 되고, 현대적 사랑의 '세련된 기술'이 되었다. 업다이크는 이 소설에서 성에 대한 당대 사람들의 이러한 변화된 의식과 태도를 예리하게 관찰하여 그리고 있다. 그러나 이러한 변태적 행위는 아편처럼 찰나적 긴장과 희열을 줄지 모르지만 구제책이나, 해결책이 될 수는 없다. 오히려 그것은 그들을 더 큰 환멸의 늪으로 끌어들이는 흡인력에 불과하다.

3. 문학과 사랑과 텍스트

텍스트 바깥에는 아무 것도 없다.

이 말은 유명한 해체론(Deconstruction)의 철학자 자끄 데리다(Jacques Derrida)가 『문자학에 대하여』(*Of Grammatology*)라는 그의 주요 저서에서 밝힌 핵심적 명제이다. 이 말에 대해서는 그 해석을 두고 여러 가지 논란이 많긴 하지만, 일반적으로 모든 실재는 언어에 의존하기 때문에 언어로 구성된 텍스트 바깥에 존재하는 실재 세계에 대해 이야기하는 것은 무의미한 공론에 지나지 않는다는 뜻으로 이해하는 경우가 많다. 이런 경우 텍스트는 단순히 문자로 쓰여진 책만을 의미하는 것이 아니다. 그것은 언어로 구성된 모든 실재를 의미한다.

성서에는 "태초에 말씀이 계시니라, 말씀이 하나님과 함께 계셨으니, 말씀이 곧 하나님이시니라. 그가 태초에 하나님과 함께 계셨고, 만물이 그로 말미암아 지은 바 되었으니, 지은 것이 하나도 그가 없이 된 것이 없느니라"고 했는데, 이 말은 곧 세상 만물이 모두 그 스스로 존재하는 것이 아니라 '말씀', 즉 언어에 의해서 구성된 것임을 요령 있게 암시해 주고 있다. 이러한 관점에서 세상을 바라보면, 세상 만물이 다 텍스트가 될 수 있다. 즉 문자로 쓰여진 책이나 보고서나 문장이나 메모 같은 것 뿐만 아니라 사진이나 노래나 광고나 영화나 비디오도 텍스트가 될 수 있고, 그것을 의미 있는 언어의 구성물로 보는 한 자연현상이나 사회현상조차도 텍스트로 볼 수 있는 것이다. 철학자이며 문학자이기도 한 박이문은 아래와 같이 말한다.

> 언어적 존재로서 인간이 모든 것을 문화화, 즉 의미화할 수 밖에 없고, 언어를 떠난 <의미>가 있을 수 없고, 언어적 작업이 글쓰기이고, 그렇게 써놓은 글을 텍스트라고 한다면, 인간의 삶의 과정은 텍스트 쓰기에 지나지 않고, 그의 일생은 그가 써서 남긴 더 이상 연속되지 않는 텍스트에 지나지 않으며, 바로 그러한 점에서 인간의 삶의 과정과 그의 일생은 필연적으로 <의미>를 갖게 마련이다.1)

여기서 박이문은 "인간의 삶의 과정", 즉 인생 자체를 텍스트의 범주에 포함시키고 있다. 사실 인간은 어떤 다른 세상 만물보다 그 스스로가 언어적 존재이며, 그의 인생은 언어로 구성된 텍스트이며, 그러므로 그것은 필연적으로 의미를 갖기 마련이다. 우리나라 역사상의 인물에서 예를 들어 본다면, 이순신과 원균은 지금 어디에 있는가? 그들은 지금 그 어떤 형태로도 실재하지 않는다. 그럼에도 불구하고 우리는 그들을 실재 인물로 믿고 있다. 그들을 실재하게 하는 것은 무엇인가? 그것은 언어이다. 오직 언어 뿐이다.

즉 그들에 대해서 그동안 기록되어진, 간혹은 그들 스스로가 기록한 언어로써 그들은 존재할 뿐인 것이다. 그러므로 그렇게 언어로써 존재하는 그들의 인생 자체가 텍스트가 되고, 우리는 그 텍스트를 통해서 이순신은 '구국의 성웅'이요, 원균은 '우직하지만 무능한 패군지장'이라는 '의미'를 발견하게 되는 것이다.

인생이 텍스트라면 사랑도 역시 텍스트라 해서 틀린 말은 아닐 것이다. 어떤 한 사람의 일생을 두고 볼 때 그의 평생이 보다 긴 텍스트라면, 그의 사랑은 그 텍스트 속의 보다 짧은 한 장 또는 한 절의 텍스트에 비유할 수도 있을 것이다. 어떠한 인생을 사느냐 하는 것은 어떠한 텍스트를 쓰느냐

---

1) 박이문.『문학과 철학』(민음사, 1996), 223 쪽.

하는 것과 같은 문제이고, 어떠한 사랑을 하느냐 하는 것도 결국 마찬가지이다. 우리는 주체적으로 우리 스스로의 인생이란 텍스트를 써야할 뿐만 아니라 또한 사랑이라는 텍스트도 스스로 써야한다. 어떠한 인생 또는 사랑의 텍스트를 쓰느냐 하는 것은 각자 자기 몫이다. 우리가 각자 자신의 텍스트를 잘 쓰고싶은 욕망은 누구나 마찬가지일 것이다.

우리가 한편의 소설 또는 한편의 논문을 쓸 때도 다른 훌륭한 소설이나 논문을 참고하는 것은 나쁘지 않다. 나쁘지 않을 뿐만 아니라 그것들을 통해서 많은 것을 생각하고 배우게됨으로써 자기 자신이 보다 좋은 글을 쓰는데 도움이 될 수 있을 것이다. 마찬가지로 자기 인생의 텍스트를 쓰고, 사랑의 텍스트를 쓰는데 있어서도 다른 사람의 보다 수준 높은 인생 텍스트나 사랑 텍스트를 참고하고, 그것을 통해서 배우는 것은 나쁘지 않을 것이다.

지금까지 이 장에서 문학과 사랑의 관계를 살펴본 것은 우리가 세계적으로 정평 있는 사랑의 텍스트를 통하여 우리 각자가 써야할 사랑의 텍스트를 쓰는데 참고하기 위해서이다. 훌륭한 논문을 쓰는 데는 훌륭한 참고자료가 필요하듯이 각자 자기자신의 사랑의 텍스트를 훌륭하게 쓰기 위해서는 다른 사람이 쓴 훌륭한 사랑의 텍스트를 자료로서 활용하는 것이 필요할 것이다. 그런 의미에서 다음은 영미문학에서 주요한 사랑의 텍스트들을 골라 보다 더 심도 있는 분석을 해보고자 한다.

■ 문학에 나타난 사랑과 성

보다 최근의 문학작품에서 남녀 주인공들은 단순한 선악(善惡)의 범주에서 벗어났다. 그리고 그들은 전설적인 보물이나 사랑을 얻으려는 물리적 탐색을 더 이상 하지 않는다. 대신에 현대적 로맨스나 사랑문학의 주인공들은 심리적 기벽을 지닌 내면적 괴물들과 싸움을 벌린다.

● 버지니아 브랙키트(Virginia Brackett)

고대로부터 현대에 이르기까지 수많은 문학작품들이 인간의 사랑과 성의 문제를 각양각색으로 표현해 왔다. 그럼에도 불구하고 아직도 그러한 표현이 끝난 것 같지는 않다. 아마도 인류의 생존이 지속되는 한 그 일은 계속될 것이다. 지금까지 그렇게 표현된 수많은 문학작품 중에서 불과 몇 작품만을 고른다는 것 자체가 쉬운 일이 아니다. 그러나 어쨌든 그 쉽지 않은 일을 하느라고 했는데, 여기서는 우선 그 범위를 서구문학, 그 중에서도 영문학에 주로 국한시켰다.

모두 6개 항목을 설정하고, 그 중에서 첫 번째로 다룬 작품 죠제프 베디에(Joseph Bédier)의 『트리스탄과 이즈』는 영문학의 범주에 국한된다기보다 서구문학 공통의 유산에 해당된다. 또한 그것은 사랑에 있어서 서구적 전통의 원류요, 원형에 해당되는 것으로서 빠뜨릴 수 없는 것이었다. 두 번째로 다룬 쉐익스피어의 『로미오와 줄리엣』으로부터 마지막 블라디미르 나보코프의 『롤리타』까지는 굳이 대표적이라기보다 나름대로 특징 있는 사랑의 양상을 보여주는 작품들로서 선택되었다. 주로 소설이 많이 다루어졌지만, 쉐익스피어의 『로미오와 줄리엣』은 희곡이고,

「브라우닝 부부의 사랑」에서는 그들 시인 부부의 실제적인 삶과 사랑을 다루면서 그들의 사랑시 몇 편을 예시했다.

그 누구보다도 사랑의 승리자라 할 수 있는 그들 부부중 아내 엘리자베스 브라우닝은 그녀의 시 『오로라 리이』(Aurora Leigh)에서 "참된 삶을 사는 자는 누구나 참된 사랑을 사랑할 것이다"라고 했다. 정말 그렇다고 해야 하지 않겠는가. 이 말을 뒤집어서, 참된 사랑을 사랑하는 자만이 참된 삶을 살 수 있다고 해도 마찬가지일 것이다. 그렇다면 참된 사랑은 참된 삶의 전제이고, 참된 삶을 위해서도 참된 사랑은 필수적이다.

참된 삶과 참된 사랑! 어찌 보면 이는 우리 인생의 영원한 과제요, 수수께끼라고 할 만하다. 그 영원한 과제요, 수수께끼를 풀어 가는 데, 다음의 몇 작품에서 분석한 사랑과 성의 문제가 타산지석이 되고, 또한 각자 자기 스스로가 지향하고 추구하는 참된 사랑의 목표를 찾아가는 데 이정표가 되기를 바란다.

1. 『트리스탄과 이즈』: 죽음을 통한 사랑의 승리

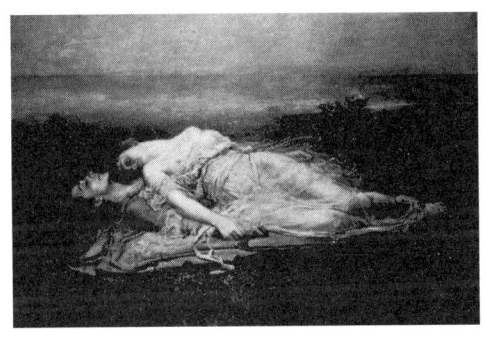

트리스탄과 이졸데

바람은 상쾌하게
고향으로 불건만
아일랜드의 내님은
언제 오시나?

위의 시구(詩句)는 T. S. 엘리엇의 유명한 시 『황무지』(*The Waste Land*)에 나오는 것으로서, 독일의 작곡가 리하르트 바그너(Richard Wagner)의 오페라 『트리스탄과 이졸데』(*Tristan und Isolde*)에서 따온 구절이다. 서구문학에서 트리스탄과 이졸데(혹은 이즈)의 설화만큼 많은 여러 가지 판본을 가지고 있으면서 오랫동안 사람들의 심금을 울려온 문학적 고전도 드물 것이다. 이 매혹적인 비극적 사랑의 설화는 중세 초기(4~5세기경)부터 켈트인들의 설화로서 구전되어 오다가 중세 후기인 12세기경에 이르러 서사시 형태를 갖추기 시작한다.

그것이 최초로 서사시 형태를 갖춘 것은 12세기 마리 드 프랑스(Marie de France)의 『인동덩굴』(Lai de Chèvrefeuille)을 통해서이다. 거의 같은 시기에 아일하르트(Eilhart d'Oberg)가 『트리스트란트』(Tristrant), 토마스(Thomas d'Angleterre)와 베룰(Béroul)이 각각 『트리스탄과 이즈』(Tristan et Yseut)라는 장편 서사시를 내놓게 된다. 그러다가 13세기 초에 고트프리트(Gottfried de Strasbourg)의 『트리스탄과 이졸데』(Tristan et Isolde)를 비롯하여 유럽 각국에서 여러 판본들이 이어지다가 19세기 중엽에 이르러 바그너가 이 설화로써 총 3막으로 구성된 오페라 『트리스탄과 이졸데』(Tristan und Isolde)를 만들었는데, 이는 이 설화가 시와 극과 음악이라는 가장 완전한 종합예술의 형태로 발전한 것이었다. 20세기에 접어들어서도 몇 가지 새로운 판본이 추가되었는데, 그중에서도 죠제프 베디에(Joseph Bédier)가 지금까지 나온 여러 판본들을 토대로 산문형식으로 된 한 편의 소설로 재구성하여 1900년에 출판한 『트리스탄과 이즈 이야기』(Le Roman de Tristan et Yseut)가 가장 완전한 것으로 인정된다. 이 글에서는 베디에의 이 판본을 이형식이 우리말로 옮겨 궁리출판사에서 펴낸 아래의 우리 말 판본[1])을 텍스트로 택했음을 밝혀둔다.

이야기의 줄거리는 대강 이러하다. 때는 중세 초기, 잉글랜드에 앵글로색슨 족이 처음 들어오기 시작하던 무렵, 본래 이 땅의 주인이었던 켈트 족의 전설적인 국왕으로서 앵글로색슨 족에 대항했다는 아서 왕(King Arthur)의 치세기로 추정된다. 잉글랜드 섬의 서남단에 자리잡은 콘월(Cornwall) 왕국에 전란이 터졌을 때 로누와의 왕 리발렌이 군사를 거느리고 달려와 마크 왕(King Mark)을 도왔다. 이에 감동한 마크 왕은 자기가 사랑하던 누이 블랑슈플레르(Blanchefleur)를 리발렌과 혼인하게 하였다. 그런데 이번에는 리발렌이 자신의 왕국을 비운 사이 로누와에 반란이 일어나 비발렌은 반란을 평정하다가 죽는다. 결혼한 지 얼마 되지 않은 채 임신 중에 있었던 블랑슈

---

1) 죠제프 베디에 지음 / 이형식 옮김. 『트리스탄과 이즈』(서울: 궁리출판, 2001)

플뢰르는 남편의 죽음을 애통해 하다가 그 충격으로 아들을 낳고 나서는 곧 죽고 만다. 죽으면서 그 어머니가 아이에게 지어준 이름이 '트리스탄' (Tristan)이었다. 그것은 '슬픈 사람' 혹은 '슬픈 남자'라는 뜻이었다.

트리스탄은 이와 같이 태어날 때부터 운명적으로 슬픔을 타고난 인물이었다. 그는 부왕의 충성스런 신하였던 로할트에 맡겨져 양육을 받았고, 로할트가 위촉한 사부 고르브날에게서 기사의 수련을 받는다. 소년시절 우여곡절 끝에 그는 외숙부인 마크 왕의 궁전으로 가게 되고, 거기서 마크 왕의 총애를 받고 성장하여 기사로 서임을 받는다. 그때 이웃나라 아일랜드 국왕의 사신으로 온 모르홀트(Morholt)는 콘월에 무리한 조공을 요구하며 콘월의 기사들에게 결투를 신청하는데, 그는 거인이라 콘월의 기사 중에 아무도 그를 대적할 자가 없다. 마침내 트리스탄이 결투에 응해서 모르홀트와 숙명적 대결을 벌이는데, 그 결과 트리스탄이 모르홀트를 죽이고 콘월을 환란에서 구한다. 그러나 트리스탄 자신도 모르홀트와의 결투로 입은 상처의 독으로 사경에 이른다. 나라 안에서는 아무도 트리스탄을 살릴 자가 없어 그는 자신의 운명을 우연에 맡기기로 하고, 돛도 노도 없는 한 척의 조각배에다 자기의 검과 하프만을 싣고 망망대해를 표류한다.

그는 배위에서 오직 하프만을 연주하는데, 그의 하프 소리에 매혹된 선원들이 죽어가는 그를 발견하고는 그를 아일랜드의 왕비에게로 데려간다. 왜냐하면 모든 해독 약제의 비밀을 알고 있는 이는 오직 왕비뿐이었기 때문이다. 왕비의 해독 약제와 공주 이즈의 간호 덕분으로 살아난 트리스탄은 그러나 그들을 속이고 도망칠 수밖에 없었다. 왕비는 죽은 모르홀트의 누이이며, 공주는 그의 조카였기에 그들은 누구보다도 모르홀트를 죽인 원수에 대한 복수를 원하고 있었기 때문이다.

한편 콘월의 마크왕은 신하들로부터 결혼을 종용받고 있었는데, 그는 어느 날 새 한 마리가 물고 와서 그의 발밑에 떨어뜨린 금발을 보고는 그 금발의 주인공이 아니면 결혼을 하지 않겠노라고 말한다. 그러나 누가 그 금발의 주인공을 찾아오겠는가. 이번에도 트리스탄이 그 일을 자청하여 나선다. 트리스탄은 다시 한번 아일랜드로 가서 아일랜드의 궁성을 위협하고 있던 독룡과 사투를 벌인 끝에 독룡을 죽이게 되나 자신도 심한 상처를 입는다. 그는 다시 한번 이즈의 도움으로 상처를 치료받고 회복하지만, 그러나 그가 바로 모르홀트를 죽인 장본인임이 밝혀진다. 이즈가 그를 죽이려 했지만 그가 자신의 신원과 사명을 밝히고 이즈를 설득함으로써 마침내 아일랜드 왕실의 동의를 얻어 이즈를 데리고 콘월로 돌아가게 된다.

아일랜드의 왕비는 이즈의 시녀 브랑지앵에게 자기가 특별히 조제한 약병을 주며 결혼 첫날밤에 이 약을 신랑 신부인 마크 왕과 이즈에게 주도록 은밀히 당부했다. 그것을 함께 마신 사람들은 몸과 마음을 다해 서로를 사랑하게 되며, 살아서나 죽어서나 그 사랑이 변치 않는 '사랑의 미약'(love potion)이었다. 그런데 콘월로 돌아오는 귀국선 위에서 갈증에 허덕이던 트리스탄과 이즈가 마실 것을 찾다가 그만 실수로 그 약병의 약을 마셔버렸다. 그것은 치명적인 실수였다! 왜냐하면 그들은 실수로 마신 그 사랑의 미약이 정하는 운명에서 결코 벗어날 수 없고, 그 운명은 그들에게는 곧 파멸과 죽음을 의미하는 것이기 때문이다. 그들은 이제 불가항력적인 힘에 이끌려 사랑의 정염에 휩싸이게 된다.

트리스탄은 겉으로는 마크 왕이 그에게 부여한 사명을 완수한다. 그는 금발의 주인공 이즈를 왕에게 데려다 주고, 그들은 곧 성대한 결혼식을 올린다. 그러나 결혼 첫날밤부터 이즈의 시녀 브랑지앵은 자신이 사랑의 미약을 잘못 관리한 데 대한 죄책감으로 계략을 써서 이즈 대신으로 왕의 침대에 들어간다. 그리고 그후 트리스탄과 이즈는 계속 왕을 속이고 은밀한 불륜의 사랑을 나눈다.

왕의 측근에 있던 4명의 악당 남작은 트리스탄에 대한 왕의 총애를 시기하여 왕에게 트리스탄과 이즈의 불륜을 고자질한다. 왕은 그들의 말을 믿지 않으려고 했으나, 그들이 온갖 수단을 다 써서 왕의 의심을 부추기고, 또한 마법사이며 난쟁이 꼽추 후로쌩(Frocin)을 동원하여 두 사람의 밀회 현장의 움직일 수 없는 증거를 포착하여 제시하자 마침내 왕도 크게 노하여 두 사람을 화형에 처하도록 명령한다. 그러나 화형장으로 끌려가던 트리스탄이 교묘하게 탈출하여 이즈를 구하고, 그들은 함께 모르와(Morrois) 숲속으로 도피한다.

두 연인은 모르와 숲속에서 3년을 보낸다. 비록 그들의 사랑에 방해자가 없어 행복하긴 하지만 그러나 현실적으로는 말할 수 없는 고초를 겪을 수밖에 없었다. 그러던 어느 날 두 사람이 숲속에서 잠시 잠이 든 사이에 마크 왕이 밀고를 받고 그 자리에 나타난다. 마크 왕은 그들이 나란히 누운 사이에 트리스탄의 검이 놓여져 있음을 발견하고는 이것이 그들 관계가 결백하다는 증거로 해석했다. 그는 그들을 깨우지 않고, 트리스탄의 검을 자신이 가져가면서 대신 그 자리에 자신의 검을 놓아두었다. 왕이 내심 그들을 용서하고자 하는 마음이 있음을 알게 된 그들은 숲속에 있는 은자(隱者) 오그랭(Ogrin)을 찾아가 국왕과의 화해를 주선해 줄 것을 부탁한다. 마침내 양쪽의 화해가 성립되어 이즈는 다시 마크 왕에게로 돌아가고, 트리스탄은 멀리 다른 나라로 떠나갈 것을 약속한다. 그러나 그들이 헤어지기 전에 이즈는 트리스탄에게 벽옥(碧玉) 반지 하나를 증표로 주면서 그 증표를 보이기만 하면 자신이 트리스탄의 뜻을 따름에 있어 "어떠한 탑도, 요새도, 왕명조차도 자신을 막지 못할 것"이라고 맹세한다.

그후 트리스탄은 여러 지역, 여러 나라를 방랑하다가 호엘 공작이 다스리는 브르따뉴에 이르러 수하의 반란으로 곤경에 처해 있던 호엘 공작과 공작의 아들 카헤르딘을 도와 반란을 평정하고 그들 부자의 신임을 얻어 그곳에서 머무르게 된다. 호엘 공작 부자는 그에 대한 감사의 뜻으로 그들의 딸이며 누이인 '흰손의 이즈'와 결혼하도록 권고한다. 트리스탄은 그들의 권고를 물리칠 수 없어 흰손의 이즈와 결혼을 하지만, 금발의 이즈를 결코 잊을 수 없어 결혼한 신부와의 육체적 관계를 회피한다.

그러던 중 트리스탄은 다시 전투에서 심한 부상을 입고 사경을 헤매게 된다. 그는 죽어가면서 마지막으로 자신의 연인 금발의 이즈를 다시 한번 보기를 소원한다. 그는 그의 다정한 벗 카헤르딘에게 자신의 소원을 말하며,

금발의 이즈를 데려와 주기를 간청한다. 그리고 금발의 이즈를 데리고 오는 데 성공하면 흰 돛을 달고, 그렇지 못하면 검은 돛을 달아 신호하기로 약속한다. 그러나 그들의 대화를 은밀히 엿들은 흰손의 이즈는 질투심으로 복수를 결심한다. 콘월에 도착한 카헤르딘은 왕비 이즈를 만나 벽옥반지를 보이며 트리스탄의 뜻을 전하고, 이즈는 자신이 트리스탄에게 맹약한대로 즉각 배를 타고 트리스탄이 누워 있는 곳으로 향한다.

그러나 여인의 질투심이란 참으로 무서운 것! 그들이 도중에 풍랑을 만나는 등, 천신만고 끝에 겨우 트리스탄이 기다리고 있는 항구로 가까이 접근하며 흰 돛을 올렸으나, 그것은 흰손의 이즈에 의해 바로 전해지지 않았다. 그녀는 배의 돛이 온통 검은 색이라고 말했고, 그 말을 들은 트리스탄은 더 이상 삶을 지탱할 의욕을 잃고 숨을 거둔다. 마침내 시신이 되어 누워 있는 트리스탄에게 도착한 금발의 이즈 역시 트리스탄의 시신을 껴안고 시신에 입맞춘 채 숨을 거둔다.

트리스탄과 이즈, 그들의 이 슬픈 사랑의 이야기는 서양문학의 전통에 나타나는 거의 최초의 열정적인 사랑의 기록이다. 서양 고대에는 이에 버금갈만한 열정적 사랑의 기록이 없다. 그리스, 로마 시대의 사람들은 사랑을 질병과 같은 것으로 보았다. 플루타크(Plutarch)는 사랑을 '광란'(frenzy)으로 보았고, 어떤 사람들은 사랑을 '미친 짓'(madness)으로 여겼다. 그러므로 사랑은 극복되어야 하고 진정되어야 할 어떤 것으로 여겨졌고, 찬양의 대상은 아니었다. 그러다가 사랑의 열정이 찬양을 받게 되는 것은 중세의 로맨스 문학에 이르러서였다.

로맨스라는 것이 본래 중세 기사의 사랑이나 모험의 이야기를 의미하는 것이고, 중세 로맨스 문학에 일반적으로 나타나던 기사와 귀부인의 사랑을 소위 '궁정풍 사랑'(courtly love)이라 일컫는다. 그것은 중세의 기사가 보통 자기가 섬기는 영주의 부인이나 기타 다른 귀부인을 위해서 헌신하고 봉사하는 것을 더할 수 없는 갈망과 희열로 느끼는 그런 사랑이었다. 기사는 그러한 헌신과 봉사의 대가로 귀부인으로부터 현실적인 지위나 재물 등의 사례를 얻는다. 그러므로 이러한 사랑은 결혼과는 별개로 성립되었으며, 오히려 결혼한 상태와는 양립 불가능한 것으로 여겨졌다. 중세의 이러한 로맨스 중에 대표적인 사례가 소위 아서 왕(King Arthur)과 원탁의 기사의 전설과 관련한 소위 '아서 왕의 로맨스'(Arthurian Romances)인데, 루즈몽은 아래 제시한 그의 저서에서 "모든 유럽의 시는 궁정풍 사랑과 이 사랑에서 파생한 아서 왕의 로맨스에서 나왔다"[2]고 말할 정도로 중세의 로맨스 문학과 궁정풍 사랑은 서구인들에게 있어서 사랑 문학의 원천이 되고 있다.

트리스탄과 이즈 이야기 역시 아서 왕의 로맨스의 직접적인 범주에 속하는 것은 아니라 하더라도 그것과 밀접한 관련성을 배제할 수는 없다. 우선 그것들이 공통적으로 거의 같은 시기에 쓰여진 로맨스 양식이고, 등장인물들이 거의 같은 시대의 인물들이라는 점이 그렇다. 실제로 아서 왕이 트리스탄과 이즈 이야기 속에도 단편적으로 등장하고 있는 사실이 이를 입증한다. 그리고 트리스탄이 기사로서 자신이 섬기는 영주 마크 왕의 왕비인 이즈를 사랑한다는 점에서 이 이야기 역시 외형상으로는 궁정풍 사랑의 형식을 갖추고 있다고 할 수 있을 것이다. 그러나 궁정풍 사랑이 보통 육체적인 욕망이 배제되는 사랑인데 반해서 트리스탄과 이즈의 사랑은 그들 사이에 육체적인 욕망이 결코 배제되지 않는 정염의 사랑이요, 정열적 사랑이라는 점에서 차이가 있다.

그들 사이에는 결코 욕망이 발생해서는 안될 관계였다. 마크 왕과 트리스탄의 관계는 그저 영주와 기사라는 단순한 군신관계 뿐만 아니라 마크 왕은 트리스탄의 외숙으로서 혈연관계이며, 서로가 지극히 공경하고 사랑하는 관계이다. 그리고 그 마크 왕에 대한 충성심으로 천신만고 끝에 금발의 이즈를 왕비로 데려오는 소임을 다하는 것도 바로 트리스탄 자신인 것이다. 그러므로 트리스탄과 이즈 사이에는 결코 욕망이 발생해서는 안될 일이었

---

[2] Denis de Rougemont. *Love in the Western World.* Trans. Mongomery Belgion (New York: Harper & Row, 1974), p. 151.

다. 그럼에도 불구하고 그들 사이에 욕망을 발생시킴으로서 서로가 서로에 대해서 결코 억누를 수 없는 정염의 포로가 되게 하는 것이 바로 앞에서 말한 사랑의 미약이다.

그러므로 이 사랑의 미약은 두 연인의 불륜의 사랑에 대한 면죄부에 해당한다. 그들이 이 사랑의 미약을 마신 것은 결코 자의가 아니었다. 중세의 도덕률에 따르면 범죄 여부를 입증하는 것은 행위가 아니라 심판이다. 인간들은 행위를 보지만 하느님은 인간의 가슴을 보며, 오직 하느님만이 유일하게 진실한 심판관이다. 따라서 범죄혐의를 받는 모든 사람은 결투를 통해 자신의 결백을 입증할 권리가 있다. 트리스탄은 자신의 혐의에 대하여 결투를 통하여 결백을 입증하게 해달라고 여러 차례 마크 왕에게 요청하지만, 그러나 그 요청은 번번이 받아들여지지 않는다.

트리스탄과 이즈가 모르와 숲속에서 도피생활을 할 때 만나게 된 오그랭 수도사는 트리스탄에게 그가 지은 죄를 참회하라고 타이른다. 그러나 트리스탄은 그의 죄를 인정하지 않는다. 즉 그와 이즈의 사랑은 그들이 마신 사랑의 미약 때문이며, 그들이 그 사랑의 미약을 마신 것은 결코 자기 자신들의 뜻이 아니었으므로 그 약을 마신 결과로 나타나는 그들의 사랑 역시 범죄행위로 인정할 수 없는 운명적인 선택이라는 의미이다.

> "수도사님, 참회하라고요? 도대체 무슨 죄를 지었다고? 우리들을 심판하시는 수도사께서는 우리들이 항해 중에 무엇을 마셨는지 아십니까? 그렇습니다. 우리들을 도취경으로 몰아넣는 음료를 마셨습니다. 그리하여 저는 이즈 없이 한 나라의 국왕으로 살기보다는, 이즈와 함께 평생 거리에서 구걸을 하며 초목의 뿌리로 연명하는 편을 택하게 되었습니다." (114)

이와 같이 그들의 사랑에 비록 심판의 면죄부가 주어진다 하더라도 그것이 당시의 윤리규범이나 인습과의 충돌을 피할 수는 없다. 우선 그것은 트리스탄과 마크 왕 사이의 특수한 관계, 즉 군신관계와 혈연관계에서 지켜져야 할 윤리적 규범을 파괴하는 행위이며, 동서양을 불문하고 오랫동안 지켜져 온 결혼제도의 관습에 대한 훼손이며, 도전이다. 누구보다도 명예를 존중하는 중세 기사의 수범을 보여온 트리스탄이 이에 대해 괴로워하는 건 당연한 일이다. 그가 사랑의 미약을 마시고 난 직후 그의 내면에 일고 있는 번민과 괴로움을 다음과 같이 토로한다.

> "앙드레, 드놀랑, 게늘롱, 공도인 등, 마크 왕의 강토를 탐낸다고 나를 규탄하던 그 역신들보다도 내가 더 추하도다. 아! 내가 탐하는 것은 그분의 강토가 아니로다! 숙부시여, 내가 고아의 몸으로 나타났을 때, 당신의 누이 블랑슈플뢰르의 핏줄임을 아시기 전부터 저를 총애하셨고, 노도 돛도 없는 배에 저를 손수 품에 안아 태워주시던 자애로운 숙부님, 필경에는 당신을 배신하게 되어 있던 그 떠돌이 아이를, 어이하여 애초부터 물리치지 못하셨나이까? 아! 나의 뇌리를 스치는 이 사념은 무엇이란 말인가? 이즈는 숙부님의 부인이시고, 저는 숙부님의 신하이옵니다. 이즈는 숙부님의 부인이시고, 저는 숙부님의 자식이옵니다. 이즈가 숙부님의 부인이시니, 제가 그녀의 연인일 수는 없나이다." (61-62)

이즈 역시 마찬가지였다. 그녀는 아일랜드 왕국의 공주요, 콘월 마크 왕의 왕비로서 트리스탄의 연인이 될 수는 없는 입장이었다. 그것은 넘어서는 안 될 금기의 선이었다. 그러나 그녀 역시 그 금기의 선을 넘어서도록 만드는 것이 사랑의 미약이다. 그녀 역시 그 사랑의 미약으로 인해 트리스탄에게로 향하는 불같은 사랑의 정염을 억누를 수가 없었다. 그리하여 그들은 콘월로 향하는 귀국선 위에서 이미 서로가 서로에 대한 갈망으로 뜨겁게 포옹하며 "죽음이여, 올 테면 오라!"고 외친다.

장애가 없으면 사랑은 성립되지도 않고, 지속되지도 않는다. 사랑을 가로막고, 어렵게 만들며, 고통스럽게 만드는 장애 요인이 없으면 사랑의 열정은 생겼다가도 오래 가지 못한다. 그러므로 안정된 결혼생활의 편안하고 만족스러운 상태에서는 사랑의 열정이 지속될 수 없다. 트리스탄과 이즈 사이에 그어져 있는 금기의 선은 오히려 그들의 사랑의 열정을 불붙게 하고 지속시키는 장애로서 기능한다. 그러나 그들이 그 금기의 선을 넘는 사랑을 한다는 것은 곧 그들의 신변과 생명의 안정을 위협하는 죽음을 의미하는 것이다. 트리스탄과 이즈가 사랑의 미약을 마심으로서 그들은 이미 그 금기의 선을 넘어설 수밖에 없는 운명을 선고받은 것이며, 그 사실을 발견한 이즈의 시녀 브랑지앵이 "나의 벗 이즈여, 그리고 트리스탄 공이시여, 그대들은 그대들의 죽음을 마시었소!"라고 외치는 것도 그 때문이다. 루즈몽은 "사랑과 죽음, 숙명적 사랑-유럽문학의 전부가 아니라면 적어도 인기 있고, 일반적으로 감동적인 것은 이 구절 속에 다 요약된다" 면서, 베디에의 이 『트리스탄과 이즈』야 말로 그러한 유럽문학에서 "소설의 시작을 위한 하나의 모델"이라고 말한다.3) 사실 이 이후에 나온 유럽문학의 인기 있고, 감동적인 작품 중에서 "사랑과 죽음, 숙명적 사랑"의 요소가 포함되지 않은 것은 거의 없다. 그러므로 이 작품이 그러한 유럽문학의 모델로서, 하나의 원형을 이루고 있다고 하는 데는 이론의 여지가 없다고 하겠다.

루즈몽은 또한 "문학에서 보면, 유럽과 미국 양쪽에서 간통이 가장 주목할 만한 일 중의 하나로 보이며, 그것을 언급하지 않는 소설은 거의 없다."고 하면서, "간통이 없으면 상상적 문학에 무슨 일이 일어나겠는가?"고 묻고 있다. 그러면서 그는 트리스탄과 이즈의 이 로맨스야 말로 "간통에 대한 하나의 위대한 유럽적 신화"4)라고까지 말한다. 사실 서구문학, 특히 소설에서 간통이 주요 소재로 다루어지고 있는 작품의 예는 부지기수이다. 발작의 『골짜기의 백합』(*Le Lys dans la vallée*), 나사니엘 호손의 『주홍글자』(*The Scarlet Letter*), 스땅달의 『적과 흑』(*Le Rouge et le noir*), 플로벨의 『보봐리 부인』(*Madame Bovary*), 톨스토이의 『안나 카레니나』(*Anna Karenina*), 로렌스의 『차탈레이 부인의 사랑』(*Lady Chatterley's Lover*), 제임스 조이스의 『율리시즈』(*Ulysses*), 스콧 피처제럴드의 『위대한 개츠비』(*The Great Gatsby*), 한스 에리히 노삭의 『늦어도 11월에는』(*Spatestens im November*)

---

3) Rougemont, 앞책, 15 쪽.
4) Rougemont, 앞책, 16-18 쪽.

등등…. 그러한 모든 서구 소설의 근원을 거슬러 올라가면 거기에 트리스탄과 이즈의 로맨스가 위치하고 있는 것이다. 그런 면에서도 이 작품이 남녀 간의 사랑을 다룬 모든 감성적 서구문학의 모델이요, 원형임을 알 수 있을 것이다.

콘월의 땡따젤 성으로 돌아와 마크 왕과 이즈가 결혼식을 올리고 난 뒤에도 트리스탄과 이즈의 불륜의 사랑은 계속된다. 그들의 사랑은 그들 사이에 가로놓여 있는 장애로 인해서 더욱 뜨겁게 달아오른다. 그리고 그들의 사랑의 열정이 달아오르면 오를수록 그것은 그들을 더욱 죽음으로 내모는 일이었다. 그들은 왕과 여러 사람들의 눈을 속이면서 은밀하게 사랑을 나누지만, 뜨거운 사랑은 아무리 감추려고 해도 결코 감추어질 수 없는 법이다. 그들의 사랑이 탄로나면 그 결과는 곧 죽음이다. 실제로 두 연인의 밀회 장면이 그들에게 반감을 가진 네 명의 간신 앙드레, 드놀랑, 게늘롱, 공도인과 그들이 사주한 난쟁이 꼽추며, 중세문학에 상투적인 인물유형으로 곧잘 등장하는 마법사 후로쌩에 의해서 탄로남으로써 크게 노한 마크 왕은 그들을 화형에 처하려고 한다. 그들이 비록 화형장을 탈출하여 모르와 숲속으로 도망치지만, 그로부터 그들의 삶의 여정은 이미 항상 고난과 죽음을 동반하는 것이나 다름없었다.

숲속에서 고난의 3년을 보낸 후 마크 왕과의 화해가 성립되어 이즈는 다시 마크 왕에게로 돌아가고, 트리스탄은 멀리 타국으로 떠나가게 되는데, 이렇게 헤어진 그들의 삶은 살아 있는 삶이 아니었다. 그것은 "살아 있으되, 죽었고, 죽었으되 살아 있는" 그런 삶이었다. 그들의 사랑은 개암나무와 인동덩굴에 비유된다. 개암나무와 인동덩굴은 서로 뒤엉켜서 살뿐, 떨어져서는 살 수 없는 관계이고, 둘 중 하나가 죽으면 나머지 다른 하나도 죽는다고 한다. 중세문학에서는 서로 헤어질 수 없는 연인들을 그 두 식물에 비유하곤 하였다. 12세기 트리스탄과 이즈에 대한 설화의 최초의 판본인 마리 드 프랑스의 『인동덩굴』은 아마도 그런 연유로 붙여진 제목인 것 같다. 베디에의 이 작품에서도 이즈가 트리스탄과 헤어져 있을 때, 개암나무에 감겨 있는 인동덩굴을 발견하고는 "임이여, 우리들 또한 저러하니, 나 없이 그대 없고, 그대 없이 나 또한 없도다"라고 슬픈 목소리로 탄식하는 장면이 나온다.

실제로 이즈를 떠나고 난 후의 트리스탄의 삶은 죽음과 다를 바가 없었고, 오히려 죽음을 갈망하는 삶이었다. 그래서 그는 죽을 각오를 하고 다시 땡따젤 성으로 가서 어릿광대로 변장을 하고 궁중으로 들어가 이즈를 만난다. 그때 두 사람이 나누는 대화를 들어보면 그들은 그들을 갈라놓고 있는 현실의 장벽을 넘기 위하여 죽음을 갈망하며, 죽음을 통해 그들이 영원히 함께 할 수 있는 세계를 갈망하고 있음을 알 수 있다.

> "내 사랑이여, 또다시 그대 곁을 떠나 몸을 피해야 할 것 같소. 머지않아 모든 것이 탄로날 것 같으니 말이오. 지금 당장 피신해야 하는데, 이번에 떠나면 영영 다시는 그대 곁으로 돌아올 수 없을 것 같소. 내 죽음이 멀지 않았으니, 그대와 멀리 떨어져 있으면 그리움을 견디지 못해 죽을 것이 뻔하기 때문이오."
> "임이시여, 임의 두 팔로 저를 힘껏 껴안으시어, 포옹 중에 우리의 심장이 파열되어, 우리 두 사람의 혼이 함께 떠나도록 해주세요! 옛날 임께서 말씀하시던 그 행복한 나라로 저를 데려가주세요! 뛰어난 유랑악사들이 끝없는 노래를 부르며, 한 번 가면 다시 돌아올 수 없는 그 나라로 저를 데려가주세요!" (232-33)

트리스탄이 이즈를 떠나 다시 브르따뉴의 까르헤 성으로 돌아온 후의 그의 행동은 그가 내심으로 갈망하는 죽음을 실현하기 위한 고의적인 행동이었다고 여겨진다. 그는 오직 죽음을 통해서만 영원히 그리고 완전히 이즈와 함께 할 수 있음을 의식하고 있었다. 그는 또 한번 전투에 나가 전투 중에 심한 창상을 입었고, 그 창상에는 독이 묻어 있어 치료가 어려웠다. 그는 이제 자신이 죽어가고 있으며, 이제 영원히 이즈와 함께 할 그때가 다가옴을 느끼고 죽기 전에 이즈를 다시 한 번 만나보기를 소망했다. 그는 그의 간절한 소망을 카헤르딘에게 말하고, 카헤르딘이 그의 마지막 소망을 거절할 수 없어 땡따젤로 가서 이즈를 데려오게 된다.

그러나 이즈가 온다는 소식은 또 다른 이즈, 즉 트리스탄과 결혼을 하고서도 사랑을 받지 못하고 계속 무시당해온 흰손의 이즈의 시기심과 노여움으로 제대로 전달되지 않는다. 그리하여 두 연인의 최후의 갈망인 죽음이 드디어 실현된다. 즉 트리스탄은 이즈가 오지 못한다고 생각하여 그 실망감으로 숨을 거두고, 뒤늦게 도착하여 트리스탄의 죽음을 목격한 이즈 역시 트리스탄의 시신을 껴안은 채 함께 숨을 거둔다.

루즈몽은 "그들 연인들은 자기 자신들도 모르게 오직 한 가지 욕망만을 가져왔는데, 그것은 곧 죽음에 대한 욕망"이며, "그들 마음의 가장 깊은 구석에 그들은 죽음에 대한 소망의 피할 수 없는 지시에 복종하고 있었다"고 말한다.5) 이 말은 프로이트의 에로스와 싸나토스에 관한 이론을 상기시킨다.

잘 알려진대로 프로이트는 인간의 본능을 생명의 본능, 곧 에로스(Eros)와 죽음의 본능, 곧 싸나토스(Thanatos)로 구분하였다. 에로스는 삶의 충동이고, 생존과 번식이 목표이며, 그러므로 사랑과 성은 이 충동의 대표적인 표현방식이다. 반면에 싸나토스는 생명의 해체와 분리를 통해서 불변의 무기물로 회귀하고자 하는 충동이며, 파괴, 전쟁, 살육 등의 형태로 나타난다. 그러나 그러한 급격한 형태가 아니더라도 모든 생명체의 마지막 운명은 결국 언제나 무기물로 되돌아가는 것이다. 이 두 가지 충동은 서로 모순·대립되는 관계이지만 서로 공존하기도 하고, 융합하기도 하고, 교체되기도 한다. 프로이트는 이들 양자의 충동이 융합하여 문명의 역사를 이룬 것이라고 주장한다.

사실 트리스탄과 이즈는 프로이트가 말한 에로스와 싸나토스, 이 두 가지 본능의 포로였고, 그 추종자였다고해도 과언이 아닐 것이다. 그들은 이 두 가지 본능에 사로잡혀 그것이 이끄는대로 맹목적으로 이끌려간 셈이다.

---

5) Rougemont, 앞책, 46 쪽.

그들이 처음 무의식 속에 묻어두고 있었던 욕망의 에로스를 의식 표면으로 끌어올리도록 작용을 한 것이 그들이 함께 마신 사랑의 미약이었다면, 그 이후 그들이 보인 의식과 행동에는 거의 언제나 에로스와 싸나토스가 함께 병존하거나 융합하고 있었다고 할 수 있다. 그러다가 최종적으로 그들의 에로스가 싸나토스로 이행함으로써 마침내 그들은 영원하고 완전한 사랑의 안식에 이르게되는 것이다. 즉 그들은 현실의 생존을 통해서는 결코 도달할 수 없는 세계를 죽음을 통해서 도달한 것이며, 그것이 바로 이즈가 갈망한 "그 행복한 나라"이며, "뛰어난 유랑악사들이 끝없는 노래를 부르며, 한번 가면 다시 돌아올 수 없는 그 나라"인 것이다.

그러므로 트리스탄과 이즈 이야기가 궁극적으로 우리에게 제시하는 바는 죽음을 통한 사랑의 승리이다. 그들은 그들 사랑의 승리를 현실에서 달성하기는 불가능했다. 왜냐하면 그것을 가로막는 장애로서 윤리와 인습의 장벽이 너무나 높고 견고했기 때문이다. 그들은 그 장벽 앞에서 항상 좌절하면서 끝없이 괴로워했다. 그러면서 항상 충족되지 않는 영원한 갈망에 목말라했다. 그러나 아이러니하게도 바로 그러기 때문에 그들의 사랑의 불꽃은 꺼질 줄 모르고 계속 불타오를 수 있었음을 잊어서는 안 된다.

만약 그들의 사랑이 그러한 장애 없이 쉽게 달성될 수 있었다고 가정해 보자. 예컨대 그들이 아무런 장애 없이 쉽게 결혼을 하고, 만족한 결혼생활을 누렸다면 그들의 사랑이 그토록 계속 뜨겁게 불탈 수 있었을까? 사랑의 불꽃은 장애라는 땔감 없이는 계속 타오를 수 없다. 루즈몽은 트리스탄과 이즈를 두고 "그들의 서로에 대한 요구는 불타오르는 것이며... 그들이 필요로 하는 것은 서로의 현존이 아니라 서로의 부재이다"라고 말한다.[6] 이 말은 즉 그들의 사랑이 아무런 장애 없이 항상 서로를 가까이 할 수 있다면 상대방에 대한 사랑의 불꽃이 계속 타오를 수 없기 때문에 그들은 오히려 장애로 인한 상대방의 부재를 필요로 한다는 뜻이다.

---

6) Rougemont, 앞책, 41-42 쪽.

그러나 아무리 사랑의 불꽃이라 하더라도 그것이 영원히 타고만 있을 수는 없다. 또한 불탐으로써 그것은 스스로의 생명을 연소시킨다. 인생은 본래 유한한 것이고, 그 인생에서 타는 사랑의 불꽃 또한 그러하다. 그러므로 지상적인 인생과 사랑의 유한성을 극복하고 완전하고 영원한 사랑의 승리를 달성할 수 있는 길은 무엇인가? 그것은 오직 죽음뿐이다. 사랑의 승리를 위해서는 죽음을 불러올 수밖에 없다. 그렇지 않으면 정열은 식고 사랑은 죽을 것이다. 그러기에 이럴 경우 죽음은 패배가 아니라 오히려 승리이다. 죽음은 지상적 구속의 완전한 해소를 통해 승리의 영광에 도달하는 길인 것이다. 결국 트리스탄과 이즈의 로맨스는 죽음을 통한 사랑의 승리를 노래하고 있다.

  그렇다면 그들의 죽음을 통한 사랑의 승리가 어떻게 달성되었는가? 일단 그들의 죽음 그 자체가 이미 그들의 사랑의 승리를 의미하는 것이긴 하지만, 그 책의 말미에서 우리는 그 의미가 보다 객관적인 상관물로 제시된 내용을 읽을 수 있다. 즉 그들이 숨을 거두고 나자 살아 생전 그들의 사랑을 결코 인정할 수도, 용서할 수도 없었던 마크 왕도 그들의 부음을 접하고는 바다를 건너 브르따뉴로 달려왔다. 죽음은 모두를 용서와 화해로 인도하는 것이다. 왕은 그들의 시신을 싣고 땡따젤로 돌아왔다. 그리고 그들을 성당의 후원에 정성들여 매장하여 주었다.

  생각하면 그들로 인해서 가장 비참하고 쓰라린 입장에 빠졌던 인물이 마크 왕이 아니었던가. 그는 자기가 가장 믿고 사랑했던 두 사람, 즉 조카인 트리스탄과 왕비인 이즈로부터 함께 철저히 배신당한 인물이었던 것이다. 그럼에도 불구하고 죽음 앞에서는 그도 그들을 용서하고 그들의 사랑을 인정할 수밖에 없었던 모양이다. 또 그럴만큼 그는 본래 온후하고 고아(高雅)한 성품의 소유자였고, 또한 마음 속 깊이 그들을 사랑하고 있었다.

  그들이 죽고난 후 트리스탄의 무덤에서는 잎이 푸르고 무성한 가지에 향기로운 꽃이 핀 찔레 한 그루가 솟아나 이즈의 무덤 깊숙이 와서 박혔는데, 사람들이 그 찔레나무를 잘라냈으나, 다음날이면 다시 솟아올라 이즈의 무덤에 가서 박히기를 계속함으로서 왕이 그 소식을 듣고 찔레나무를 더 이상 자르지 말라는 명령을 내렸다고 한다. 이러한 모든 것이 죽음을 통한 그들 사랑의 승리를 입증하는 증좌라고 하겠다.

 그러나 이와 같은 이야기는 후세 사람들의 상상력이 만들어낸 한갓 허구적 전설에 불과하지만 죽음을 통한 그들 사랑의 승리를 증명하는 보다 분명한 증좌는 그들의 사랑 이야기가 서사시든, 로맨스든, 오페라든, 또는 소설이든 그 어떤 문학양식을 통해서든 간에 후세의 여러 예술인들에 의해 예술적 양식으로 형상화됨으로써 그것이 오랜 시간을 통해 서구인들의 감수성을 사로잡아 온 불멸의 사랑의 전범이요, 원형으로서 영원한 생명을 얻고 있다는 점일 것이다. 이것이야말로 그들 사랑의 참으로 완전하고도 영원한 승리라고 할 수 있을 것이다.

2. 『로미오와 줄리엣』: 사랑의 열정과 죽음의 열매

사랑을 주제로 다룬 문학적 고전으로 쉐익스피어의 초기 비극 『로미오와 줄리엣』을 빼어놓을 수는 없을 것이다. 사랑을 다룬 서구 문학의 고전으로서 중세를 대표하는 것이 앞에서 본 『트리스탄과 이졸데』라면, 르네상스 시대를 대표하는 것이 『로미오와 줄리엣』일 것이다. 그러므로 이 두 작품은 서구의 사랑의 전통에서 가장 유명한 러브 스토리이다. 이 두 작품은 시간의 격차는 있지만 두 연인의 열정적 사랑을 다루었다는 점에서 그리고 그 열정

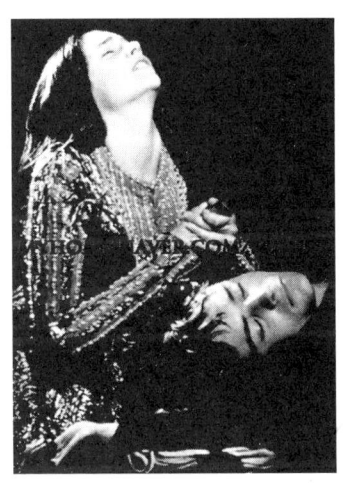

로미로와 줄리엣

적 사랑이 죽음을 초래함으로써 종국엔 그들 사랑하는 연인들 모두를 비극적 죽음의 희생 제물로 삼는다는 점에서 공통점을 갖고 있다. 그리고 이 이후에 나온 서구 작가들의 러브 스토리 치고 이 두 작품에 영향 받지 않은 작품은 거의 없다고 해도 무방할 것이다. 그만큼 이 두 작품은 사랑을 다룬 서구문학의 전통의 원류를 이루고 있다고 해야할 것이다.

『로미오와 줄리엣』은 먼저 프롤로그에서 코러스를 통하여 이 극의 주제

를 집약해서 표현한다.

> 아름다운 도시 베로나에서
> 함께 가문을 자랑하는 두 집안이
> 해묵은 원한을 불씨로 서로 싸우나니,
> 시민의 피가 시민의 손을 더럽힌다.
> 이들 두 원수의 숙명적인 허리에서
> 한 쌍 비운의 연인들이 태어나니,
> 그들의 불행하고 가여운 파멸은
> 죽음으로써 그들 부모의 싸움을 끝낸다.[1]

베로나(Verona)는 이탈리아의 북부 베네토 지역의 도시로서 밀라노와 베네치아 사이에 위치하고 있다. 이들 도시들은 유럽에서도 가장 앞서 르네상스를 꽃피웠던 지역이다. 그 중에서도 베로나는 르네상스 시대의 대표적인 도시 중의 하나이다. 이 베로나의 두 명문가 몬테규(Montague)가와 캐퓰렛(Capulet)가는 해묵은 원한과 반목을 계속하고 있는 원수지간으로서 양가의 친척들이나 하인들마저 마주치기만 하면 서로 싸움질이다. 그런데 몬테규가의 젊은 아들 로미오와 캐퓰렛가의 아직 채 14세에도 이르지 못한 어린 딸 줄리엣이 캐퓰렛가에서 베푼 파티 장에서 만나 그만 첫 눈에 서로 열정적인 사랑에 빠지고 만다. 사실 로미오는 줄리엣을 만나기 이전에 이미 로잘라인(Rosaline)이란 아가씨를 혼자 짝사랑하고 있었다. 그는 자기의 사랑에 상대방이 잘 응해 주지 않는다고 상심이 되어 한숨을 푹푹 내쉬면서 한탄을 늘어놓으며, 사랑에 대한 독백을 읊조리고 있었다.

---

1) 이 글에서 사용한 원본 텍스트는 쉐익스피어 전집 중 *The Riverside Shakespeare*(Boston: Houghton Mifflin, 1974)의 "The Tragedy of Romeo and Juliet"(1058-1099)를 사용했고, 작품 속 인용은 우리 말로 번역하여 막(Act), 장(Scene), 행(Line) 순으로 로마숫자 대문자, 소문자와 아라비아 숫자를 써서 그 출처를 표시한다. 위의 인용은 극의 시작을 여는 코러스 1-8 행까지이다.

사랑이란 한숨으로 만든 연기,
순결해지면 사랑하는 이의 눈에서 빛나는 불꽃이요,
흐려지면 사랑의 눈물로 바다가 된다네.
사랑이 그 외 또 무엇이란 말인가? 가장 분별 있는 광기이면서,
숨 막히는 쓴 약이요, 또한 생명을 돋구는 감로수이기도 하지.
(I,i,190-94)

그러나 그가 캐퓰렛 가에서 베푸는 파티에 그의 친구 머큐쇼(Mercutio), 벤볼리오(Benvolio)와 함께 가면을 쓰고 잠입하여 캐퓰렛가의 무남독녀 줄리엣을 만나는 순간 언제 그랬더냐는 듯이 로잘라인에 대한 사랑은 씻은 듯이 사라지고 오로지 줄리엣에게만 사로잡혀 그녀를 예찬하기에 바쁘다. 이는 로미오가 그만큼 변덕스럽다기보다 그가 본격적인 사랑의 대상을 만나기 위한 예비단계를 거쳤던 것으로 보는 것이 타당할 것 같다. 로미오가 줄리엣을 처음 보았을 때 하는 대사가 이렇게 표현된다.

아, 저 여인의 빼어난 아름다움은 횃불에게 환히 타오르는 법을 가르치고 있는 듯 하구나. 일상적으로 써먹자니 너무나 귀하고, 속세의 것이 되기엔 너무도 아깝구나. 딴 여인들 틈에 섞여 있으니 한결 더 눈부신 아름다움이 돋보인다. 까마귀떼 속에 섞인 눈처럼 흰 비둘기 같아 보이네. 춤이 끝나면 저 여인이 있는 곳을 알아 두었다가 저 여인의 손을 이 거친 손으로 잡아 보리라. 헌데, 지금까지 내 마음이 사랑을 했다고 할 수 있을까? 내 눈이여, 아니라고 답하라! 나는 오늘밤에야 진정한 아름다움을 본 듯 하구나. (I,v,44-53)

로미오의 이런 열정에 대해서 줄리엣 역시 비슷한 반응을 보인다. 그들이 서로 만나 한참 수작을 나눈 직후 로미오는 자신의 신분이 노출될까봐 불안을 느껴 급히 연회장을 빠져 나가려고 하는데, 이를 눈치챈 줄리엣은 유모더러 그의 이름을 알아보고 오라고 재촉하면서, "만약 그가 결혼했다면 나의 신방은 곧 무덤 같이 될 것"(I,v,134-35)이라고 말할 정도로 그녀 역시

처음 보자말자 로미오에 대한 열정이 활화산처럼 불타 오른다.

그러므로 로미오와 줄리엣의 사랑은 첫눈에 반한 사랑, 즉 처음 보자마자 사랑의 열정에 불타 올라 서로가 서로에게 완전한 사랑의 포로가 되고마는 그런 '열정적 사랑'(passionate love)이라고 할 수 있다. 이런 열정적 사랑은 사랑 이외의 모든 다른 가치를 초월하는 격렬하고도 압도적인 힘을 발휘한다. 앤소니 기든스(Anthony Giddens)는 이런 열정적 사랑에 대해 다음과 같이 말하고 있다.

> 열정적 사랑은 사랑과 성적 애착 사이의 일반적 연관을 표현한다. 열정적 사랑은 틀에 박힌 일상생활과는 구별될 뿐 아니라 실제로 그것과 갈등하기도 하는 어떤 급박함으로 특징지어진다. 타자와의 감정적인 연루가 너무도 강렬히 스며들어서 그 사람 또는 그 두 사람으로 하여금 자기의 통상적 책무를 무시하게 만드는 것이다. 열정적 사랑은 가히 종교적이라고 할만큼 진지한 열의를 불러일으키는 매혹의 속성을 가지고 있다. 세상의 모든 것들이 갑자기 새로워지고, 그리고 아마 거의 동시에 자기의 이익이나 관심사는 포착할 수 없게 된다. 열정적 사랑에 빠진 사람의 관심은 자신이 사랑하는 대상에 너무도 강력히 묶여 있다. 열정적 사랑은 카리스마의 경우와 유사하게 인간관계라는 면에서 특히 파괴적이다. 그것은 개인들을 현세로부터 뽑아 올려, 희생뿐 아니라 극단적 선택마저도 기꺼이 받아들이게끔 만든다. 그러므로 열정적 사랑이란 사회적 질서와 의무라는 관점에서 볼 때, 위험한 것이다. 따라서 세상 어느 곳에서도 열정적 사랑이 결혼의 필요 또는 충분조건으로 생각된 적이 없고, 오히려 대부분의 문화에서 결혼의 골칫거리로 여겨져 왔다는 것은 놀라운 일이 아니다.[2]

열정적 사랑은 아름다움에 의해 추동되는 에로스적 사랑이다. 위의 글에서 보다시피 그것은 두 사람의 애착이 너무나도 강렬하여 대개 현실을 망각하거나 무시하기 때문에 현실에서의 자기의 통상적 책무에서 벗어나기 쉽다. 그러므로 그것은 사회적 질서와 의무라는 관점에서 볼 때 위험한 것이

---

2) 앤소니 기든스, 76 쪽.

며, 결혼의 필요 또는 충분조건이 될 수도 없고, 대부분의 경우 오히려 결혼의 골칫거리가 되기 쉽다. 로미오와 줄리엣의 사랑이 바로 그러하다. 그들은 처음 만나자말자 사랑의 열정에 불이 붙어 그들의 현실을 무시하려 든다. 그들이 처한 현실은 그들 서로가 오랫동안 원한과 반목 관계에 있는 원수 집안의 자녀들이라는 점이다. 유모를 통해서 로미오의 신분을 듣고난 줄리엣은 이렇게 한탄한다.

> 나의 유일한 사랑이 나의 유일한 증오에서 나오다니! 모르는 동안에 너무 일찍 봐버렸고, 알고 났을 땐 이미 너무 늦었구나! 가증스러운 원수를 사랑해야 하다니, 불길한 사랑의 싹이어라. (I,v,138-41)

열정적 사랑이나 숙명적 사랑에는 흔히 그 사랑을 방해하는 장애가 따르기 마련이다. 그러나 이 장애는 사랑을 가로막는 장치로서 기능하기보다 대개는 사랑을 더욱 강화하는 기능으로 작용한다. 장애가 없는 순탄한 사랑과 그 결과로서 오는 순탄한 결혼은 오히려 사랑의 무덤이 되기 쉽다. 왜냐하면 그러한 순탄한 사랑과 결혼은 사랑의 열정을 쉽게 식어버리게 하기 때문이다. 그러므로 사랑의 장애는 사랑의 열정을 더욱 뜨겁게 달아오르게 하는 요인이 된다. 트리스탄과 이졸데의 경우 그 장애가 두 사람을 떼어놓는 윤리규범이었다면, 로미오와 줄리엣에게는 두 집안간의 불화와 반목이다. 그러므로 두 연인은 서로 증오의 대상인 원수집 사람을 사랑하게 됨으로써 현실적인 사랑의 장애가 오히려 그들의 사랑의 불길을 더욱 뜨겁게 달아오르게 한다. 그리고 이미 사랑의 불길에 휩싸인 그들에게는 오직 상대방만을 원할 뿐 상대방의 집안이나 이름 따윈 문제가 되지 않으며, 필요하면 그런 것은 내버려도 상관없다고 생각한다. 줄리엣은 로미오와 헤어지고난 후 혼자 자기 방 창가에서 이렇게 독백한다.

> 아, 로미오님, 로미오님! 당신은 어째서 로미오인가요? 당신 아버지를 부인하시고, 당신의 이름을 거절하세요. 만약 그것을 못하겠다면, 나를 사랑

한다고 맹세라도 해 주세요. 그렇게 해주신다면 나도 더 이상 캐퓰렛 집안 사람이 아니라도 좋아요. (II,ii,33-36)

그러므로 이러한 열정적 사랑의 불길은 사회적 질서와 의무라는 관점에서 보면 대단히 위험한 것이며, 이성적 분별심을 가진 눈으로 보면 탈선적인 것이다. 그러기 때문에 그것은 흔히 현실적으로 인정을 받는 원만한 결혼에 이르지 못하고, 사회적 규범으로 보면 탈선적이 되거나, 골칫거리가 된다. 사실 이성적 분별심을 가진 눈으로 보면 로미오와 줄리엣, 이 두 젊은 커플의 사랑놀음은 참으로 성급하고 위험한 불장난이 아닐 수 없다. 그들은 처음 만나자말자 사랑에 불이 붙었고, 바로 그 다음날 오후 교회로 가서 자기들 끼리 비밀리에 결혼식을 올려버린다. 그리고 막 결혼식을 올리고 베로나의 광장으로 나온 로미오는 또 바로 그 자리에서 친구 머큐쇼가 줄리엣의 외사촌 오빠인 티볼트(Tybalt)에게 살해 당하는 모습을 보고 격분하여 티볼트를 살해하고 만다. 이런 일련의 행동들이 너무나 급박하고 분별없이 진행된다.

이들의 이런 행동에 비해 줄리엣의 부모가 딸을 결혼시키고자 하는 행동은 여늬 부모와 다름없이 이성적 분별심에 바탕을 두고 있다. 그들은 사실 베로나에서는 가장 훌륭한 신랑감으로서 영주의 친척이기도 한 패리스(Paris) 백작의 구혼을 받아들여 서둘러 딸의 결혼식을 올리려고 하지만 딸 줄리엣의 반발에 부딪혀 낭패를 겪게 된다. 이때 아버지가 딸의 행동에 대해서 늘어놓는 한탄은 동서고금을 막론하고 자식의 결혼문제에 대해서 부모가 갖는 심정을 적절히 대변하고 있는 듯하여 흥미롭다.

아이구, 맙소사! 사람 미치겠네. 밤이나, 낮이나, 자나 깨나, 일을 할 때나 놀 때나, 혼자 있거나, 여러 사람들과 함께 있거나, 나는 늘 딸년의 혼인을 걱정해 왔다. 그런데, 지금 이게 무슨 꼴이람. 아, 가문 좋고, 돈도 있고, 젊고, 인품이 훌륭한데다, 듣자니, 재주도 좋고, 인물도 잘 생긴 나무랄 데 없는 젊은이를 골라주니까, 바보 같은 년이, 제 분수에 넘치는 줄도 모르고, 찔찔 짜면서, 뭐, 결혼이 싫다는 둥, 애정이 없다는 둥, 너무 어리다는 둥, 용서해 달라는 둥, 주접을 떨고 있단 말이야. 정녕 결혼하지 않겠다면, 마음대로 하라지. 그러나 나가서 살아. 이 집안에선 얼씬도 하지마라. (III,v,176-88)

여기선 자신의 뜻에 반하여 행동하는 딸의 태도에 대한 아버지의 분노와 한탄 뿐 아니라 당시 르네상스 시대 한 가정의 가장이 보여주는 가부장적 태도가 적나라하게 나타나고 있음을 볼 수 있다. 당시 사회에선 가정의 모든 주요 결정권은 가장에게 있고, 가장의 이러한 결정권을 거부하거나 도전하는 것은 곧 가정의 모든 보호와 혜택을 박탈당한다는 것을 의미한다. 그러므로 제 아무리 사랑의 열정에 불붙은 줄리엣이라 할지라도 그러한 가부장적 권위를 정면으로 거부하거나 도전할 수는 없는 일이다. 이에 결혼에 대한 아버지의 뜻을 거부하지 않으면서 그 결혼을 회피하고, 로미오와의 사랑의 맹약을 지켜갈 수 있는 방안을 찾느라고 찾은 것이 줄리엣의 거짓 죽음의 연출이다. 즉 줄리엣이 패리스와의 결혼식 날 약물을 복용하고 42시간 동안 가사(假死) 상태로 있다가 다시 깨어나는 것이다.

이 방안은 이미 앞에서 로미오와 줄리엣을 결혼시킨 로렌스 신부(Friar Lawrence)가 짜낸 방안이다. 즉 로렌스 신부는 이 연극에서 가톨릭의 수사이면서도 여러 가지 현실적인 문제에 개입한다. 그는 베로나의 두 명문가의 싸움을 종식시킬 목적으로 로미오와 줄리엣의 결혼 요청을 받아들여 부모의 승낙도 없이 그들을 결혼시켰을 뿐만 아니라 로미오가 티볼트를 살해하고 영주로부터 추방형에 처해졌을 때는 그를 타일러 만토바로 가게 주선해 준다. 그리고 줄리엣이 찾아와서 어떻게든 패리스 백작과의 결혼을 회피하는 방안을 강구해 달라고 떼를 쓰며, 기어이 패리스와 결혼해야 한다면 차라리 자살하고 말겠다고 간청하자, 그 간청에 못이겨 방안을 강구해 준다. 즉 줄리엣이 그가 처방해 주는 약을 복용하고 42 시간동안 가사상태에 머물러 있으면 그녀의 몸이 무덤으로 옮겨질 것이고, 그녀가 깨어나면 그곳에 로미오를 불러 로미오와 함께 만토바로 보낸다는 계획이었던 것이다. 그러나 이

방안 자체는 이미 죽음을 무릅쓴 위험한 도박이 아닐 수 없었고, 실제로 그것은 그의 의도와는 달리 그들 젊은 연인들을 죽음으로 몰고 간다.

사실 격렬한 사랑은 종종 죽음을 동반하거나 죽음을 초월한다. 그리고 사랑의 격렬성으로 말하면 『로미오와 줄리엣』을 능가할 작품이 별로 없으리라. 줄리아 크리스테바는 로미오와 줄리엣을 가리켜 "죽음에 몸을 바쳐 사랑을 불태우는 낙원을 이룬 연인들"[3]이라고 말한다. 이 말을 입증하듯 이 작품에는 죽음의 모티프가 시종일관 여러 곳에서 나타나고 있다. 즉 로미오와 줄리엣 사이의 열정적인 사랑은 시초부터 폭력과 죽음을 수반하고 있다. 처음 1막 5장에서 로미오가 캐퓰렛가의 파티에 와서 줄리엣의 아름다운 모습을 보고 넋을 잃고 있을 때, 캐퓰렛가의 일원인 티볼트는 그가 로미오임을 알아채고 로미오를 죽일 결심을 하지만, 주인인 캐퓰렛씨에 의해서 제지를 당한다. 그 이후 두 연인의 격렬한 사랑은 계속해서 그들을 폭력과 죽음을 향해 밀어붙인다.

2막 2장에서 파티가 끝나고 난 후 로미오가 캐퓰렛가의 정원에 잠입하여 줄리엣의 독백을 엿듣고 있었을 때, 이를 발견한 줄리엣은 "이곳에 어떻게, 뭣하러 오셨어요? 담벼락은 높고 오르기가 힘드는데, 게다가 신분 때문에 이곳에서 저희 집 사람에게 발각이라도 되면 당신은 죽음을 각오해야 할 텐데요"(II,ii,63-65)라고 말한다. 이에 대해 로미오는 "사랑의 가벼운 나래를 타고 이 담벼락을 넘었지요. 돌담이라 한들, 사랑을 어찌 막아낼 수 있겠소. 할 수 있는 일이라면 사랑은 무엇이나 해냅니다"(II,ii,66-68)라고 대답함으로써 이미 그들의 사랑은 죽음의 장벽조차 두려워 하지 않고 넘을 수 있음을 암시하고 있다.

사실 그들의 사랑은 그후로 계속해서 폭력과 죽음에 맞닥뜨리게 된다. 먼저 2막 6장의 끝에서 로렌스 신부에 의해 두 연인의 결혼식이 올려지고 난 직후 바로 이어서 전개되는 3막 1장의 베로나 광장에서는 몬테규가의

---

[3] 줄리아 크리스테바 지음/김영 옮김, 『사랑의 역사』(민음사, 1996), 332 쪽.

젊은이들과 캐퓰렛가의 젊은이들이 살육의 난장판을 벌인다. 즉 캐퓰렛가의 청년 티볼트가 몬테규가의 청년 머큐소를 살해하자 이에 격분한 로미오가 티볼트를 살해하게 된다. 결혼식을 치르자 말자 갑작스럽게 닥친 이런 살인극으로 인하여 로미오는 베로나의 영주로부터 즉시 베로나를 떠나라는 추방의 형에 처해진다. 줄리엣에게는 이것은 청천의 벽력이었다. 자신이 가장 사랑하는 육친인 사촌오빠가 자신이 가장 사랑하는 연인인 로미오에게 살해당하고, 그 연인은 추방형에 처해진 것이다.

로미오는 로렌스 신부의 사제관에서 자신이 추방형에 처해졌다는 소식을 전해 듣고 줄리엣과 헤어질 바에는 차라리 죽는 게 낫다며, 자신의 단검으로 스스로의 몸을 찔러 자살을 시도하려다가 제지된다. 몇 장면 뒤에 줄리엣 역시 같은 장소에서 로렌스 신부에게 만약 자신이 패리스와의 결혼을 피할 방법이 없다면 스스로 목숨을 끊고 말겠다고 단검을 꺼내든다. 로렌스 신부는 로미오를 타일러 만토바로 떠나 보내고 나서, 이번에는 또 줄리엣이 패리스 백작과의 결혼을 피하도록 하기 위하여 그녀에게 자신이 처방한 약을 먹여 42시간을 가사상태에 있다가 깨어나게 하려고 한다.

로렌스 신부는 이 약을 줄리엣에게 처방하면서 줄리엣에게 미리 다짐을 받는다. 즉 그녀가 패리스와의 결혼을 피하기 위해서라면 죽음과도 맞설 수 있는 결심을 요구했고, 그녀는 기꺼이 그럴 결심으로 그 약을 먹는다. 그리고 나서 이 연극의 5막에서는 온통 죽음의 사육제가 펼쳐진다. 즉 이 작품 속의 그 치명적인 사랑에 연루된 세 젊은이가 모두 죽게 되는데, 한 사람은 살해 당하고, 두 사람은 자살한다.

만토바에 가 있던 로미오에게 그의 하인 밸더자(Balthasar)로부터 줄리엣의 갑작스러운 죽음의 비보가 전해진다. 이 갑작스러운 비보에 접한 로미오를 제지할 대상은 이제 아무도 없다. 그는 그 길로 거리의 가난한 약제사를 회유하여 독약을 구입한 후 급히 베로나로 달려가 바로 캐퓰렛가의 묘소로 향한다. 그는 줄리엣의 무덤 곁에서 자신이 구해온 독약을 먹고 줄리엣 곁에서 잠들고자 했던 것이다. 그러나 그곳에서 뜻밖에 패리스를 만나게 되는

데, 패리스 역시 줄리엣의 돌연한 죽음으로 그녀와의 행복한 결혼을 좌절당한 후 그 상심으로 줄리엣의 무덤을 찾았던 것이다. 말하자면 그들은 줄리엣을 사이에 두고 서로 사랑의 쟁투를 벌인 사랑의 라이벌인 셈이다. 갑작스럽게 죽은 애인의 무덤에서 이들 상심과 절망에 빠진 라이벌 끼리 서로 만났으니, 사태가 무사히 넘어갈 리가 없다. 결국 그들은 서로 칼을 뽑아 싸움을 벌이게 되고, 패리스가 로미오의 칼을 맞고 쓰러져 죽는다.

그러고 나서 로미오 역시 가지고 온 독약을 마시고 스스로 죽음을 택한다. 로렌스 신부가 그에게 줄리엣의 소식을 전하기 위해 파견한 존(John) 신부는 전염병의 발생으로 길이 막혀서 편지를 전하지 못했던 것이다. 줄리엣의 죽음이 로렌스 신부에 의해 꾸며진 가사상태임을 전혀 몰랐던 로미오가 선택할 수 있었던 것은 자살 뿐이었던 것이다. 그리하여 줄리엣이 가사상태에서 깨어났을 때는 이미 로미오의 숨결이 끊어진 상태였고, 로미오의 죽음을 확인한 줄리엣 역시 로미오의 단검으로 스스로 자기 가슴을 찔러 자살하고 만다. 이렇게 해서 베로나의 몬테규가와 캐퓰렛가 두 집안의 불화와 반목으로 비롯된 피와 죽음의 사육제가 막을 내리게 되는 것이다. 로미오가 스스로 독약을 마시고 죽기 직전 토로하는 독백은 줄리엣에 대한 그의 뜨거운 사랑이 생명을 초월하는 가치임을 너무나 웅변적으로 토로하고 있다.

> 눈이여, 너의 최후를 보라! 팔이여, 너의 최후의 포옹을 하라! 그리고 입술이여, 오 너 호흡의 문이여, 정당한 키스로써 만물을 독점하는 죽음과의 영원한 계약증서를 봉인하라! 자아, 오너라, 씁쓸한 맛이 도는 죽음의 길잡이여, 오너라, 불쾌한 냄새 풍기는 죽음의 안내자여! 그대 필사적인 뱃사공아, 파도에 밀리고 바다에 지친 그대 배를 당장 바위에 부딪쳐 오! 여기 나의 사랑하는 사람을 위해서! (V,iii,112-19)

미셸 푸코는 "서양이 매우 오래 전에 사랑이라는 것을 발견했을 때, 그것에는 죽음을 받아 들일만한 것으로 만들기에 충분한 가치가 부여되었다"[4]

---

[4] 미셸 푸코 지음/이규현 옮김, 『성의 역사 I: 앎의 의지』(나남출판, 2004), 166 쪽.

고 했다. 흔히들 생명보다 더 귀중한 것은 없다고 말한다. 왜냐하면 그 어떤 귀중한 가치도 살아 있어야만 그것을 누릴 수 있는데, 생명을 잃게되면 그것을 누릴 수조차 없기 때문이다. 그럼에도 불구하고 생명을 불태우고, 생명을 내던져서 얻고자 하는 것이 사랑이라면, 사랑은 생명보다 더 귀한 것이 되고, 더 위대한 것이 된다. 사랑에게 이러한 가치를 부여하고 인정한 것이 서양이었다. 서양 이외의 지역에서는 이러한 엄청난 가치를 사랑에 부여한 것 같지는 않다.

서양인들이 이처럼 사랑에다 생명 이상의 가치와 의미를 부여한 것은 생명이 죽음을 통해서 영원히 끝나는 것으로 보지 않고 또 다른 형태로 변형되거나 승화된다고 믿었기 때문일 것이다. 에드가 모랭(Edgar Morin)은 "생의 길이 우리를 죽음으로 이끄는 것처럼 죽음의 길도 우리를 생으로 더 깊이 이끌어 들인다"[5]고 말하고 있다. 이 말은 삶과 죽음이 분리된 실체가 아니라 제 꼬리를 물고 또아리를 틀고 있는 뱀처럼 연속적인 단일한 실체라는 의미이다. 또한 이 말은 죽음은 또 다른 형태의 어떤 삶으로 변형되어 이어져감을 암시한다고 하겠다. 이 극의 3막 2장에서 줄리엣이 로미오와 비밀 결혼식을 올린 후 밤중에 자신의 방으로 로미오가 찾아오기를 기다리며 하는 독백 가운데는 이미 그들의 운명을 예언하는 듯한 의미심장한 암시가 표현되고 있다.

> 오너라, 정다운 밤이여, 겉으론 검지만, 속으론 다정한 밤이여, 어서 오너라. 와서 나에게 로미오님을 다오. 그리고 내가 죽으면, 로미오님을 데려다가 작은 별들로 조각 내다오. 그러면 하늘은 얼마나 찬란할 것인가. 온 세상은 밤과 함께 사랑에 빠질 것이고, 아무도 빛나는 태양을 경배하지 않을 것이다. (III,ii,20-25)

줄리엣의 위의 독백 속에는 이미 로미오에 대한 그녀의 사랑이 그들의 죽음을 희구하고 있음을 무의식적으로 드러내고 있다. 여기에는 그들의 사

---

[5] 에드가 모랭 저/김명숙 옮김, 『인간과 죽음』(동문선: 2000), 10 쪽.

랑이 현실적인 장애를 넘어 밤하늘의 찬란한 별처럼 승화된 형태로 발전하기를 바라는 무의식적인 염원이 담겨 있다고 하겠다. 별이란 현실의 영역인 지상적 가치를 초월하는 아름답고도 영원한 가치의 상징이며, 줄리엣의 독백은 그들의 사랑이 별과 같은 그러한 가치로 승화되기를 바라는 염원인 셈이다.

사실 로미오와 줄리엣의 사랑은 너무나 순수하고, 너무나 뜨겁고, 너무나 급격하고, 너무나 현실을 무시한 것이어서 현실에서는 실현되기에 불가능한 것으로 보인다. 그러므로 그들의 사랑이 실현될 수 있는 곳은 현실의 경계를 넘어선 세계일 것이다. 그 세계가 어디일까? 그것은 곧 죽음의 세계가 아닐까? 그러므로 그들의 사랑은 결국 비극적 죽음으로 치달을 수밖에 없었던 것 같다. 그러나 한 알의 밀알이 땅에 떨어져 죽음으로써 많은 열매를 맺듯이 그들의 사랑 역시 죽음으로써 많은 열매를 맺는다.

우선 그들의 사랑 자체가 그들의 죽음을 통해서 순수하고도 완전하고 영원한 사랑으로 승화된다. 그것은 밤하늘의 별처럼 찬란하고도 영원한 빛을 발하는 사랑이다. 그들이 죽고난 후 몬테규와 캐퓰렛 양 가문의 가장들은 비로소 자기들의 과오를 뉘우치고 화해의 뜻으로 서로 상대방 자녀의 순금동상을 건립키로 약속하는 데, 이는 로미오와 줄리엣 두 젊은이의 사랑이 밤하늘의 별처럼 승화된 모습을 보여주는 하나의 결정체로서 완전하고도 영원한 사랑에 대한 상징물이 될 것이다.

그들의 죽음이 맺은 또 한 가지 열매는 오랫동안 이어져온 양 가문의 불화가 그들의 죽음을 통해서 마침내 화해에 이르게 된다는 점이다. 연극의 마지막 장면에서 베로나의 영주는 로미오와 줄리엣의 죽음에 대한 자초지종을 듣고난 후에 양 가문의 가장을 불러 "그대들의 증오심 위에 어떤 천벌이 내렸는지 보시오. 그대들의 기쁨이어야할 자식들을 하늘은 화해의 수단으로 희생시켰소."(V,iii,291-93)라고 말한다. 오래도록 불화와 반목을 되풀이하던 양 가문은 이렇게 대가 끊기는 가장 값비싼 희생의 댓가를 치르고 나서야 비로소 화해에 이른다. 그러므로 양 가문의 화해는 사랑하는 두 젊은이의 죽음을 통해서 맺어진 또 하나의 값진 열매인 셈이다.

그들의 죽음이 맺은 마지막 열매는 아마도 이 비극적 사랑의 이야기 그 자체일 것이다. 이 연극의 마지막 대사에서 베로나의 영주가 "로미오와 줄리엣의 이 이야기보다 더 슬픈 이야기가 어디 있겠소."(V.iii,309-10)라고 한 말은 이 사실을 적절히 표현한다. 그렇다. 이보다 더 슬픈 사랑의 이야기는 없다. 그러므로 그들의 비극적 사랑을 이야기하는 이야기 그 자체가 영원한 생명을 지니고 퍼져 나간다. 그들의 죽음으로 맺어진 또 하나의 생명의 열매인 셈이다.

쉐익스피어는 이 연극의 제재를 1562년 아더 브루크(Arthur Brooke)의 시 『로미우스와 줄리엣의 비극적 이야기』(*The Tragical History of Romeus and Juliet*)와 윌리엄 페인터(William Painter)의 산문작품 『쾌락의 궁전』(*Palace of Pleasure*)에서 빌려 왔다고 한다. 그리고 이 두 작품 역시 독창적인 것이 아니라 이태리에서 들여온 것이며, 이태리에서는 두 젊은이의 이러한 비극적 사랑 이야기의 전통이 고대로까지 거슬러 올라간다고 한다. 그러므로 쉐익스피어의 『로미오와 줄리엣』은 그와 유사한 이야기가 고대로부터 여러 가지 버전으로 반복되어 전해져 왔고, 쉐익스피어에 의해서 훌륭한 비극작품으로 각색되었으며, 현대에 와서도 연극, 영화, 뮤지컬, 오페라 등 여러 가지 형태로 반복해서 각색되고 있다. 1968년 프랑코 제피렐리(Franco Zeffirelli) 감독의 고전적 영화 『로미오와 줄리엣』과 1996년 바즈 루어만(Baz Luhrmann) 감독이 보다 현대적 감각으로 각색한 영화 『로미오와 줄리엣』이 그 좋은 예가 될 것이다. 이들은 모두가 두 젊은이의 비극적 사랑이 죽음을 낳고, 그 죽음이 씨앗이 되어 맺어진 열매들인 것이다.

3. 브라우닝 부부의 사랑: 사랑과 삶과 시의 승리

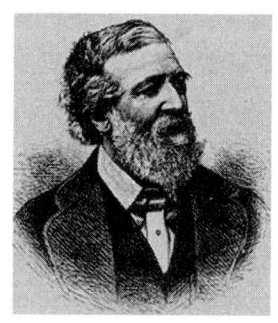

로버트 브라우닝
(1812-1889)

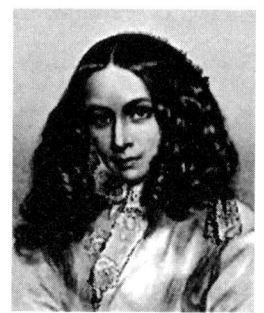

엘리자베스 브라우닝
(1806-1861)

문학에서 사랑이란 소재는 단골 메뉴라고 할만하다. 이는 사랑이 인간의 가장 본질적이고 보편적인 속성에 속하는 것이며, 문학은 바로 그러한 인간의 본질적이고 보편적인 속성을 표현하는 것이기 때문이다. 또한 시인이나 작가 등, 문학인들은 보통 사랑의 명수들이다. 철학자나 과학자가 대개 이성적이고 논리적이며, 냉철한 성격인데 비해서 문학인들은 대개 감성적이고 정열적이며, 특히 아름다움을 추구하고 아름다움에 대해 민감하게 반응하는 사람들이다. 그러므로 문학인들은 보통 사랑에 빠지기 쉬운 기질이라고 할 수 있다. 그러기에 많은 문학인들이 실제로 그들의 삶에서 열렬한 사랑에 빠졌던 경우가 흔히 있었고, 또 흔히 사랑의 소재를 그들의 문학작품에 담았던 것이다.

단테는 베아트리체에 대한 그의 순수한 사랑을 『신곡』에다 담았고, 페트라르카는 라우라에 대한 그의 사랑을 그의 여러 시편에 담았으며, 괴테 역시 그 자신의 사랑의 체험이 『젊은 베르테르의 슬픔』이나 『파우스트』 등에 짙게 녹아 있으며, 톨스토이도 그의 젊은 날의 사랑과 고뇌가 『안나 카레니나』나 『부활』 같은 작품에 그 흔적을 남기고 있다. 그런데 영문학 사상 자신의 삶과 문학을 통해서 가장 아름다운 사랑을 실천적으로 보여준 인물은 과연 누구일까? 나는 여기에 대해서 주저 없이 빅토리아조 시인 브라우닝 부부를 들 것이다.

빅토리아(Victoria) 여왕의 치세기인 1837년에서 1901년까지의 기간은 보통 19세기 후반기로서 영국이 국가적으로 가장 융성했던 시대이긴 하나 가장 완고한 도덕률과 가부장주의가 지배했던 보수주의적 시기였다. 흔히 영국 최초의 여류시인으로서 일컬어지는 엘리자베스 배릿(Elizabeth Barrett)은 빅토리아조의 이러한 가장 완고한 가부장주의가 지배하고 있던 가정의 11명의 자녀 중 맏딸이었다. 그녀의 아버지 에드워드 모울튼 배릿(Edward Moulton Barrett)은 한 때 서인도제도에서 많은 토지와 노예를 소유했던 인물로서 영국으로 돌아와 이곳저곳을 옮겨다니다가 1826년 아내가 죽고난 후로 런던의 윔폴가(Wimpole Street) 50번지에 자리를 잡고 살았다.

그의 맏딸 엘리자베스는 조숙한 천재였다. 그녀는 8살에 호머를 그리스어로 읽었고, 11~12살에 4권으로 된 서사시 『마라손 전투』(*The Battle of Marathon*)를 썼으며, 18살에 『정신론』(*Essay on Mind*)을 썼고, 30대에는 이미 당대 영국의 유명 시인의 반열에 올라 있었다. 그러나 15살에 말에서 떨어져 척추를 다쳐 줄곧 불편한 몸으로 방안에 갇혀 고독하고 힘든 삶을 영위해 나가야 했으며, 30대에 접어들어서는 거기다 폐병까지 겹쳐 더욱 고통스러운 나날을 보내고 있었다. 우울하고 답답한 런던 기후에다 큰 저택의 어두컴컴한 방안에서 소파에 파묻힌채 병으로 인한 고통을 줄이기 위해 그녀는 모르핀에 의지한 채 간신히 버티고 있었다.

그러면서도 그녀는 시작(詩作)을 계속하여 1844년 2권으로 된 시집 『시편들』(Poems)을 출판했는데, 이 시집으로 그녀는 당대의 여러 저명한 시인들로부터 많은 갈채를 받았다. 그러나 그 어떤 갈채와 찬사보다 이 시집으로 인해 로버트 브라우닝(Robert Browning)과의 사랑의 인연이 맺어지게 된 것보다 더 값진 보상은 없었다. 로버트 브라우닝은 당시 아직 무명의 젊은 시인으로서 엘리자베스보다 여섯 살이나 아래였다. 그러나 그는 이 시집을 읽고 또 읽으면서, 그녀의 시들을 사랑하게 되었을 뿐만 아니라, 나아가서 그녀 자신을 흠모하고 사랑하는 마음을 누를 수가 없었다. 1845년 1월 10일 마침내 브라우닝은 엘리자베스 배릿에게 이러한 편지를 썼다.

> 친애하는 미스 배릿, 나는 당신의 시를 나의 온 마음으로 사랑합니다. 그것은 나의 속으로 스며들어, 나의 일부가 되었습니다. 당신의 이 위대한 살아 있는 시가 … 신선하고 이상한 음악, 풍요한 언어, 절묘한 애수, 그리고 참되고 새로운 용감한 생각… 나는 이 시집을 온 마음으로 사랑합니다. 그리고 당신을 또한 사랑합니다.

엘리자베스가 이러한 편지를 받고 어떤 반응을 보였을지 궁금할 것이다. 그러나 그녀는 기대만큼 그리 놀라지는 않았고, 그냥 담담하게 다음 날 "이런 정성스런 편지와 그것에 수반하는 모든 기쁨"에 감사한다는 정중한 답장을 보내었다. 그리하여 그후로 그들은 며칠마다 서로 편지를 주고 받는 사이가 되었다. 처음부터 둘은 단순히 사교적인 말을 교환하는 정도가 아니라 무척 진지한 마음을 서로 나누었다. 그러나 엘리자베스는 로버트 브라우닝이라는 이 연하의 순진한 청년에게 호감을 갖긴 했지만, 그와 직접 만나는 것은 가급적 피하려고 했다. 로버트의 거듭된 요청에 대해 그녀는 이러한 답장을 보내었다.

저에게서 볼만한 것도, 들을만한 것도 아무 것도 없어요. 혹시 저의 시가 사람들의 눈에 가치 있는 것이라고 한다면, 그것이 저의 꽃이에요. 그것이 제 색깔을 지니고 있고, 저의 나머지는 흙과 어둠에나 어울리는 단지 뿌리에 지나지 않아요.

그러나 당시 34세의 이 젊은 청년의 순수한 사모의 열정을 끝내 가로막을 수 있는 것은 아무 것도 없었다. 그리하여 마침내 그날이 왔다. 그것은 새로운 '십자군의 기사'가 견고한 암흑의 성에 들어가 잠자는 미녀 대신 자기보다 여섯 살이나 연상인 병약한 노처녀를 만나 사랑에 빠진 날이었다. 그날은 1845년 5월 20일이었고, 장소는 런던의 윔폴 가 50번지 저택의 그녀의 방이었다. 그들이 처음 만났을 때 엘리자베스 편에서는 말이 없었고, 누가 자기와 같은 불치의 병자를 사랑하리라고는 상상조차 할 수 없었다. 그러나 브라우닝은 그녀의 어두컴컴한 방에 들어서서 몸에 숄을 걸치고 쇼파에 깊숙이 파묻힌 채 어린 소녀처럼 작고 병약한 몸집에다 애소하는 듯 바라보는 이 여인의 크고 슬픈 눈과 시선이 마주쳤을 때, 이 가련한 여인을 이 암울하고 고독한 병석의 칩거생활에서 구출해서 밝고 행복한 생활로 인도해 줄 사람은 오직 자기밖에 없다는 생각이 섬광처럼 떠올랐다.

엘리자베스 역시 자기의 어두운 방에 밝은 빛을 몰고 들어온 이 청년의 우아한 몸가짐과 진지한 표정과 세련된 말씨뿐 아니라 무엇보다도 자기 시에 대한 깊은 이해와 열렬한 공감에 호감을 갖지 않을 수가 없었다. 그러나 그녀는 그가 자기를 사랑한다는 말을 쉽게 하지 못하도록 했다. 한동안 그렇게 그들은 서로 가끔 만나 대화를 나누거나, 편지를 주고 받으면서 서로에 대한 깊은 신뢰와 존중과 사랑을 쌓아갔다. 그러나 사랑에는 으레 장애가 따르는 법, 그들의 사랑에는 여러 가지 장애가 있으나 가장 큰 장애는 바로 엘리자베스의 아버지 배릿씨였다. 그는 11명의 자녀를 둔 홀아비로서 지금은 그들 자녀를 관리하고 지배하는 것만을 오직 사명으로, 또한 존재의 의의로 생각하고 있는 빅토리아조의 가장 완고한 가부장주의를 대변하는 인물이었다.

루돌프 베지어(Rudolf Besier)가 쓴 유명한 희곡작품 『윔폴가의 배릿 가족들』(The Barretts of Wimpole Street)[1]을 보면, 엘리자베스의 아버지 배릿 씨는 11명의 자녀들을 철저하게 자신의 명령에 복종하도록 강요하고 있으며, 자녀들이 조금이라도 자신의 명령을 어길 경우 용서 없이 제재를 가하는 인물이다. 그는 자녀들이 이성의 남녀들을 만나 사랑을 나누거나 결혼을 하는 것 자체를 아예 엄격하게 통제하고 있었다. 게다가 그는 맏딸 엘리자베스에게는 특별한 애정을 기우리고 있어 엘리자베스가 다른 남자와 접촉하는 것 자체에 강한 거부감과 심한 질투심마저 느끼고 있었다. 실제 인물로서 배릿씨도 이 연극 속의 배릿씨 모습과 별반 다르지 않았던 것으로 전해진다. 엘리자베스와 로버트의 관계에 대해 그가 어떠한 반응을 보였을 지는 짐작하기에 어렵지 않다. 그러나 정신적으로나 인격적으로 이미 서로가 깊은 사랑과 믿음으로 하나로 묶여진 이들의 사랑을 가로막을 장애는 더 이상 없었다.

브라우닝은 소년 시절 영국의 낭만주의 시인으로서 명성을 떨쳤던 셸리(Shelley)의 영향을 특히 많이 받았던 것으로 전해진다. 셸리의 유명한 시 『사슬 풀린 프로메테우스』(Promtheus Unbound)에서 보듯 그의 시는 속박의 사슬을 끊고 인류를 구원하고자 하는 영웅적 이상의 주제를 곧잘 담고 있었다. 브라우닝 역시 젊은 시절 이러한 낭만적이고 영웅적인 구원의 개념을 받아들여 내면화하고 있었을 뿐만 아니라, 그 자신의 시에도 그런 주제

---

1) 이 작품은 영국의 극작가 루돌프 베지어(Rudolf Besier; 1878~1942)에 의해 1930년에 쓰여진 전 5막으로 구성된 희곡작품인데, 엘리자베스와 그녀의 가족 그리고 로버트 브라우닝을 등장인물로 하고, 윔폴가 50번지를 배경으로 하여 로버트가 엘리자베스에게 구애하는 과정과 그녀의 가족, 특히 그녀 아버지와의 관계를 거의 실제 사실에 바탕을 두고 쓰여졌다. 이 작품은 너무 문학적이어서 공연에서 성공을 거둘 수 없을 것이라는 여러 연출가들의 예상을 깨고 미국에서 대성공을 거두어 무려 700회 이상 공연되었고, 뒤에 영화화되기까지 했다. 우리나라에서는 『엘리자베쓰 브라우닝의 사랑』이란 제목으로 이재호가 번역하여 1980년 탐구당에서 펴낸 책이 있다.

를 도입하기도 했다. 그가 청소년 시절 가장 좋아했던 작품 중의 하나가 페르세우스(Perseus)가 용으로부터 처녀를 구출하는 이야기의 『안드로메다』(*Andromeda*)[2]였고, 이 페르세우스와 안드로메다 신화가 나중에 그의 시『폴린』(*Pauline*)과 『소르델로』(*Sordello*)에서 성 조지(St George)가 용으로부터 공주를 구출하는 신화로 각색되었다고 한다.[3]

　브라우닝이 엘리자베스를 만났을 때도 그의 내면 속에는 이 구원의 개념이 은연중 자리하고 있었을 것이다. 그리하여 그는 성 조지가 용으로부터 공주를 구출하듯, 억압적인 부권으로부터 엘리자베스를 구출하고자 했다. 그리고 실제로 그 구출작전은 성공을 거두었다. 1846년 9월, 그들은 마침내 비밀리에 결혼식을 올리고, 가족과 영국을 떠나 먼 이국인 이태리로 사랑의 도피행을 떠났다. 그들은 단 두 명의 증인만을 참석시킨 가운데 교회에서 간소한 결혼식을 올리고, 그동안 엘리자베스를 지성으로 시중들어온 가정부 윌슨(Wilson)과 그녀가 사랑하는 스패니얼 개 플러쉬(Flush) 만을 대동한 채 런던을 떠나 파리를 경유 이태리로 향했다.

　그들이 이태리를 도피처로 택한 이유는 짐작하기에 어렵지 않다. 우선 무엇보다도 그들이 비밀리에 결혼을 했기 때문에 가족뿐 아니라 세인의 비난권에서 벗어나기 위한 목적이 그 하나였을 것이다. 그러나 그것보다 더 중요한 것은 엘리자베스의 건강 때문이었다. 엘리자베스는 이때 건강이 극도로 악화되어 있었던 걸로 알려져 있다. 앞에서 말한 베지어의 책에서 보면, 담당 의사가 그녀의 건강을 위해서는 음울하고 습기찬 런던을 떠나 기후가 좋은 이태리 같은 남국으로 요양을 가는 것이 필요하다고 누누이 역설

---

[2] 페르세우스가 괴물로부터 안드로메다를 구출하는 이야기는 소포클레스의 작품을 비롯하여 여러 버전이 있는데, 브라우닝이 읽고 특히 감명을 받은 것은 이태리인 폴리도르 다 까라바지오(Polidoro da Caravaggio)의 『안드로메다』(*Andromeda*)였다고 한다.

[3] Clyde de L. Ryals, *The Life of Robert Browning: A Critical Biography* (Cambridge, Massachusetts: Blackwell, 1996), pp. 82-83. (브라우닝의 전기적인 사실은 주로 이 책을 참고했다.)

하지만, 그녀의 아버지는 그러한 권유를 결코 받아들이려 하지 않는다. 이제 브라우닝이 그녀를 그 아버지의 억압의 사슬에서 풀어 그녀를 밝고 따뜻한 기후와 자유가 보장되는 이태리로 데려갔던 것이다.

그들이 이태리에 처음 정착한 곳은 피사(Pisa)였다. 이태리까지 오는 동안에 많은 어려움을 겪었지만, 이태리에 정착하고 얼마 안 있어 그녀의 건강은 많이 호전되었다. 음습한 영국의 기후와 아버지의 가혹한 전제에서 벗어나 남국의 밝고 따뜻한 기후에다 남편 로버트의 애정 어린 보살핌에 힘입어 이제 그녀의 건강은 놀라울 정도로 좋아졌다. 그녀는 이제 젊고 건강한 여인처럼 산책과 승마와 수영과 사교 등, 과거에는 꿈도 꾸지 못했던 새로운 생활을 즐기며, 그야말로 놀라우리만치 새롭게 재생의 삶을 시작하게 되었다.

1847년 4월 그들은 이태리 북부지역으로 여행을 떠났다가 플로렌스(Florence)에 들렀는데, 그 도시가 무척 마음에 들었던 모양이다. 처음엔 피사로 되돌아갈 작정이었으나, 플로렌스를 그들의 영구적인 거주지로 정하고 그 후 13년 동안을 그곳에서 살았다. 당시 플로렌스는 매우 개방적이고 국제적인 도시로서 이방인들이 살기에 여러 가지로 편리했다고 한다. 영국인이나 미국인으로서 그곳에 머물고 있는 사람들도 많았고, 지나치는 여행객들도 항상 붐비고 있었다. 그러한 사람들에게 이들 부부의 이야기는 이미 로맨스의 소재로 널리 회자(膾炙)되고 있었고, 플로렌스에서 이들 부부를 만나겠다는 사람들이 늘어나서 그들의 저택이 관광 명소가 되기에 이르렀다. 이렇게 하여 그들은 그야말로 한 쌍 원앙의 부부가 되어 그들이 함께 꿈꾸어 왔던 바대로 남국에서의 활기차고 행복한 삶을 이어갔다.

그렇게 세월은 흘러 이태리에서의 그들의 사랑과 삶의 결실이 맺어지고 있었다. 엘리자베스가 몇 차례의 유산 끝에 1849년 3월 9일 마침내 건강한 사내아이를 낳게 되었다. 이 아이가 바로 로버트 위드먼 배릿 브라우닝(Robert Wiedeman Barrett Browning)이라는 이름인데, 그냥 애칭으로 '페니니'(Penini), '페니'(Peni), 또는 '펜'(Pen)이라 주로 불리었다. 로버트는 엘리자베스가 아무 탈 없이 건강하고 귀여운 아들까지 낳아준 것에 너무나도 기뻐했다. 엘리자베스 역시 이 모든 행복이 남편의 덕분으로 생각하고 남편에게 대한 한없는 감사와 사랑의 마음을 담은 시집을 출판했다. 그것이 1850년에 출판된 『포르투갈인의 연가』(Sonnets from the Portuguese)인데, 이 시집은 엘리자베스가 남편 로버트에게 바친 44편의 사랑의 소네트로 구성되어 있었다.

어느 날 엘리자베스가 남편의 호주머니 속에 이 시들을 집어넣으며, 만일 이 시들이 마음에 들지 않으면 없애버려 달라고 했다 한다. 후에 로버트는 이 시들에 대해 "셰익스피어 이래 쓰여진 가장 훌륭한 소네트인데 나 혼자서만 간직할 수 없었다"고 말했다. 그리하여 그것이 시집으로 출판되었던 것이다. 이 시집의 제목에 대해서는 엘리자베스가 어느 포르투갈 시인을 찬양했기 때문에 로버트가 애칭으로 그녀를 "작은 포르투갈인"(little Portuguese)이라고 불렀던 데서 연유한다고 한다. 실제로 엘리자베스는 포르투갈인처럼 몸이 작고 피부색이 약간 갈색기가 있었다고 한다. 이 시집 속에 수록된 44편의 소네트는 아마도 영국인이 쓴 사랑의 연시(戀詩) 가운데서 가장 사랑받는 시일 것이다. 아래에 그 중 몇 편을 골라 원문과 번역문을 함께 소개한다.

The Face of All the World Is Changed

The face of all the world is changed, I think,
Since first I heard the footsteps of thy soul
Move still, oh, still, beside me, as they stole
Betwixt me and the dreadful outer brink
Of obvious death, where I, who thought to sink,
Was caught up into love, and taught the whole
Of life in a new rhythm. The cup of dole

God gave for baptism, I am fain to drink,
And praise its sweetness, Sweet, with thee anear.
The names of country, heaven, are changed away
For where thou art or shalt be, there or here;
And this ... this lute and song ... loved yesterday,
(The singing angels know) are only dear,
Because thy name moves right in what they say.

온 세상의 얼굴이 변했어요

온 세상의 얼굴이 변했어요, 내 생각엔,
처음 내가 그대 영혼의 발자국이
살며시, 오, 살며시 내 곁에서 움직이는 소리를 들었던 이래.
그 발자국은 나와 분명한 죽음의 끔찍한 바깥 벼랑 사이에
살며시 다가왔지요. 그 벼랑에서 떨어지리라 생각했던 나는,
사랑에 붙잡히고, 온 삶을 새로운 리듬으로 배웠지요.
하느님이 세례를 주셨던 슬픔의 술잔을 나는 기꺼이 마셨지요.
그리고 그 달콤함을 찬미했지요, 님이여, 그대가 가까이 계셨기에.
나라와 하늘의 이름들이 변했어요.
여기 저기, 그대가 지금 계신 곳이나 또 앞으로 계실 곳이기에;
그리고 어제 사랑받았던 ... 이 류트와 노래가
너무나 소중한 줄을 (노래하는 천사들은 알지요),
그대 이름이 바로 천사들의 말 속에서 움직이니까요.

Indeed This Very Love Which Is My Boast

Indeed this very love which is my boast,
And which, when rising up from breast to brow,
Doth crown me with a ruby large enow
To draw men's eyes and prove the inner cost, . .

This love even, all my worth, to the uttermost,
I should not love withal, unless that thou
Hadst set me an example, shown me how,
When first thine earnest eyes with mine were crossed,
And love called love. And thus, I cannot speak
Of love even, as a good thing of my own.
Thy soul hath snatched up mine all faint and weak,
And placed it by thee on a golden throne, —
And that I love (O soul, we must be meek!)
Is by thee only, whom I love alone.

진정코 나의 자랑인 바로 이 사랑

진정코 나의 자랑인 바로 이 사랑,
그리고, 가슴에서 이마로 올라가며,
사람들의 눈길을 끌고 마음 속의 가치를 증명하기에
충분히 커다란 홍옥의 관을 씌워주는 이 사랑 …
이 사랑도, 내 모든 값어치도, 힘자라는 데까지
나는 사랑할 수 없을 거예요, 그대가
내게 모범을 보여주지 않았더라면, 처음으로
그대의 진지한 눈과 내 눈이 마주쳐
사랑이 사랑을 불렀을 때, 내게 방법을
보여주지 않았더라면. 그리하여 나는
사랑을 내 자신의 좋은 것이라 말할 수조차 없어요.
그대의 영혼이 힘 없고 연약한 내 영혼을 낚아채어
그대 곁 황금 옥좌에 올려 놓았어요, —
내가 사랑한다는 것은 (오, 영혼이여, 우린 너무나 양순해요!)
나만이 사랑하는 오직 그대 덕분인 걸요.

If Thou Must Love Me

If thou must love me, let it be for naught
Except for love's sake only. Do not say
"I love her for her smile... her look... her way
Of speaking gently,.. for a trick of thought
That falls in well with mine, and certes brought
A sense of pleasant ease on such a day" —
For these things in themselves, Beloved, may
Be changed, or change for thee, — and love, so wrought,
May be unwrought so. Neither love me for
Thine own dear pity's wiping my cheeks dry, —
A creature might forget to weep, who bore
Thy comfort long, and lose thy love thereby!
But love me for love's sake, that evermore
Thou may'st love on, through love's eternity.

그대 나를 사랑하신다면

그대 나를 사랑하신다면, 오직
사랑을 위해서만 사랑해 주세요.
"그녀의 미소가... 그녀 모습이... 상냥한 그녀 말씨가...
내 생각과 잘 어울리고, 어느날 분명 내게
즐겁고 편한 느낌을 준 재치 있는 그녀의 생각 때문에
내 그녀를 사랑한다"고 말하진 마세요.
님이여, 이런 것들은 제 스스로도 변하기 쉽고,
또 그대 때문에도 변할 수 있으니까요.
그렇게 이루어진 사랑은 또 그렇게 식어버릴 수도 있겠지요.
내 뺨에 눈물 닦아주는 그대 자신의 연민 때문에
날 사랑해서도 안돼요.

그대 위안에 오래 젖다보면, 우는 것도 잊고
그리하여 그대 사랑을 잃을지도 모르잖아요!
오직 사랑을 위해서만, 날 사랑해 주세요.
사랑의 영원성으로, 영원히 그대 날 사랑할 수 있도록.

How Do I Love Thee?

How do I love thee? Let me count the ways.
I love thee to the depth and breadth and height
My soul can reach, when feeling out of sight
For the ends of Being and ideal Grace.
I love thee to the level of everyday's
Most quiet need, by sun and candle light.
I love thee freely, as men strive for Right;
I love thee purely, as they turn from Praise.
I love thee with the passion put to use
In my old griefs, and with my childhood's faith.
I love thee with a love I seemed to lose
With my lost saints, — I love thee with the breath,
Smiles, tears, of all my life! — and, if God choose,
I shall but love thee better after death.

내가 당신을 얼마나 사랑하느냐구요?

내가 당신을 얼마나 사랑하느냐구요? 헤아려 보겠어요.
내 영혼이 시야를 벗어나 멀리 존재의 끝과
이상적인 우미의 극치를 더듬어 도달할 수 있는
깊이와 넓이와 높이까지 나는 당신을 사랑해요.
태양과 촛불 곁에서, 일상의 가장 조용한
필요에 이르기까지 나는 당신을 사랑해요.

사람들이 권리를 위해 투쟁할 때도, 나는 아낌없이 당신을 사랑해요.
사람들이 칭찬에서 돌아설 때도, 나는 오로지 당신만을 사랑해요.
나의 옛 슬픔에 쏟았던 정열로,
내 유년시절의 신앙으로 나는 당신을 사랑해요.
나의 잃어버린 성자들과 함께 내가 잃은 줄 알았던
사랑으로 나는 당신을 사랑해요.
내 온 생명의 숨결과 미소와 눈물로써 나는 당신을 사랑해요.
그리고 하느님 뜻이라면, 죽어서도 나는 당신을 더욱 사랑하겠어요.

44편의 소네트 중 여기 불과 4편만을 골라 소개하는 것이 유감이긴 하지만, 그러나 그 4편 속에서도 남편 로버트에 대한 엘리자베스의 사랑이 얼마나 순정(純正)하고 곡진(曲盡)하게 담겨 있는 지를 짐작하기에 어렵지 않다. 이들 사랑의 소네트에 대해서 더 이상 무슨 설명이 필요하겠는가. 여기서 44편 전부를 소개하지 못하는 것이 유감이긴 하지만, 어쨌든 그것은 사랑에 대해 표현한 더 이상의 아름답고 진정어린 언어를 찾을 수 없을 것 같다.

아내의 이런 주옥 같은 사랑의 소네트에 대한 보답으로 브라우닝이 아내에게 바친 사랑의 시는 「한 마디만 더」(One Word More)라는 제목의 시이다. 이 시는 그가 아내와 함께 이태리에서 체류하고 있을 동안에 씌어진 51편의 시들을 수록한 그의 대표적인 시집 『남자와 여자』(Men and Women)의 맨 마지막에 수록된 작품으로서 다음과 같이 시작되고 있다.

One Word More
To E.B.B.
1855

I
There they are, my fifty men and women
Naming me the fifty poems finished!
Take them, Love, the book and me together:
Where the heart lies, let the brain lie also.

한 마디만 더
E.B.B.에게
1855

I
자 이제 끝났군요, 나의 50인의 남녀들
내 그들의 이름을 따서 지은 50편의 시가 끝났군요!
그들을 데려가시오, 님이여, 그 책도, 나도 함께:
마음이 머물러 있고, 또한 머리도 놓일 수 있는 그곳으로.

브라우닝의 시가 대개 길고 난해한 것처럼 이 시도 총 19연 201행으로 되어 있는 장시(長詩)인데다가 사랑의 시 치고는 무척 난해한 편이어서 이 시에 대한 본격적인 분석이나 언급은 여기서는 생략하기로 한다. 하지만 브라우닝이 평생을 통해 사랑이라는 문제를 깊이 천착했던 시인임은 그의 여러 시편에서 입증되고 있다.

먼저 그의 「포피리아의 연인」(Porphyria's Lover)은 사랑의 환희의 절정을 영원케 하기 위하여 사랑하는 애인을 그녀의 머리카락으로 목을 세 번 감아 죽이고는 그녀가 행복해 한다고 생각하는 시적 화자의 내적 독백으로 이루어진 시인데, 이는 사랑하는 사람을 하나의 인격체로 보기보다 자신의 소유물로 간주하는 유아론적 사랑의 극단적 행태라고 하겠다. 이에 비해 「화롯가에서」(By the Fire-Side)는 육체적으로 뿐만 아니라 영적으로도 완전한 일치와 조화를 이루는 사랑하는 부부의 사랑을 노래하고 있다. 이 시가 아름답게 형상화하고 있는 완벽한 사랑은 "우리 두 영혼"이 "우리 한 영혼"으로 새롭게 태어나는 것으로서 여기서는 사랑을 통한 존재의 완전한 조화와 일치를 형상화하고 있다. 또한 『폐허 속의 사랑』(Love among the Ruins)에서 시적 화자는 과거의 부귀와 영광의 자취가 남아 있는 폐허 가운데서 인간의 욕망과 그 욕망으로 이룩한 위업이 한갓 헛된 꿈에 지나지 않음을 확인하면서, 오직 인간의 참된 "사랑만이 최고"(Love is best)라고 주장하는 사랑지상주의를 설파한다.

그러나 그들의 사랑에도 마침내 종말이 왔다. 본래 병약했던 엘리자베스는 1857년 그녀의 필생의 대작 『오로라 리이』(Aurora Leigh)를 완성한 후 점차 기력이 쇠약해져 갔다. 게다가 그녀의 육친이 세상을 떠났다는 비보를 연이어 접하게 되었다. 그녀를 끝까지 용서하기를 거부한 그녀의 아버지가 그해 4월 세상을 떠났다는 비보가 전해졌고, 1860년 겨울에는 엘리자베스가 가장 사랑하던 여동생 헨리에타(Henrietta)가 세상을 떠났다는 또 하나의 비보가 전해졌다. 그러한 비보는 그녀를 심한 충격에 빠뜨려 끝내 헤어나지 못하게 했다. 그리하여 1861년 6월 29일 아침 그녀는 마침내 사랑하는 남편의 품에 안긴 채 영원히 눈을 감았다. 마지막까지 홀로 그녀의 곁을 지키고 있었던 로버트는 자기 누이동생 사리에나(Sariena)에게 보낸 편지에서 "그녀의 모습이 어떠냐고? 너무나 완벽할 정도로 아름답군!"이라고 썼다. 그리하여 죽을 때조차 아름다움을 잃지 않았던 엘리자베스는 죽어서도 고국에 돌아가지 못하고 이역 만리 이태리 플로렌스의 한 신교도 묘지에 묻히었다.

이제 그토록 사랑하는 아내가 세상을 떠나자 로버트는 더 이상 이태리에 머물러 있을 이유가 없어졌다. 그는 오직 사랑하는 아내를 위해 고국을 떠나 15년 동안을 이태리에서 보내었다. 그가 1845년에 썼던 시 「이방에서, 고향 생각」(Home-Thoughts, from Abroad)에는 "오, 영국에 있고지고"라며 고국에 대한 그리움이 절절히 나타나 있다. 그리고 또한 그의 아들 페니니의 교육을 위해서도 그는 서둘러 영국으로 돌아가지 않을 수 없었다. 그는 자기자신과 마찬가지로 아들 페니니 역시 비록 이태리에서 태어났지만, 순수 영국인이라고 항상 생각했기 때문에 하루 빨리 아들을 영국에서 교육시키고 싶었다. 그리하여 그들 부자는 그해 8월 1일 플로렌스를 떠나 파리를 경유 영국으로 돌아갔다.

영국으로 다시 돌아가 런던에 정착한 브라우닝은 그후 28년간을 죽은 아내를 그리워하며 오직 시작(詩作)에만 전념했다. 그리하여 그는 그 기간 동안에 많은 시들을 발표했고, 알프레드 테니슨(Alfred Tennyson)과 함께 당대 최고의 시인으로 추앙을 받게 되었다. 옥스퍼드와 캠브리지 대학에서는 다투어 그에게 명예학위를 수여했다. 그의 아들 페니니도 이제 성인이 되어 화가로서 성공을 거두었다. 마침내 1889년 12월 12일, 이제 어쩔 수 없이 노경에 접어든 이 불굴의 낭만적 사랑의 시인은 당시 아들 페니니가 머물고 있던 베니스의 한 저택에서 아들이 지켜보고 있는 가운데 고요히 영면의 눈을 감았다. 그날 런던에서 출판된 그의 최후의 시 『애소랜도』 (Asolando)가 호평을 받고 있다는 전보를 아들이 읽어주자 그는 만족스러운 표정을 얼굴에 띠운 채 사랑하는 아내가 먼저 가서 기다리고 있을 저 세상으로 다시는 돌아올 수 없는 길을 떠났다고 한다.

시인으로서의 브라우닝의 영광은 사후에도 이어졌다. 그의 유언으로 묘지는 "영국에서 죽으면 어머니 옆에, 불란서에서는 아버지 옆에, 이태리에서는 아내 옆에" 묻어달라는 부탁에 따라 처음엔 그를 아내가 묻혀 있는 플로렌스의 신교도 묘지에 묻을 작정이었다. 그러나 그 묘지는 이미 폐쇄되어 더 이상의 매장을 허용하지 않는다는 것이었다. 마침 영국의 웨스트민스터 (Westminster) 교회측에서 그를 웨스트민스터 묘지에 안장할 것을 허용한다는 메시지가 당도했다. 웨스트민스터 묘지 시인 코너(poets' corner)에 안장한다는 것은 영국 시인으로서 최고의 명예를 인정받는 셈이다. 그리하여 그의 관은 여러 경로를 거쳐 베니스에서 영국으로 운구되고, 성대한 장례식을 거쳐 마침내 웨스트민스터 교회 묘지의 시인 코너에 안장되었다. 그러나 그는 죽어서도 이태리에 외롭게 잠들어 있는 아내를 결코 잊을 수 없었던 모양이다. 그의 묘비명에는 다음과 같은 그의 싯구가 새겨져 있다.

Open my heart and you will see
Graved inside of it, "Italy."

내 가슴을 헤쳐라, 그러면 그대 보리라.
그 속 깊숙히 "이태리"라 새겨져 있음을.

시인 브라우닝에게 있어서 "이태리"는 그와 그의 아내의 사랑의 도피처요, 삶의 낙원이었고, 또한 그의 아내가 영원히 잠들어 있는 곳으로서 죽어서도 결코 잊을 수 없는 곳이었다.

지금까지 시인 로버트와 엘리자베스 브라우닝 부부의 삶과 사랑을 주로 전기적 측면에서 살펴보았다. 많은 사람들이 그들의 사랑을 영문학사상 최고의 로맨스요, 시인 부부의 가장 이상적인 사랑이라고들 말한다. 사실 그들의 사랑은 그러한 찬사를 충분히 받을 만하다. 그 이유는 무엇인가?
무엇보다도 그들의 사랑은 낭만적 사랑의 전형이요, 모범이 될만하다. 낭만적 사랑은 대개 첫 만남에서부터 사랑이 운명적으로 결정된다. 처음 만나는 순간 사랑은 신의 계시처럼 홀연히 영혼을 파고들고 날이 갈수록 애정과 신뢰가 쌓여 일생의 사랑으로 발전한다. 로버트와 엘리자베스, 그들 부부의 사랑이 바로 그러했다. 그들의 만남은 바로 운명 그 자체였고, 그들은 생이 끝날 때까지 그 운명에 충실했다.
또한 낭만적 사랑은 기독교의 도덕적 가치들과 열정적 사랑의 요소가 합쳐짐으로써 숭고한 사랑의 감정이 성적인 열정의 요소를 지배한다. 즉 낭만적 사랑은 섹슈얼리티를 배제하진 않지만 그것을 초월하는 특성을 지닌다. 로버트와 엘리자베스의 경우, 그들의 사랑에는 섹슈얼리티가 전혀 배제되었다고 할 수는 없겠지만, 그러나 그것은 그들 사랑의 지극히 미미한 요소에 지나지 않았을 것이다. 그들의 관계에서는 그것보다 훨씬 더 상위의 요소인 정신적, 인격적, 예술적 커뮤니케이션을 통한 상호 이해와 공감과 결합의 힘이 크게 작용했으리라고 짐작된다.

낭만적 사랑은 또한 사랑과 자유의 관념을 결합시킨다. 앤소니 기든스는 열정적 사랑에도 항상 '해방'의 개념을 띠고 있지만, 그것은 오직 일상과 의무로부터 벗어난다는 의미일 뿐이고, 이와는 대조적으로 낭만적 사랑의 이상은 자아의 실현을 위한 자유를 의미하는 것이라고 말한다.4) 로버트와 엘리자베스의 사랑이 여러 가지 장애와 억압으로부터의 해방과 자유를 통한 자아의 실현 그 자체였음은 이미 앞에서 확인된 바와 같다.

그들의 사랑이 찬사를 받을 수 있는 또 한 가지 이유는 그것이 패배한 사랑 또는 실패한 사랑이 아니고 승리한 사랑이요, 성공한 사랑이기 때문이다. 많은 문학인들이 흔히 사랑을 하고 또한 사랑을 그들의 문학에서 표현하고 있지만, 이들 부부만큼 사랑과 삶과 문학을 이상적으로 혼연일치시키는데 성공한 경우는 찾아보기 어렵다. 흔히 일시적으로 사랑의 열정에 빠졌다가도 나중에 그 열정이 식어버리거나, 변질되거나, 사랑을 성취하지 못하고 실패하고 말거나, 일시적으로 사랑을 성취했다 하더라도 오래 가지 못하고 파국이나 불행을 겪거나, 또는 사랑을 통해 서로가 함께 상승하기보다 오히려 함께 상처를 입고 파멸하는 경우를 우리는 흔히 보게 된다. 그러나 그들의 경우 그것은 사랑의 승리뿐 아니라 사랑을 통해서 그들의 삶과 예술에서도 함께 승리를 보여주고 있는 것이다.

그들이 그러한 승리를 성취하기까지는 많은 장애가 있었다. 우선 무엇보다도 앞에서 본 바처럼 엘리자베스에게는 건강상의 장애가 있었고, 또 연령상의 장애가 있었다. 무엇보다도 가장 큰 장애는 소위 빅토리아조의 억압적 부권을 대변하는 그녀의 아버지의 억압이었다. 그리하여 그들은 조국을 떠나 이태리에서의 삶을 택했고, 이태리라는 이역에서의 오랜 생활 역시 그들에게는 만만찮은 장애가 되었을 것이다. 그러나 그들은 이러한 모든 장애를 극복하고 그들의 사랑과 삶의 승리와 성공을 성취해 내었던 것이다. 그들의 사랑과 삶의 승리를 입증해주는 가장 값진 증표가 아마도 아들 페니니의 존

---

4) 앤소니 기든스 지음/ 배은경, 황정미 옮김.『현대 사회의 성, 사랑, 에로티시즘』, 79 쪽.

재가 아닐까 한다. 페니니는 엘리자베스의 병약한 몸 때문에 여러 번의 유산을 겪은 끝에 얻은 귀한 아들이었고, 그들의 사랑의 승리를 기념하고 증언하듯 훌륭하게 자라서 화가로서 성공한 인물이 되었던 것이다.

그러나 인생은 유한한 것, 그들이 아무리 삶과 사랑에서 함께 승리를 입증해 보여준다한들, 그 승리는 그들의 삶과 함께 끝나기 마련이다. 엘리자베스는 1861년, 그녀의 나이 57세, 그리고 그들이 결혼하고 함께 생활한지 15년 만에 이태리에서 세상을 떠났다. 남편 로버트는 더 오래 살아남아서 그 후 28년이 지나고 77세가 되던 해에 세상을 떠났다. 그러나 그들은 그들의 삶과 사랑을 그들의 시를 통해 형상화함으로써 시라는 예술작품으로 승화시켜 놓았던 것이다. 그들의 삶과 사랑은 유한할 수밖에 없지만, 그러나 시로서 승화된 그들의 예술은 영원한 것이다. 아마도 이것이 그들 사랑의 최고의 그리고 가장 완전한 승리가 아닐까한다.

4. 로렌스의 『아들과 연인』: 모성의 굴레에서 자아의 해방으로

흔히 시인이나 작가들에게는 그들의 특성을 나타내는 여러 가지 꼬리표가 붙어 다니기 마련이다. 그 중에서도 특히 D. H. 로렌스(1885-1930) 만큼 여러 가지 다양한 꼬리표를 달고 다니는 사람이 또 있을까? 그는 소설, 시, 에세이, 여행기, 희곡, 비평 등, 거의 모든 문학장르를 두루 넘나들었고, 그림에도 상당한 조예가 있었으며, 또한 예언자, 인생 설교자, 자

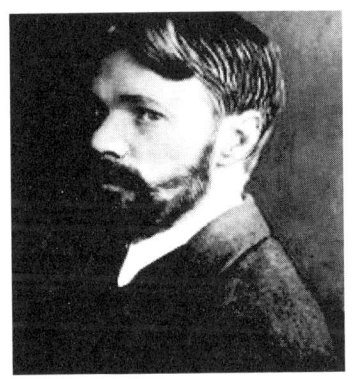

D. H. 로렌스 (1885-1930)

아 탐구자, 생명주의자, 원시주의자, 아웃사이더, 물활론자, 견신론자(見神論者), 범신론자, 공상적 사회개량가, 성해방론자, 범성론자(凡性論者), 지독한 에고이스트에다 심지어 파시즘 신봉자라는 꼬리표까지 달고 다녔다. 이는 그가 그만큼 특이한 개성의 소유자로서 여러 가지 다양한 모습을 보여주었기 때문일 것이다.

로렌스의 이러한 다양한 모습 가운데서 여기서는 특히 그의 사랑과 성에 대한 관점과 태도에 주목하고자 한다. 사실 그는 그 점에 있어서 20세기의 어느 누구보다도 창조적이며 도전적인 사상과 태도를 보여줌으로써 엄청

난 센세이션을 불러일으킨 작가이다. 그는 그의 여러 작품에서 사랑과 성의 문제를 깊이 천착했고, 그것을 가장 대담하고도 솔직하게 다룸으로써 엄청난 물의를 불러일으키기도 했다. 뿐만 아니라 그는 그의 실제 삶에 있어서도 그 문제와 관련하여 가장 과감한 인습 파괴적 행동을 보여주었다.

로렌스에게 있어서 사랑과 성의 문제는 그의 전 작품에 걸쳐서 나타나는 일관된 주제라고 할 수 있지만, 그 문제를 가장 깊이 있게 다룬 작품으로는 보통 『아들과 연인』(Sons and Lovers; 1913), 『무지개』(The Rainbow; 1915), 『사랑하는 여인들』(Women in Love; 1920), 『채털레이 부인의 사랑』(Lady Chatterley's Lover; 1928) 같은 작품을 든다. 여기서는 이들 작품 중에서 그의 초기작에 해당하는 『아들과 연인』을 통해서 로렌스의 사랑과 성에 대한 관점의 일부를 살펴보기로 한다.

우선 이 소설은 대부분 로렌스 자신의 가족관계와 그의 젊은 시절의 인간관계에 바탕을 둔 자전적인 소설이라는 점에 유의할 필요가 있다. 이 작품의 주요 인물들을 실제 인물들과 비교해 보면 다음과 같다.

폴(Paul): D. H. 로렌스
모렐 부인(Mrs. Morel): 그의 어머니 리디아 비어드설 로렌스(Lydia Beardsall Lawrence)
월터 모렐(Walter Morel): 로렌스의 아버지 아더 존 로렌스(Arthur John Lawrence)
미리엄 레이버스(Miriam Leivers): 후에 우드 부인이 된 제시 체임버스(Jessie Chambers)
클래러 도즈(Clara Dawes): 이스트우드의 약제사 해리 댁스(Harry Dax)의 아내 앨리스 댁스(Alice Dax)[1]

또한 이 소설은 로렌스 자신의 모습이랄 수 있는 주인공 폴 모렐(Paul Morel)의 성장기를 그린 성장소설(Bildungsroman)이라고도 할 수 있다. 로

---

1) 김명혁, 『D. H. 로렌스의 장편소설 연구』(세종출판사, 2002), 45-46 쪽.

렌스는 이 소설을 통해서 성장기 자신의 가족관계, 특히 자신과 양친과의 관계와 자신이 성장하면서 사귀게 된 여성들과의 관계를 통해서 인간의 영원한 숙제라 할 수 있는 사랑과 성의 문제를 다루고 있다.

먼저 이 소설의 제 1부는 폴 모렐의 가족관계에 초점을 맞추면서 아들과 양친과의 관계를 주로 탐색한다. 그러기 위해서 먼저 아버지 월터 모렐(Walter Morel)과 어머니 거트루드 모렐(Gertrude Morel)의 출신 성분과 성격 그리고 그들의 결혼생활을 적나라하게 그려 보여준다. 즉 아버지는 교양이 없는 노동계급 출신의 광부로서, 그는 강건한 체력과 낙천적인 기질에다 감각적이고 충동적인 성격을 보여주는 인물이다. 반면에 어머니는 중산계급 출신의 전직 교사로서 지적이고, 정신적이며, 청교도적인 도덕률이 몸에 배인 품위 있는 여성이다.

이러한 여성이 자기보다 낮은 신분의 남성과 결혼을 하게 된 것은 우연적이랄까? 즉 거트루드가 처녀시절에 사귄 한 유복한 대학생과의 연애가 실패로 끝나자 실의에 빠져 있던 그녀는 어느 크리스마스 파티에서 미남이며 춤을 잘 추는 청년 월터를 우연히 만나 함께 춤을 추게 된다. 그들은 서로에게서 발견하는 이질적인 요소에 강한 매력을 느껴 급작스레 가까워지고, 쉽게 결혼해 버린다. 결혼 후 3개월 동안은 더할 나위 없이 행복했고, 6개월 동안은 아주 행복했지만, 세월이 감에 따라 이들 부부는 서로가 맞지 않는 부부임을 깨닫게 된다. 그리하여 결혼한 지 7개월이 되자 마찰이 표면화되고, 그 후로는 심한 부부싸움이 빈번히 일어난다. 모렐 부부의 이러한 불화와 갈등의 와중에 자녀들도 휘말려들지 않을 수 없다.

모렐 부부의 싸움은 부인이 남편의 있는 그대로를 수용하지 못하고, 자신이 바라는 대로 개조하려고 하는 데서 더욱 심화된다. 지적이고 종교적인 대화 같은 데서 삶의 의미와 기쁨을 느끼는 부인은 무식하고 천박한 주정꾼인 남편의 사람됨을 용납하지 못하고, 자기 뜻대로 남편이 금주를 하고 경건한 신앙인이 되도록 강요한다. 그러나 남편은 아내의 지배를 받기 싫어하고, 또한 아내의 요구를 자기로서는 감당할 수 없는 것이기 때문에 정신적으로 더욱 위축되어 전보다 더욱 술을 많이 마시게 되고, 부부싸움은 더욱 격렬해진다. 그러다 보니 남편은 가정에서 점점 소외되고, 아이들은 모두 엄마 편이 되어 아버지를 미워한다. 그러자 부인의 남편에 대한 애정이 점차 아이들에게로 옮겨가게 되는데, 그 첫 대상이 첫 아들 윌리엄이었다.

윌리엄은 활달하고 공부도 잘하며, 학교를 졸업하고는 취직을 해서 어머니를 기쁘게 한다. 그는 아버지를 미워하는 대신에 어머니를 사랑한다. 그러나 그가 런던으로 진출해서 취직이 되고, 런던에서 한 부박한 아가씨를 사귀면서 돈을 낭비하고, 그 아가씨를 집으로 데리고 오는 등, 여러 가지로 어머니를 실망시키다가 갑자기 급성 폐렴과 단독(丹毒)에 걸려 요절하고 만다. 모렐 부인은 심한 충격을 당하여 드러눕게 된다.

그녀는 삶의 의욕을 잃고 가족과의 대화도 끊은 채 두문불출하고 지내는데, 이번에는 둘째 아들 폴이 갑자기 폐렴에 걸려 앓게 되자 정신이 번쩍 들었다. "죽은 자식은 그만두고 산 자식이나 돌보아야 했는데." 어머니는 이렇게 혼잣말을 하면서 폴을 정성을 다해 간호한다. 그 결과 폴은 7주일 정도 병석에 누워 있다가 점차 회복한다. 그러는 동안 모렐 부인의 애정은 둘째 아들 폴에게로 옮겨간다. 이제 어머니와 폴은 완전한 애정 속에서 굳게 결합되었고, 모렐 부인의 삶은 폴에게 뿌리를 내렸다.

앞서 윌리엄의 관계가 이미 그 예시가 되고 있지만, 폴과 그의 양친의 관계에서는 프로이트가 말한 이른바 오이디프스 콤플렉스(Oedipus Complex)가 전형적인 형태로 나타난다. 로렌스 자신은 이 작품을 프로이트의 이론에 적용시키는 것을 싫어했다.[2] 하지만 그것이 프로이트의 오이디프스 콤플렉스 이론에 묘하게도 일치하고 있음은 부인할 수 없다.

---

[2] 로렌스는 "나는 『아들과 연인』에 대한 정신분석학적 비평을 싫어했다. '콤플렉스'란 프로이트 학파의 고약한 얼치기 진술이다. 이것은 마치 나무만 보고 숲을 보지 못하는 식이다."라고 말한 적이 있다 (Harry T. Moore ed., *The Collected Letters of D. H. Lawrence*(New York : Viking Press, 1962), 475 쪽).

폴은 아버지를 미워했다. 그는 소년답게 열렬하고도 개인적인 신앙을 가지고 있었다. "아버지가 술을 끊게 해주소서." 그는 매일 밤 기도를 올렸다. "주여, 아버지를 죽게 해주소서." 하고 자주 기도를 올렸다.[3]

위의 인용에서 보듯이 폴은 오이디프스 콤플렉스의 공식대로 어릴 때부터 아버지를 미워하고, 어머니와 굳게 밀착된다. 그는 어머니의 표정을 살피고, 어머니가 아버지로 인해 생의 만족을 얻지 못하고 비참해 있는 것을 알고 가슴 아파한다. 그러면서 그는 자신이 어머니를 기쁘게해 드리기 위해서 애를 썼다. 폴이 어릴 때 한 번은 들판에서 꽃을 꺾어 와 어머니에게 주면 어머니는 마치 한 여인이 이성에게서 사랑의 선물을 받듯 그것을 받았다. 또 폴이 14살 나던 어느 날 노팅엄(Nottingham)에 있는 의료기 제작회사에 취직을 하기 위하여 면접을 보러가는 데, 어머니가 동행을 한다. 역에서 내려 함께 걸어가면서 어머니와 아들은 마치 사랑하는 사람들이 함께 모험을 하고 있는 듯한 그런 감흥을 느낀다. 폴은 그 회사에 취직이 되고 나서도 어머니에게 여러 가지로 충실했다. 그는 회사에서 돌아오면 하루하루 겪은 일들을 빠짐없이 어머니에게 이야기했고, 어머니는 그것이 그녀 자신의 생활인양 열심히 귀를 기우렸다. 어머니 역시 밤에 돌아오는 아들을 기다렸다가 그날 일어났던 모든 일들을 아들에게 이야기했다. 이렇게 모자는 그들의 생활을 함께 나누었다.

프로이트에 따르면, 대개의 경우 유아기에 나타나는 오이디프스 콤플렉스는 유아가 성장하여 사춘기에 이르면 점차 해소된다. 즉 사춘기에는 부모로부터 벗어나 이성에게 매력을 느끼기 시작하고, 그러한 매력은 점점 고조되어 대상 선택으로 나아가며, 대상과의 성적 결합에까지 이르게 된다. 그리하여 사회화되고, 집단 활동을 하고, 결혼을 하고, 가정을 꾸미고, 가족을 이루며. 직장에서의 승진 및 어른으로서의 책임에 대해 진지한 관심을 갖게

---

3) D. H. Lawrence. *Sons and Lovers: Text, Background, and Criticism.* Ed. Julian Moynahan(Penguin, 1977), p. 64 (작품 인용은 이 텍스트의 내용을 우리말로 번역한 것임).

됨으로써 오이디프스 단계에서 벗어난다.

『아들과 연인』의 제 2부는 주인공 폴이 사춘기에 접어들어 이성과의 교제를 통해서 어머니와의 오이디프스 관계에서 벗어나고자 몸부림치는 시기이다. 폴이 먼저 만나게 되는 이성은 윌리 농장의 딸 미리엄인데, 미리엄은 로렌스 자신의 첫 연인이었던 제시 체임버스를 모델로 하고 있다. 이 소녀는 대단히 순수하고 수줍어하며, 민감하고 야성적이며, 또한 인생 전체를 종교라는 안개 속에서 바라보는 너무나도 경건하고, 정신적인 그런 소녀였다. 폴은 이 소녀에게 대수와 불어를 가르쳐 주면서 그 농장에 자주 출입하게 되는데, 그러는 동안 두 사람 사이에는 차차 사랑이 싹트게 된다. 그러나 그들의 사랑은 너무나도 정신적인 것이었다. 미리엄은 암말이 새끼를 뱄다는 말조차 입 밖에 낼 수 없을 정도로 순화(純化)되어 있어서, 그녀가 폴에게 바라는 것은 그야말로 순수한 정신적 교류였고, 그러므로 폴 역시 그런 상태에서 벗어날 수 없었다.

그런데 폴과 이 소녀의 사랑은 피할 수 없이 모렐 부인의 심한 질투심을 불러일으키게 된다. 그녀는 아들이 미리엄에 관심을 갖는 순간부터 은연중 미리엄을 싸워 물리칠 결심을 한다. 그리하여 어머니-아들-연인 사이에 삼각관계의 투쟁이 시작되는 것이다. 모렐 부인은 아들이 미리엄을 만나고 늦게 들어오는 날이면 극도로 신경질적이 되고, 화를 낸다. 그녀는 아들을 미리엄에게 빼앗길 것을 두려워한다.

폴이 미리엄과 함께 나가 좀 늦어지게 되면 어머니는 언제나 초조해 하고 화를 낸다는 것을 그는 알고 있었다. 그러나 어째서 그러는지 그 까닭을 이해할 수 없었다. 그가 집에 돌아와서 모자를 벗어던지자 어머니는 시계를 쳐다보았다. 어머니는 눈에 냉기가 서려 독서를 할 수 없었기 때문에 가만히 앉아서 생각에 잠겨 있었다. 어머니는 폴이 미리엄한테 끌리고 있는 것을 느낄 수 있었다. 그런데 어머니는 미리엄을 좋아하지 않았다. 그녀는 혼자 이렇게 생각했다. "그 애는 남자의 영혼을 조금도 남겨

놓지 않고 완전히 사로잡을 그런 애야. 그리고 폴은 워낙 바보 같아서 가만히 뺏기고만 있을 거고. 그 애는 폴이 어른이 되도록 하지 않을 거야. 절대로 그러지 않을 거야." 그러므로 폴이 미리엄과 함께 나가 있는 동안 모렐 부인은 점점 더 조바심이 났던 것이다. (160)

지금까지의 어머니와 아들의 관계로 보아서 미리엄에 대한 모렐 부인의 이러한 불안은 충분히 이해할만 하다. 미리엄이 폴의 모든 것을 사로잡으려고 함으로써 그를 독립적인 인간이 되지 못하게 하리라고 두려워하는 어머니의 생각은 아이러니하게도 어머니와 아들의 관계에서 지금까지 적용되어 온 방식이다. 즉 그녀 자신이 아들과 생활을 함께 나누면서 아들을 통해서 모든 삶의 의미와 보람을 찾고 있는 한, 아들이 자기완성을 이룩하고 독립적인 인격으로 발전한다는 것이 거의 불가능한 것이다. 그녀의 아들에 대한 그러한 애착이 아들이 한 독립적인 개체로 성장하는데 커다란 방해가 된다는 것을 그녀 스스로는 모르고 있다. 그리하여 아들의 마음이 자신의 그 병적인 애착의 굴레에서 벗어나 미리엄에게로 향하고 있는 데 대해서 그녀는 심한 불안과 질투를 느끼는 것이다.

폴은 어머니와 미리엄이라는 두 여성의 틈바구니에서 심한 갈등과 번뇌를 느낀다. 그는 때로 미리엄을 멀리하기도 하고, 또한 어머니를 물리치려고 싸우기도 하며, 그러다 제물에 지쳐 절망에 빠지기도 한다. 결국 이 삼각관계에서 미리엄이 패배하리라는 것은 기정사실이다. 왜냐하면 미리엄은 모자간의 그 질기디 질긴 혈연의 끈을 끊을 수 있을 만큼 강한 무기를 갖고 있지 못했기 때문이다. 미리엄의 무기라면 그녀의 육체보다 그녀의 정신이었다. 그런데 모렐 부인은 미리엄이 폴의 육체를 앗아가는 것은 용납할 수 있어도 정신을 앗아가는 것은 참을 수 없었던 것이다. 그것은 자신의 몫이었기 때문이다. 폴 역시 미리엄의 지나친 정신성에 점차 염증을 느낀다. 그는 어머니와 미리엄, 두 여인을 다 같이 정신적으로 사랑해야 하는 부담을 느끼고 있었기 때문이다.

로렌스는 남녀의 완전한 사랑은 정신과 육체가 일치하는 데서 이루어진다는 사실을 누구보다도 강조한 작가였다. 그런 의미에서 그는 여성의 성적 매력을 중시했다. 그는 "미모의 여인이 사랑스럽게 되는 것은 그녀의 내부에 성의 불꽃이 순수하고 아름답게 타올라 자기 얼굴에 빛을 발함으로써 그것이 나의 내부의 불꽃과 만나게 될 때이다"[4]라고 말한 적이 있다. 폴이 로렌스 자신의 초상이므로 폴 역시 이 점에 있어서 다를 바 없을 것이다. 그런데 미리엄은 폴이 바라는 이러한 성적 매력을 갖추지 못하고 있는 게 사실이다.

> 미리엄의 육체의 전 생명은 그녀의 두 눈 속에 있었다. 그 눈은 보통 검은 교회와 같이 검었으나 큰 화재처럼 밝게 빛날 때도 있었다. 그녀의 얼굴은 명상하는 듯한 표정에서 벗어나는 일이 거의 없었다. 예수님이 죽었을 때, 마리아와 함께 간 여인들 중의 한 사람 같다고나 할까. 그녀의 육체는 탄력이 없고, 생기도 없었다. 걸을 때는 고개를 앞으로 숙이고, 생각에 잠겨 다소 굼뜨게 몸을 흔들면서 걸었다. (153)

이와 같이 미리엄은 육체적 매력을 결하고 있을 뿐 아니라, 또한 그녀의 지나친 종교적인 순결성과 정신성은 그녀를 마치 수녀처럼 여겨지게 했다. 폴은 미리엄과의 관계의 이러한 불완전성을 극복해 보려고 그녀와의 육체적 관계를 시도해 본다. 그는 미리엄이 외조모님의 집을 혼자 지키고 있을 때, 1주일을 그녀와 함께 머물면서 그 일을 감행한다. 그런데 미리엄은 폴의 요구를 거절하진 않으면서도 자신을 일종의 희생제물로 그에게 주는 것 같다. 그녀에게 있어서 그것은 폴의 요구에 대한 자기희생이며, 일종의 자선행위였다. 폴은 그녀의 그러한 태도에 부딪히자 욕망은 식어버리고 오히려 실패감과 좌절감만 생길 뿐이다.

그리하여 이들 젊은 남녀의 사랑은 실패로 끝나고, 폴의 인생은 또 한

---

[4] D. H. Lawrence. *Sex, Literature, and Censorship.* Ed. Harry T. Moore(New York: The Viking Press, 1972), p. 52.

번 새로운 전환을 맞게 된다. 그것은 '어머니-아들-정신적 여성'의 삼각관계에서 '어머니-아들-육체적 여성'의 관계로의 전환이다. 즉 폴의 관심은 이제 미리엄으로부터 벗어나 클래러 도즈라는 새로운 여성에게로 옮겨간다. 클래러는 그 시대가 배출한 소위 신여성이다. 그녀는 남편인 백스터 도즈(Baxter Dawes)와 별거를 하면서 자기 생계를 손수 해결하고, 여권신장운동에도 참여하며, 또한 독학으로 기본적인 교양을 갖추고 있다. 그리고 무엇보다도 그녀는 미리엄이 갖지 못한 육체적이며, 성적인 매력을 갖고 있다.

> 그리 멀지 않는 풀밭 위에 클래러의 모자가 놓여져 있었다. 그녀는 무릎을 꿇고 꽃향기를 맡으려고 몸을 앞으로 수그리고 있었다. 그녀의 목덜미를 보자 폴은 저릿한 고통을 느꼈다. 참으로 아름다운 목덜미였다. 그러나 그녀 자신은 지금 그것을 자랑삼고 있지 않았다. 그녀의 젖가슴은 블라우스 속에서 가볍게 흔들리고 있었다. 둥그스름한 허리 곡선은 아름답고 튼튼했다. 코르셋은 하고 있지 않았다. (238)

곧 폴은 클래러의 이러한 관능적인 매력에 이끌려 정열적으로 그 여자에게 몰두한다. 폴에게 있어서 미리엄은 너무나 정신적인 상대여서, 그들의 관계는 어떤 면에서 메마르고 불모적인 관계였다. 이에 비해서 클래러의 그것은 그 메마름을 적셔주는 생명의 물과 같은 것이었다. 그래서 클래러와의 만남은 물과 인연이 깊다. 폴과 미리엄의 최초의 육체 교섭은 베드 위에서 이루어지는 데 반해, 클래러와의 그것은 강둑에서 이루어진다. 그것이 가능한 강과 가까운 지점에서 이루어질 수 있도록 그들은 애써 진창길을 걸어서 강둑 아래로 내려간다.

그 뒤 그들은 또 함께 바닷가로 여행을 간다. 클래러의 모습이 가장 아름답고 선명한 이미지로 나타나는 것은 황금빛 이른 아침 그녀의 풍만한 나신(裸身)이 바닷가에 섰을 때였다. 그러나 그녀가 혼자 모래 언덕을 한참 걸어갈 때 그녀의 여신 같은 장엄한 모습도 작고 초라한 한 점으로 밖에 보이지 않는다.

한동안 클래러는 미리엄이 주지 못했던 것, 즉 완전한 성적 매력과 희열을 폴에게 준다. 그러나 그것이 두 사람을 결합시키는 완전한 가교는 되지 못한다. 폴의 진정한 욕망은 여인을 향한 욕망이 아니라 여인을 통한 자아의 해방에 있었던 것이다. 반면 클래러는 폴과 가까워질수록 폴과 떨어지지 않으려고 한다. 그녀는 폴 자체를 요구하며, 그것도 밤이나 낮이나 늘상 곁에 있어 주기를 바란다.

로렌스의 사랑의 철학에 의하면 남자에게 있어서 사랑은 창조적 활동을 위한 수단이지 결코 목적이 아니다. 남자는 용감하게 자기 스스로의 영혼에 복종하며, 인생의 창조적 선봉으로서 자기의 책임에 충실해야 한다.5) 여자에게 있어서 사랑은 삶의 중심이고, 그 자체가 창조적 행위인데 비해, 남자에게 있어서 그것은 창조를 위한 교량에 불과하다. 흔히 양성간의 투쟁은 사랑에 대한 이러한 근본적인 인식의 차이의 결과이다. 이러한 법칙은 클래러와 폴 사이에 그대로 적용된다. 클래러는 폴을 완전히 소유하려 하고, 폴은 그 소유에서 벗어나 자신의 독립을 유지하려고 한다. 그에게는 지금까지 어머니의 소유의 굴레만으로도 벅찼던 것이다.

그런데 모렐 부인은 미리엄에 대해서 가졌던 그러한 적의를 클래러에게는 거의 보이지 않는다. 폴이 클래러와 갖는 관계 때문에 성을 내거나 조바심을 치는 일도 없다. 클래러가 집을 방문했을 때도 그녀에게 관대하게 대한다. 이는 클래러에게서 미리엄이 갖고 있는 그러한 정신성을 찾을 수 없기 때문일 것이다. 그녀는 아들의 육체는 다른 여자에게 내어줄 수 있어도 아들의 정신만은 내어줄 수 없었을 것이다. 또한 폴과 클래러, 그들 둘의 육체적인 관계는 그들의 뜨거운 정열이 식고나면 그렇게 오래 지속되지 않을 것임을 이미 예견하고 있었는지도 모른다.

사실 폴과 클래러가 짧은 기간에 불태웠던 뜨거운 정열은 그리 오래 가지 못한다. 폴은 한동안 클래러에게서 미리엄을 통해 발견하지 못했던 생명

---

5) D. H. Lawrence. *Psychoanalysis and the Unconscious and Fantasia of the Unconscious*(New York: The Viking Press, 1974), p. 143.

력과 관능적 매력을 느끼고 심취했지만, 점차 그녀의 지적 불균형과 소유적 사랑에 부담을 느끼고 그녀로부터 돌아선다. 폴은 "사랑은 구속을 주지 말고 자유를 주어야 한다"(360)고 말한다. 그리하여 폴을 완전히 소유할 수 없다는 것을 깨달은 클래러는 별거 중의 남편 박스터 도즈(Baxter Dawes)에게로 다시 돌아가고, 폴은 병든 어머니 곁으로 돌아온다.

폴이 클래러에 대한 정열이 식어버렸을 때, 폴의 어머니는 암에 걸려 사경에 이르게 된다. 폴은 어머니를 위해서 최선을 다하지만, 어머니는 결코 회복될 가망이 없음을 안다. 그러나 어머니는 아직도 생명에 대한 집착이 강하다. 그녀의 생명의 불길은 약하지만 쉬 꺼지려하지 않는다. 사경을 헤매고 있는 어머니의 고통을 보고 있는 것은 폴에게도 엄청난 고통이 아닐 수 없다. 결국 폴은 어머니의 우유에 다량의 모르핀을 타서 줌으로써 어머니를 안락사시킨다.

사실 폴은 어머니의 속박으로부터 벗어나 자유롭게 되고싶은 생각을 전부터 이미 하고 있었다. 폴이 다른 여자를 사랑하는 것도 어머니가 살아 있는 한 불가능하다는 것을 스스로 인식하고 있다. 미리엄과 클래러와의 관계가 결렬되고 난 뒤 그는 어머니와 다음과 같은 대화를 나눈 적이 있다.

"그리고 결혼하는 일이라면, 아직 시간이 충분하지 않니."하고 어머니가 말했다.
"그렇지 않아요, 어머니. 전 지금 클래러를 사랑하고 있고, 미리엄도 한때 사랑했어요. 하지만 결혼해서 그들에게 나를 바칠 수가 없어요. 그들의 소유가 될 수 없단 말이예요. 그들은 저를 원하는 것 같지만, 전 그들의 요구를 받아들일 수가 없는 걸요."
"넌 아직 옳은 여자를 만나지 못해서 그래."
"어머니가 살아 있는 동안은 아마 그런 여자를 만나지 못할 걸요." (351)

이 대화에서 폴은 자기 스스로의 자아의 해방과 독립을 위해서는 어머니가 죽어야 할 수 밖에 없다는 잠재의식을 은연중 토로한다. 사실 폴의 이러한 잠재의식은 소설의 여러 곳에서 노출된다. 그는 어머니가 병중에 있을 때, "어머니가 돌아가셨으면!"하고 말하기도 하고, "어머니가 돌아가시면 나는 외국에 갈 거야."라고 말하기도 하는데, 그의 이러한 말 속에는 암암리에 어머니의 죽음을 통해서만 오게될 자아의 해방과 독립을 은연중 열망하고 있음이 암시된다. 폴이 어머니를 안락사시키는 행위는 그의 이러한 잠재의식이 행동으로 나타난 결과이다. 어머니의 죽음 없이는 그의 자아해방은 불가능하기 때문이다.

그러나 막상 그렇게 맞이한 어머니의 죽음은 폴에게 엄청난 충격으로 다가온다. 왜냐하면 그는 어머니를 깊이 사랑했고, 어머니야 말로 지금까지 그의 삶의 토대였고 정신적 지주였으며, 어머니와 너무나 굳게 결속되어 있었던 것이다. 어떤 의미에선 어머니는 바로 그 자신의 일부였다. 그 어머니가 이제 영원히 자기 곁을 떠나간 것이다. 그러므로 그는 한동안 자기 자신의 존재의 토대를 잃은 양 삶의 방향을 잃고 절망과 암흑 속을 표류하고 있었다. 어머니가 돌아가시고 난 얼마 후 그는 어느 날 미리엄을 다시 만난다. 현재와 같은 절망상태에선 미리엄에게라도 자신을 내맡기고 싶은 심정이었다. 그러나 미리엄은 여전히 그에게 자신을 수동적으로 희생시킬 수는 있어도, 표류하는 그를 붙들고, 그를 두 팔로 껴안은 채, "당신은 제 것이에요!"하고 능동적으로 그를 이끌어 갈 수 있는 그런 여자는 아니었다. 그러기에 미리엄은 결코 그가 어머니를 대신해서 의지할 수 있는 대상이 아니었다.

그는 이제 모두를 잃고, 모두에게서 완전히 "버림받은 사람"(derelict)이 된 것 같았다. 그는 거대한 암흑의 침묵 속에서 자신이 한 개의 점으로 소멸되는 듯한 감을 느꼈다. 어머니의 죽음, 어떤 의미에서 그것은 폴이 바랐던 바이고, 또 실제로 스스로가 앞당긴 것이기도 하지만, 그러나 막상 그의 존재의 버팀목이었던 어머니라는 존재가 소멸되고 난 후 폴이 경험하게 되는 이러한 외로움과 공허감과 절망감은 어쩔 수 없는 것이리라. 그는 어머니를 따라 자신의 존재도 함께 소멸되었으면 하는 절망적인 느낌에 빠지기도 했다.

어머니의 죽음 후 폴이 겪게되는 이러한 의기소침의 시간은 그의 상징적 죽음의 시기로서 그의 자아를 지금까지 가두어 온 모성의 굴레에서 해방되고, 독립적인 자아로 새롭게 재탄생을 하기 위해서는 반드시 겪어야 할 단계이다. 그는 한 인간으로서 자신의 존재 의의와 창조적 사명을 알고 있다. 그것을 위해서 그는 자신이 결코 소멸될 수 없는 존재임을 또한 알고 있다. 그리하여 이 소설은 다음과 같은 의미심장한 암시로서 끝을 맺고 있다.

> 그러나 아니다. 그는 굴복하지 않을 것이다. 갑자기 홱 돌아서서 그는 그 도시의 금빛 인광(燐光)을 향해 걸어갔다. 두 주먹을 불끈 쥐고, 입은 꼭 다물었다. 그는 어머니를 뒤따라 암흑으로 가는 그 방향을 취하고 싶지 않았다. 그는 희미한 소음이 이는 불빛 찬란한 시내 쪽을 향해 재빨리 걸음을 옮겼다. (420)

이 장면에서 폴이 "희미한 소음이 이는 불빛 찬란한 시내 쪽을 향해 재빨리 걸음을 옮겼다"는 것은 이제 폴이 어머니의 죽음으로 인한 한동안의 절망적 표류에서 벗어나 그가 자신의 삶의 방향을 새롭게 정립하고, 독립적인 한 인간으로 홀로 서겠다는 결의를 표명하는 것으로 볼 수 있다. 그의 존재는 오랫동안 어머니와의 공생관계로 인해서 모성의 굴레에 갇혀 있었다. 그가 이 모성의 굴레에서 벗어나지 못하는 한 그는 한 인간으로서 독립적인 자아도, 다른 여성과의 진정한 사랑도 불가능했던 것이다. 그리고 이 소설에서 보여주는 폴의 이러한 모습은 실은 로렌스 자신의 모습이기도 했다.

로렌스와 거의 같은 시대를 살았던 또 한 사람의 천재적 예술가 제임스 조이스(James Joyce)가 『젊은 예술가의 초상』(*A Portrait of the Artist as a Young Man*)에서 바로 자기 자신의 젊은 날의 초상을 그렸던 것처럼, 로렌스 역시 『아들과 연인』을 통해서 자기 자신의 젊은 날의 초상을 그렸다. 앞에서 본 것처럼 『아들과 연인』의 마지막 장면에서 어머니가 죽고 난 후 폴은 이제 모성의 굴레를 벗어나 새로운 자아의 해방을 예고하고 있는데, 폴의 새로운 자아가 그 뒤 어떻게 발전해 갈 것인가 하는 의문에 대해서는 로렌스 자신의 삶의 궤적이 대답해 주고 있다.

로렌스는 『아들과 연인』에서 폴이 교제하는 미리엄과 클래러를 통해 정신과 육체, 지성과 관능을 각각 대변하는 두 여성인물을 보여준다. 폴이 이 두 여성인물과 사랑을 하지만, 그러한 사랑이 결국 다 실패하고 마는 것을 통해서 우리는 로렌스의 사랑관의 일단을 엿볼 수 있다. 즉 로렌스가 바라는 남녀 간의 사랑은 정신과 육체, 지성과 관능, 그 두 가지 요소가 어느 한 쪽으로 편중되지 않고 균형과 조화를 이루는 관계였다. 그러나 미리엄과 클래러는 둘 다 그 어느 한쪽으로 치우친 인물들이었다.

로렌스는 또한 그의 에세이 「왕관」(The Crown)에서 이상적 남녀의 사랑을 사자(lion)와 일각수(unicorn)가 마주 받들고 있는 왕관의 문양에 비유한 적이 있다. 이 문양에서 사자와 일각수는 서로가 그 왕관을 차지하려고 투쟁하고 있는 듯이 보이나, 실은 서로 투쟁함으로서 평형이 유지되는 것이며, 만일 둘 중의 하나가 다른 하나에 굴복해 버린다면 왕관은 굴러 떨어져 버릴 거라는 것이다. 이와 같이 남녀관계도 서로 대등한 자아의 균형관계에서 오는 평형(equilibrium) 위에 서야 한다고 그는 주장했다.

사랑과 남녀관계에 대한 로렌스의 이러한 관점에 따라 선택한 그의 이상적인 연인이며, 아내며, 영원한 삶의 동반자가 바로 프리다(Frieda)였다. 1910년 로렌스가 그의 어머니를 여의고 한동안의 방황을 거친 후 한 때 자신이 적을 둔 적이 있던 노팅엄 대학의 현대어 교수이다 그의 은사였던 어네스트 위클리(Ernest Weekley) 교수의 집을 찾아간 적이 있었다. 위클리 교수의 부인이 독일인이며, 그 역시 독일 사정에 밝은 관계로 해서 그에게 독일에서의 교직을 알아보기 위해서였다. 그러나 로렌스는 위클리 교수의 집에서 위클리 교수 대신 그의 부인을 만나게 되는데, 이 만남은 그 뒤 그들의 운명을 결정적으로 바꾸어 놓는 계기가 되고 말았다. 당시 위클리 교수의 부인 프리다 위클리(Frieda Weekley)는 독일 명문 귀족의 딸이었으며, 아름답고, 키가 크고, 생명력이 넘치는 여자였다고 한다.

그들은 만나자 마자 서로가 서로를 알아보았다. 로렌스는 프리다에게서 정신과 육체, 지성과 관능이 가장 이상적으로 균형과 조화를 이룬 여성을 발견했고, 프리다는 로렌스에게서 아직은 미숙하지만 그 속에 무한한 창조적 잠재력과 뜨거운 열정을 지닌 한 젊은 천재를 발견했던 것이다. 그리하여 그들이 함께 독일로 사랑의 도피행을 떠났을 때는 1912년 그의 나이 불과 27세 때였고, 프리다는 그보다 6살 연상이었으며, 남편 뿐 아니라 세 자녀를 두고 있는 어머니였다. 그러나 그러한 것들은 그들에게 아무런 문제도 될 수 없었다. 이 한 가지 사건만으로도 로렌스가 얼마나 과감한 인습파괴자였는가는 충분히 짐작할 수 있을 것이다. 이는 앞에서 본 로버트 브라우닝과 엘리자베스 배릿 브라우닝 부부가 보여준 이태리로의 사랑의 도피행을 연상케 하고, 일면 또 그것과 유사한 점도 없진 않지만, 인습파괴라는 면에 있어서는 그것을 훨씬 능가하는 행동이 아닐 수 없다.

브라우닝의 경우에도 인습파괴적인 면이 없진 않지만, 그러나 그는 유폐 생활이나 다름없는 처지에 있던 엘리자베스를 구출하여 그녀에게 자유와 행복을 찾아준다는 점에서 스스로 도덕적 명분을 확보할 수 있었다. 또한 엘리자베스에게는 자신의 명의로 된 재산이 있어서 그들이 도피생활 중 경제적으로 크게 곤란을 겪지는 않았던 것으로 알려져 있다. 그러나 로렌스의 경우는 상대가 은사의 아내이며 세 자녀의 어머니였다는 점에서 우선 도덕적 비난을 면할 수 없었고, 또한 두 사람 다 자기들 명의의 재산이나 재정적 후원자가 없는 상태에서 감행한 일이라 극심한 경제적 곤란을 겪을 수밖에 없었다는 점에서 앞의 커플과는 대비가 된다.

그럼에도 불구하고 프리다는 그 뒤 1914년 5월 위클리 교수와 이혼을 하고, 그해 7월 로렌스와 정식으로 결혼을 한 후 로렌스가 죽을 때까지 그와 평생을 함께한 삶의 동반자가 되었다. 이는 그들의 도피가 일시적인 감정이나 충동에 따른 우발적 선택이 아니라 그들에게는 그것이 필연적 선택이었음을 증명해 준다. 그렇다면 프리다가 자신이 누리고 있던 신분상의 모든 명예와 안정은 물론이고 심지어 세 명의 자식까지 팽개치고 로렌스를 따라 나선 이유는 무엇인가?

    프리다가 로렌스와 함께 당시 독일 프로이센의 근위 장교로서 메츠(Metz)에 머물고 있던 아버지에게로 갔을 때, 그녀의 아버지는 딸에게 이렇게 말했다.

> "얘야, 무슨 짓을 하는 거냐? 난 언제나 네가 분별 있는 애라고 생각했는데, 난 세상을 알아." 이에 대해 딸은 이렇게 대답했다. "그럴지도 모르죠. 하지만 아버지는 제게 가장 좋은 것은 가르쳐 주지 않았어요. 그리고 전 가장 좋은 것을 알고 싶은 거애요."

그녀에게 가장 좋은 것이란, 자신의 창조적 재능을 훌륭하게 발휘하기 위해서 그녀를 필요로 하는 한 천재적인 인간과 함께 대담하고도 창조적인 삶을 사는 것이었다.6)

    사실 이렇게 해서 프리다는 그 후 온갖 현실적인 고난을 무릅쓰고 로렌스와 함께 대담하고도 창조적인 삶을 영위해 갔다. 그들은 함께 유럽 여러 나라들을 떠돌아 다녔고, 스리랑카, 오스트레일리아, 뉴질랜드, 멕시코, 미국 등, 세계 여러 곳을 방황했으며, 이태리와 프랑스의 남부 여러 지역에서 머물렀다. 그야말로 노마드적 삶이었다. 그러다가 이 천재적 노마드는 마흔네 살이라는 이른 나이에 남불(南佛)의 방스(Vence)에서 폐결핵으로 세상을 떠났다. 그러나 그는 짧은 생애에 비해 엄청난 분량의 글을 남겨 놓았다. 한 용감한 천재가 사랑하는 사람의 보살핌을 받아 생산한 창조적 삶의 산물이었다.

---

6) 디터 벨러스호프 지음/안인희 옮김. 『문학 속의 에로스』(서울: 을유문화사, 2003), 328 쪽.

5. 크로닌의 『천국의 열쇠』: 사랑의 삼각 구도

『천국의 열쇠』(The Keys of the Kingdom; 1942)의 저자 A. J. 크로닌(Archibald Joseph Cronin; 1896~1981)은 스코틀랜드(Scotland) 출신의 소설가, 극작가, 논픽션 작가로서 20세기의 가장 인기 있는 스토리텔러 중의 한 사람이다. 그는 본래 글라스고 대학(Glasgow University) 의학부를 졸업하고 10여 년 동안 의사로서 활동했다. 그러다 1931년 한 과대망상증 환자의 이야기를 다룬 소설 『모자장수의 성』(Hatter's Castle)이 인기를 끌게 되면서 작가로 전환하여 생전에 30여 편의 작품을 썼다. 그의 작품 중에는 자신의 의사 경험을 다룬 『별이 내려다 보다』(The Stars Look Down; 1935), 『성채』(The Citadel; 1939)를 비롯한 많은 소설과 단편집, 희곡 및 논픽션 작품집이 있는데, 그들 중에는 베스트셀러가 되고, 영화로 다루어진 작품들도 여러 편이다.

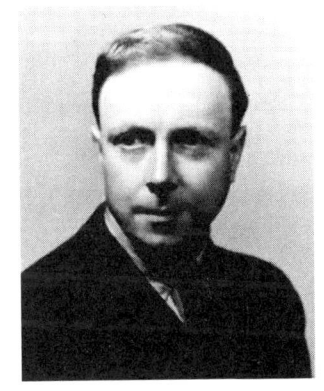

A. J. 크로닌 (1896~1981)

『천국의 열쇠』는 작가 자신의 가족사에 기반을 둔 종교적 소설로서 프랜시스 치섬(Francis Chisholm)이라는 가톨릭 신부를 주인공으로 하여 그의 일대기를 그리고 있다. 주인공 치섬 신부의 회고담으로 시작되는 이 책은 주인공의 불우한 성장과정과 가톨릭 사제로서 겪는 여러 가지 경험과 인간관계를 통해서 인간에 의한 평가보다도 하느님이 평가하는 참다운 인간상이 과연 무엇인가를 제시해 주고 있다. 그렇다고 이 소설이 반드시 종교적 성격만을 지녔다고 볼 수는 없으며, 읽는 이에게 참다운 삶의 의미와 가치를 깨우쳐 주고 있다는 점에서 일반 사람 누구에게도 진한 공감과 감동을 불러 일으킬 수 있는 작품이라 하겠다.

뿐만 아니라 이 작품은 인간의 참다운 사랑이 과연 무엇이며, 그것이 어떻게 실천되는가를 보여주는 작품이라고도 할 수 있겠다. 즉 작가는 프랜시스 치셤 신부를 통해서 참다운 사랑의 의미와 그러한 사랑을 행동으로 실천하는 인간의 모범을 보여주고 있다고 할 수 있다. 우리는 앞에서 요한네스 로쯔의 사랑의 삼각 도식을 본 적이 있다[1]. 그 도식에 의하면 사랑의 세 가지 속성인 에로스, 필리아, 아가페는 그 자체로서는 스스로의 한계성 때문에 완전한 사랑이 될 수 없고, 완전한 사랑이 되기 위해서는 그 세 가지 속성의 사랑이 서로 삼투하고 서로 보완함으로써만 완전한 사랑이 될 수 있음을 보여준다. 즉 사랑은 에로스, 필리아, 아가페의 세 가지 양식으로 자신을 드러내지만, 반대로 에로스, 필리아, 아가페의 세 양식은 하나의 사랑 안으로 삼투하게 되는데, 이러한 삼투를 통해서 사랑이 비로소 완전한 사랑에 이르게 된다.

그렇다면 이 소설에서 보여주고 있는 프랜시스 치셤의 사랑은 과연 어떠한 사랑인가? 우선 그의 사랑이 위에서 말한 에로스, 필리아, 아가페 중 어느 한 가지 양식의 사랑에 국한된 사랑이 아니라 그 모두를 함께 아우르고 있다는 점에 유념할 필요가 있다. 대개의 사랑이 그렇듯이 그의 사랑 역시 에로스로부터 시작하고 있음을 보여준다. 그의 첫 사랑의 대상으로 나타나는 소설 속 인물은 노라(Nora)이다. 노라는 프랜시스가 살고 있는 트위드사이드(Tweedside) 인근 지역인 타인캐슬(Tynecastle)에 살고 있는 프랜시스

---

[1] 이 책 64 쪽 "사랑의 삼각" 참조.

의 친척 폴리(Polly) 아주머니의 조카로서 폴리 아주머니가 돌보고 있는 고아 소녀이다. 그럼에도 불구하고 노라는 밝고 명랑한 소녀로서 프랜시스와 같은 마을에 살고 있는 또래 소년으로서 잘난 체하길 좋아하는 앤셀럼 밀리(Anselm Mealey)를 골려주는 데 앞장서기도 한다. 그들이 사춘기에 이르자 어린 소년 소녀 시절에 서로에게 느꼈던 단순한 호감이 풋풋한 사랑으로 바뀌게 된다. 두 사람이 처음으로 키스하는 장면이 이렇게 묘사되고 있다.

> "안돼, 잠깐 기다려. 눈을 감고 있어, 내가 선물을 줄게."
> 미쳐 그 말대로 하기도 전에 그녀는 갑자기 다가와 그의 뺨에 살짝 입을 맞추었다. 순간적으로 스쳐간 따스한 감촉, 그녀의 달콤한 호흡과 함께 광대뼈 위에 조그만 갈색 반점이 있는 그녀의 야윈 얼굴이 느닷없이 다가왔기 때문에 프랜시스는 한순간 정신이 얼얼해졌다. 그녀는 귀밑까지 빨개지면서 갑자기 사다리를 미끄러져 내려가 헛간 밖으로 달려 나가버렸다. 그 역시 얼굴이 새빨개져서 약간 물기에 젖은 듯한 뺨을 상처라도 난 듯이 손으로 어루만지면서 천천히 그녀의 뒤를 따랐다. 심장이 마구 뛰고 있었다.2)

프랜시스와 노라는 그들이 사춘기에 이르렀을 때 이렇게 서로 첫 사랑을 나누었지만, 그들의 사랑은 오래 가지 못한다. 즉 프랜시스는 불의의 사고로 부모를 잃고 외갓집에서 불우한 생활을 하다가 폴리 아주머니의 도움으로 그 집에서 보살핌을 받고 있던 중, 폴리 아주머니와 오빠인 네드 배넌(Ned Bannon)의 호의로 홀리웰(Holywell) 신학교에 보내어진다. 하지만 순수하고 감수성이 예민하며, 격정적이고, 완고하리만치 정직한 영혼을 가진 프랜시스는 가톨릭 신학교의 획일적이고 억압적인 분위기에 잘 적응하지 못하고 여러 가지 반항적인 언행을 하여 주위의 냉대를 받고, 고초를 겪는다. 그러나 그가 신학교 생활에 잘 적응하지 못하는 또 한 가지 이유는 노라 때문이다. 즉 그는 마음속에 간직하고 있는 노라에 대한 뜨거운 사랑으로

---

2) A. J. Cronin, *The Keys of the Kingdom*(Boston: Little, Brown, 1945), p. 52.

인하여 모범적인 신학생이 되고, 신부가 되는 데 대해서 적극적일 수가 없었다.

그러던 중 그가 홀리웰 신학교에서의 마지막 학기를 남겨두고 얻은 휴가기간 동안에 오지 말라는 폴리 아주머니의 간곡한 만류에도 불구하고 타인캐슬에 갔다가 노라에게 닥친 엄청난 비극에 직면하게 된다. 즉 타인캐슬에서 주점을 경영하고 있던 폴리 아주머니의 오빠 네드 배넌이 취중 실수로 노라를 강간했던 것이다. 그 결과 네드 배넌이 경영하고 있던 유니온 주점도 위기에 봉착하게 되고, 노라는 원하지 않는 임신과 출산을 겪은 후, 원하지 않는 사람과의 결혼을 앞두고 자살을 하고 만다. 이는 프랜시스에게 평생토록 지울 수 없는 상처로 남게 된다. 그러나 이렇게 사랑하는 사람과의 사별(死別)을 겪고 다시 홀리웰로 되돌아온 프랜시스는 이제 자기가 가야 할 길이 무엇인지 분명하게 깨닫게 된다. 그것은 자신의 모든 것을 하느님께 바치는 사제의 길인 것이다.

그러나 이렇게 비극적으로 끝나고 말았지만, 노라에 대한 프랜시스의 사랑은 평생토록 그의 가슴 밑바닥에 아픈 상흔으로 남겨져 있다. 그것은 그가 만년에 중국 선교에서 돌아와 고향 트위드사이드의 성 콜럼바(St. Columba) 성당의 본당 신부를 자원하여 노라가 남겨놓은 혈육인 어린 고아 소년 앤드루(Andrew)를 돌보는 것으로도 확인된다. 그렇다면 노라에 대한 그의 사랑은 어떤 사랑인가?

그들의 사랑은 대개의 사람들이 사춘기 또는 청소년기에 한번쯤은 경험하기 마련인 첫사랑 또는 풋사랑이라고 할 수 있다. 첫사랑이며, 풋사랑이기에 그것은 순수하고 아름다운 사랑이다. 거기에는 아무런 계산이 없다. 그러기에 그것은 가장 가슴 떨리게 하고 얼굴 붉어지게 하는 그런 사랑이다. 그리고 그것은 아무런 조건이 없는 무조건적인 사랑이며, 상대방을 위하여 언제든 자신을 내던질 수 있는 희생적인 사랑으로 발전할 수도 있다. 상대방에 대한 이러한 맹목적이고 무조건적인 지향성을 불러일으키는 것은 바로 정열이다. 그러기 때문에 그것은 또한 정열적인 사랑이 된다. 그리고 그러한 정열을 불러일으키는 힘은 바로 에로스의 힘이다. 그렇다. 이러한 사랑은 사랑의 바로 그 원초적인 힘인 에로스에 의해서 추동되고 지배되는 사랑인 것이다.

에로스에 대해서는 앞에서 본 것처럼, 그것은 본질적으로 감각-본능적인 사랑이며, 아름다움을 지향한다. 그리고 이 에로스는 보통 남녀의 만남을 통해서 서로 이끌리게 되고, 상호 교감을 통해서 불붙게 된다. 프랜시스와 노라는 소년-소녀 시절부터 서로 가깝게 만나왔고, 사춘기가 되면서 사랑에 불붙게 되었으나, 그 사랑이 채 성숙과 결실에 이르기 전에 불행한 종말을 맞이하고 만다. 그러기 때문에 프랜시스의 가슴 속에는 한 평생 그 사랑으로 인한 아픈 상처가 남아 있고, 또한 그 사랑으로 인해 그가 보다 더 높은 단계의 사랑으로 지향할 수 있었다. 만약 그들의 사랑이 대부분의 사람들의 경우처럼 무사히 결혼과 가정생활로 나아갈 수 있었다면, 그들은 필부필부(匹夫匹婦)의 사랑 속에서 비록 행복한 삶을 살았을지 모르지만 삶과 사랑에 대한 보다 더 깊은 자각과 보다 더 높은 차원에는 이르지 못했을 것이다.

프랜시스가 경험하게 되는 다른 또 한 가지 사랑은 필리아이다. 필리아는 정신적-인격적 사랑으로서 이는 보통 동성의 친구 사이에 작용한다고 하나, 그렇다고 그 대상이 반드시 동성일 필요는 없다. 그리고 에로스가 미에 사로잡히고 미를 지향하는데 반해서, 필리아는 미보다도 선을 더 지향한다. 그러기 때문에 필리아가 지향하는 가치는 외적이고 감각적인 아름다움보다는 내적이고 정신적인 덕성과 도덕성을 띠게 된다. 그러기 때문에 필리아는 자아에 얽매이기보다 자아를 벗어나서 자신을 상대방에게 바침으로써 상대방의 행복과 상대방의 현존에 기여한다.

프랜시스가 먼저 경험하는 필리아는 그의 친구 윌리 털록(Willie Tulloch)과의 우정에서 발견된다. 윌리 털록은 마을 의사의 아들로서 그 집 가족들은 신의 존재를 인정하지 않고 자유사상을 가진 무신론자들이다. 그럼에도 불구하고 그 집 사람들은 항상 평화로우면서 다른 사람들에게 친절하고 관대할 뿐만 아니라 그들의 행동 또한 위선적 그리스도교 신자들보다도 더 언제나 도덕적 선을 지향한다. 어린 시절 프랜시스는 윌리와 공연한 일로 싸우기도 했지만, 그 싸움이 오히려 그들을 더욱 결속시켜 두 사람은 일생동안 서로에 대해서 깊은 우정과 신뢰를 나눈다. 그리고 프랜시스가 신학생이 되고 신부가 된데 반해서, 윌리는 그의 아버지의 영향으로 의사가 되어 타인캐슬에서 무료 진료소를 열고 가난한 사람들을 위해서 헌신한다.

그러다가 프랜시스는 로마교회에서 파견한 해외 포교단의 선교사로 중국으로 가게 되는데, 그가 부임한 곳은 중국 천진(天津)에서 1천 마일이나 떨어진 벽지인 절강성(浙江省) 파이탄(Pai-tan)이다. 그가 처음 그곳에 도착했을 때, 그곳에는 믿고 의지할 대상도 하나 없고, 선교를 위한 기반 시설이나 설비도 전혀 없어 황무지나 다름없는 상황이었다. 그러나 그는 용기를 잃지 않고 무(無)에서부터 시작하여 자기의 사명을 다하고자 진력한다. 그는 먼저 중국인들을 위한 진료소를 개설하고 병들어 찾아오는 중국인들을 치료한다. 그러다가 파이탄에 페스트가 유행하자 그는 자신의 몸을 돌보지 않고 환자들을 구호하고, 병을 퇴치하기 위한 영웅적인 노력을 전개한다. 그가 그곳에서 페스트와 악전고투하고 있을 때 찾아오는 친구가 있다. 곧 의사 윌리 틸록이다. 윌리가 본국에서 이곳에 구호활동을 펴기 위한 구호대에 지원하여 여러 가지 구호 물품과 함께 그의 앞에 나타난 것이다. 그야말로 논어에 나오는 "벗이 있어 멀리서 찾아오니 이 아니 기쁘지 않겠는가"(有朋自遠方來不亦樂乎)라는 말 그대로였던 것이다.

그들은 함께 힘을 합하여 이 낯선 땅에서 이방의 환자들을 구호하고 전염병을 퇴치하기 위하여 영웅적이고 희생적인 노력을 펼쳤다. 그들의 그러한 노력 덕분으로 그곳 파이탄에 페스트가 어느 정도 진정되어 가고 있었을 때, 그 병은 마지막으로 윌리 틸록을 덮쳐 그를 쓰러뜨리고 만다. 밤낮을 가리지 않고 구호에 열중하느라고 자기 몸을 돌보지 않았던 윌리 자신이 페스트에 감염되고 만 것이다. 죽어가는 윌리가 마지막으로 프랜치스와 나누는 대화를 보면 그들의 우정의 순도(純度)에 저절로 고개가 숙여진다.

> "자네가 우리 아버지에게 편지를 내주게. 당신 아들이 훌륭히 죽어갔다고 말일세. 우습군... 난 아직도 하느님을 믿을 수 없으니 말이야."
> "그게 지금 무슨 문제인가?.. 하느님 쪽에서 자네를 믿고 있네."
> "자네 자신을 속일 건 없어.. 난 회개를 하지 않았네."
> "인간의 고통은 모두 회개의 행위이네."....
> "여보게, 지금처럼 자네가 좋아진 건 처음인 것 같군... 자네는 날 들볶아서 천국으로 보내려 하지 않으니 말일세." (211-12)

그들은 서로 자신의 종교적인 신념이나 주장을 상대방에게 강요하지 아니하고 상대방의 존재 자체를 사랑한다. 사제인 프랜시스는 죽어가는 사람을 개종시켜 그의 영혼을 하느님에게로 인도해야 한다는 사제의 책임마저 저버린 셈이다. 그들은 자기의 신앙이나 교리, 주의, 주장 같은 그 모든 것을 넘어서서 순수한 인간애로 맺어진 우정을 보여주며, 그러한 우정에 서로가 최후까지 성실했던 것이다. 그것은 곧 서로가 상대방의 현존 그 자체를 사랑하고 존중하며, 그것을 위하여 자신의 모든 것을 내어줄 수 있는 그런 우정으로서 필리아의 진정한 모습이 바로 이런 것이라는 생각을 들게 한다.

프랜시스에게 있어서 또 한 사람 필리아의 대상은 마리아 베로니카 (Maria-Veronica) 수녀이다. 베로니카 수녀는 프랜시스 치셤 신부가 파이탄에 도착하여 선교사업을 시작한지 몇 년이 지나서 어느 정도 기틀이 잡혀가고 있을 때 성당에서 수용하고 있는 고아들을 돌보기 위해서 이곳에 파견된 세 명의 수녀 중 하나로서 그들의 리더이다. 그녀는 독일 귀족 가문의 태생으로 40세 전후의 자존심이 세며 기품 있고 우아한 아름다운 모습이다. 그런데 그녀는 도착하자마자 치셤 신부의 남루하고 초췌한 모습을 보고 마음속 깊이 실망하고 경멸하는 마음을 품게 된다. 그리하여 프랜시스와 그녀와의 관계는 한동안 불편한 관계가 된다.

그녀는 자신이 맡은 일에는 언제나 솔선수범하며 헌신적이지만, 그만큼 또 고집이 세고 자존심이 강하기 때문에 프랜시스가 하는 선의의 충고조차 들으려하지 않는다. 파이탄에 페스트가 창궐하고, 프랜시스와 윌리가 구호활동에 나섰을 때 베로니카 수녀 역시 자진해서 참여한다. 그러면서 비천한 중국인 청소부도 하기 싫어하는 불쾌한 일을 아무렇지도 않게 열심히 해나간다. 그녀가 너무 무리를 하고 있다고 생각되어 다른 수녀와 교대하도록 프랜시스가 권했을 때, "제발 제 일은 상관 말아주세요. 동정 같은 건 질색이니까요. 더 많은 일을 시켜 주세요. 그 편이 훨씬 나아요."하고 차갑게 말할 정도로 그녀는 자신의 사명에 철저하고 고집이 세다.

그렇게 항상 치셤 신부를 경멸하며 그와 맞서던 베로니카 수녀가 마침내 치셤 신부에게 감복하고 그에게 사죄하는 장면은 이 소설 가운데서 가장 감격적인 장면 중의 하나이다. 그 장면은 치셤 신부가 파이탄의 유지 챠씨(Mr. Chia)의 도움으로 공들여 지은 성당 건물이 홍수에 무너지는 불행한 사건이 발생하고, 하필 그때 본국에서 주교좌성당의 참사위원이 된 앤셀름 밀리가 이곳 선교사업을 시찰하러 왔다가 선교의 내면적 성과에는 관심이 없고 외면적 성과가 부족하다고 불만을 토로하며 허세를 부리는 속물적 태도를 보이고 돌아간 후의 어느 날 황혼 무렵에 전개된다. 홍수로 허물어진 성당의 잔해가 널브러져 있는 뜰에서 두 사람은 함께 만났다. 아래 인용에서 그 장면을 직접 보기로 하자.

"그동안 신부님께 대한 제 행동 정말 죄송해요. 처음 만났을 때부터 빗나가버렸기 때문에 몹시 후회하면서도 어쩔 수가 없었어요. 오만이라는 악마 때문이에요. 어렸을 때 유모의 얼굴에 물건을 내던지는 심한 짓을 한 적이 있어요. 그때부터 오만은 항상 제게서 떠나지를 않았어요. 벌써 몇 주일 전부터 신부님께 이런 사죄의 말씀을 드리고 싶었지만... 제 오만과 고집 때문에 번번이 실패했어요.... 제 자신이 미워요, 신부님. 저를 용서해 주세요..." 여기서 그녀의 목소리는 끊기고, 대신 가느다란 흐느낌이 흘러나왔다. 땅에 무릎을 꿇은 채 두 손으로 얼굴을 감싸고 있는 그녀의 등 너머로 하늘은 완전히 빛을 잃고 잔광의 엷은 빛 아래 산봉우리가 희미한 그림자를 드리우고 있을 뿐이다. 눈물 한 방울이 그녀의 뺨을 타고 흘러 내렸다.
"그럼 이제 이곳을 떠나진 않으시겠죠?"
"네, 네... 제가 여기 있어도 좋으시다면... 제겐 지금까지 누구를 위해 진정으로 봉사하고 싶은 분이 없었어요. 하지만 신부님이야 말로 가장 훌륭하고도... 아름다운 영혼을 가진 분이에요."
"지나친 말씀입니다. 난 가난하고 보잘것없는 인간입니다... 수녀님, 당신 말씀대로 너무나 평범한 인간이지요..."
"신부님, 저를 불쌍히 여기소서." 그녀의 흐느낌이 목메임으로 변해갔다.
"수녀님이야 말로 정말 훌륭한 분입니다. 그러나 하느님 눈으로 보면 우리 모두 한갓 어린애일 뿐이죠. 우리가 함께 일할 수 있다면...서로 도와야죠..."
"힘껏 돕겠어요. 적어도 한 가지는 분명히 할 수 있어요. 우선 제 오빠에게 편지를 쓰겠어요. 오빠는 이곳 성당을 다시 지어주고... 선교를 계속할 수 있게 해주실 거예요. 오빠는 재산이 많기 때문에 그만한 일은 기꺼이 할 수 있을 거예요. 대신 신부님께서 저를 도와.. 제 오만을 물리쳐 주세요." (229)

이 장면에서 남과 여, 신부와 수녀 사이에 정신적-인격적 사랑인 필리아가 가장 아름답게 발현되는 모습을 볼 수 있다. 먼저 베로니카 수녀는 그동안 치섬 신부에 대한 자신의 잘못을 고백하고 눈물로서 용서를 비는 아름다우면서 용기 있는 모습을 보여준다. 즉 그녀는 치섬 신부를 처음 만났을 때 그의 겉모습만 보고 그를 경멸하는 오만의 죄를 범했음을 솔직히 고백하고 용서를 구한다. 그녀는 그동안 가까이서 그를 지켜보면서 그의 내면의 영혼의 아름다움을 발견하고 감복했던 것이다. 그에 비해서 본국에서 참사관이 되어 이곳에 나타난 밀리 신부를 통해서 번드르레한 겉모습이 반드시 내면적 영혼의 아름다움을 보증하는 것이 아님을 확인했던 것이다. 비록 그의 지위는 높고 겉모습은 그럴싸하더라도 영혼의 가치로 보면 치섬 신부의 신

발끈을 풀기에도 부족한 인간이라고 그녀는 생각하는 것이다. 그리하여 이제 그녀는 치셤 신부의 이곳 선교사업에 가장 열성적인 협력자가 된다. 그녀는 우선 독일에서 신분이 높고 부유한 자기 오빠의 도움을 빌어 홍수로 파괴된 성당을 다시 복원하는 일에 협력한다. 이제 두 사람의 관계는 그동안의 오해와 불편을 해소하고 진정한 필리아의 관계로 발전하면서 함께 공동의 사업, 공동의 선을 지향하게 되는 것이다.

그러다가 독일이 전쟁에서 패하고 그녀의 오빠가 전사함으로써 부득불 베로니카 수녀는 귀국하게 되고, 중국에서의 그들의 협력관계는 끝나게 된다. 베로니카 수녀가 돌아가는 날 그녀를 마지막 배웅하는 자리에서 그는 망연자실하지 않을 수 없었다. 한때 자기를 오해한 적도 있었으나 그 후 자기 사업에 가장 가까운 협조자로서 그를 도와주고 격려해 주던 친구, 그리고 침착하고, 기품 있고, 고아한 태도의 이 여성은 자기 생애에 더할 수 없는 큰 의미를 지녔기 때문이다. 그는 베로니카 수녀가 모르게 자기가 신학생 시절 타런트(Tarrant) 신부에게서 받은 스페인 고풍의 진귀한 성모상을 그녀의 트렁크 속에 넣어 주었다. 그것은 그의 소지품 중에서 가장 값진 물건이었다.

그 후 그녀로부터 온 편지에 따르면 그녀는 로마의 시스티네(Sistine) 수녀원의 원장이 되었다고 한다. 치셤 신부는 중국에서의 선교생활 19년 만에 처음으로 휴가를 얻어 휴가기간 중 로마를 방문하고 베로니카 수녀도 한번 만나볼 기대에 부풀었지만, 그것도 잠시, 그 휴가마저도 취소되고 만다. 로마행은 앤셀럼 밀리 신부가 대신 가기로 했다는 것이다. 그리하여 치셤 신부는 베로니카 수녀를 다시는 만나지 못한다. 그럼에도 불구하고 그들의 마음속에는 항상 서로에 대한 깊은 흠모와 감사와 존경의 마음을 평생토록 간직하고 있었을 것이다. 그들의 관계에서 우리는 또 한 번 참다운 필리아의 아름다운 모습을 보게 된다.

이상에서 본 프랜시스 치셤의 사랑, 즉 그의 에로스와 필리아의 사랑은 그가 다음 마지막 단계의 사랑으로 나아가기 위한 전 단계, 또는 예비 단계의 사랑에 지나지 않는다. 그의 마지막 단계이며, 보다 완성된 단계의 사랑은 아가페 사랑이다. 그리고 이 아가페 사랑은 그 자체 만으로서는 완성에 이를 수 없고, 에로스와 필리아를 거쳐 그 토대 위에서만 완성에 이를 수 있는 것이다. 프랜시스 치섬이 앞에서 경험한 바와 같은 에로스와 필리아는 그가 다음 단계의 보다 완성된 사랑의 단계, 즉 아가페로 나아가고 성장할 수 있는 지반으로서 필요불가결한 것이었다고 할 수 있다.

아가페 사랑은 신적-은총적 사랑이다. 즉 그것은 하느님으로부터 인간에게로 내려오는 신적-사랑이고, 하느님으로부터 인간의 마음속에 주입됨으로써 하느님의 은총으로 주어지는 것이기 때문에 은총적 사랑이다. 또한 아가페는 위로부터 인간을 향해 내려오는 하느님 사랑에 힘입어 밑으로부터 하느님을 향해서 위로 오르는 인간의 사랑이요, 또한 하느님께서 사랑하시는 하느님의 자녀인 동료 인간, 즉 이웃으로 향하는 사랑이 합쳐진 사랑이다. 즉 인간으로서 실행할 수 있는 아가페는 자신을 사랑하시는 하느님께 대한 사랑과 하느님께서 사랑하시는 동료 인간에 대한 사랑으로 요약된다. 그러므로 하느님께 대한 사랑과 동료 인간에 대한 이웃 사랑은 내적으로 긴밀히 서로 상통하고 있다. 동료 인간에 대한 사랑을 통해서 하느님께 대한 그의 사랑을 미루어 알 수 있는 것이다.

아가페의 이러한 본질을 파악한 연후에 프랜시스 치섬의 삶의 궤적을 다시 한 번 되돌아보자. 그의 부모는 본래 구교와 신교라는 서로 다른 종파를 신봉하는 집안의 출신이었지만, 종파에 관계없이 서로 사랑으로 결합되어 화목한 가정을 이루었다. 그러나 그들은 불행하게도 그 양쪽 종파 간의 대립과 분쟁으로 희생되고, 프랜시스는 고아로 남겨지게 되었다. 그리하여 그는 불우한 어린 시절을 겪고 나서 신학교에 들어가 공부를 하고 사제의 길에 들어선다.

가톨릭의 사제란 자기의 삶을 하느님께 바친 삶이다. 그러나 가톨릭이든, 프로테스탄트든, 또는 기타 어떤 종교든지 간에 종교가 오랜 세월을 거치면서 제도화되고 형식화되면서 종교라는 제도 내부에서 여러 가지 서열과 위계와 권력이 생겨나고, 그러한 서열과 위계와 권력을 두고 종교 내부에서도 경쟁과 대립과 갈등이 생겨나기도 한다. 그런데 프랜시스 치섬은 사제의 길로 들어선 후 처음 본당의 보좌신부로, 다음은 30여 년간 중국 파이탄에 파견된 선교사로, 그리고 마지막으로 고향 트위드사이드의 본당신부로 그렇게 비교적 단순한 사제의 삶을 살게 되는데, 그는 결코 자신이 신봉하는 종교의 제도 내부에서는 성공한 사제가 되지 못했다. 오히려 그는 그의 순수성과 자유사상 때문에 주위와 여러 가지 불화를 겪기도 하고 오해를 받기도 함으로서 교회 안에서는 언제나 환영받지 못하는 존재로 여겨졌다.

그럼에도 불구하고, 아니 그랬기 때문에 그는 이 지상에서 하느님의 사업을 수행하는 하느님의 종인 사제로서는 가장 성실한 삶을 살았던 인물이 아니었던가 싶다. 그가 트위드사이드의 성 콜럼바 성당에 은퇴해 있을 때 그를 감찰하러 온 슬리스(Sleeth) 신부에게 "나는 내 인생의 평판을 하느님께 맡기겠소."라고 말했듯이 인간이 아닌 하느님 눈으로 보았을 때 그에 대한 합당한 평가는 어떻게 내려질 수 있을까? 이에 대한 대답은 그의 동료 인간에 대한 사랑으로 평가될 수 있을 것이다. 왜냐하면 그의 사제로서의 하느님 사랑은 곧 하느님의 자녀인 동료 인간에 대한 사랑으로 평가될 수 있기 때문이다.

프랜시스 치섬 신부가 사제로서 걸은 길을 보면 그것은 한 마디로 동료 인간에 대한 끝없는 사랑의 실천이었다고 할 수 있을 것이다. 그는 먼저 쉐일즈리(Shalesley)에서의 첫 보좌신부 시절 그곳 가난한 교구민들을 위해 오락실을 만들어 주느라고 완고한 주임 신부의 뜻을 거슬러 미움을 사기도 했다. 중국 파이탄에 와서 그가 한 일도 중국인들을 신도로 만드는 일에 급급하기보다는 우선 그곳 사람들을 돕고 구하는 일이었다. 그는 그곳에서 진료소를 열어 현지인의 질병을 치료해 주었고, 내전과 기근에 시달리는 사람들을 구하기 위하여 사제로서의 계율을 어기기까지 했으며, 페스트로 죽어가는 사람들을 구하기 위해 혼신의 노력을 다하였으며, 버려진 아이들을 데려와서 돌보고 기르는 사업을 벌이는 등, 그곳 이교도들을 개종시키기에 급급하기보다 그들 모두를 하느님의 자녀로 보고 그들에 대한 사랑을 실천하는 일이었다.

그는 가톨릭 해외 포교단의 일원으로 중국에 파견된 선교사이지만, 그곳의 높은 도덕률을 지닌 문화와 종교를 접하면서 그것을 배척하거나 폄훼하지 않고 오히려 그것을 수용하려고 한다. 그는 중국인들의 오랜 역사와 문화를 존중하고 그들의 종교를 인정하여 억지로 그들에게 신앙을 바꾸기를 강요하지 않는다. 오히려 중국의 성현인 공자와 노자의 사상까지도 자신의 신앙에 흡수하여 자신의 신앙의 영역을 확장하려는 모습을 보여줌으로써 그는 특정 종교의 교리에 구속되지 않는 열린 신앙인의 면모를 보여준다. 종교와 종파를 초월하여 모든 인간을 하느님의 자녀로 인정하고자 하는 그의 이런 열린 모습에서 진정한 현대적 성자의 모습을 발견할 수 있지 않을까 싶다.

치섬 신부가 중국에서의 30여 년간의 선교활동을 마치고 귀국일을 앞두고 있었을 때 그곳 파이탄의 유지인 차씨가 찾아왔다. 그는 파이탄의 재산가이며 실력가로서 그의 아들이 병에 걸려 사경을 헤매고 있었을 때 치섬 신부의 도움으로 목숨을 구하게 된 일이 있었다. 그후 그는 치섬 신부에게 땅을 기증하고 성당을 지어주는 등, 여러 가지로 호의를 베풀어 왔다. 그는 치섬 신부에게 이렇게 말했다.

> "신부님, 전에도 종종 말씀드렸습니다만, 세상에는 여러 종교가 있고, 어느 종교든 천국으로 들어가는 문이 있지요…. 그런데 이제야 저는 당신 종교의 문으로 들어가고 싶다는 특별한 소망을 가지게 되었습니다." (320)

사실 차씨는 처음 치섬 신부가 그의 아들의 생명을 구해 주었을 때, 그에게 찾아와 신자가 되기를 청한 적이 있었다. 그러나 그때 치섬 신부는 그가 진정한 신심(信心)을 갖고 있지 않으면서 단지 은혜를 갚기 위해 신자가 되겠다는 건 하느님을 속이는 행위라고 하며 단호히 거부한 적이 있었다. 그러나 이제 그가 떠나가는 마당에 자기에게 찾아와 신자되기를 청하는 차씨의 진정한 신심을 발견하고 마음 속으로 깊은 감명을 느끼고 그를 신자로서 받아들인다. 치섬 신부의 선교는 이런 식이었다. 즉 그는 진정한 신심에 따른 신자가 아닌 형식적이거나 위선적인 신자를 만들려고 하지 않았다. 그러기 때문에 그는 그의 전임자 로울러(Lawler) 신부처럼 돈을 주고 거짓 신자를 만들어 포교의 성과를 과대 포장하는 식의 위선적 선교를 단호히 거부했다. 그가 중국에서 30여 년의 선교활동을 마치고 이제 노인이 되어 고국으로 돌아가는 날의 정경이 이렇게 묘사되고 있다.

> 치섬 신부는 11시에 출발하기로 되어 있었다. 방으로 들어와 얼마 되지 않는 짐을 다 챙기고 나서도 아직 한 시간쯤 여유가 있어 그는 주위를 한 바퀴 돌아보자고 생각했다. 아래층으로 내려가니 발길이 저절로 성당으로 향했다. 밖으로 걸음을 내딛는 순간 그는 그만 감동해서 그 자리에 멈춰 섰다. 5백 명 가까운 신자들이 마당에 정렬하여 잠자코 그가 나오기를 기다리고 있지 않은가! 한쪽에는 주 신부가 데리고 온 류(Liu) 촌의 신자가, 그 반대편에는 나이든 여학생들과 수공예품 견습생들이 늘어서 있고, 앞줄에는 그가 사랑하는 어린아이들이 머시 메리 원장수녀와 마르타 수녀, 그리고 네 명의 중국인 수녀와 함께 서 있었다. 자기처럼 보잘 것없는 사람에 대해서 향해지고 있는 그들 모두의 애정의 눈길을 보자, 그의 가슴은 갑자기 격렬한 감동에 사로잡혔다. (322-23)

위의 정경은 그가 중국땅에서 중국인을 상대로 펼쳤던 희생과 봉사의 삶이 어떤 결실을 맺었는지를 단적으로 말해준다. 그것은 그를 전송하기 위하여 자진해서 도열한 500여 명의 회중의 모습으로 나타나고 있는데, 그들이야 말로 그가 이 이방의 중국땅에서 펼친 진정한 선교활동의 참된 결실이었다. 그들은 모두 진실한 신심으로 가톨릭의 신자가 된 사람들로서 그에 대해서 진심으로 감사와 존경과 사랑의 마음으로 석별의 정을 나타내고 있는 것이다.

그렇게 중국에서의 선교활동을 끝내고 이제 노경에 접어들어 귀국한 치섬 신부는 자신의 출신 교구 트위드사이드의 성 콜럼바 성당의 본당 신부를 맡아 여생을 살기를 희망한다. 그가 이 본당을 맡기로 한 것도 나름대로의 이유가 있었다. 그것은 즉, 그의 옛날의 애인 노라의 한 점 혈육으로 남겨진 앤드루(Andrew)라는 의지할 데 없는 고아 소년을 돌보기 위함이었다. 앤드루는 말하자면 죽은 노라의 손자인 셈이다. 노라가 불행하게 이 세상에 남기고 간 혈육이 주디(Judy)이고, 주디가 남기고 간 아이가 이 앤드루인 것이다. 주디 역시 그 아이를 낳자마자 세상을 떠나고, 그 아이는 어느 가난한 여인의 손에 맡겨져 방치되어 있었다. 이 소설은 치섬 신부가 어린 앤드루의 손을 꼭 잡은 채 낚싯대를 울러매고 함께 트위드사이드 강으로 연어 낚시질을 떠나는 모습으로 끝나고 있다.

이상에서 간략하게 살펴본 치섬 신부의 삶의 궤적을 통해서 우리는 그것이 현실적으로는 크게 성공한 삶이라고 할 수 없을지 몰라도 아가페를 가장 훌륭하게 실천하고 있는 삶이라는 데에는 이의가 없을 줄 안다. 그의 삶은 한 마디로 말해서 하느님께 바친 가장 헌신적인 사제의 삶이다. 즉 그는 하느님의 은총과 사랑으로 사제의 길에 들어섰고, 그러므로 그것에 보답하는 사제로서 자신의 평생을 바쳤다. 그가 하느님의 사랑에 보답하는 길은 하느님의 자녀인 동료 인간을 사랑하는 일이다. 그는 자신의 모든 것을 바쳐 그들을 위해서 헌신하고 봉사하는 삶을 산다. 그리하여 그는 인간이 할 수 있는 사랑의 가장 고귀한 형태인 아가페의 화신으로서 아가페를 가장 모범적으로 실천한 인물이라 할 수 있을 것이다.

그의 아가페 사랑을 더욱 위대하게 하는 것은 그가 비록 현실적으로 특정 종교 또는 종파의 사제이긴 하지만, 그 특정 종교 또는 종파에 국한되어 다른 종교나 종파에 대해서 배타적이고 독선적인 태도를 취하지 않는다는 점이다. 그는 구교와 신교라는 기독교의 다른 종파를 신봉했으면서도 화목한 가정을 이루었던 부모에게서 태어났고, 그 역시 중국 파이탄에 들어온 프로테스탄트 목사이며 선교사인 피스크 박사(Dr. Fiske) 부부와 서로 반목하지 않고 돈독한 우정을 나눈다. 그는 또 기독교 이외의 다른 종교에 대해서도 배타적 편견을 갖지 않으며, 그 속에서도 보편적 진리를 발견하여 수용하고자 한다. 즉 그는 인간이 만들어 놓은 종파나 교리에 관계없이 진리는 하나이고 둘이 아니며, 온 인류는 모두 하느님의 자녀로서 한 형제라는 사실을 믿고 이를 실천한다.

그런 면에서 그의 친구였던 앤셀럼 밀리는 그와 좋은 대조를 이룬다. 밀리는 그의 잘 생긴 외모와 능란한 언변과 유능한 처세술로 신학교 학생시절에는 반장으로, 사제가 되어서도 승승장구 출세의 사다리를 올라가 주교의 지위에까지 오름으로써 언제나 다른 동료들을 앞서가는 인물이었다. 그러나 그는 항상 내면의 진실보다 허세와 겉치레를 좋아하는 인물로서 그의 겉모습은 비록 훌륭한 성직자로서 성공한 인물일지 몰라도 실은 허식적이고 세속적인 가치에 젖어 있는 인물이다.

그러므로 밀리의 그러한 태도는 형식적으로는 하느님을 사랑하고 신봉하는 사제의 길에 들어서 있지만, 실제로는 세속적 가치에 빠져들어 세속적 가치를 더욱 사랑하고 신봉하는 행위이다. 즉 그것은 하느님의 적대자인 "이 세상의 지배자"(요한 12-31: 14-30)에 영합하는 전도된 사랑인 것이다. 그러므로 비록 이 세상의 열쇠는 그에게 주어져서 주교에까지 올라가지만 하느님께서 관장하시는 천국의 열쇠는 결코 그런 인물에게 주어지지 않을 것이다.

6. 나보코프의 『롤리타』: 도착적 에로스의 정화와 승화

1955년, 블라디미르 나보코프(Vladimir Nabokov; 1899-1977)가 『롤리타』(Lolita)를 출판한지도 어언 반세기가 훌쩍 지났다. 출판 당시와 그 후에도 한동안 계속되었던 그 책에 대한 선정적인 논란은 이제 거의 가라앉은 것 같다. 그러면서 그것은 차차 20세기 후반기에 미국소설이 배출한 가장 대표적인 문학적 고전으로 자리잡아 가고 있다.

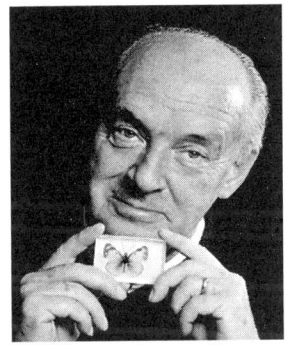

나보코프 (1899~1977)

1998년도 말 랜덤하우스 출판사는 20세기를 정리하면서 영어로 씌어진 20세기 100대 소설을 선정해서 발표했는데, 나보코프의 『롤리타』가 제임스 조이스(James Joyce)의 『율리시즈』(Ulysses), 스콧 피처제럴드(F. Scott Fitzgerald)의 『위대한 개츠비』(The Great Gatsby), 역시 조이스의 『젊은 예술가의 초상』(A Portrait of the Artist as a Young Man)에 이어 4위에 랭크되었다. 나보코프가 영어를 모국어로 사용한 작가가 아니라는 점을 감안하면 이는 어쩌면 기적이라고 해도 과언이 아닐 것이다.

학계나 비평계 바깥에서도 『롤리타』에 대한 반응은 활발하게 이어지고 있다. 1962년 스탠리 큐브릭(Stanley Kubrick) 감독과 1997년 애드리언 라인(Adryan Lyne) 감독에 의해 각각 제작된 영화는 『롤리타』의 인기를 대중적으로 널리 확산하는데 공헌했고, '롤리타 신드롬' '롤리타 콤플렉스' '롤리타 신화' 등의 파생어를 유포시켰으며, 여성의류나 향수 등, 상품 이름에도 '롤리타'라는 이름은 어떤 알 수 없는 마력을 띠고 계속 등장하고 있다. 또 최근에는 이란의 아자르 나피시(Azar Nafisi)라는 한 여류 작가가 『테헤란에서 롤리타를 읽다』(Reading Rolita in Tehran)라는 책을 발표함으로서 '롤리타'라는 용어가 이란 혁명기의 광적인 억압과 통제에 대한 지식인의 저항과 해방의 은유로 사용되기도 한다.

이 책은 화자이며, 주인공인 험버트 험버트(Humbert Humbert)의 진술로서 이루어진다. 앞 뒤 이름이 같은 험버트라는 이 이상한 이름의 주인공 남자는 이름 못지않게 인물 자체도 역시 괴이한 인물임에 틀림없다. 이 소설의 서문에 따를 것 같으면, 이 인물은 1952년 11월 16일 구속 상태에서 관상동맥 혈전증이란 병으로 죽었다. 그는 죽기 전 56일 동안 구속 상태에서 "롤리타, 혹은 어느 백인 홀아비의 고백"이라는 제목의 고백적 수기를 썼고, 그 원고를 자기의 변호사인 클래런스 코에이트 클라크(Clarence Choate Clark) 씨에게 맡겼다고 한다. 그리고 클라크 씨는 그것을 또 자신이 선정한 편집자에게 넘겼는데, 이 책의 서문을 쓴 존 레이 주니어 박사(John Ray, Jr., Ph.D.)가 바로 그 편집자이다.

존 레이 주니어 박사는 이 원고를 받아 약간의 교정만을 거쳐서 『롤리타』라는 제목으로 출판을 했는데, 그는 그의 짧막한 서문에서 이 책의 출판 동기와 험버트라는 그 이상한 인물과 그의 범죄와 기타 이 책과 관련된 몇 가지 사실에 대해서 편집자로서의 간단한 주석을 달고 있다. 물론 이것은 작가 나보코프가 이 소설을 구성하는 한 가지 방식으로서 고안한 작가의 트릭에 불과하다. 어쨌든 이 소설은 러시아의 망명작가 블라디미르 나보코프에 의해서 영어로 씌어진 20세기의 최고 명저 중의 하나이긴 하지만, 그럼에도 불구하고 그 속에 그려진 이 이상한 주인공 험버트라는 인물의 행위와 그 동기에 대해서는 제대로 이해가 되고 있는 것 같지 않다.

앞서 말한 존 레이 주니어 박사의 서문에 보면 "1952년 9월에서 10월 사이의 일간지에서 험버트의 범죄를 찾아볼 수 있을 것"[1]이라고 나와 있다. 그렇다면 험버트의 범죄는 과연 무엇인가? 모르긴 해도 그 당시의 일간지에서는 그것을 성도착증의 하나인 소위 소아성애(小兒性愛), 즉 페도필리아(pedophilia)와 관련된 살인죄로서 선정적으로 보도했을 것으로 짐작된다. 보다 구체적으로 말하면 37세의 성인 남자 험버트가 돌로레스 헤이즈(Dolores Haze)라는 이름의, 그리고 험버트 자신에 의해 '롤리타'라고도 불리는 12세의 어린 소녀를 미국 전역의 호텔과 모텔방으로 끌고 다니면서 장기간 성적으로 유린했을 뿐 아니라, 그로부터 이 아이를 납치해간 클레어 퀼티(Clare Quilty)라는 남자를 찾아내어 미리 준비해 간 권총을 난사하여 끔찍한 살인을 저지른 부도덕하고도 가공할 범죄행위로 보도했을 것이다. 게다가 험버트와 롤리타의 관계는 혈연상으로는 아니지만 법률상으로는 엄연한 부녀관계에 해당되니, 그는 또한 근친상간(incest)의 파렴치범으로도 몰렸을 것이다.

험버트의 이러한 범죄는 그것이 법률상의 문제로 다루어지기 이전에 우선 도덕적으로 강한 거부감을 불러일으킨다. 비록 현실이 아닌 픽션의 세계라 하더라도 이러한 제재 자체가 많은 사람들에게 거부감을 주었으리라는 점은 충분히 납득할 수 있다. 그러나 그 어떤 끔찍하고 파렴치한 범죄라 하더라도 그것에 대한 섣부른 단정이나 결론에 앞서 사건 이면의 진상을 보다 면밀히 탐구하는 것이 필요한 수순일 것이다. 그렇다면 이러한 범죄는 왜, 어떻게 일어났으며, 그것의 숨겨진 진상은 무엇인가? 먼저 사건의 원인을 추적하기 위해서 그의 수기를 통해서 험버트라는 인물의 과거 행적을 간단히 추적해 볼 필요를 느낀다.

험버트 험버트는 1910년 파리에서 태어났다. 그의 아버지는 유럽 여러

---

[1] 이 인용은 Vladimir Navokov, *Lolita*(New York: Vintage International, 1997)에서 해당 부분(4쪽)을 우리 말로 번역한 것이다. 이후부터는 인용문 속에 원전의 쪽수만을 표시한다.

인종의 피가 섞인 혼혈 혈통으로서 리비에라의 한 호화스런 호텔의 주인이었고, 그의 어머니는 영국계 혈통이었는데, 험버트가 세살 때 돌아가셨다. 그가 리비에라에서 소년시절을 보낼 때 이웃에 사는 애너벨 리이(Annabel Leigh)라는 한 소녀를 만나 열렬한 사랑에 빠진다. 그들이 어른들의 눈을 피해 해변 모래사장으로 가서 서로를 탐욕스럽게 애무하며 막 상대방의 몸을 차지하려던 찰나 갑자기 나타난 어른들의 방해로 좌절을 겪었는데, 그리고 나서 넉 달 후 애너벨이 발진티푸스로 죽었다.

어린 시절 이러한 슬픈 사랑의 좌절을 경험한 험버트는 그 뒤 성장해가면서 여성과의 사랑에 관한한 정상적인 사랑을 하지 못하고 과거의 애너벨 리이와 같은 어린 소녀의 영상에 강박적으로 사로잡혀 헤어나지 못한다. 그리하여 그는 아홉 살에서 열네 살 사이의, 그가 소위 '님펫'(nymphet)[2]이라고 칭하는 어리고 매력적인 소녀들만을 병적으로 탐하는 일종의 성도착자가 된다. 그가 그러한 내면의 강박증에 시달리며 오랜 세월을 방황하다가 1939년 여름 미국에 살던 친척의 유언에 따라 미국으로 건너온다. 미국에서도 그는 정신요양원을 들락거리기도 하고, 북극 탐험대에 참가하는 등, 여전히 불안정한 생활을 하다가 1947년 6월 뉴저지(New Jersey) 주의 램즈데일(Ramsdale)이란 마을에서 돌로레스 헤이즈, 즉 롤리타라는 이 소녀를 만나게 된다. 그들이 처음 만나는 순간이 이렇게 묘사된다.

> 여전히 헤이즈 부인을 뒤따라 식당을 가로질러 가는 순간 갑자기 푸른 잎이 확 몰려들면서 "베란다예요"라고 외치는 소리가 들린다. 그러자 한 마디 예고도 없이 내 가슴 밑바닥에 푸른 물결이 넘실대고 태양이 쏟아지는 돗자리 위에서 반쯤 옷을 입고 무릎을 꿇은 채 상반신을 돌려 선그라스 너머로 나를 응시하는 내 사랑 리비에라 연인이 거기 있었다. (39)

---

[2] 이는 서구 신화에 흔히 등장하는 아름답지만 악마적 속성을 지니고서 곧잘 남자를 홀린다는 '님프'(nymph)라는 단어에서 나온 용어로 험버트의 말에 따른다면, 아홉 살에서 열네 살 사이의 매혹적이지만 반드시 착하지만은 않은 님프의 속성을 지닌 소녀를 의미한다.

험버트는 이곳에 몇 달 머물 하숙을 정하기 위하여 찾아간 샬롯 헤이즈(Charlotte Haze) 부인의 집에서 부인의 안내를 받아 집 내부를 둘러보던 중 갑자기 그의 눈에 들어오는 한 아름다운 소녀의 모습을 보고 넋을 잃게 된다. 왜냐하면 그 소녀야 말로 바로 그가 25년 전 어린 시절 리비에라 해변에서 실패한 사랑을 나누었던 그리고 지금까지도 그를 강박적으로 사로잡고 있는 지난날의 어린 연인 애너벨 리이였기 때문이다.

애너벨 리이(Annabel Leigh)라는 이름이 에드가 앨런 포(Edgar Allan Poe)가 어린 아내 버지니아(Virginia)를 사별한 후에 죽은 아내를 연모해서 쓴 시 「애너벨 리」("Annabel Lee")에서 인유한 것임을 모르는 사람은 거의 없으리라. 그리하여 험버트는 스스로 "그녀의 발견은 내 고통스런 과거 속에 있던 "그 바닷가 궁전"의 치명적인 결과였다"(40)고 말한다. 이제 험버트라는 이 중년의 사나이와 롤리타라는 12살짜리 이 아름다우나 독을 지닌 님펫 소녀와의 도착적 관계가 전개된다.

험버트는 롤리타와 가까이 하기 위한 목적으로 이 집에 하숙을 들고, 나아가 롤리타의 어머니 헤이즈 부인의 구애를 받아들여 그녀와 결혼까지 한다. 그들은 형식상의 부부관계가 되었지만 그들이 보여주는 동상이몽은 안쓰러울 뿐만 아니라 휴머러스 하기조차 하다. 즉 과부인 헤이즈 부인은 새로 사랑을 느끼게 된 험버트와의 사이에 딸 돌리가 방해가 되어 딸을 떼어놓으려고 캠핑을 보낸다. 한편 험버트는 자기 마음속에 되살아난 연인 롤리타와의 사이에 방해물에 지나지 않는 헤이즈 부인이지만, "오직 그녀의 딸과 함께 있기 위해서"(70) 그녀와 결혼한다. 그리고 그들이 인근 호수에 함께 수영하러 갔을 때 완전범행이 가능하다고 보고 그녀를 살해할 마음까지 품었지만 실행하지는 못한다.

그러다가 험버트의 사랑의 대상이 자기가 아닌 자기 딸임을 알게된 헤이즈 부인이 그 충격 때문에 자동차 사고를 당해 죽자, 이제 험버트에게는 롤리타에 대한 그의 욕망을 가로막을 장애물이 사라진 셈이다. 이제 그는 겉으로는(또는 법률상으로는) 보호자요, 아버지로서, 그러나 이면적으로는 부적절한 관계의 연인으로서 롤리타를 데리고 미국 전역을 자동차로 떠돌아 다니면서 여러 호텔과 모텔을 전전한다. 그들이 처음 투숙해서 성관계를 갖는 곳이 "매혹된 사냥꾼들"(The Enchanted Hunters)이라는 이름의 호텔방이다.

1년 동안을 이런 식으로 미국 전역을 떠돌아다니다가 1948년 가을 험버트는 롤리타를 뉴잉글랜드 지역에 있는 비어즐리 학교(Beardsley School)라고 하는 한 여학교에 입학을 시킨다. 이 학교생활에서 험버트는 롤리타에게 피아노와 테니스를 가르치고, 연극에도 출연시키는 등, 여러 가지로 헌신적인 배려를 하지만, 롤리타의 불안정한 행동과 그들의 비정상적인 관계에 대한 불안 때문에 험버트는 다시 그녀를 데리고 전국을 전전하는 유랑생활을 계속한다. 그러다가 그들이 서부로 들어섰을 무렵부터 누군가 그들의 차를 뒤에서 추적하는 감을 느끼고 험버트는 또다시 불안에 빠진다. 그들이 헐리우드로 향해 가던 도중 엘핀스톤(Elphinstone)이라는 곳에서 롤리타가 심한 감기로 병원에 입원을 하게 되는데, 그 병원에서 그녀는 종적을 감춘다.

험버트는 롤리타의 실종이 계획된 납치로 보고 납치범의 정체를 밝혀줄 단서를 찾아 왔던 길로 1,000 마일을 되돌아가는 역추적의 길에 오른다. 그들이 묵었던 호텔과 모텔마다 숙박부를 뒤지면서 범인을 추적할 뿐 아니라 사설탐정까지 고용해서 할 수 있는 모든 노력을 다해 보지만 아무런 단서도 발견하지 못한다. 험버트는 다시 정신착란증에 시달리면서 불안정한 생활로 몇 해를 보내던 중 1952년 9월에 롤리타로부터 한 장의 편지를 받는다. 그 편지에는 그녀가 결혼해서 곧 애기를 낳을 것이며, 사정이 어려우니 돈을 좀 보내 달라는 내용이 들어 있었다.

그는 편지에 찍혀 있는 소인을 추적하여 주소를 알아낸 후 롤리타가 있는 곳을 찾아간다. 뉴욕시에서 800 마일쯤 떨어져 있는 콜몬트(Coalmont)라고 하는 한 작은 산업 지구의 음산하고 불결한 오막살이에서 그는 롤리타를 다시 만나는데, 이제 그녀는 리처드 실러(Richard Schiller)라는 한 가난한 노동계급 청년과 결혼하여 17세의 지치고 임신한 몸이 되어 있었다. 험버트는 롤리타에게 다시 자기에게 돌아오기를 눈물로 호소하지만 아무 소용이 없었다. 그는 자기가 줄 수 있는 모든 것을 롤리타에게 주고, 다만 그녀를 자기로부터 납치해 간 클레어 퀼티(Clare Quilty)의 신원만 확인한 채 그녀를 떠난다. 그리고는 램즈데일에 있는 퀼티의 삼촌을 찾아가 그에게서 퀼티의 거처를 알아낸 후 퀼티의 사무실로 찾아가 권총으로 그를 사살한다.

그리고 곧 체포되어 56일동안 감옥에 있으면서 험버트는 자기자신에 대한 고백적 수기를 씀으로써 이 모든 사실을 기록으로 남기고, 1952년 11월 16일 갑자기 관상동맥 혈전증으로 죽는다. 그로부터 39일 후 크리스마스 날 롤리타 역시 아기를 분만하다가 죽는다.

지금까지 요약해서 살펴본 험버트의 과거 행적을 통해서도 앞에서 밝힌 그의 범죄 사실이 다시 한번 확인된다. 즉 그는 가장 비열한 성도착증의 하나인 소아성애자, 즉 페도파일(pedophile)이고, 끔찍한 살인자이며, 게다가 파렴치한 근친상간범이기도 하다. 존 레이 주니어 박사가 서문에서도 밝혔듯이 그는 "도덕적 타락자의 분명한 예"이며, "그의 고백을 통해 울리는 필사적인 정직성도 그의 악마적인 교활함의 죄를 사하여 주지는 못한다"(5). 그렇다면 험버트의 행위는 정말 인간성에 반하는 예외적인 행위인가?

이에 대한 대답을 구하는 데는 먼저 존 레이 주니어 박사의 그 서문 속에 제시되어 있는 통계수치를 참고할 필요가 있다. 즉 그는 "적어도 미국 성인 남자의 12%는 험버트가 절망적으로 묘사한 그 특별한 경험을 이런저런 식으로 매년 즐긴다"(5)고 적고 있다. 그리고 이러한 구체적인 통계수치는 아니더라도 오늘날 대부분의 정신분석학자나 정신의학자들이 인간 모두가 잠재적인 성도착자라는 프로이트의 학설을 지지하고 있다는 점은 사실이다. 한편 블라디미르 트루베츠코이(Wladimir Troubetzkoy)는 서구 문학의 고전에 나타난 여러 가지 실례를 제시하면서 "이런 일들을 볼 때 페도필리아는 언제나 왕성하게 행해져 왔음을 알 수 있다. 이것은 유럽 문화 초기, 가장 세련된 문화 향유층의 호사스러움과 관능성의 한 표현방식이었다"[3)고 말한다.

여기서 트루베츠코이가 말하는 "유럽 문화 초기"란 다름 아닌 고대 그리스 시대를 의미한다. 이미 잘 알려진 바처럼 고대 그리스에서는 페도필리아보다는 페데라스티(pederasty), 즉 소년애가 성행했다. 트루베츠코이는 그의 글에서 이 두 가지를 거의 동일시하고 있다. 사실 사랑에 대해서 최초의 철학적 담론을 펼쳤던 사람들이 고대 그리스 철인들이었다. 따라서 험버트의 행위를 심층적으로 탐구하고 이해하는 데도 그들의 도움이 필요할 것 같다. 플라톤의 『향연』(*Symposium*)과 『파이드로스』(*Phaidros*)가 보여주는 에로스에 대한 논의는 험버트의 행동의 원인과 동기를 이해하는 데도 유용할 것으로 보인다.

『향연』은 기원전 416년 아가톤(Agathon)의 집에서 당시 소크라테스를 비롯한 아테네의 주요 지식인들이 모여 음식을 들면서 에로스를 주제로 나누는 담화를 대화형식으로 기술한 책이다. 그러나 여기서 변죽을 울리는데 그친 주제가 그 뒤에 나온『파이드로스』에서 보다 심화되어 완전에 이른다. 그러나 현대의 일반 독자들에게는 너무나 먼 거리에 있는 이 고대 철학서의 내용을 요한네스 로쯔(Johannes Lotz)는 보다 현대적인 문체와 감각으로 풀어서 설명하고 있다.

로쯔는 "에로스는 인간 속에서 홀연히 정열적인 모습으로 나타나 불가항력적인 운명으로 인간을 엄습하는 감각-본능적인 사랑"[4)]으로 규정한다. 에로스는 무엇보다도 아름다움(美)에 이끌린다. 그런데 바로 이 아름다움이 에로스를 감각-본능적 영역을 뛰어넘어 상승의 엄청난 변증법으로 이끌어가는 힘이 되고 있다. 에로스에는 긍정적인 면과 아울러 부정적인 면도 내포하고 있는데, 로쯔는 에로스의 부정적인 면으로서의 위험을 세 가지로 정리하고 있다.

---

3) 블라디미르 트루베츠코이. 「님펫과 펜타포드」, 모리스 쿠튀리에 책임 편집/임미경 옮김. 『롤리타』(서울: 이룸, 2003), 166 쪽.
4) 로쯔, 31 쪽.

첫째는 에로스의 폭력성인데, 이는 에로스가 사랑하는 사람을 염려하고 배려하는 대신 마구 대하며, 서로를 파멸로 몰아가는 악마적인 모습으로 나타난다. 두 번째는 무절제의 위험인데, 이는 에로스가 무절제한 쾌락을 탐닉하는 경우를 말한다. 에로스의 세 번째 위험은 이른바 변칙적인 사랑이다. 이는 고대 그리스의 성인(成人) 남자들과 소년들 사이에서 나타난 일종의 동성애 양상이 그 예가 되겠는데, 처음에는 그 관계가 성적인 에로스의 형태가 아니었으나 나중에는 성애로 빠져 들어가 미성년자가 성인 남자의 성적 파트너가 되는 형태였다. 이러한 변칙적 사랑의 형태는 고대 그리스에서뿐만 아니라 모든 시대와 장소에서 나타나는 성적으로 비정상적인 도착적(倒錯的) 행태가 이에 해당한다고 보겠다.

『롤리타』에서 험버트가 롤리타에게 사로잡히는 것도 본질적으로 아름다움에 이끌리는 에로스의 작용으로서 그것은 불가항력적인 힘으로 그를 사로잡아 몰아간다. 겉으로 드러난 험버트의 퍼소나를 보면, 그는 지성과 교양을 두루 갖춘 중년의 신사이다. 그러나 롤리타에 대한 그의 욕망은 그 어떤 지성과 교양으로서도 제어가 불가능하다. 그를 그렇게 사로잡아 맹목적으로 몰아가는 힘, 그것이 바로 그의 내면에서 작용하는 에로스의 힘인데, 앞에서 보듯 이 에로스는 긍정적인 면과 아울러 부정적인 면을 동시에 지니고 있다. 즉 에로스의 긍정적인 면은 인간을 인간적인 것 위로 고양시켜 그의 인격성과 부합하도록 만든다. 반면에 에로스의 부정적인 면은 인간을 인간 이하의 위치로 추락시켜 그를 탈인격적으로 만든다.

롤리타를 향해 작용하는 험버트의 에로스는 이러한 부정적이며 탈선적인 에로스이다. 그것은 마치 고대 그리스의 성인 남자들이 어린 소년들과의 관계에서 도착적인 페데라스티에 빠져들었던 것과 마찬가지로 중년 남자가 어린 소녀에게 강박적으로 빠져드는 도착적인 페도필리아이다. 그러나 고대 그리스 시대에는 그러한 도착적 관계가 사회적으로 널리 용인되었던데 반해서, 『롤리타』의 시대적 배경이 되고 있는 20세기 중엽의 문명국가에서는 그러한 도착적 관계가 용인되지 않는다. 그것은 금지된 관계요, 금기의 행위였다. 그러나 이러한 금지된 관계, 금기의 행위를 범할 수밖에 없는 것이 험버트의 슬픈 운명이다. 그래서 그는 여러 가지로 부도덕하고 혐오스럽고 끔찍한 짓을 감행한다. 즉 롤리타의 어머니 샬롯 헤이즈 부인과 마음에도 없는 결혼을 하는가 하면, 그 부인이 죽고 나자 의붓딸이기도 한 롤리타를 데리고 전국의 호텔과 모텔들을 떠돌며 어린 소녀의 순결을 유린한다. 그러다가 종국에는 롤리타를 자기에게서 납치해간 퀼티를 찾아내어 살해하기에 이른다. 험버트가 저지르는 이러한 모든 범행은 결국 그가 에로스의 파괴적인 힘에 사로잡힌 결과이다.

프로이트는 에로스를 생명의 본능으로 보고 인간의 본능에는 이 생명의 본능과 대립되는 죽음의 본능, 즉 싸나토스(Thanatos)가 있음을 밝혔다. 그리고 이 에로스와 싸나토스는 서로 대립적인 관계이면서도 함께 뒤얽히기도 하고 연합하기도 하고 서로 교체되기도 한다. 그리고 에로스의 파괴적 힘은 궁극적으로는 항상 싸나토스, 즉 죽음으로 이행하는데, 이는 사랑을 주제로 다룬 많은 고전작품 속에 나타나는 공통적인 공식이 되고 있다. 예를 들면 트리스탄과 이졸데의 경우가 그러하고, 로미오와 줄리엣의 경우, 페드라(Phaedra)와 히폴리트스(Hippolytus)의 경우도 또한 그러하다. 그들 사이에 작용하는 에로스의 파괴적 열정은 그들 모두를 싸나토스, 즉 죽음으로 몰아간다.

사랑을 주제로 한 이들 고전 작품들과 마찬가지로 20세기의 새로운 고전으로 자리매김된 『롤리타』에서의 험버트와 롤리타의 관계에서도 그들 사이에 작용하는 에로스의 파괴적 힘은 곧 싸나토스와 얽혀서 싸나토스로 이행한다. 그리하여 싸나토스가 다시 그들을 사로잡는다. 그리하여 콜린 맥긴(Colin McGinn)이 "『롤리타』는 죽음에 대한 소설"[5)]이라고 했듯이, 이 소설에서의 모든 주요 인물은 싸나토스의 제물이 된다. 험버트와 롤리타는 말할 것도 없고, 그들의 관계에 함께 연루되었던 퀼티도, 샬롯 헤이즈마저도.

---

5) Colin McGin, "The Meaning and Morality of *Lolita*," *The Philosophical Forum*. 30.1(1999), p. 35.

지금까지 에로스의 부정적인 면을 살펴보았지만, 에로스는 본래 부정적인 면보다는 긍정적인 면이 강하다. 에로스의 긍정적인 면은 그것이 단순히 감각-본능적인 차원에만 머물러 있는 것이 아니라 그것을 뛰어넘어 상승의 엄청난 변증법에로 이끌린다는 점이다. 에로스는 본질적으로 아름다움에 이끌리는 특성을 지니고 있어서 일차적으로는 육체적인 아름다움에 이끌리지만 더 나아가 그것은 지식과 덕의 아름다움, 인간영혼의 아름다움으로까지 자신을 고양시키며, 마침내는 미 자체 또는 영원한 원초미에까지 상승할 수 있다. 로쯔는 다음과 같이 말한다.

> 에로스는 자신의 전체적인 발전 속에서 결핍의 특징을 드러내고 있다. 그 때문에 그는 아름다움과 지혜 그리고 덕성, 특히 선의 지속적인 소유와 불멸 속에서의 지복을 향해서 열정적으로 자신을 확산한다. 그런데 이 모든 것이 원초적인 미-선과의 일치를 통해서만 유일하게 보장되기 때문에 이 일치 속에서 에로스의 계발은 자연에 순응하는 종결에 이르게 된다. (147)

그러므로 에로스의 자기완성은 그것이 미에만 머무는 것이 아니라 선과의 결합을 통해서, 더 나아가 영원한 원초미와 원초선과의 결합을 통해서 최고의 경지로 상승한다.

앞에서 험버트를 사로잡아 그를 파멸로 몰아가던 도착적 에로스의 파괴적 작용을 보았는데, 『롤리타』의 종결부에 이르면 그것이 정화하고 승화하는 양상을 보여준다. 이제 그를 강박적으로 사로잡아온 님펫에 대한 도착적 에로스는 어두운 욕망의 긴 터널을 빠져나와 본래부터 그의 내면에 잠자고 있던 선과 결합되어 자기 정화를 거쳐서 마침내 원초적 미라고 할 수 있는 예술적 창조의 미학적 지복을 향해서 상승하는 승화의 단계에 이른다.

롤리타를 잃어버리고 난 뒤 그는 3년 이상을 오로지 롤리타를 찾기 위하여 전국을 헤매는 등, 온갖 노력을 다하지만 끝내 그녀를 찾지 못한다. 그러다가 마침내 롤리타로부터 편지를 받고 찾아 갔을 때 그녀는 이제 삶에 지친 17세의 임신한 여인이 되어 그의 앞에 나타나는데, 이제 그녀는 더 이상 그를 사로잡는 님펫도, 카르멘도 아니고 한 가난한 노동자의 아내로서 임산부에 불과하다. 그럼에도 불구하고 롤리타에 대한 험버트의 사랑은 변함이 없다. 아니 변함이 없다기보다 이제 롤리타에 대한 그의 사랑이 과거와는 다른 새로운 차원으로 정화된다.

...거기, 허물어진 모습으로, 정맥이 밧줄 모양 불거진 어른 같은 손과 소름 돋은 흰 팔, 얇은 귀, 지저분한 겨드랑이의 롤리타가 가망 없이 지친 17세로, 임신을 한 채 있었다. 한때는 대 스타가 되어 2020년 쯤에나 은퇴하는 꿈을 꾸었던 나의 여자 - 나는 그녀를 보고 또 보았다. 그리고 분명히, 내가 언젠가는 죽을 것이라는 것을 아는 만큼 그렇게 분명히 나는 내가 본 어느 것보다 그녀를 사랑했고, 지구상에서 상상할 수 있는 어느 것보다 더 사랑했으며, 다른 어느 곳에서 얻을 수 있는 어떤 희망보다 더 그녀를 사랑했다는 것을 알았다. 그녀는 단 하나의 희미한 바이올렛 향기였고, 과거에 내가 그렇게 울며 찾아 헤매던 님펫의 죽은 메아리였다. (277)

여기서 험버트의 롤리타에 대한 사랑의 진정성이 확인된다. 즉 롤리타에 대한 그의 사랑이 단지 그가 소년시절 사랑을 나누었던 애너벨 리이나 님펫에 대한 일시적 강박증 때문이라면, 이제 애너벨도 아니고, 님펫도 아닌 롤리타를 더 이상 사랑할 이유가 없다. 그럼에도 불구하고 이제 겉모습이 완전히 변해버린 롤리타에 대한 그의 뜨거운 사랑이 변함이 없을 뿐만 아니라 오히려 더 그녀를 사랑하고 있음을 확인하는 것은 어떻게 해석할 수 있겠는가? 그 대답은 롤리타에 대한 그의 사랑에 동기를 부여한 것은 분명히 애너벨이고 님펫이었다 하더라도 롤리타를 향해 지향해온 그의 에로스가 그동안 내면적으로 꾸준히 정화되어 왔음을 의미하는 것이 아니겠는가. 그리하여 이제 롤리타의 님프성과 험버트의 페도필리아가 동시에 끝나면서 롤리타에 대한 험버트의 사랑이 새로운 차원에 이르게 된다.

그는 이제 아름답지도 매혹적이지도 않은 롤리타가 자기에게 다시 돌아오기를 간청한다. 그러나 그녀의 대답은 냉정했다. 그에게 돌아가느니, 차라리 퀼티에게로 돌아가겠단다. 그 말은 비수보다도 더 그의 가슴을 아프게 찔렀을 것이다. 이제 험버트는 자신이 롤리타에게 한 짓이 무엇이었는지를 깨닫는다. 그것은 그 아이의 삶을 파괴한 것이었다. 그는 이제 자신의 죄를 의식하고 양심의 가책을 느낀다. 그가 롤리타와 작별하고 나와 콜몬트를 떠나 램즈데일로 향하면서 그는 지나간 세월 자기의 "짐승같은 정욕"에 희생된 롤리타에 대해서 느끼는 심정을 아래와 같이 토로한다.

> 아, 나의 불쌍하고 상처받은 아이여! 나는 너를 사랑했다. 나는 발이 다섯 개 달린 괴물이었지만 나는 너를 사랑했다. 나는 비열했고, 야비했고, 거칠고, 그 이상 모두였다. 하지만 나는 너를 사랑했다, 너를 사랑했다! 네가 어떻게 느끼는지 눈치 챌 때가 있었고, 그럴 때면 지옥이었다, 내 귀여운 연인. 소녀 롤리타, 용감한 돌리 실러. (284-85)

여기서 그는 지난 세월 자기의 짐승 같은 정욕으로 인해서 롤리타의 순결을, 롤리타의 인생을 망가뜨린 자신의 과오를 인정하며, 그것에 대해 통렬한 회오와 죄책감을 느낀다. 그러면서도 그의 롤리타에 대한 사랑은 변함없는 진실이었음을 인정한다. 험버트가 롤리타의 순수성을 잃게 한데 대한 절절한 회오의 감정을 드러내는 장면이 또 있다. 그가 퀼티를 죽이고 나와 고속도로를 역주행하다 경찰의 제지를 받고 체포되기 직전 그는 지난 날 어느 고속도로변을 지나다가 잠시 차를 세우고 밖으로 나와 덤불속을 걷다가 인근 골짜기 광산촌에서 아련히 들려오는 아이들의 왁자지껄 떠드는 소리를 회상했을 때였다. 그때의 심정을 그는 "가망 없이 가슴 아픈 것은 내 곁에 롤리타가 없기 때문이 아니라, 저 소리들의 어울림 속에 그녀의 음성이 더 이상 들리지 않기 때문"(308)이라고 표현한다. 이 말은 곧 롤리타가 어린 아이로서의 순수성을 잃게 만든 자기 자신에 대한 한없는 회오와 가책을 담고 있다.

험버트가 롤리타에 대한 자기의 죄를 정죄하고 자신의 도착적 에로스를 정화하는 상징적인 의식이 퀼티를 살해하는 행위이다. 퀼티는 소설 도처에서 얼굴은 나타내지 않으면서 슬쩍슬쩍 이름만 비치다가 끝에 가서야 완전한 정체를 드러낸다. 그는 극작가로서 담배광고와 십대들의 잡지에 나오며, 성불능자에다 포르노그래피를 만드는 인물이다. 그는 롤리타를 두고 험버트와 삼각관계를 벌리는데, 험버트로부터 롤리타를 납치해 가서 아주 난잡한 포르노 영화에 사용하려다가 롤리타가 거절하자 그녀를 버린다. 그는 롤리타의 사랑을 받은 유일한 인물임에도 불구하고 롤리타를 비열하게 농락했다는 점에서 그의 이름 "Clare Quilty"가 암시하듯 분명히 유죄(clearly guilty)이다. 그런 의미에서 그는 바로 험버트 자신의 분신이며 이중자아이다. 또한 융의 용어에 따르면 그는 바로 험버트 자신의 어두운 그림자(shadow)인 셈이다.

험버트는 롤리타에게 저지른 자기자신의 죄를 정죄하기 위하여 자기의 분신인 퀼티를 징벌해야 한다. 왜냐하면 험버트 자신이 말하듯 "돌로레스 헤이즈라는 이 북아메리카의 소녀가 어떤 미치광이에게 어린 시절을 빼앗겼다는 사실이 조금도 문제가 되지 않는다면 삶이란 조크에 불과할 것"(283)이기 때문이다. 그는 자신의 삶의 위엄과 진정성을 회복하기 위해서라도 그의 어두운 자아를 징벌하지 않으면 안된다. 그것이 곧 퀼티를 죽이는 일이다. 험버트는 롤리타로부터 어느 정도 이 인물의 신상을 파악한 연후에 곧장 퀼티의 거처로 찾아가 권총으로 그를 살해한다. 살해 직전 그들이 서로 엉겨 붙어 몸싸움을 벌이는 장면이 다음과 같이 묘사된다.

> 우리는 다시 엉겨 붙어 몸싸움을 시작했다. 바닥 위에 나뒹굴었다. 못 말리는 커다란 두 아이들처럼. 가운 속에 아무 것도 입지 않은 그의 알몸은 호색적이었고, 나를 덮칠 때는 숨이 콱 막혔다. 이번엔 내가 그를 덮친다. 우리는 나를 덮쳤다. 그들은 그를 덮쳤다. 우리는 우리를 덮쳤다. (298-99)

이 장면에서 서로 한데 엉겨 붙어 뒹굴고 있는 험버트와 퀼티는 누가 누구랄 것도 없을 정도로 그들의 정체성의 경계가 흐려진다. 그는 퀼티를 죽임으로써 자신의 어두운 내면세계에 숨어 있는 자신의 어두운 그림자요, 이중자아를 죽이는 것이다. 돌로레스 헤이즈라는 이 북미 소녀의 어린 시절을 빼앗고 유린한 것은 바로 자신의 이 이중자아인 것이다. 그러므로 자신의 이러한 이중자아로서의 퀼티를 죽이는 것은 곧 그가 자기 내면의 어두운 그림자를 죽임으로써 자신을 정화하는 일종의 상징적 정화의식이라고 할 수 있다. 이러한 정화의식을 거친 후 그는 고의적으로 고속도로의 반대편으로 차를 몰아 스스로 경찰에 체포되어 감옥에 간다. 이리하여 롤리타에 대한 험버트의 도착적 에로스는 어둡고 긴 터널을 빠져나와 정화단계에 이른 것이다.

그런데 험버트의 이 에로스가 정화단계를 거쳐 승화단계에 접어드는 기간이 그가 체포되어 감옥에 갇힌 56일 동안이다. 이 기간 동안 그는 "처음에는 감시자가 있는 정신병동에서, 다음엔 비록 무덤 같지만 난방이 잘된 감방에서"(308) 뒤에 『롤리타』란 이름으로 출판되는 자신의 이 고백적 수기를 쓴다. 그는 처음에는 이 기록을 자신의 "목숨이 아니라 영혼을 구원하기 위해서"(308) 재판에서 사용할까하는 생각도 했지만, 나중에 그 생각을 접고, 롤리타가 살아 있는 한 절대로 그것을 출판하지 않기로 결심한다.

사실 그의 이 회고록은 그의 재판에 아무런 영향도 미치지 않는다. 왜냐하면 그는 재판이 시작되기 전에 죽기 때문이다. 그가 죽고 난 얼마 후에 롤리타 역시 사산한 딸을 낳다가 죽는다. 결국 험버트가 감옥에서 쓴 이 회고록은 그의 변호사를 통해서 존 레이 주니어 박사라는 편집자에게 맡겨져 책으로 출판되어 세상에 나오는 것으로 되어 있다. 그렇다면 험버트가 이 회고록을 쓴 목적은 무엇인가? 이 책의 마지막 문단을 정밀히 검토해 보면 그 해답을 유추해 보기에 어렵지 않다.

그러니 독자들이 이 책을 읽을 때쯤이면 우리는 둘 다 살아 있지 않을 것이다. 하지만 글 쓰는 내 손에서 아직도 피가 뛰는 동안 너는 나만큼 축복받은 이 자료의 중요한 부분이다. 그리고 나는 아직도 이곳에서부터 알래스카에 이르기까지 너에게 얘기할 수 있다. 너의 남편 딕에게 진실해라. 다른 사람들이 너를 만지지 못하게 해라. 낯선 사람에게 말을 걸지마라. 네 아기를 사랑하기를 빈다. 그 아기가 사내였으면 좋겠다. 너의 남편이 늘 네게 잘 했으면 좋겠다. 그렇지 않으면 검은 연기처럼, 미친 거인처럼, 나의 유령이 그에게 나타나 신경을 산산조각 낼 것이다. 그리고 클레어 큐를 동정하지 마라. 사람은 그와 험버트 험버트 사이에서 어느 쪽을 선택해야 했고, 또 험버트가 몇 달이라도 더 살기를 원했다. 그렇게 해야 험버트가 너를 후세 사람들의 마음 속에 심어놓을 게 아니냐. 나는 들소와 천사들, 오래 가는 그림 물감의 비밀, 예언적인 소네트, 그리고 예술이라는 피난처를 생각한다. 그리고 이것이 너와 내가 나눌 수 있는 단 하나의 불멸성이란다. 나의 롤리타여. (309)

위의 인용에서 우리는 두 가지 사실에 특히 유의할 필요가 있다. 첫째는 퀼티를 죽임으로써 그의 어두운 내면에 숨어 있는 이중자아를 죽이는 정화 과정을 거치고 난 험버트는 이제야 말로 롤리타에 대한 그의 사랑 역시 순수하게 정화된 양상을 보여준다는 사실이다. 이제 롤리타에 대한 그의 사랑은 소유와 욕망의 어둡고 탁한 터널을 벗어나 오로지 상대방의 행복을 바라는 순수한 이타적인 마음으로 정화되어 있다. 그것이 롤리타에 대해서 진정으로 자애로운 아버지가 사랑하는 딸에 대한 당부를 하듯이 나타나 있다.

둘째는 험버트의 에로스가 이제 단순히 인간적인 차원의 정화단계를 거쳐 예술적 차원으로 승화됨으로써 불멸성을 획득한다는 점이다. 즉 험버트는 그의 이 회고록을 통해서 육신적 존재에 불과할 뿐 아니라 육신마저도 그 자신이 더럽힘으로서 그 삶을 망가뜨린 롤리타를 언어로써 불멸의 예술로 승화시켜 후세 사람들의 마음속에 되살려 놓으려고 하는 것이다. 그리고 바로 이것이 그가 이 책을 쓴 진짜 목적인 셈이다. 우리는 앞에서 에로스가 본래 미를 지향하지만, 그것이 선과의 결합을 통해서 영원한 원초미와 원초선으로 승화될 수 있음을 보았다. 그것이 현실적으로 달성될 수 있는 것이 곧 예술을 통한 불멸성의 획득인 것이다. 이제 험버트는 롤리타라는 님펫의 육신의 미를 넘어서서 그녀를 영원한 예술적 미, 즉 원초미로 승화시킴으로써 불멸성을 획득하려 한다. 그가 그의 회고록을 쓴 진짜 목적이 바로 여기에 있는 것이다.

그리하여 이제 험버트의 도착적 에로스는 그 자체가 인간적인 정화단계를 거쳐 마침내 예술로서의 승화단계에 이르게 되는데, 이것이 바로 나보코프가 「『롤리타』라는 제목의 책에 관하여」(On a Book Entitled *Lolita*)라는 이 책의 후기에서 사용한 "미학적 지복"(aesthetic bliss)이란 개념에 일치하는 것으로 여겨진다. 나보코프는 위의 후기에서 아래와 같이 말한다.

> 나는 교훈적인 소설은 읽지도 쓰지도 않는다. 그리고 존 레이의 주장에도 불구하고, 『롤리타』 속에는 어떤 도덕적인 끌림도 없다. 내게 소설작품은 거칠게 말해 미학적 지복을 주는 한 존재한다. 즉 그건 예술 (호기심, 부드러움, 친절, 황홀함)이 기준이 되는 다른 상태와 어떻게든, 어디서든 연결되는 상태이다. (314-15)

위의 글 속에는 나보코프의 문학관의 요체가 담겨 있다. 즉 그는 "호기심, 부드러움, 친절, 황홀함"을 주는 "예술"로서의 문학을 창조하고자 하는 작가일 뿐, 문학작품에서 도덕이나 교훈을 나타내거나 찾고자 하는 태도를 혐오한다. 그가 자기 소설에서 목표로 하는 것은 바로 "미학적 지복"이다. 이는 예술이 달성할 수 있는 최고의 가치로서 이 가치를 달성하는 예술만이 곧 불멸성을 획득한다. 험버트는 그의 회고록을 통해서 바로 이 불멸성을 획득하고자 하는 것이다. 그렇게 함으로써 그의 에로스는 이제 완전히 승화된다.

그렇다고 여기서 험버트의 무죄를 주장하려는 것은 아니다. 험버트 자신조차 자기가 무죄임을 주장하지는 않는다. 그는 "내가 스스로에게 선고를 한다면 나는 험버트에게 강간에 대해서는 최소한 35년, 그리고 그 나머지에 대해서는 무죄를 내리겠다"(308)고 말한다. 험버트 자신마저도 의지할 데 없는 어린 고아 소녀를 끌고 다니면서 그 아이의 육체를 유린하고, 결과적으로 그 아이의 삶을 망가뜨린 자신의 행위는 결코 용서할 수 없는 중죄임을 인정한 것이다. 필자 역시 험버트의 유죄를 인정하면서도 마지막으로 몇 마디만 덧붙인다.

첫째, 험버트의 롤리타에 대한 사랑은 비록 사회 규범이나 윤리 도덕적인 측면에서는 분명히 잘못된 것이긴 하지만 사랑은 사랑이라는 점이다. 그가 퀼티와 다른 점이 바로 거기에 있다. 사실 어떻게 보면 롤리타에 대한 험버트의 사랑은 눈물겹도록 애절하면서도 정열적인 사랑이다.

둘째, 만약 롤리타에 대한 험버트의 사랑의 진정성을 인정한다면, 사랑의 열정은 위반이나 장애 없이는 성립될 수도 지속될 수도 없다는 사실을 상기시키고 싶다. 라이오넬 트릴링은 열정적 사랑은 인습적인 결혼생활의 범주를 벗어나며, 그러기에 그것은 부부관계나 결혼생활 그 자체를 전복시키는 스캔들이 본질이며, 그 때문에 자신의 사회적 책임이나 명예조차도 팽개칠 수 있다고 말하면서, 험버트와 롤리타의 관계는 트리스탄과 이졸데의 관계나 브론스키(Vronsky)와 안나(Anna)[6]의 관계와 마찬가지로 스캔들로서 사회에 도전하고 있다고 말한다.[7] 과거의 작가들이 채택한 스캔들의 재료가 주로 간통 정도였다면, 페도필리아와 근친상간은 20세기 후반기의 작가가 선택할만한 스캔들의 재료였을지 모른다.

셋째, 이미 앞에서 계속 말해온 것처럼 험버트의 롤리타에 대한 도착적 에로스가 아무리 탈선적이고 비도덕적이라고 하더라도 결국에는 그것이 정화와 승화에 이른다는 점이다. 도덕성으로 자신의 소설을 재단하는 것을 누구보다도 혐오하는 나보코프 자신조차도 한 인터뷰에서 "나는 『롤리타』가

---

[6] 톨스토이의 장편소설 『안나카레니나』(*Anna Karenina*)에 나오는 남녀 주인공

[7] Lionel Trilling, "The Last Lover: Vladimir Nabokov's *Lolita*." Vladimir Nabokov's *Lolita*. Ed. Harold Bloom(New York: Chelsea House, 1987), pp. 8-9.

종교적인 책이라고 생각지는 않지만, 그것이 도덕적인 책이라고 생각한다. 나는 험버트 험버트가 그의 마지막 단계에서 도덕적 인간이 된다고 생각한다. 왜냐하면 다른 여자가 사랑받는 것과 같이 그가 롤리타를 사랑한다는 것을 깨닫기 때문이다."라고 말한다.

마지막으로, 결국 이 소설에서 다루어진 이 모든 이야기는 실제 사실이 아니라 작가 나보코프가 창조한 하나의 허구적인 예술작품으로서 가공적 창조물에 지나지 않는다는 사실이다. 어쩌면 나보코프 자신은 자기가 창조한 『롤리타』라는 이 가공적 창조물을 두고 후세 사람들이 끊임없이 논란을 계속하고 있는 모습을 하늘에서 내려다보며 흐뭇한 미소를 지을지도 모른다는 생각이 든다.